心 肝 脾

양방 생리·병리로 풀어 쓴

도해 임상한의학개론

김명동·권오창·안경모·이정훈·이건호 편저

肺 腎

도서출판 정담

서 문

한의학의 음양오행, 장부경락, 기혈진액 등의 이론에는 동양의 문화와 철학적 사상이 깃들어 있어 그 이치가 심오하다. 금세기 인류는 주로 서양문화의 영향으로 대다수의 사람들은 서양의 이원론적 사고에 젖어있으며 우리 국민도 예외일 수 없다. 이로 인해 서양문화에 익숙한 초보 한의대들이 처음 한의학을 공부할 때 공통적으로 겪는 어려움은 한의학에 내포된 동양사상과 용어에 대한 어려움이다. 물론 일반 환자의 경우에는 한의학 용어에 대한 이해가 더욱더 어렵다.

양의학은 자연과학, 세포학. 해부조직학, 병리학을 바탕으로 현대과학에 편승하여 새로운 이론과 임상 그리고 기술을 끈임 없이 발전시켜 현대에 이르러 충실한 학술체계를 확립하였다. 그러나 한의학은 음양오행학설, 장부경락, 기혈진액 등의 학문적 해석이 다소 신비하고 두루뭉술하며 모호한 면으로 인하여 아직도 학술체계를 굳건히 세우지 못하고 있다.

현재도 《내경》, 《상한론》 등의 경전 용어가 학문적 발전을 이루지 못하여 한의학계의 전문인들조차도 학술내용 소통에 상호간 불편함을 겪고 있다. 이로 인하여 한의학을 공부하는 수많은 사람들이 배움에 많은 어려움을 겪고 있으며 그 결과 임상에서도 의료상담시 당연히 환자에게 알려 줄 질병상태와 치료계획에 대하여 명쾌한 설명을 못해주고 있다.

이 책은 총 13개의 장이며 그 속에는 96개의 주제가 있다. 각 주제마다 생동감 있는 그림을 곁들여 내용을 쉽게 파악할 수 있도록 했다.

본서의 양의로 풀어쓴 《도해임상한의학개론》은 한의학, 한약학과 학생은 물론 천연물과 관련된 모든 학과의 학생에게 유용할 것이다. 그리고 임상의 한의사는 본서를 통해 의료상담 시 질환에 대한 환자의 병적 정보를 충분히 설명할 수 있을 것이다. 또한 천연물과 연계된 업무에 종사하는 사람들도 본서를 통해 자신의 전문성을 확대할 수 있을 것이다.

이 책은 한의학의 심오한 내용을 양의학으로 쉽게 풀어 쓴 유일한 책으로서 한의학 공부에 새로운 패러다임을 제공할 것이다. 지금까지 한방과 양방 상호간 용어소통의 부재로 인해 학술교류가 원만히 진행되지 못했다. 그러나 본서의 발간을 시작으로 한·양방 학술교류가 이루어질 수 있는 기초적인 틀이 마련되었다. 이 책의 발간을 계기로 환자에게 명쾌한 의료상담을 제공할 수 있을 것이다. 이를 통해 일반 국민에게 한의학을 대중화시키는 계기가 되길 바란다.

2012년 9월

김명동 外 4인

목 차

01

음양오행 학설

음양 학설 개술

간단한 설명

음양(陰陽)은 고대 중국의 철학 사상으로, 옛사람이 이것으로 자연 현상을 관찰하고 설명한 한 쌍의 기본 개념이다.

음양 개념의 뿌리는 아주 오래되었다.

《역전(易傳)》에서는 "음과 양은 우주 만물의 본체이다."❶라는 철학 논리를 내놓았다. 음양의 교체를 우주의 근본 법칙으로 여기고, 어떠한 사물이라도 모두 음양이 대립하는 두 가지 방면을 포함하고 있다고 표현하였다. 예컨대 자연계의 낮과 밤·더위와 추위·움직임과 고요함·밖과 안·위와 아래 등등이다.

일체의 서로 대립하는 음양은 또 서로 의존적이다. 위는 양이고 아래는 음인데 만약 위가 없다면 아래라는 것도 없으며, 왼쪽은 양이고 오른쪽은 음인데 만일 오른쪽이 없다면 왼쪽이라는 것도 없다.

그 때문에 《노자(老子)》에서 "만물은 음양이라는 두 가지 상반되면서 또 서로 도와주는 기를 내포하고 있다."❷라고 개괄하였다. 춘추 전국 시대에 인체와 질병에 대한 연구에 이용되었으며, 의학적 내용을 부여하자 하나의 비교적 체계적인 이론 사상이 형성되었다. 음양 학설은 한의학 기초이론의 하나이다.

기본내용

음양을 객관적인 세계 뿐만 아니라 인체와 질병의 기본 법칙으로 여기고 다음과 같이 주장하였다.

"음은 고요함을 맡아봄으로 그 작용은 땅을 닮았고, 양은 움직임을 맡아봄으로 그 작용은 하늘을 닮았다. 그러한 까닭으로 음양은 하늘땅의 법칙이다. 만물의 나고 자라고 바뀌고 거두고 간직하는 것은 모두 음양의 성함과 쇠퇴함의 법칙에 따라 진행된다. 그러한 까닭으로 음양은 만물의 벼리이다. 음양이 서로 이기고 지는 상황 속에서 끝없이 변하고 바뀌므로 음양은 변화의 근원이다.

양은 나게 하고 음은 자라게 하며, 양은 죽게 하고 음은 간직하게 한다. 이처럼 만물은 모두 음양의 법칙에 따라 살고 죽는다. 그러한 까닭으로 음양은 살리는 것과 죽이는 것의 처음이다. 음양이 잘 어울리면 정신이 건강하므로 음양은 또 정신의 집이다.

병을 치료할 때 반드시 음양을 근본으로 삼아야 한다.

곧, 음양의 변화 속에서 질병의 발전 방향을 알아내야 한다. 한 걸음 더 나아가 치료 방침을 확정해야 한다."[3] (《소문·음양응상대론(素問·陰陽應象大論)》)

질병 발생의 근본 원인을 음양의 불균형이라고 생각하였다. 어떠한 병증이라도 그 임상 증상이 아무리 복잡하고 끊임없이 바뀌더라도 모두 음증(陰證)과 양증(陽證)으로 개괄할 수 있다.

'팔강변증(八綱辨證)'은 여러 가지 변증(辯證)의 강령이고, 음양은 대강령으로 표리(表裏)·한열(寒熱)·허실(虛實)을 모두 거느린다. 표·열·실은 양에 속하고, 리·한·허는 음에 속한다.

'팔강변증(八綱辨證)'은 여러 가지 변증(辯證)의 강령이고, 음양은 대강령으로 표리(表裏)·한열(寒熱)·허실(虛實)을 모두 거느린다. 표·열·실은 양에 속하고, 리·한·허는 음에 속한다.

음양 학설

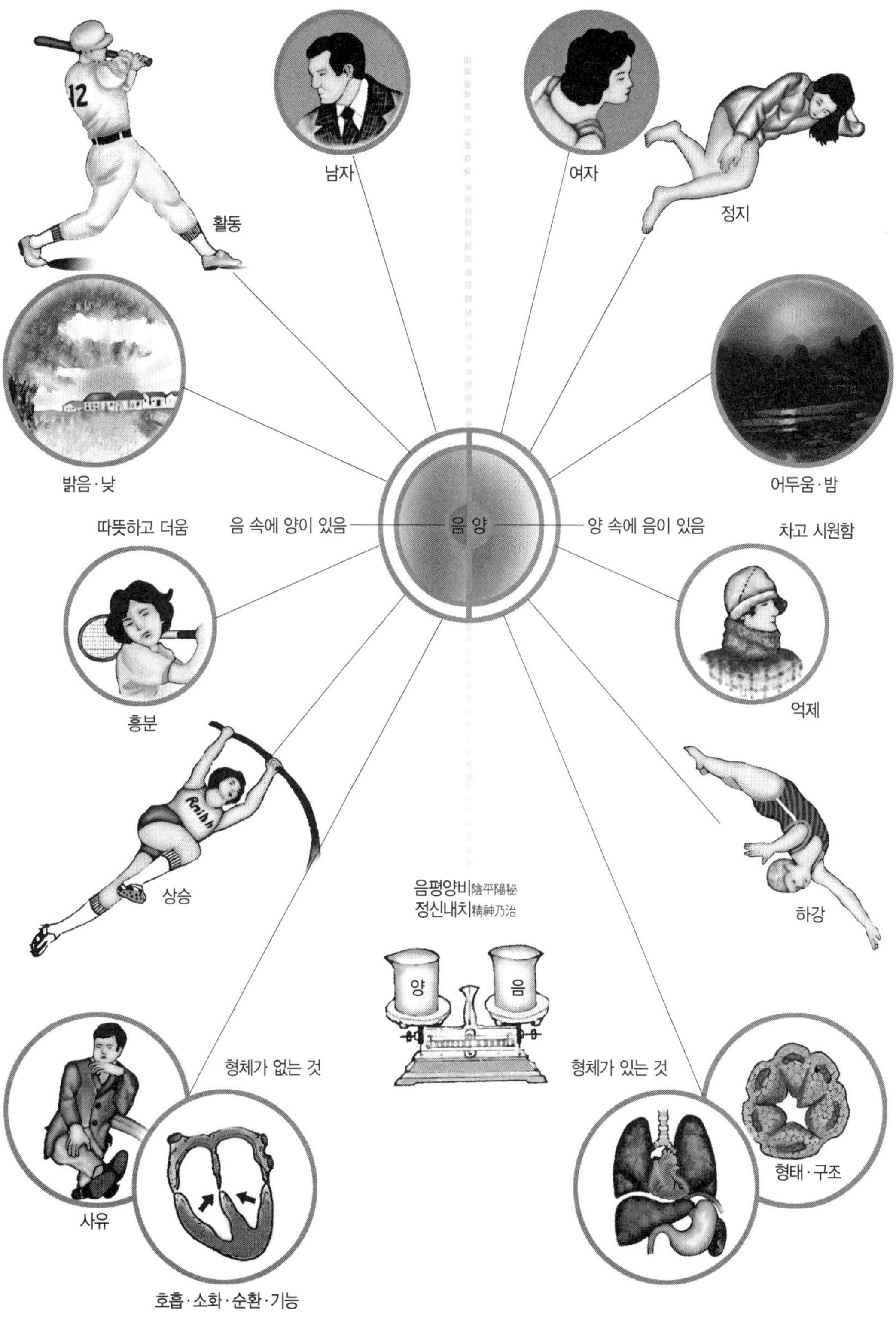
남자
여자
활동
정지
밝음·낮
어두움·밤
따뜻하고 더움
음 속에 양이 있음
음 양
양 속에 음이 있음
차고 시원함
흥분
억제
상승
하강
음평양비陰平陽秘
정신내치精神乃治
양
음
형체가 없는 것
형체가 있는 것
사유
호흡·소화·순환·기능
형태·구조

올바른 진단을 위해서는 먼저 음양을 똑똑히 가릴 줄 알아야 한다.

질병의 발생·발전의 근본 원인은 음양의 불균형이므로 질병의 치료 원칙은 음양을 조절하는 것이다. 곧, 한쪽으로 치우친 것을 바로잡고 잘못된 것을 고치며, 음양의 균형을 촉진시켜 음양의 상대적 균형을 회복시키는 것이다. 음양은 또 약물의 성질과 기능을 개괄하는 데 쓰이며, 임상에서 약물을 쓰는 근거로 삼는다.

약의 맛이 맵고 달고 담담한 것과 약의 성질이 덥고 메마른 것과 상승·발산 작용을 가지고 있는 약물은 양에 속하고, 약의 맛이 시고 쓰고 짠 것과 약의 성질이 차고 촉촉한 것과 수렴·하강 작용을 가지고 있는 약물은 음에 속한다.

병세의 음양이 성함과 쇠퇴함에 따라 치료 방법을 확정하고 나서 약물의 음양 속성·작용을 결합하여 알맞은 약물을 골라 쓰는 것이 바로 "병을 치료할 때 반드시 음양을 근본으로 삼아야 한다."라는 뜻이다.

인체와 질병 속에서 음양은 서로 대립하고 제약하며 싸운다고 생각하였다.

인체의 조직 구조·생리 기능도 모두 음양이 대립하는 속성으로 설명할 수 있다. 인체의 바깥쪽 부분·위쪽 부분·등 부분은 양이고 안쪽 부분·아래쪽 부분·배 부분은 음이며, 육부는 양이고 오장은 음이며, 여러 가지 기능은 양이고 기관은 음이다. 기능(양)과 기관(음)은 대립하면서 통일적인 협조 관계를 유지한다.

한번 음양이 상대적 균형을 잃으면 질병이 꼭 발생한다.

만약 "음양의 관계가 끊어져 서로 사귀지 못하면 생성·발육의 기능 활동을 잃게 되므로 정기(精氣)도 차츰차츰 고갈되고 생명도 멈출 것이다."[4] 이 철학적 원리로 태국의 성전환 수술을 받고 성별을 바꾼 사람을 설명할 수 있다.

태국의 한 남자가 살길을 찾고자, 또는 성적 도착(sexual perversion)의 욕구에 의하여 어릴 적에 일본으로 건너가 성전환 수술을 받았다. 남성의 생식기를 떼어 내고 인공질(artificial vagina)을 붙였으며, 에스트로겐의 대량 복용과 장기간의 훈련을 통하여 오관·몸매가 여성보다 아름다운 반음양(hermaphroditism)으로 변하였다. 이런 사람은 음양의 균형이 파괴되어 내분비에 심각한 이상을 불러일으킨다. 이러한 반음양은 수명이 일반적으로 40세를 넘지 못한다.

음양은 서로 의존하고 성하였다 쇠퇴하였다 하며, 전화(轉化)한다고 생각하였다.

음양은 늘 "양이 쇠퇴하면 음이 성하거나" 또는 "음이 쇠퇴하면 양이 성하는" 변화 속에 있다. 일정한 조건 아래에서 양은 음으로 변할 수 있고, 음도 양으로 변할 수 있다. 음양의 이러한 변화와 성쇠(盛衰) 운동은 인체 자체의 고유한 것이다. 그것은 음양을 불균형하게 하여 질병을 발생시킬 수 있을뿐더러 또 음양을 조절하여 동적 평형(dynamic equilibrium)을 회복할 수 있다.

그러므로 병기(病機)를 파악하는 주요한 부분이다. 대엽성 폐렴의 임상 증상을 한의는 양증(陽證)·열증(熱證)·실증(實證)으로 정리하고, 차고 시원한 약물로 치료하였다.

열독(熱毒)이 매우 심하여 인체의 정기(正氣)가 대량으로 소모될 때 양기도 체액이 밖으로 빠져나감에 따라 고갈되어 갑자기 얼굴이 창백해지고, 팔다리가 차지며 맥박이 미약하여 끊어질 것 같고 혈압이 낮아지는 등의 쇼크 증상이 나타난다.

한의에서는 이것을 양증에서 음증(陰證)으로 변화하고 실열증(實熱證)에서 허한증(虛寒證)으로 변화한 것이라고 하며, 이때 잽싸게 따뜻하고 더운 약물로 '회양구역(回陽救逆)'해야 한다. 한의의 음양 학설은 소박한 유물론과 자연 발생적인 변증법 사상을 가지고 있으며, 관점과 방법에 있어서 한의 이론과 임상 실천에 대하여 어느 정도 지도적 역할을 하였다.

한의에서는 이것을 양증에서 음증(陰證)으로 변화하고 실열증(實熱證)에서 허한증(虛寒證)으로 변화한 것이라고 하며, 이때 잽싸게 따뜻하고 더운 약물로 '회양구역(回陽救逆)'해야 한다. 한의의 음양 학설은 소박한 유물론과 자연 발생적인 변증법 사상을 가지고 있으며, 관점과 방법에 있어서 한의 이론과 임상 실천에 대하여 어느 정도 지도적 역할을 하였다.

그러나 역사적 조건의 제한으로 말미암아 이론에 있어서 철학 범주와 병리·생리 범위를 구별하지 못하여 자연철학의 추상적인 물질관으로 생명의 신비를 해석하고 질병의 병인·병기·병리와 약물을 설명하고 분석하였는데, 시대적 요구로 말하자면 확실히 '오래 되고 심오한 것'이어서 하루바삐 현대적으로 연구함과 동시에 정리하고 향상시켜야 한다.

문헌소개

❶ 《周易·繫辭上》: "一陰一陽之謂道。"

❷ 《老子》 제42장: "萬物負陰而抱陽。"

❸ 《素問·陰陽應象大論》: "陰陽者, 天地之道也, 萬物之綱紀也, 變化之父母, 生殺之本始, 神明之府也。治病必求於本。"

❹ 《素問·生氣通天論》: "陰陽離決, 精氣乃絶。"

음양 학설을 의학 속에서 사용하다

조직 구조에 있어서의 사용

음양 학설은 인체의 조직 구조를 밝히고 해석할 때 인체를 하나의 유기적인 총체로 여긴다.

인체를 이루고 있는 각 구성 부분 간에는 구조상 나눌 수 없고, 기능상 서로 돕고 영향을 주고받는다. 음양의 서로 대립하는 속성을 이용하여 또 인체를 음양 두 부분으로 나눌 수 있다. 예컨대 인체의 위쪽 부분은 양이고 아래쪽 부분은 음이며, 체표는 양이고 체내는 음이며, 바깥쪽은 양이고 안쪽은 음이며, 등 부분은 양이고 배 부분은 음이며, 육부는 양이고 오장은 음이다.

오장을 또 음양으로 나눌 수 있는데 심·폐는 위쪽에 있어 양에 속하고, 간·비·신은 아래에 있어 음에 속한다. 특정한 하나의 장부를 또 음양으로 나눌 수 있는데 예컨대 심에 심음(心陰)·심양(心陽)이 있고, 신에 신음(腎陰)·신양(腎陽)이 있는 등등이다. 한마디로 말하면 인체는 음양을 떠날 수 없다.

생리·병리·임상에 있어서의 사용

인체 구조와 기능은 참으로 복잡하다. 현대 의학에서 인체 생명 활동의 법칙을 연구할 때 일반적으로 3단계로 진행한다.

1) 세포 수준(cellular level) 또는 분자 수준(molecular level)

2) 기관 수준(organ level)·계통 수준(system level)

3) 전체 수준(somatic level)이다.

근래에는 과학의 눈부신 발전에 의하여 미시적 구조(electron level)로 생명 현상을 해석하고 생명의 발전 과정을 연구한다. 역사적 원인을 감안하더라도 한의의 생리 방면에 대한 연구는 아직도 전체 수준의 해석에 머물러 있는데, 곧 일체의 조직 구조·물질적 기초는 음이고 모든 기

음양 학설의 생리·병리에 있어서의 사용

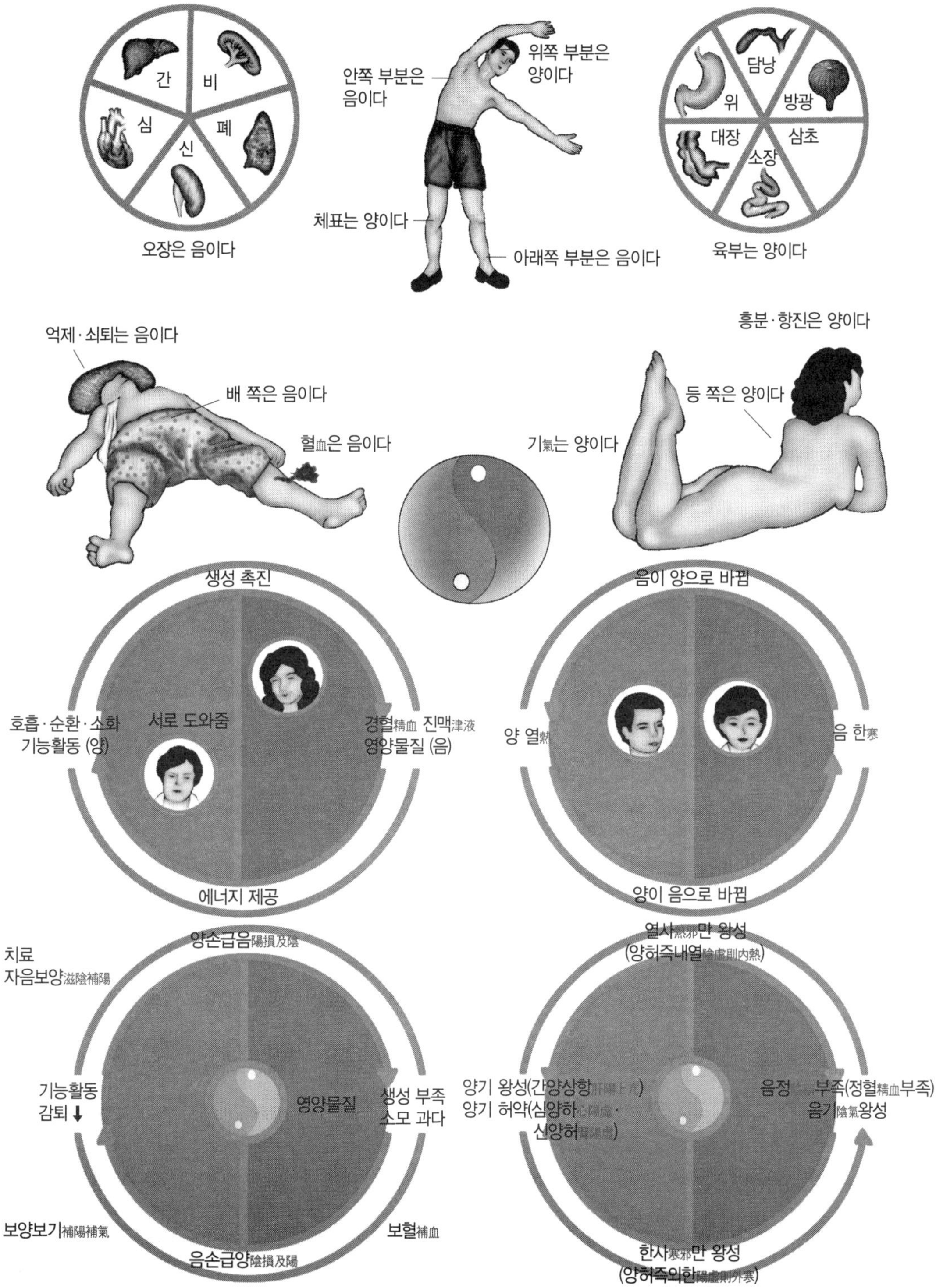

능 활동은 양이며, 혈액은 음이고 기(氣)는 양이다.

기능 활동을 또 음양으로 나눌 수 있는데 억제·쇠퇴는 음이고, 흥분·항진은 양이다. 기를 또 음양으로 나눌 수 있는데 위기(衛氣)는 밖에 있어 양이고, 영기(營氣)는 속에 있어 음이다. 한의는 질병 발생을 음양의 어느 한쪽이 성하거나 쇠퇴한 결과에 지나지 않는다고 생각하였다.

양 한쪽만 성하여 음이 줄어들면 열증(熱證)이 생기고, 음 한쪽만 성하여 양이 줄어들면 한증(寒證)이 나타난다.

음정(陰精)이 부족하여(예컨대 정혈精血의 부족) 양을 억제하지 못하면 음허양항(陰虛陽亢)(간양상항肝陽上亢)의 허열증(虛熱證)이 나타나고, 양기가 부족하여(예컨대 심양허心陽虛·신양허腎陽虛) 음을 억제하지 못하면 양허음성(陽虛陰盛)의 허한증(虛寒證)이 나타난다.

이것이 바로 '양승즉열(陽勝則熱)'·'음승즉한(陰勝則寒)'❶·'양허즉외한(陽虛則外寒)'·'음허즉내열(陰虛則內熱)'❷을 개괄한 것이다.

음양은 서로 의존한다는 법칙에 따르면, 음양의 어느 한쪽이 어느 정도 약해지면 일반적으로 상대방의 부족을 초래한다.

예컨대 기능 활동이 쇠약해지면 영양물질 생성의 부족을 초래하는데, 이것을 일러 '양손급음(陽損及陰)'이라고 한다. 기허(氣虛)·양허(陽虛)를 치료할 때 보양약(補陽藥)·보기약(補氣藥)을 쓸 뿐만 아니라 일반적으로 정혈(精血)을 보충하는 약물을 더 넣어 쓴다.

만일 영양물질의 소모가 너무 많으면 기능 활동이 감퇴되는데, 이것이 곧 이른바 '음손급양(陰損及陽)'이다. 예컨대 혈허(血虛)를 치료할 때 보혈(補血)하는 약물을 사용하는 외에 보통 보기약을 배합한다. 임상에서 일부 만성 질환이 맨 마지막에 음양양허(陰陽兩虛)를 나타내는 것은 바로 이 때문이다.

한의에서 "무릇 병상을 진찰하고 치료하려면 반드시 먼저 음양을 잘 알아야 한다"라고 말하였다. 병증이 아무리 복잡하더라도 음양만 똑똑히 가릴 수 있다면 질병의 본질을 단박에 집어낼 수 있을 것이다.

> 한의에서 "무릇 병상을 진찰하고 치료하려면 반드시 먼저 음양을 잘 알아야 한다."라고 말하였다.

예컨대 망진(望診)에서 빛깔과 광택이 밝은 것은 양에 속하고 어두운 것은 음에 속하며, 문진(聞診)에서 소리가 크고 맑은 것은 양에 속하고 낮고 끊겼다 이어졌다 하는 것은 음에 속하며, 절진(切診)에서 맥박이 부(浮)·삭(數)·대(大)·활(滑)·실(實)한 것은 양에 속하고 맥박이 침(沈)·지(遲)·소(小)·삽(澀)·허(虛)한 것은 음에 속한다.

음양은 질병의 치료에도 쓰인다.

양열(陽熱)이 지나치게 왕성하면 차고 시원한 약물로 그 열증(熱證)을 치료하고, 음한(陰寒)이 지나치게 왕성하면 따뜻하고 더운 약물로 그 한증(寒證)을 다스리는데 이것을 간단히 말하면 "한증은 따뜻하고 더운 처방과 약물로 치료해야 하고, 열증은 차고 시원한 처방과 약물로 치료해야 한다."❸이다.

양기(陽氣)가 불충실하여 음을 억제하지 못해 음이 성하면 '양기를 북돋우어 음을 억제하는' 방법을 쓰고, 음정(陰精)이 부족하여 양기를 억제하지 못해 양이 지나치게 왕성하면 음정을 보충하여 양기를 억제하는 방법을 쓰는데, 이것이 바로 "양열이 지나치게 왕성한 질병으로 음액(陰液)이 줄어들었을 때는 음정을 보충하는 방법으로 치료하고, 음한이 속에 왕성한 질병으로 양기가 손상되었을 때는 양기를 북돋우는 방법으로 치료한다"❹는 원칙이다.

문헌소개

❶ 《素問·陰陽應象大論》 "陽勝則熱, 陰勝則寒。"

❷ 《素問·調經論》 "陽虛則外寒, 陰虛則內熱。"

❸ 《素問·至眞要大論》 "寒者熱之, 熱者寒之。"

❹ 《素問·陰陽應象大論》 "陽病治陰, 陰病治陽。"

오행 학설

간단한 설명

오행(五行)은 동양 철학의 중요한 범주로, 木·火·土·金·水 다섯 가지 물질을 가리킨다.

옛사람은 세계는 이 다섯 가지 물질로 이루어졌다고 생각하였다. 전국시대에 유행하였고 점차 '오행 상생·상극'의 관계로 변화 발전하였다. '상생(相生)'은 서로 촉진하다라는 뜻이며, 예컨대 '木生火·火生土·土生金·金生水·水生木' 등이다.

'상극(相克)'은 서로 배척하다라는 뜻이며, 예컨대 '水克火·火克金·金克木·木克土·土克水' 등이다. 이러한 관점은 유물론과 자연 발생적인 변증법의 요소를 가지고 있으며, 고대의 천문·수학·의학의 발생 과정에 중대한 영향을 주었다.

기본내용

고대 의학자들은 오행의 속성으로 장부의 속성을 해석하였다.

고대 의학자들은 오행 학설을 사용하여 인체의 장부조직, 생리·병변, 그리고 인류의 생활과 관련된 자연계의 사물에 대하여 광범하게 연관 짓고 연구하였는데, 오행 속성으로 장부의 속성을 구별하고 해석하였다.

상생·상극은 사물의 운동과 변화의 법칙이다.

상극이 너무 지나친 것을 한의에서는 '상승(相乘)'이라고 부른다. '승(乘)'이란 곧 허한 틈을 타서 침입한다는 뜻이다. 상극의 반대를 한의에서는 '상모(相侮)'라고 한다. '모(侮)'란 힘을 믿고 약한 자를 괴롭힌다는 뜻으로, 곧 원래는 자기가 제약하는 데 반대로 그것의 제약을 받는 것이다. 한의에서는 이러한 상생·상극·상승·상모의 법칙으로 오장 사이의 생리·병리 상황하에서의 상호 관계를 설명한다.

> 한의에서는 이러한 상생·상극·상승·상모의 법칙으로 오장 사이의 생리·병리 상황하에서의 상호 관계를 설명한다.

자연계				오행	인체				
오미(五味)	오색(五色)	오기(五氣)	오계(五季)		오장	육부	오관	형체	감정
신맛	청색	풍風	봄	木	간肝	담	눈	근筋(힘줄)	노여움(화)
쓴맛	적색	서暑	여름	火	심心	소장	혀	맥脈(혈관)	기쁨
단맛	황색	습濕	장하長夏	土	비脾	위	입	육肉(살)	근심(걱정)
매운맛	백색	조燥	가을	金	폐肺	대장	코	피모皮毛 (피부와 털)	슬픔
짠맛	흑색	한寒	겨울	水	신腎	방광	귀	골骨(뼈)	두려움

의학에 있어서의 사용

오행의 특성으로 오장육부(생리 활동)의 특징을 설명할 수 있다.

1) 간은 거침없이 쑥쑥 뻗어 나가기를 좋아하고 기혈과 체액을 막힘없이 잘 통하게 하며 맺힌 것을 풀어 주는 기능을 가지고 있으며, 木(나무)은 쑥쑥 뻗어 나가는 특성이 있기 때문에 간은 목에 속한다.
2) 심양(心陽)은 따뜻하게 하는 작용을 가지고 있고 火(불)는 양열(陽熱)의 특성이 있기 때문에 심장은 화에 속한다.
3) 비장은 발생과 변화의 근원이고 土(흙)는 만물을 생성 발육시키는 특성이 있기 때문에 비장은 토에 속한다.
4) 폐는 기를 맑게 하고 아래로 내려가게 하는 작용을 하고 金(쇠)은 차디차고 거두어들이는 특성이 있기 때문에 폐는 금에 속한다.
5) 신장은 체액을 조절하고 정(精)을 간직하는 기능을 가지고 있으며, 水(물)는 아래로 흐르면서 만물을 촉촉이 적셔 주는 특징이 있기 때문에 신장은 수에 속한다.

오장 사이의 생리 기능상 서로 도와주는(상생) 관계는 다음과 같다.

1) 신장(水)의 精은 간을 도와주고,
2) 간(木)에 저장되어 있는 혈액은 심장을 도와주고,

3) 심장(火)의 熱은 비장을 따뜻하게 하고,

4) 비장(土)에서 변화 발생된 영양물질은 폐를 튼튼하게 하고,

5) 폐(金)는 기를 맑게 하고 아래로 내려가게 하여 신수腎水(신음腎陰)를 돕는다.

서로 제약하는 관계(상극)는 다음과 같다.

1) 폐(金)는 기를 맑게 하고 아래로 내려가게 하여 간양(肝陽)이 위로 치밀고 올라가는 것을 억제한다.

2) 간(木)의 거침없이 쑥쑥 뻗어 나가기를 좋아하는 성질은 폐금(肺金)의 정체를 소통시킨다.

3) 비장(土)의 음식물을 소화시키고 수송하는 기능은 신수(腎水)가 넘쳐흐르는 것을 막는다.

4) 신장(水)의 촉촉이 적셔 주는 기능은 심장(火)이 지나치게 왕성해지는 것을 막는다.

5) 심장(火)의 양열(陽熱)은 폐(金)가 기를 너무 맑게 하는 것을 제약한다.

장부 사이의 병리적 영향을 설명할 수 있다.

예컨대 간질환은 비장으로 옮아갈 수 있는데, 곧 목승토(木乘土)이다.

비질환은 간에 영향을 줄 수 있는데, 곧 토모목(土侮木)이다. 간과 비장이 함께 병에 걸리면 서로 영향을 주게 되는데, 곧 목울토허(木鬱土虛)(간울비허肝鬱脾虛) 또는 토옹목울(土壅木鬱)이다.

간병이 심장에 영향을 주는 것을 모병급자(母病及子)라고 하고 간병이 폐에 영향을 주는 것을 목모금(木侮金)이라고 하며, 신장에 영향을 주는 것을 자병급모(子病及母)라고 하는 등이다.

진단과 치료에 쓰인다.

임상에서 질병을 진단할 때 망진(望診)·문진(聞診)·문진(問診)·절진(切診)을 종합하여 알아낼 수 있으며, 오행의 소속과 상생·상극·상승·상모의 변화 법칙에 따라 병세를 미루어 짐작하고 치료를 이끌어 갈 수 있다.

02

장부 학설

오장

1. 심장

형태구조

한의학은 심장의 형태·위치에 대하여 일찍이 다음과 같이 묘사하였다.

예컨대 "심장은 양에 속하는 내장이고, 오색(五色) 가운데 적색을 띤다."❶ "심장의 모양은 끝이 둥그스름하여 마치 연의 꽃술처럼 생겼다."❷ 폐혈관의 아래, 횡격막의 위에 있다."❸ 심장의 겉은 매끄럽고 속은 비어 있어 주머니처럼 생겼으며, 가운데에 직근(直筋)이 가로막혀 있기 때문에 좌심방과 우심방의 이름이 있다.

좌우로 반반씩 나뉘어 있을 뿐만 아니라 또 가로 근육이 사이에 있기 때문에 좌심실과 우심실의 이름이 있다. 가운데에 문이 있어 스스로 열었다 닫았다 한다."❹

심장의 속은 심방중격·심실중격과 좌방실구·우방실구에 의해 4개의 강(腔), 곧 좌심방·우심방·좌심실·우심실로 나누어져 있다. 좌방실구에 이첨판이 있고, 우방실구에 삼첨판이 있다.

심실의 수축 때 심방으로 혈액이 역류하는 것을 막는다. 폐동맥구와 대동맥구에 각각 3개의 반월판으로 이루어진 폐동맥판과 대동맥판이 있는데, 심실의 확장 때 닫혀져서 혈액이 심실로 역류하는 것을 막는다.

생리기능

1 심주혈맥(心主血脈)

심장은 혈액 순환을 주관하며, 심장 기능이 정상이면 혈액 순환이 원활한데 그것이 얼굴에 나타난다.

> 한의의 '심장'은 심계(心系)를 말하는데 실제로는 양의의 순환계를 가리킨다.

한의의 '심장'은 심계(心系)를 말하는데 실제로는 양의의 순환계를 가리킨다. 예컨대 "심장의 경락은 오장의 경락과 서로 이어져 있는데 그곳으로 기혈(氣血)을 실어 보낸다". 그것은 심장·동맥·정맥과 모세혈관 등 밀폐된 전체 순환계를 포괄한다.

'심주혈맥(心主血脈)'은 혈액이 심장 수축의 촉진 하에서 동맥과 그 분지를 통하여 온몸으로 퍼지고 모세혈관에 의해 오장 육부와 연계된 뒤에 정맥을 통하여 심장으로 되돌아오는 것을 가리키는데, 이와 같이 계속 순환한다.

심장은 심계의 중심 동력 기관으로 펌프·양수기와 같은 작용을 한다. 심기心氣(심장의 수축 기능을 가리킴)는 혈액이 혈관 속에서 운행하도록 촉진하여 순환을 멈추지 않게 한다.

심기心氣가 왕성하고(심장 기능 정상)·심혈(心血)이 충분하면 맥박이 충실하고 세며, 얼굴빛이 볼그레하고 윤기가 돈다. 심기가 부족하면, 예컨대 심부전·허탈·쇼크·심근경색 때 유효 순환 혈액량의 감소로 인해 맥박이 세침(細沈)하고 미약하며, 얼굴빛이 창백하고 윤기가 없는 증상이 나타난다.

혈액 순환이 원활하지 못하고 혈액이 정체되면, 예컨대 심한 쇼크·심부전·부정맥(빈번한 조기수축)이 발생하면 얼굴빛이 청자색(青紫色)을 띠고 맥박이 결대(結代)하거나 현삽(弦澀)한 증상이 나타난다.

심장

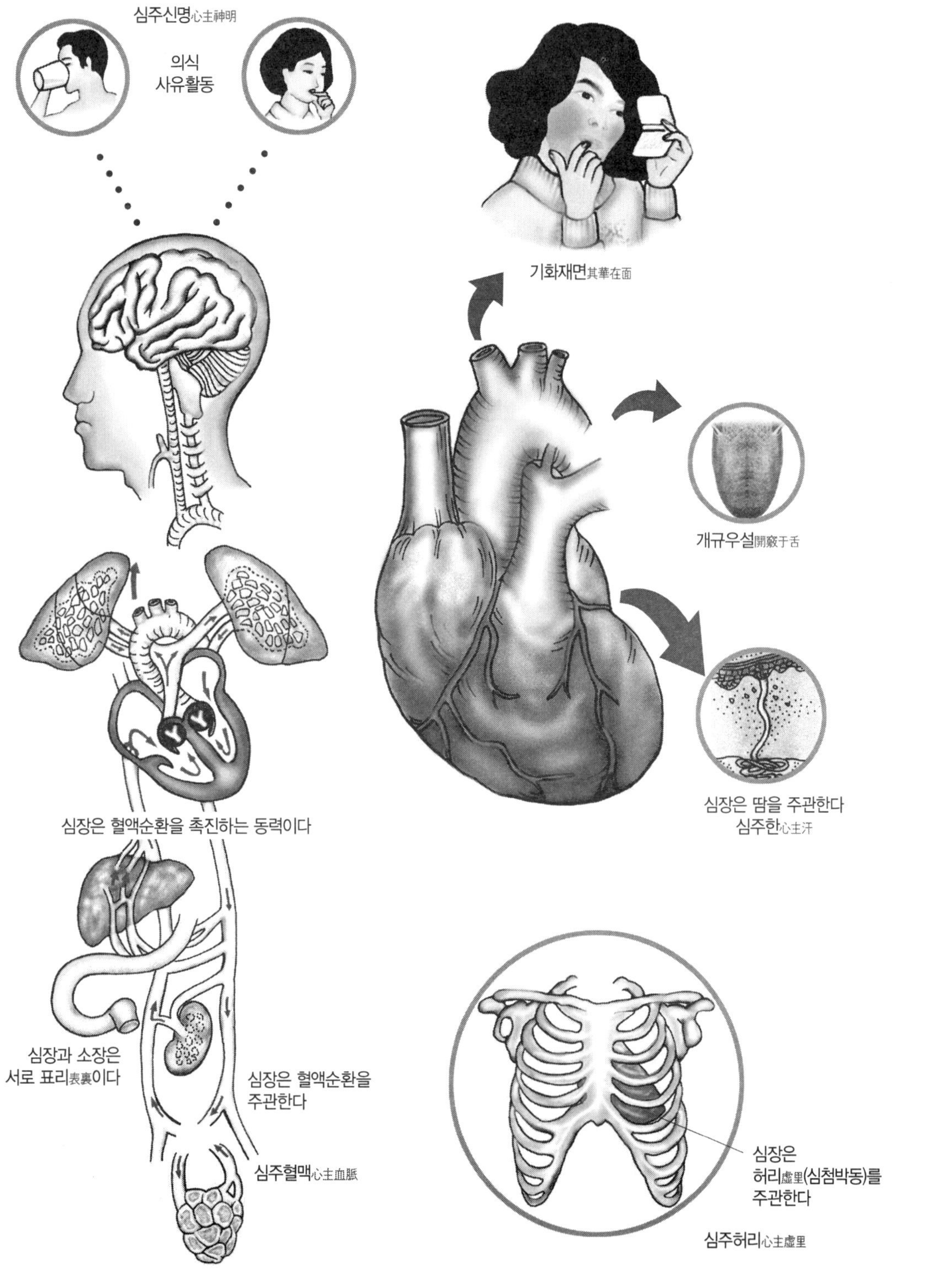
심주신명心主神明
의식
사유활동
기화재면其華在面
개규우설開竅于舌
심장은 혈액순환을 촉진하는 동력이다
심장은 땀을 주관한다
심주한心主汗
심장과 소장은
서로 표리表裏이다
심장은 혈액순환을
주관한다
심주혈맥心主血脈
심장은
허리虛里(심첨박동)를
주관한다
심주허리心主虛里

사람의 정신 활동은 아주 짧은 동안이라도 혈액을 필요로 하지 않을 수 없으며, 심혈(心血)이 충분하여 뇌와 척수에 영양을 원활히 공급해야 비로소 정신·의식·사고 활동을 할 수 있다.

심장은 정신 활동을 주관한다.

신명(神明)은 곧 정신·의식(지각·정서·사유·의지) 등 정신 활동으로, 양의의 대뇌기능에 속한다. 한의에서는 사람의 정신 활동은 아주 짧은 동안이라도 혈액을 필요로 하지 않을 수 없으며, 심혈(心血)이 충분하여 뇌와 척수에 영양을 원활히 공급해야 비로소 정신·의식·사고 활동을 할 수 있다고 보았다.

뇌세포는 산소결핍에 매우 민감한데, 대뇌의 혈액에 산소 공급이 부족하면(어떤 유형의 산소결핍증에 속하던지 관계없음) 모두 뇌의 기능과 대사에 변화를 초래하고, 심지어 형태 구조에 이상이 발생한다.

뇌에 공급되는 산소가 조금 부족하면 동계(動悸)·불면·꿈 많음·건망·사고지체·의기소침 등 신경쇠약과 비슷한 증상이 나타난다. 만약 심혈이 부족하거나 운행이 정체되면(예컨대 심원성 뇌허혈 발작·심한 쇼크·심부전·색전증·혈전형성·일산화탄소 중독 등) 건망·인사불성·혼수 등의 증상이 나타난다.

심장과 혀는 어떤 특정한 관계가 있으며, 심장의 생리·병적 상태는 모두 혀의 특이성을 통하여 반영될 수 있다. 심장의 병증은 혀의 움직임·색깔에 반영된다.

예컨대 혈허(血虛) 때에 혀가 희멀겋고, 혈열(血熱)(각종 열병) 때에 혀가 붉으며, 심경(心經)의 허화(虛火)가 상승하면 혀끝이 붉거나 설체가 짓무르고, 어혈이 체내에 정체되면(예컨대 심부전·출혈성 질병) 혀가 어두운 자줏빛이거나 점상출혈·반상출혈이 나타나며, 열사(熱邪)가 심막에 침입하거나 담탁(痰濁)이 심규(心竅)에 침입하면(예컨대 뇌혈전증·일사병) 혀가 뻣뻣해지고 말을 하지 못하는 등이다.

심장은 땀의 생성을 맡아본다.

땀은 심장에 속하고 혈액과 근원을 같이하지만 흐름은 다르다. 그러나 혈액은 심장에서 주관하므로 임상에서 많은 한증(汗症)은 심장과 관련이 있다. 땀은 현대 의학 속에서 체온을 조절하는 조직으로 시상하부와 자율 신경의 통제를 받는다.

한의의 '땀은 심장의 액체이다'라는 말은, 땀은 정신적 긴장·혈관 확장과 서로 일치하는 것을 가리킨다.

한의의 '땀은 심장의 액체이다'라는 말은, 땀은 정신적 긴장·혈관 확장과 서로 일치하는 것을 가리킨다.

인체의 피부에는 250만 개의 땀샘이 있고 교감신경의 지배를 받기에, 혈액과 피부의 온도가 높아지거나 정신을 잔뜩 긴장할 때 반사적으로 시상하부 중추에 작용하여 땀샘 분비를 강화하면 땀이 증발하고 방열이 증가한다. 혈액과 땀은 근원을 같이한다. 따라서 땀을 너무 많이 흘리면 혈액량 감소를 일으킨다. 혈액과 체액이 부족한 환자에게는 한법(汗法)을 쓸 수 없다.

문헌소개

❶《靈樞·順氣一日分爲四時》: "心爲牡臟, 其色赤。"

❷ "心象尖圓, 形如蓮。"

❸ "居肺管之下, 膈膜之上。"

❹ "心之外體圓滑, 內空如囊……中有直肌隔之, 故有左房·右房之稱。
左右半截, 又有横肉間之, 故有上房下室之號。
……中有門戶, 自能開合。"

임상 엿보기

심장 관련 질환들

1. 관상동맥 심장 질환 Coronary Heart Disease

대다수 관상동맥 환자들은 동일한 위험 요인을 보유하고 있다. 가계력(1촌 중 어린 나이에 발병한 환자가 있을 경우, 위험 요인이 증가함), 남성, 혈액 지질 비정상, 당뇨, 고혈압, 신체 활동부족, 비정상적인 비만, 흡연, 사회 심리적 요인, 과일 및 채소 섭취부족, 지나친 음주가 여기에 해당된다. 흡연이 전세계 심혈관 질환의 가장 큰 원인이다. 세계보건기구에 따르면, 금연 1년 후면, 관상동맥 질환 위험은 50% 감소한다고 한다. 금연 성공 가능성을 높이기 위한 방법에는 여러 가지가 있다.

1) 만성 안정 협심증 (Chronic Stable Angina Pectoris)

협심증은 죽상경화 심장병 때문에 주로 발생한다. 관상동맥 혈관경련이 병변 부위에서 발생하거나, 가끔은 정상 혈관에서 발생할 때도 있다. 선천성 비정상성, 색전증, 동맥염, 박리가 관상동맥 질환을 유발하는데, 드물게는 허혈성 심장질환이나 경색증을 유발하기도 한다. 관상동맥 폐쇄시 협심증도 발생하는데, 이는 심각한 심근비대, 심각한 대동맥 협착·역류 때문이거나, 혹은 갑상선 항진증, 빈혈, 심실박동률 급증에 따른 발작성 빈맥(paroxysmal tachycardias)에 의한 대사 요구량 증가에 기인한다.

2) ST분절 상승 급성 심근경색 (Acute Myocardial Infarction with St Segment elevation)

보통 심근경색 증상 시작에 선행하는 협심증의 악화가 있다. 전통적으로 협심증의 시작은 최소한의 운동 혹은 안정시 발생한다. 협심증 에피소드와 달리 대부분의 경색은 안정 시 발생하며 이른 아침에 더 흔하다. 통증은 위치 및 방사 양상이 협심증과 유사하지만 더 극심하고 수분 안에 빠르게 통증이 최대치로 증가한다. 니트로글리세린은 효과가 거의 없으며 심지어 마약성 진통제도 통증을 경감시키지 못한다. 환자들은 식은땀을 흘리고 쇠약하고 걱정이 들며 편안함을 느끼는 체위로 움직이려는 경향을 보이며 조용히 누워있지 못한다. 머리가 멍멍하고 실신, 호흡곤란, 기좌호흡, 기침, 천명음, 오심과 구토, 복부의 더부룩한 증상 등이 단일 혹은 겹쳐서 나타나기도 한다.

급성 심근경색 환자의 1/3은 흉통을 호소하지 않는데 이러한 환자들은 치료가 지연되거나 불량한 예후를 보인다. 고령, 여성, 당뇨 환자들이 통상적인 흉통을 호소하지 않는 경우가 많다. 심근경색의 25% 정도는 특별한 증상의 호소 없이 일상적인 심전도에서 발견된다. 심근경색으로 인한 모든 사망 중에 약 50% 정도는 환자가 병원에 도착하기 전에 발생하는데 이는 주로 심실 세동에 의해서다.

2. 동성 부정맥, 서맥 및 빈맥 Sinus Arrhythmia, Bradycardia & Tachycardia

동성 부정맥은 흡기시 정상 박동수에 있어 주기적인 증가 및 흡기시 감소를 보인다. 이는 정상 박동기에 대한 미주신경의 영향으로 반사적 변화 때문에 발생하며 숨을 참거나 맥박수를 증가시키면 사라진다. 임상적 중요성은 없다. 어리거나 고령에 많다.

동성 서맥은 분당 60회 이하의 맥박수를 의미하며 정상 박동기에 대한 증가된 미주신경 영향 때문이거나 동방결절의 구조적 질환 때문이다. 박동수는 보통 운동이나 아트로핀 투여 후 증가한다. 건강인에서 특히 운동을 많이 한 사람들에서 분당 50회 또는 그 이하인 경우라도 정상 소견이다. 그러나 분당 45회 미만의 심각한 서맥은 동방결절에 문제가 있음을 의미하며 특히 고령이나 심장병을 가진 환자의 경우 더욱 그렇다.

이런 서맥은 뇌로의 관류 저하로 인해 쇠약함, 혼돈, 실신 등을 유발한다. 심방, 방실 결절 부위, 심실 기외수축은 동성 리듬이 느려진 경우 나타나는 경우가 많다. 증상이 서맥과 일치하는 경우 심실 조율이 필요하기도 하다.

2. 간장

형태구조

간(肝)은 인체의 가장 큰 실질 기관으로서 사람의 생명 활동 가운데 매우 중요한 지위를 차지하고 있으며, 체내 물질의 대사·해독과 담즙을 분비하는 중요한 장기이다.

한의학은 간의 형태와 위치에 대하여 일찍이 다음과 같이 기록하여 놓았다.

한의학은 간의 형태와 위치에 대하여 일찍이 다음과 같이 기록하여 놓았다. 《유경도익(類經圖翼)》: "간은 오른쪽 옆구리와 오른쪽 신장의 앞쪽에 있고, 위(胃)와 함께 제9척추에 붙어 있다."❶ 《난경집주(難經集注)》: "간을 대엽(大葉)에 근거하여 말하면 두 개의 잎으로 구성되어 있다. 만약 소엽(小葉)으로 말하면 많은 잎으로 구성되어 있다."❷ 그 묘사는 해부학의 기록과 거의 똑같다. 간은 횡격막 아래에 있으며, 겸상간막에 의하여 큰 우간엽과 작은 좌간엽으로 나누어져 있다. 온 간장은 약 50만 개의 간소엽으로 이루어져 있다. 간의 대부분은 오른쪽 옆구리에 위치하고 있다.

생리기능

❶ 간장혈(肝藏血)

간은 혈액을 저장하고 혈액량을 조절하는 기능을 가지고 있다.

현대 의학의 간은 혈액을 저장하지 않고 비장이 혈액을 저장하는 기관이며, 모든 정맥계통도 하나의 큰 혈액을 저장하는 곳인데(특히 복강내의 정맥) 정상적인 상황 하에서 온몸 혈액량의 50%~70%를 차지한다.

간장의 혈액은 1/4은 문맥으로부터, 1/4은 간동맥으로부터 공급된다. 문맥은 상장간막정맥·하장간막정맥과 비정맥으로 이루어져 있다.

이러한 정맥은 모두 아드레날린성 α 수용체와 아드레날린성 β 수용체가 분포되어 있어, 교감신경이 흥분할 때(비교적 격렬한 활동이나 운동) 비정맥과 장간막정맥이 수축하면서 간을 통하여 혈액을 온몸으로 운행시킨다. 쉴 때나 잠을 잘 때 이러한 혈관이 확장되면서 혈액을 저장한다.

그러므로 《소문·오장생성론》 왕빙(王冰) 注에 말하였다. "간은 혈액을 저장하고 혈액량을 조절하며, 심장은 혈액순환을 주관한다. 사람이 움직이면 혈액이 모든 혈관으로 운행하고, 사람이 움직이지 않고 가만히 있으면 혈액이 간장으로 돌아온다. 왜 그러한가? 간은 혈액을 저장하고 혈액량을 조절하는 기능을 가지고 있기 때문이다."[3]

상술한 해부학적 관계로 '간장혈(肝藏血)'을 추론하면 현대 의학 논리에 들어맞는다. 또한 신경·체액이 혈액을 조절하는 기능도 포괄한다.

2 간주소설(肝主疏泄)

간은 온몸의 기혈(氣血)과 체액을 막힘없이 잘 통하게 하고 거침없이 쑥쑥 뻗어 나가게 하며, 배설하는 작용을 가지고 있다.

한의학의 간에 대한 논술을 결합하면 소설(疏泄)이 포괄하는 것은 다음과 같다.

양의의 간장 기능에 대한 연구를 근거로 하고, 한의학의 간에 대한 논술을 결합하면 소설(疏泄)이 포괄하는 것은 다음과 같다.

마음을 후련하게 한다.

한의학에서는 간과 관계가 있다고 생각하였다.

마음은 곧 사람의 정신·의식·사유·지각·운동 등 뇌의 기능에 속하는 것으로, 한의학에서는 간과 관계가 있다고 생각하였다. 간성 뇌증의 발병기전·임상 증상으로 이 논술을 인식하자면 옛날 의학자들은 심한 간 질환 때 정서·행위·지각 등에 장애가 나타난다고 이미 잘 알고 있었음을 말해 준다.

간세포가 심하게 손상되면 장관(腸管)의 흡수나 체내에 생성된 독물에 대한 해독 능력이 떨어지고, 독물이 체순환으로 들어가 신경계통에 작용하면 도취·조바심·우울·침묵·지력 감퇴·동작이 둔해지는 등의 성격 변화가 나타나며, 또 횡설수설하고 옷차림이 엉망이며 아무런 까닭 없이 큰소리로 소리내어 울고 시끄럽게 떠들며, 심지어 진전·혼수·혼미 등 행위·정신 이상이 생긴다.

한의에서는 '소설실상(疏泄失常)'·'간기울결(肝氣鬱結)'·'기기부조(氣機不調)'라고 부른다.

간장의 해독 기능 이상을 한의에서는 '소설실상(疏泄失常)'·'간기울결(肝氣鬱結)'·'기기부조(氣機不調)'라고 부른다.

간장

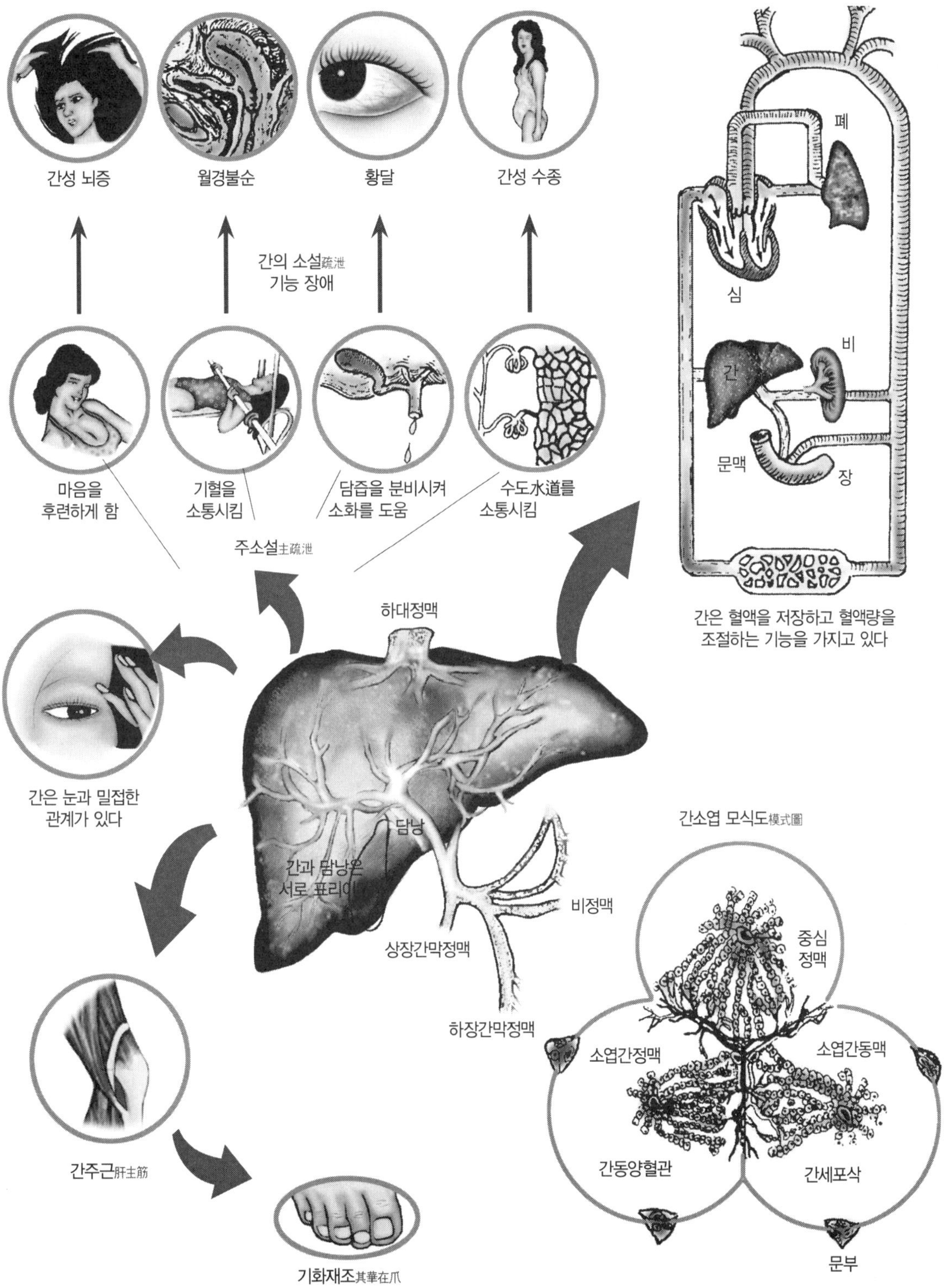
간성 뇌증
월경불순
황달
간성 수종
간의 소설疏泄
기능 장애
마음을
후련하게 함
기혈을
소통시킴
담즙을 분비시켜
소화를 도움
수도水道를
소통시킴
주소설主疏泄
하대정맥
담낭
간과 담낭은
서로 표리이
비정맥
상장간막정맥
하장간막정맥
간은 눈과 밀접한
관계가 있다
간주근肝主筋
기화재조其華在爪
폐
심
비
간
문맥
장
간은 혈액을 저장하고 혈액량을
조절하는 기능을 가지고 있다
간소엽 모식도模式圖
중심
정맥
소엽간정맥
소엽간동맥
간동양혈관
간세포삭
문부

❸ 기혈(氣血)과 수도(水道)를 소통시킨다

신체의 여러 가지 호르몬 생성과 불활성화는 상대적 평형 상태 속에 놓여 있는데 호르몬의 과다 또는 부족은 체내 물질대사의 이상을 일으킨다. 여러 가지 호르몬의 불활성화는 주로 간장 속에서 진행된다. 예컨대 에스트로겐·안드로겐·알도스테론·글루코코르티코이드·항이뇨호르몬 등이다.

간장병에 걸렸을 때 간장의 호르몬에 대한 불활성화 능력의 저하나 다른 원인으로 인하여 몇몇 호르몬이 체내에 쌓이게 된다. 예컨대 에스트로겐이 체내에 지나치게 많을 때 여성에게서는 월경불순(기능성 자궁출혈)·무월경·월경곤란·월경전 긴장·폐경기 증후군이 생긴다.

남성에게서는 유방 발육·고환 위축과 간장(肝掌)·거미상 혈관종이 생기는데 한의학에서는 '기체혈어(氣滯血瘀)'로 본다.

알도스테론·항이뇨호르몬이 체내에 쌓이면 water·sodium retention을 일으키고 복수·수종·요량감소가 나타나는데 한의에서는 '기체수정(氣滯水停)'으로 본다.

그 때문에 《혈증론(血證論)》에 말하였다. "간은 목에 속한다. 목기(木氣)가 순조로우면 거침없이 쑥쑥 뻗어 나가 막히지 않을 것이고, 혈액순환이 원활할 것이다."❹

원대(元代)의 의사 주단계(朱丹溪)는 말하였다. "기가 돌면 체액도 돌고, 기가 정체되면 체액도 정체한다."❺ 곧, 이 이치이다.

❹ 담즙을 분비시켜 소화를 돕는다

담즙은 간세포에서 생성되어 간관·총담관을 지나 십이지장까지 흘러간다(또는 담낭관을 지나 담낭에 저장된다).

담즙 성분은 복잡한데, 그 가운데 담즙산염은 장관의 지방을 유화(乳化)시키고 또 췌장 지방분해 효소를 활성화시키며, 지방과 지용성 비타민(A·D·E·K)의 소화와 흡수를 촉진시킨다.

담즙은 또 간장이 일부 약물이나 독물을 배설하는 통로의 하나이다. 간장 병변 또는 담도염·담도폐색증 때 모두 일련의 소화관 증상, 심지어 한의에서는 '간기(肝氣)의 활동이 비정상적으로 항진되어 비장과 위를 침범하였다'라고 말한다.

황달까지 나타나는데 한의에서는 '간기(肝氣)의 활동이 비정상적으로 항진되어 비장과 위를 침범하였다'라고 말한다.

5 간개규어목(肝開竅於目)

간의 경맥(經脈)이 위로 목계(目系)에 연결되어 있기 때문에 눈의 시각 기능은 간기(肝氣)의 소설(疏泄)과 간혈(肝血)의 영양에 의지한다.

《영추·맥도》에 말하였다. "간은 눈과 밀접한 관계가 있다. 만약 간장의 기능이 정상이면 눈은 여러 빛깔을 구별할 수 있다."⑥

간은 망막추상체와 망막간상체의 감광색소와 관계가 있음을 똑똑히 말해 주고 있다. 현대 의학에서 망막의 각종 감광색소는 모두 비타민 A와 옵신(opsin)이 결합하여 이루어진 것임을 밝혔다.

비타민 A는 지용성 비타민에 속하며, 그 흡수는 담즙의 담즙산염과 관계가 있다. 간장은 비타민 A를 배설하고 저장하는 기관일 뿐만 아니라 단백질이 합성되는 주요한 곳이다.

간에서 단백질 합성이 감소하면 반드시 레티놀 수송단백질과 옵신 합성에 영향을 주어, 간의 상술한 기능이 감퇴되고 비타민A 결핍증까지 나타나게 된다. 예컨대 암순응(暗順應) 시간의 연장·야맹증, 온몸 상피조직의 각질화, 안구건조증, 각막천공, 손톱에 결이 많고 쉽게 부러지며 머리털이 건조해진다.

6 간주근(肝主筋)

간은 온몸의 근막을 주관하며, 간의 기능이 정상이면 소설(疏泄) 작용이 원활한데 그것이 손발톱에 나타난다.

근(筋)은 힘줄·관절·인대의 속칭이다. 간주근(肝主筋)은 간이 '물질대사 중추'와 관계가 있음을 말해 준다.

한의의 '간혈(肝血)'이다.

현대 의학은 이미 소화관이 흡수한 영양물질이나 체내에 저장된 그 밖의 물질을 막론하고 모두 간장의 가공·합성에 의하여 각종 생리상의 중요한 물질이 생성되며, 아울러 제때에 신체 각 부분에 공급된다는 것을 밝혔는데 이러한 물질이 곧 한의의 '간혈(肝血)'이다. 그러므로 '간혈'의 많고 적음은 반드시 힘줄·인대·손톱의 상태에 반영된다.

간혈이 충분하면 몸이 튼튼하고 기운차며 손발톱이 단단하지만, 간혈이 부족하면 몸이 약하고 힘이 없으며 손발톱이 얇고 건조하고 쉽게 부러진다.

문헌소개

❶ 《類經圖翼》: "肝者……其臟在右脇·右腎之前, 幷胃·着脊之節九椎。"

❷ 《難經集注》: "肝者, 據大葉言之, 則是兩葉也; 若以小葉言之, 則多葉矣。"

❸ 《素問·五藏生成論》王冰注: "肝藏血, 心行之, 人動則血運于諸經, 人靜則血歸于肝臟, 何者? 肝主血海故也。"

❹ 《血證論》: "肝屬木, 木氣沖和條達, 不致鬱, 則血脈得暢。"

❺ "氣行則水行, 氣滯則水停。"

❻ 《靈樞·脈度》: "肝氣通于目, 肝和則目能辨五色矣。"

임상 엿보기

간 관련 질환들

1. 황달 Jaundice

황달은 헴(heme) 대사 산물인 빌리루빈이 인체조직에 축적된 결과로 발생한다. 고빌리루빈혈증은 빌리루빈의 생산, 이동, 대사 혹은 분비 과정 중의 이상으로 발생하게 된다.

2. 급성 바이러스성 간염 Acute Viral Hepatitis

간염은 여러 가지 바이러스뿐만 아니라 수많은 약물이나 독극물에 의해서도 발생하는데, 각각의 임상 소견은 매우 유사할 수 있다. 간염을 일으키는 바이러스로는 (1) A형 간염 바이러스(hepatitis A virus, HAV), (2) B형 간염 바이러스(HBV), (3) C형 간염 바이러스(HCV), (4) D형 간염 바이러스(HDV, delta agent), (5) E형 간염 바이러스(HEV, 아시아, 북부 아프리카, 멕시코에서 장내 전염을 통하여 유행성으로 발생하는 간염) 등이 있다. 갑자기 또는 서서히 발병할 수 있으며, 피로감을 쉽게 느끼거나 전신 권태감, 근육통, 관절통, 상기도 증상 혹은 식욕부진이 있을 수 있다. 흡연에 대한 혐오감이나 식욕부진이 초기에 발생할 수 있다. 구역과 구토가 흔하며 설사나 변비가 발생할 수 있다. 일반적으로 발열은 심하지 않지만 예외적으로 높은 경우로 있을 수 있으며, 흔히 황달이 발생하면서 열이 내리고 맥박은 감소하게 된다.

3. 간경변 Cirrhosis

간경변은 간 전반에 걸쳐서 섬유화와 재생 결절을 유도하는 간세포 손상의 최종적인 결과이다. 원인으로는 만성 바이러스성 간염, 알코올, 약물 간독성, 자가면역성 또는 대사성 간질환, 기타 질환 등이 있다. 간경변의 임상 소견은 간세포 기능장애, 문맥전신순환 단락, 문맥고혈압에 의해서 발생한다. 환자는 장기간 증상이 없을 수 있다. 증상은 대개 서서히 나타나며 드물게는 급작스럽게 발생하기도 하는데, 쇠약, 피로, 수면 장애, 근육 경련, 체중 감소 등이 흔하다. 진행성 간경변에서는 보통 식욕부진이 있으며 증상이 심한 경우 구역이나 구토를 동반한다.

3. 비장

형태구조

《난경정의·사십이난》에 말하였다. "비장은 위(胃) 옆에 있는데 모양이 긴네모꼴이고 납작하며 말랑하다. 왼쪽 옆구리에 있으며, 위의 지방층과 연결되어 있다. 췌장은 비장에 붙어 있는 기관으로, 모양이 긴네모꼴이고 위의 뒤쪽에 옆으로 붙어 있다."❶

《전체신론소증(全體新論疏證)》 속에서 말하였다. "이 기관(췌장을 가리킴)은 지방 같기도 하고 지방이 아닌 것 같기도 하며, 근육 같기도 하고 근육이 아닌 것 같기도 한데 한방에서 그 이름이 아예 없다. 아마도 옛사람은 그것이 비장과 긴밀히 연결되어 있기 때문에 비장이라고 통칭한 것 같다."

상술한 문헌은 한의학의 '비장'은 현대 의학의 비장과 췌장을 병칭한 것임을 분명히 설명하였으며, 그것의 생리·병리도 또한 그리 차이가 크지 않으므로 비장과 췌장을 개괄할 수 있다.

현대 의학의 비장은 인체의 가장 큰 림프기관으로, 림프조직·많은 동양혈관과 각종 혈구로 이루어져 있다. 신선한 비장을 절개하면 백비수(白脾髓)라고 불리는 매우 많은 백색 작은 점을 볼 수 있는데 림프구가 촘촘히 모여서 된 것이다.

나머지 적색 부분은 적비수(赤脾髓)라고 부르는데 비동(splenic sinus)과 비삭(splenic cords)으로 구성되어 있다.

비장의 기능은 다음과 같다.

1) 비동(脾洞)은 혈액 은행으로서 혈액을 저장하고 혈액량을 조절한다.
2) 비장의 림프조직은 조혈 기능을 가지고 있어, 림프구를 생성하고 인체의 면역 기능에 참여한다.
3) 비장의 세망세포와 비동의 내피세포는 식세포 기능(혈액 속의 이물·세균·노화된 적혈구를 탐식한다)과 혈액을 여과하는 작용을 가지고 있다.

2)와 3)을 한의에서 '비장은 방어 기능을 한다'·'비위가 손상되면 온갖 병이 이로 말미암아 생긴다'라고 치밀하게 개괄하였다.

2)와 3)을 한의에서 '비장은 방어 기능을 한다'·'비위가 손상되면 온갖 병이 이로 말미암아 생긴다'라고 치밀하게 개괄하였다.

비장

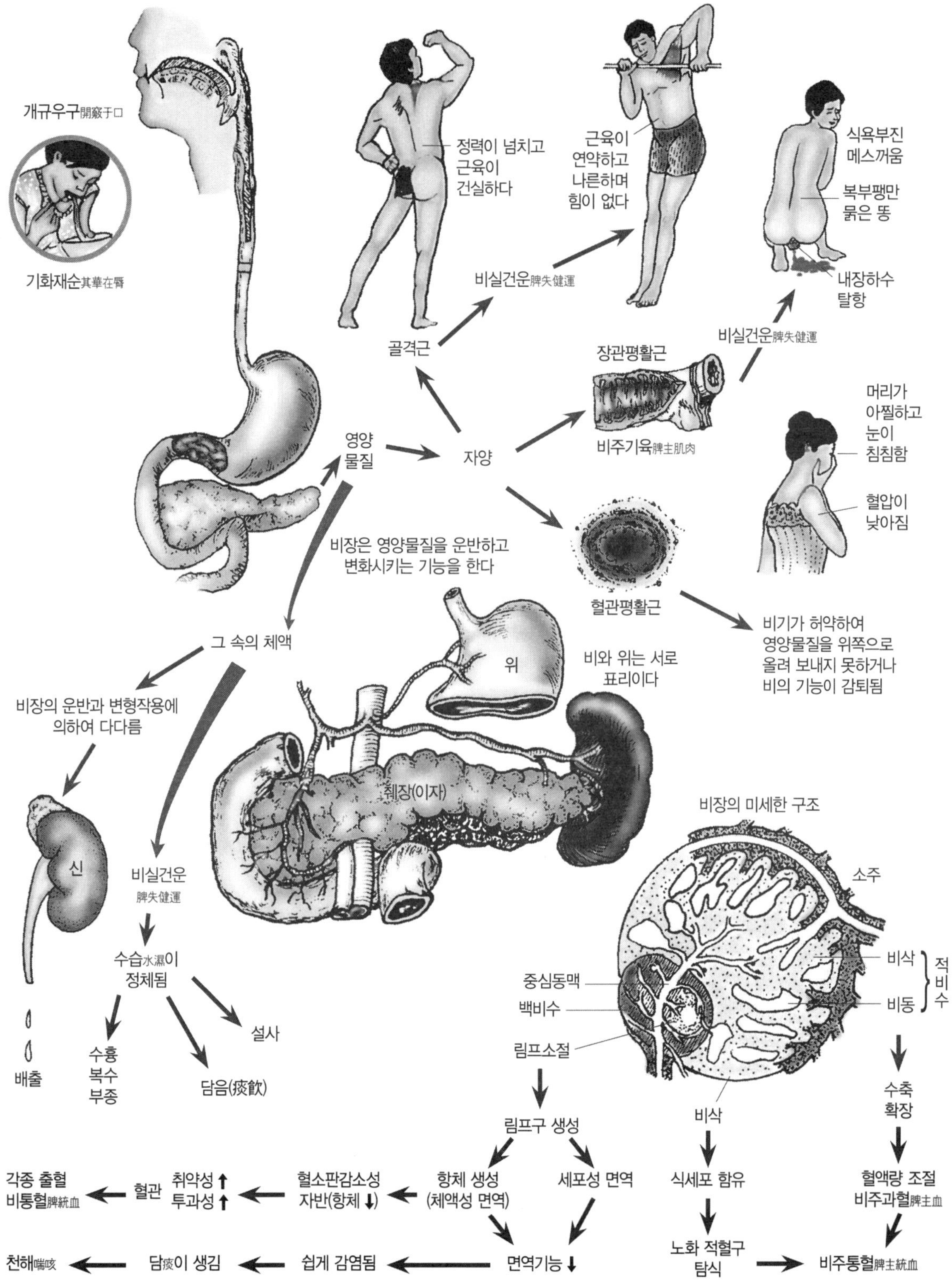
개규우구開竅于口
기화재순其華在脣
정력이 넘치고
근육이
건실하다
근육이
연약하고
나른하며
힘이 없다
식욕부진
메스꺼움
복부팽만
묽은 똥
내장하수
탈항
비실건운脾失健運
골격근
비실건운脾失健運
장관평활근
비주기육脾主肌肉
머리가
아찔하고
눈이
침침함
혈압이
낮아짐
영양
물질
자양
비장은 영양물질을 운반하고
변화시키는 기능을 한다
혈관평활근
비기가 허약하여
영양물질을 위쪽으로
올려 보내지 못하거나
비의 기능이 감퇴됨
그 속의 체액
위
비와 위는 서로
표리이다
비장의 운반과 변형작용에
의하여 다다름
췌장(이자)
비장의 미세한 구조
신
비실건운
脾失健運
소주
수습水濕이
정체됨
비삭
비동
적비수
중심동맥
백비수
림프소절
배출
수흉
복수
부종
담음(痰飮)
설사
수축
확장
림프구 생성
비삭
항체 생성
(체액성 면역)
세포성 면역
식세포 함유
혈액량 조절
비주과혈脾主血
각종 출혈
비통혈脾統血
혈관
취약성 ↑
투과성 ↑
혈소판감소성
자반(항체 ↓)
면역기능 ↓
노화 적혈구
탐식
비주통혈脾主統血
천해喘咳
담痰이 생김
쉽게 감염됨

췌장은 인체의 중요한 소화선이고, 또 내분비선이다.

외분비부가 대부분을 차지하는데 선포(acinus)와 배설관으로 이루어졌으며, 아밀라아제·트립신과 리파아제를 함유한 췌액을 분비하고, 당·단백질·지방을 분해하여 소화시키는 기능을 가지고 있다.

내분비부는 선포(腺胞) 사이에 흩어져 있는 세포 덩어리인데 랑게르한스섬이라고 부르며, 두 가지 세포가 있다.

A세포는 췌장글루카곤을 분비하고, 당원분해를 촉진하여 혈당을 높인다. B세포가 가장 많은데 인슐린을 분비하고, 당원합성을 촉진하여 혈당을 낮추는 작용이 있다.

생리기능

❶ 비주운화(脾主運化)

비장은 영양물질을 운반하고 변형시키는 기능을 한다. 음식물이 소화관 속에서 분해되는 과정을 소화라고 부른다. 소화된 뒤 영양물질이 혈관벽을 통과하여 혈액순환에 진입하는 과정을 흡수라고 부른다.

비주운화(脾主運化)에는 두 가지 뜻이 있다.

개념에 있어서 상술한 소화·흡수의 전 과정을 가리킨다. 흡수한 영양물질을 '수곡정미(水穀精微)'라고 부르는데 사람이 일을 하고 체온을 유지하는 에너지의 근원이며, 성장·발육·생식을 위하여 새로 만들거나 다시 만드는 데 제공되는 원료이고 '氣·血'을 생성하는 주요한 물질의 기초이다. 때문에 한의학에서는 '비장은 사람이 태어난 뒤 성장·발육에 필요한 영양물질을 공급하는 중요한 기관이다'·'비장은 기혈(氣血)을 생성하는 근원이다'라고 생각하였다.

> 한의학에서는 '비장은 사람이 태어난 뒤 성장·발육에 필요한 영양물질을 공급하는 중요한 기관이다'·'비장은 기혈(氣血)을 생성하는 근원이다'라고 생각하였다.

❷ 수습(水濕)을 운반하고 변형시키며, 물을 수송하고 배설하는 데 참여한다

물과 무기염류는 직접 장벽에 의하여 흡수되어 혈액순환으로 진입하여 조직구의 이용에 제공되고, 남아도는 부분은 신장을 거쳐 배설된다.

수해물(hydrolyte)과 전해질의 섭취와 배설은 신경 — 내분비의 조절을 받는다. 이 조절은 상당히 복잡한데 늘 변화 속에 있으면서도 한결같이 일정한 동적평형을 유지하고 있다.

한의학에서는 이것을 '비주운화(脾主運化)'의 기능에 돌렸다.

한의학에서는 이것을 '비주운화(脾主運化)'의 기능에 돌렸다. 그러므로 수해물(水解物)·전해질 평형이 문란해지면 부종·수흉·복수·담음(痰飮)·설사 등이 생기며, "모든 습기(濕氣)와 수종은 모두 비장에 속한다."

❸ 장관과 혈관의 평활근은 영양물질의 자양을 받으며, 그 혈관벽의 장력(tension)과 수축 상태는 부교감신경의 조절과 통제를 받는다

부교감신경 기능이 지나치게 항진되면 장관의 분비가 증가하고 연동(蠕動)이 증강하여 복명·복통·설사를 일으킨다. 내장과 혈관의 평활근이 확장되면 회귀혈액량이 감소하여 머리가 아찔하고 눈이 침침하며 혈압이 낮아지는 증상이 나타난다.

부교감신경 기능이 지나치게 저하되면 장관의 장력이 떨어지고 분비액이 감소하며 연동이 약해져서 임상에서 식욕부진·복부팽만·내장하수·탈항이 나타난다. 상술한 여러 가지 증상을 한의에서는 '비실건운(脾失健運)'이라고 통칭한다.

❹ 비장은 근육을 자양하는 기능을 하고 비장의 상태는 입에 반영되며, 비장의 기능이 정상이면 기혈(氣血)의 발생과 변화의 근원이 충실한데 그것이 입술에 나타난다

《소문집주·오장생성론》에 말하였다. "비장은 곡물 창고와 같은 작용을 하는데 영양물질을 운반하고 변형시키며 근육을 자양한다. 비장의 경맥이 위로 입에 연결되어 있기 때문에 비장의 기능 상태가 입술에 나타난다."❷

비장의 운반과 변형 기능이 건전하고 영양물질의 수송이 충분하면 근육이 건실하고 몸이 가볍고 힘이 있으며, 식욕이 왕성하고 입술이 볼그레하며 윤기가 흐른다. 이와 반대이면 근육이 여위고 힘이 없으며, 식욕이 부진하고 입맛이 없으며, 입술 색깔이 희멀겋거나 윤기가 없다.

❺ 비장은 혈액을 관할하는 데 혈액이 혈관 속에서 운행하고 밖으로 넘쳐흐르지 못하게 하는 기능을 한다

통(統)은 관할하다·통제하다라는 뜻이다.

현대 의학에서는 다음과 같이 이해하고 있다.

1) **비장은 임신 중에 중요한 조혈 기관으로, 임신 4개월 후에야 골수가 대신한다.** 그러나 비장은 평생 림프구를 조성하는 기능을 유지한다. 출생 후에 일부 병적 상황하에서 조혈기능이 회복될 수도 있다.

2) **비장은 노화된 적혈구와 혈소판의 중요한 파괴 장소이다.** 비장의 기능 정상은 적혈구·혈소판의 정상치를 유지하는 중요한 일환이다. 혈소판은 혈관 내피의 온전함을 유지하고 지혈과 혈액응고 작용을 촉진하는 중요한 혈액 성분이다. 비기능항진 또는 림프구가 항혈소판 항체(예컨대 혈소판감소성 자반병·전신성 홍반성 루푸스)를 생성할 때 혈소판의 수량과 질량이 감소한다. 이로인해 임상에서 피부와 점막의 반상출혈·코피·잇몸출혈·월경과다 등 혈액이 혈관 밖으로 넘쳐흐르는 증상이 나타나는데 한의에서는 '비장이 혈액을 관할하는 기능을 잃었다'라고 말한다.

한의에서는 '비장이 혈액을 관할하는 기능을 잃었다'라고 말한다.

3) **비동(脾洞)은 혈액 은행으로, 혈액을 저장하고 온몸의 혈액량을 조절하는데** 한의에서는 '비주과혈(脾主裹血)'이라고 일컫는다. 《의림승묵(醫林繩墨)》에 말하였다. "비장은 혈액을 받아들여 간직하는 기능이 있다. 만약 비장이 혈액을 받아들여 간직하지 못하면 간이 혈액을 저장하고 조절하지 못하며, 심장이 혈액순환을 통제하지 못한다."❸ '간장혈(肝藏血)'은 '비주과혈'을 선결 조건으로 한다는 것을 명백히 설명하였다.

문헌소개

❶ 《難經正義·四十二難》: "脾居胃旁, 形長方而扁軟。……位在左脇下, 與胃脂膜相連。……, 附脾之物, 形長方, 橫貼胃後。"

❷ 《素問集注·五臟生成論》: "脾乃倉之官, 主運化水穀之精, 生養肌肉; 脾開竅于口, 故榮在脣。"

❸ 《醫林繩墨》: "脾血, 若脾無所, 則肝無所藏, 心無所主。"

임상 엿보기

비장 관련 질환들

대개 급격히 발생한 심와부 복통은 꾸준하고 찌르는 듯하고 심하며 걷거나 누우면 악화되고, 앉거나 앞으로 기대면 완화된다. 통증은 보통 오른쪽이나 왼쪽 등으로 방사된다. 오심과 구토가 보통 있다. 쇠약, 발한, 불안은 심한 상태에서 나타난다. 통증에 앞서서 음주력이나 과식을 했을 수 있고, 증상은 좀 더 약한 유사 경험이나 과거에 담도성 통증을 경험했던 적이 있을 수 있다.

배는 주로 윗부분에서 압통이 있으며, 근성방위, 경직, 반발압통은 없다. 배는 부풀어 있고 장음은 연관된 장폐색이 있어도 없을 수 있다. 38.4~39도의 열, 빈맥, 저혈압(심지어 쇽), 창백, 냉습 피부가 종종 나타난다. 약간의 황달은 보통 있다. 간헐적으로 염증성 췌장 또는 가성 낭종 때문에 복부 종괴가 만져질 수 있다. 급성 신부전(보통 전신성)이 급성 췌장염의 진행에서 종종 나타난다.

4. 폐장

형태구조

《영추·구침론》에 말하였다. "폐는 오장 육부 가운데 맨 위쪽에 있어 오장 육부를 덮는데, 마치 하늘이 만물을 덮는 것과 같다."❶

《의학입문·장부조분》에 말하였다. "모양이 마치 사람의 어깨 같기도 하고 또 경쇠 같기도 하다."❷·"폐계(肺系)에 두 가지가 있다. 하나는 위로 후두와 연결되어 있으며……, 다른 하나는 심장으로부터 폐엽 사이로 들어간다."❸ 《유경도익(類經圖翼)》에 말하였다. "폐엽은 새하얗고 깨끗하며……, 벌집처럼 속이 비어 있다. 아래에 기체가 통하는 구멍이 없기에 들이마시면 그득해지고 내쉬면 텅 빈다."❹

그것의 위치·형태·구조의 묘사는 양의의 폐와 거의 똑같다. 구체적으로 말하면 폐는 좌우에 각각 한 개씩 있는데 종격(縱隔) 양쪽에 위치하고 있으며 원뿔꼴이다.

폐동맥·폐정맥으로 구성되어 있는 폐순환과 후두·기관·기관지수로 구성되어 있는 상기도·하기도를 '폐계(肺系)'라고 통칭한다. 폐는 수많은 폐포로 이루어져 있어 그 모양이 마치 '벌집'과 같다. 몇 개의 폐포는 공동으로 폐포낭을 구성하는데 바로 맹낭(cecum)이다. 폐포의 표면에는 많은 모세혈관망이 있는데 기체를 교환하는 중요한 장소이다.

생리기능

❶ 폐주기(肺主氣)

폐는 기를 주관하며, 호흡을 관할한다. 폐주기(肺主氣)는 두 가지 뜻을 포괄한다.

들이마시는 공기 속의 산소를 한의에서는 '청기(淸氣)'라고 부르고, 내쉬는 이산화탄소를 '탁기(濁氣)'라고 부른다.

1) 호흡하는 기를 관장하는 데 현대 의학의 외호흡을 가리킨다. 그것은 폐통기(肺通氣)(폐 속과 몸 밖 공기 사이의 기체 교환)와 폐환기(폐포와 혈액 사이의 기체 교환) 두 과정을 포괄한다. 들이마시는 공기 속의 산소를 한의에서는 '청기(淸氣)'라고 부르고, 내쉬는 이산화탄소를 '탁기(濁氣)'라고 부른다. 그러므로 《유경도익》에 말하였다.

폐장

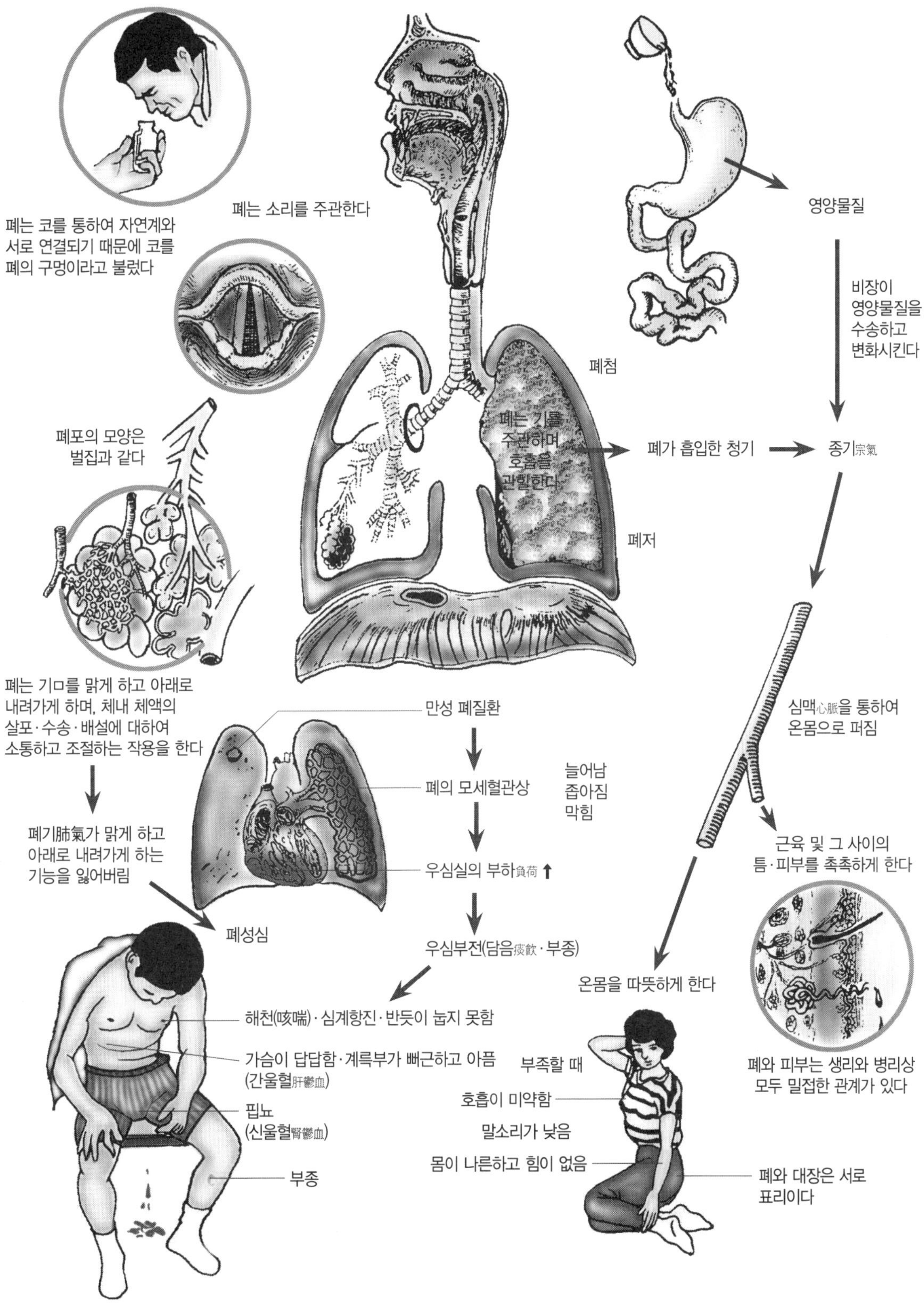

폐는 코를 통하여 자연계와 서로 연결되기 때문에 코를 폐의 구멍이라고 불렀다
폐는 소리를 주관한다
영양물질
비장이 영양물질을 수송하고 변화시킨다
폐첨
폐포의 모양은 벌집과 같다
폐는 기를 주관하며 호흡을 관할한다
폐가 흡입한 청기
종기宗氣
폐저
폐는 기ㅁ를 맑게 하고 아래로 내려가게 하며, 체내 체액의 살포·수송·배설에 대하여 소통하고 조절하는 작용을 한다
만성 폐질환
심맥心脈을 통하여 온몸으로 퍼짐
폐의 모세혈관상
늘어남
좁아짐
막힘
폐기肺氣가 맑게 하고 아래로 내려가게 하는 기능을 잃어버림
근육 및 그 사이의 틈·피부를 촉촉하게 한다
우심실의 부하負荷 ↑
폐성심
우심부전(담음痰飮·부종)
온몸을 따뜻하게 한다
해천(咳喘)·심계항진·반듯이 눕지 못함
가슴이 답답함·계륵부가 빠근하고 아픔 (간울혈肝鬱血)
부족할 때
폐와 피부는 생리와 병리상 모두 밀접한 관계가 있다
호흡이 미약함
핍뇨 (신울혈腎鬱血)
말소리가 낮음
몸이 나른하고 힘이 없음
부종
폐와 대장은 서로 표리이다

> 한의에서 말하는 '심맥(心脈)을 통하여 온몸으로 퍼지는 것'과 내호흡(혈액과 조직 사이의 기체 교환)에 의하여 조직구에 산소를 공급하는 것, 그리고 제 때에 이산화탄소를 배출하는 것이다.

> 한의학에서는 이 두 가지 에너지와 물질을 '종기(宗氣)'라고 일컫는다.

"폐는 기를 생성하는 근원이다. 한 번 내쉬고 한 번 들이쉬면서 자연계와 끊임없이 통하며, 청기·탁기의 운행과 변형을 관장한다."[5]

2) 온몸의 기를 관장하는 데 현대 의학의 기체가 혈액 속에서 운반되는 것을 가리킨다. 한의에서 말하는 '심맥(心脈)을 통하여 온몸으로 퍼지는 것'과 내호흡(혈액과 조직 사이의 기체 교환)에 의하여 조직구에 산소를 공급하는 것, 그리고 제 때에 이산화탄소를 배출하는 것이다. 각종 영양물질은 세포 속에서 이화(catabolism)되어 에너지와 원료로 공급되며, 반드시 완전한 산화(oxidation)를 거치게 되는데 한의학에서는 이 두 가지 에너지와 물질을 '종기(宗氣)'라고 일컫는다. 종기는 근육과 그 사이의 틈·피부를 촉촉하게 하고 온몸을 따뜻하게 하는 데, 이것은 두말할 나위 없이 깔끔하게 과학적으로 개괄한 것이다. 종기가 부족할 때 호흡이 미약하고 말소리가 낮으며 몸이 나른하고 힘이 없는데, 이 또한 쉽게 이해할 수 있다.

❷ 폐는 기를 맑게 하고 아래로 내려가게 하며, 체내 체액의 산포(散布)·운반·배설에 대하여 소통하고 조절하는 작용을 한다

숙강(肅降)은 곧 맑게 하고 아래로 내려가게 하다라는 뜻이다. 폐는 가슴속 상초(上焦)에 위치하고 있으며, 그 기는 맑고 아래로 내려가는 것이 마땅하다. 현대 의학에서는 기도가 막힘없이 잘 통하는 것을 가리키는 것으로 이해할 수 있는데, 기도가 막힘없이 잘 통하여 청기가 폐포에 이르러야 비로소 청기와 탁기가 교환된다.

폐기(肺氣)가 맑고 아래로 내려가는 기능을 상실하면 청기를 들이마시지 못하고 탁기를 내쉬지 못하여, 가슴 속이 답답함·기침·천식 등 폐기가 치밀고 올라가는 증상이 나타난다.

❸ 수도(水道)

> 한의는 '폐기의 도움으로 심장이 혈액순환을 촉진한다'고 생각한 결과 "폐위수지상원(肺爲水之上源)"·"폐주행수(肺主行水)"의 견해를 내놓았다.

'수도(水道)'란 폐순환(혈액→대정맥→우심방→우심실→폐동맥→폐의 모세혈관→폐정맥→좌심방)을 가리켜 한 말로, 그것이 막힘없이 잘 통하는 것은 온 순환계가 계속 순환하고 멈추지 않는데 중요한 부분이다.

한의는 '폐기의 도움으로 심장이 혈액순환을 촉진한다'고 생각한 결과 "폐위수지상원(肺爲水之上源)"·"폐주행수(肺主行水)"의 견해를 내놓았다.

한의에서는 담음痰飮이라고 함

만성 기관지염 때 기관지점막·선체(腺體)가 증식·비대해져, 임상에서 담(痰)이 많아지고(한의에서는 담음痰飮이라고 함) 요량이 줄어드는 폐실숙강(肺失肅降)의 증상이 나타난다.

이것이 오래 되면 폐색성 폐기종이 나타나며, 폐포 모세혈관 상이 길게 늘어나 가늘어지고 막히기까지 하면, '수도'에 장애가 생겨 폐순환저항이 증가하고 우심실의 부하(load)가 가중된다.

우심부전이 나타나면 임상에서 호흡곤란을 수반하는 기침·동계·반듯이 눕지 못함·가슴속이 답답함·계륵부가 뻐근하고 아픔(肝鬱血)·핍뇨(腎鬱血)와 부종 등 체액이 정체된 병증이 나타난다.

❹ 폐는 소리를 관장하며, 코를 통하여 자연계와 서로 연결된다

후두는 호흡 통로와 발음기관으로, 후두강 측벽 점막에 한 쌍의 성대주름이 형성되어 있는데 그 사이의 틈을 성문(glottis)이라고 일컫는다.

성문의 크기는 호흡의 수요에 근거하는데 숨을 들이쉴 때는 넓어지고 내쉴 때는 좁아진다. 소리를 낼 때 성대주름이 정중선(正中線)으로 이동하여 성문이 닫히고, 폐로부터 배출되는 공기가 성대주름에 부딪쳐서 진동을 일으키면 소리가 난다.

폐기가 충분하면 소리가 크고 낭랑하며, 폐기가 부족하고 호흡기능이 약하면 소리가 낮고 호흡이 미약하며 말하기 싫어한다. 만약 풍한사(風寒邪)가 폐에 침범하여 폐기가 막히면 목이 쉰다. 코는 후각기이며 기도(氣道)의 문이다. 비강 윗부분의 점막에 후신경이 분포되어 있어 후각 기능을 하게 한다.

코의 통기(ventilation)와 후각 기능은 한의에서는 주로 폐기의 작용에 의존한다고 생각하였다. 《영추·맥도》에 말하였다. "폐는 코와 밀접한 관계가 있다. 만약 폐장의 기능이 정상이면 코는 향내와 구린내를 구별할 수 있다."❻

코는 폐의 구멍이며, 코는 항상 사기(邪氣)가 폐장으로 침범하는 통로이다. 만약 외사(外邪)가 폐에 침범하여 폐의 기능 활동에 이상이 생기면, 흔히 코막힘·콧물·후각감퇴 등 증상이 나타난다.

5 폐장은 기가 위로 올라가 퍼지고 바깥쪽으로 흩어져 퍼지게 하는 작용을 하며, 폐와 피부는 생리·병리상 모두 밀접한 관계가 있다

선발(宣發)은 흩어져 퍼지다라는 뜻이다.

폐주선발(肺主宣發)이란 주로 폐의 퍼져 흩어지게 하는 기능에 의하여 위기(衛氣)와 진액(津液)을 온몸으로 날라다 퍼뜨려 근육과 그 사이의 틈·피부를 촉촉하게 하는 작용을 가리킨다.

《소문·비론》에 말하였다. "위기(衛氣)도 또한 음식물이 위의 소화를 거쳐 변화 생성된 것으로, 그 기는 날래고 가볍다. 따라서 그 기가 올 때는 가볍고 날쌔기 때문에 수곡(水穀)의 한기(悍氣)라고 일컫는다."❼

위기(衛氣)의 분포는 혈관의 통제를 받지 않고 혈관 밖에서 운행하며, 체표를 보호하고 외사(外邪)의 침입을 막으며, 피부와 털을 촉촉하게 하고 장부를 따뜻하게 하며, 온몸에 골고루 퍼지는 기능을 가지고 있다.

이것은 무엇인가?

현대 의학에 따르면 조직간극에 존재하는 조직액을 가리키는 것으로 이해할 수 있는데, 이것은 세포생활의 내환경(millieu interne)이다. 세포와 혈액 사이에 진행되는 물질교환은 반드시 조직액에 의한다.

혈액이 모세혈관을 통과할 때 혈장 속의 혈구와 고분자 단백질을 제외하고, 혈장 속의 수분과 그 속에 용해되어 있는 영양물질·대사물질·무기염류는 모두 혈관벽을 뚫고 들어가 조직간극으로 진입하여 조직액을 형성하며, 정맥 끝에서 조직액은 또 혈관벽을 꿰뚫고 들어가 되돌아가는 혈관으로 들어간다.

조직액을 통하여 세포는 끊임없이 에너지와 영양물질을 얻을 수 있다. 혈액 속의 호중구(neutrophilic granulocyte)는 혈관내피세포의 틈으로부터 유출되어 밖에서 들어온 미생물과 괴사조직의 분해산물을 탐식할 수 있다.

한의학에서는 조직액의 형성과 백혈구의 유출은 "폐기가 흩어져 퍼진 결과로 말미암은 것이다"라고 생각하였다.

한의학에서는 조직액의 형성과 백혈구의 유출은 "폐기가 흩어져 퍼진 결과로 말미암은 것이다"라고 생각하였다. 위기(衛氣)는 땀구멍의 여닫음을 주관하기에 폐기와 위기가 부족하면 피부와 털이 거칠고 저절로 땀이 나며, 감기에 쉽게 걸리는 등의 병증이 나타난다.

문헌소개

❶ 《靈樞·九鍼論》: "肺者, 五臟六腑之蓋也。"

❷ 《醫學入門·臟腑條分》: "形似人肩, 又如磬。"

❸ 《醫學入門·臟腑條分》: "肺系有二: 一系上通喉……。一系自心入于肺兩大葉之間。"

❹ 《類經圖翼》: "肺葉白瑩……虛如蜂, 下無透竅, 吸之則滿, 呼之則虛。"

❺ 《類經圖翼》: "肺者生氣之原……。一呼一吸, 消息自然, 司清濁之運化。"

❻ 《靈樞·脈度》: "肺氣通於鼻, 肺和則鼻能知臭香矣。"

❼ 《素問·痺論》: "衛者, 水穀之悍氣也。"

임상 엿보기

폐 관련 질환들

1. 천식 Asthma

4세 이하의 남자 어린이와 여자 어른에서 약간 많은 경향이 있다. 천식은 유전적 요인이 관계한다. 천식의 발생에 가장 중요한 위험 인자는 아토피(atopy)이며, 최근 비만이 위험인자로 대두되고 있다. 흡입 항원에 예민한 환자가 흡입 항원에 노출되면 기도 염증, 기도 과민성, 그리고 증상이 증가된다.

천식은 발작적인 천명음, 호흡 곤란, 흉부 압박감, 기침을 특징으로 한다. 많은 양의 객담도 흔하다. 천식 증상의 빈도는 매우 다양하다. 어떤 환자는 드물게 나타나며, 짧은 발작이 있는 반면, 어떤 환자들은 지속적인 증상을 호소한다. 천식 증상은 저절로 나타나거나 혹은 위에서 열거한 여러 원인에 의해 악화된다.

천식 증상은 밤에 악화되며, 이는 기관지운동 긴장(bronchomotor tone)과 기관지 과민도의 일중 변화에 의한 것이며 보통 오전 3~4시 사이에 정점에 도달하여 기관지 수축에 의한 증상이 증가된다.

2. 기관지확장증 Bronchiectasis

기관지확장증은 선천성 혹은 후천성으로 생기는 큰 기관지의 질환으로 영구적이고 비정상적인 확장과 기관지 벽의 파괴를 특징으로 한다. 기도의 반복되는 염증과 감염이 원인이며 국소적이거나 혹은 미만성으로 나타날 수 있다.

3. 폐렴 Pneumonia

급성폐감염의 증상은 발열 또는 저 체온, 객담을 동반하거나 하지 않는 기침, 호흡곤란, 흉부 불편감, 발한 또는 떨림이 있다.

4. 폐결핵 Pulmonary Tuberculosis

피로, 체중감소, 발열, 야간발한과 기침의 증세를 보이며 흉부영상에서 주로 꼭대기 구역의 폐침윤을 발견할 수 있다. 투베르클린반응검사(Tuberculin skin test) 양성과 객담도말에서 항산막대균 양성 또는 배양에서 결핵균 검출이 된다.

5. 알레르기비염 Allergic Rhinitis

알레르기비염 환자들은 따뜻하거나 차가운 공기, 냄새나 향기, 빛 또는 미세물질 등의 다양한 코의 자극유발 요인에 의해 발생되는 비루로 불편을 호소하는 경우가 있다. 신체검사상 비갑개의 점막은 정맥의 울혈로 인해 창백하거나 보랏빛을 띠는 경우가 많다.

바이러스성비염에서 는 이와 반대로 점막이 충혈되는 소견을 보인다. 코의 물혹(polyp)은 비후된 점막에 노란빛을 띠는 습한 덩어리인데, 이것은 장기간 지속되는 알레르기비염에 의해 발생한다.

5. 신장

비뇨생식기계·부신

한의학에서 '신장'의 기능에 대하여 2천여 년 전에 '신주수(腎主水)'라는 이론을 내놓았는데, 신장은 체내의 수분전해질대사와 밀접한 관계가 있음을 알고 있었다.

한의학에서 '신장'의 기능에 대하여 2천여 년 전에 '신주수(腎主水)'라는 이론을 내놓았는데, 신장은 체내의 수분전해질대사와 밀접한 관계가 있음을 알고 있었다.

그러나 한의학의 신장은 결코 현대 해부학에서 묘사하는 신장이 아니며, 일련의 생리 기능과 관계가 있는 것을 개괄하여 총칭한 것으로 현대 의학의 생식·내분비와 신경계 등 각 방면을 포괄한다. 그러므로 형태 구조를 논술할 때에는 반드시 관련 있는 부분의 형태 구조를 개술하였다.

❶ 신장의 형태 구조

《유경도익(類經圖翼)》에 말하였다. "신장은 두 개가 있는데 모양이 동부와 같고 척추의 양옆에 굽은 모양으로 나란히 붙어 있으며, 서로 각각 3.3cm 떨어져 있고 겉은 지방피막에 싸여 있다."❶

상술한 신장의 위치와 형태는 현대 인체해부학의 기록과 거의 같다. 구체적으로 말하면 신장의 모양은 동부와 같고, 좌우에 각각 한 개씩 있는데 복막 뒤 척추 양옆에 위치하고 있다. 왼쪽 신장이 오른쪽 신장보다 조금 높다.

한의의 신장은 부신의 조직을 포괄한다.

신장은 세 층의 피막(capsula)에 싸여 있는데 신섬유막·신지방피막과 신막(renal fascia)이다. 위에서 말한 "외유황지포과(外有黃脂包裹)"는 곧 신지방피막으로 부신이 그 속에 싸여 있다. 따라서 한의의 신장은 부신의 조직을 포괄한다.

신장의 안쪽 가장자리 가운뎃부분이 옴폭 들어가 신문(腎門)을 이루는데 혈관·신경이 드나드는 곳이다. 신실질은 신피질과 신수질로 나눌 수 있고 신소체·세뇨관과 혈관으로 이루어져 있으며, 비뇨와 배뇨의 구조이고 세뇨관의 맨 끝은 신유두 쪽으로 열려 있어 오줌을 신우 속으로 들여보낸다.

요관은 근육성 관으로 위로 신우와 이어져 있고, 배 뒷벽 복막 뒤쪽을 따라 아래로 뻗어 내려가 방광과 이어진다. 방광은 근육성 피막으로 앞벽은 치골결합과 붙어 있고, 그 맨 윗부분과 뒷벽은 복막에 덮여 있다.

남성의 뒤쪽은 정낭·정관·직장 등과 맞닿아 있다.

여성에게서는 질·자궁경과 맞닿아 있다. 남성의 아래쪽은 전립선과 맞닿아 있고, 여성은 요생식격막과 맞닿아 있다. 방광의 양쪽 모서리는 요관구이고, 앞 아래쪽은 내요도구이다. 남성의 요도 길이는 약 15~20cm이고, 여성의 요도 길이는 3~5cm이다.

2 생식기의 형태 구조

1) 남성의 생식기: 고환·수정관도(輸精管道)·부선(副腺)과 외생식기로 이루어져 있다.

고환은 정자와 남성호르몬을 생성하는 기관으로, 달걀꼴이고 좌우에 각각 한 개씩 있는데 음낭 속에 위치하고 있다.

청춘기에 곡정세관의 상피(epithelium)에서 정자가 생산되기 시작하고, 간질세포에서 남성호르몬이 분비되어 남성의 이차 성장과 발육을 촉진한다.

부고환·수정관·사정관은 수정관도(輸精管道)를 이루며, 전립선·정낭선·요도구선은 부선이다. 정자가 생성된 후 부고환 속에 잠깐 머물러 있다가 사정할 때 몸 밖으로 배출된다.

2) 여성의 생식기: 난소·난관·자궁·질과 외생식기로 이루어져 있다.

난소는 작은 달걀꼴이고 엄지손가락보다 조금 크며, 짝을 이루고 있는데 자궁 양쪽·골반강 측벽의 옴폭 들어간 곳에 있다. 이것은 난세포를 생성하고 에스트로겐과 프로게스토겐을 분비하는 기관이다.

자궁 양쪽 모서리에 한 쌍의 굽은 긴 관이 있는데 길이가 약 10~12cm이고, 난관이라고 부른다. 난관의 바깥쪽 끝 난소 쪽은 깔때기같이 확대되어 있어 난관술이라고 부르는데 안쪽이 자궁강으로 열려 있다. 자궁은 거꾸로 세운 배 모양이며, 자궁저·자궁체·자궁경 세 부분으로 나누어진다. 자궁벽의 근육층은 두툼하고 얼기설기 배열되어 있어 임신기에 근세포가 굵고 길어져서 자궁강을 몇 십 배로 확대시키고, 벽의 두께도 0.5cm에 이르게 된다.

분만 때 간헐적으로 수축을 일으키는데 태아를 몸 밖으로 나오게 하는 주요한 힘이다. 질은 근육성 관으로, 위 끝은 자궁경질부에 둘러싸여 있고 아래쪽은 외음(vulva)과 이어져 있다.

신장 1

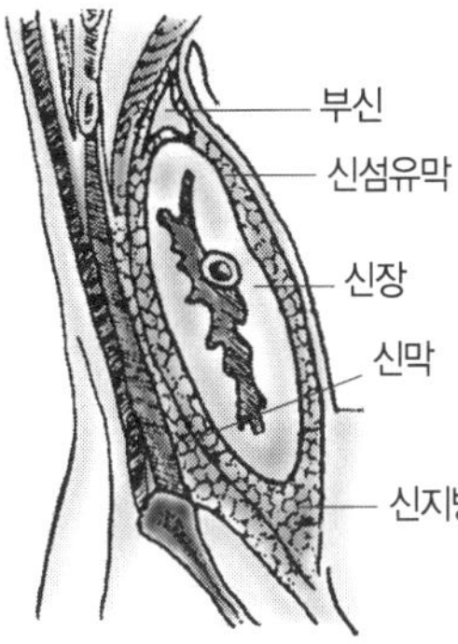

신장의 절단면과 피막

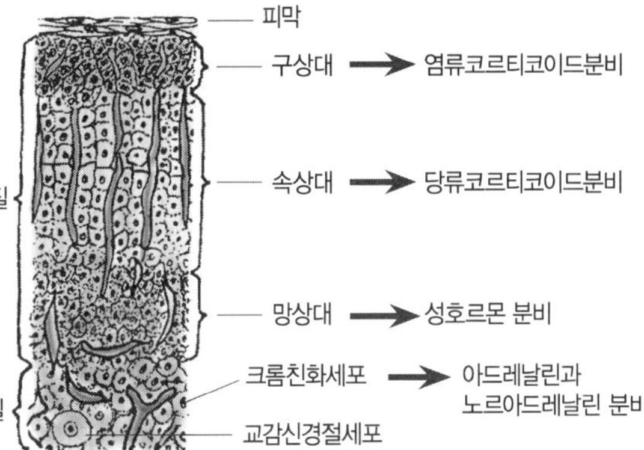

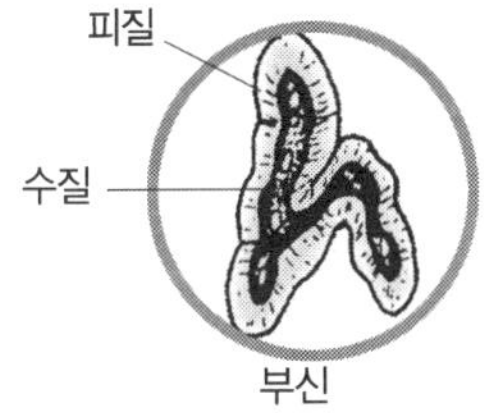

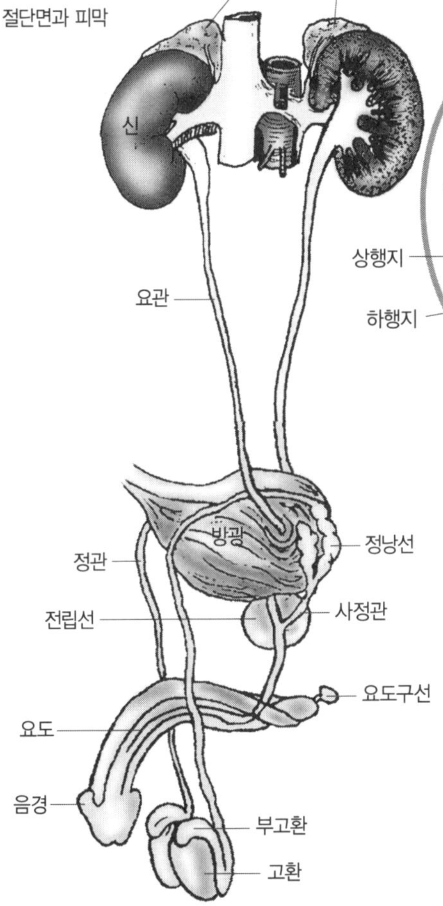

남성의 비뇨생식기

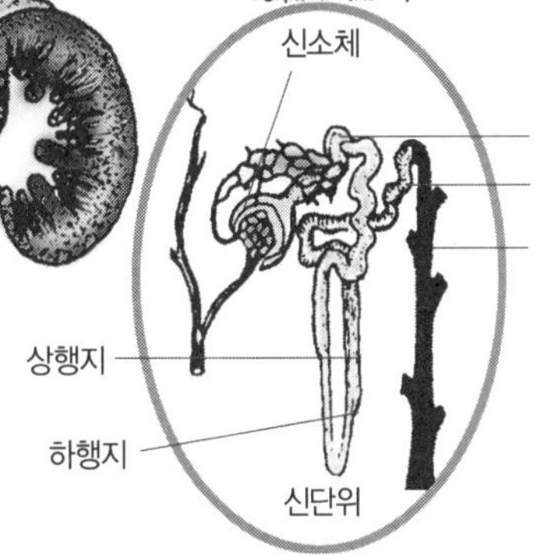

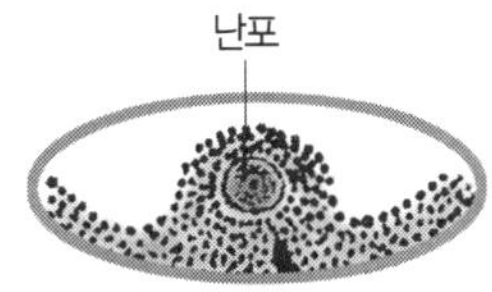

선천지정을 저장한다

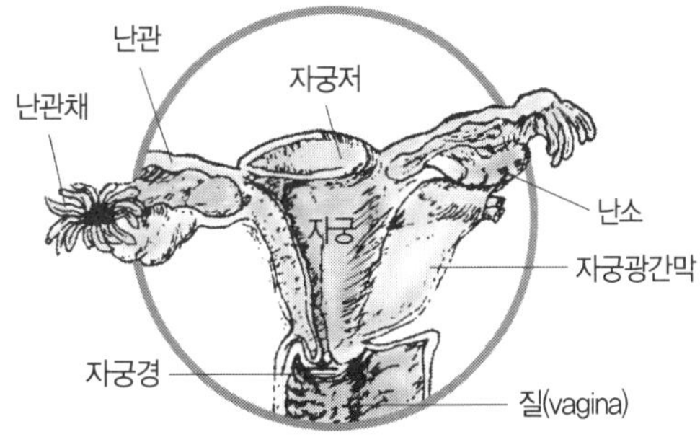

선천지정先天之精을 저장한다

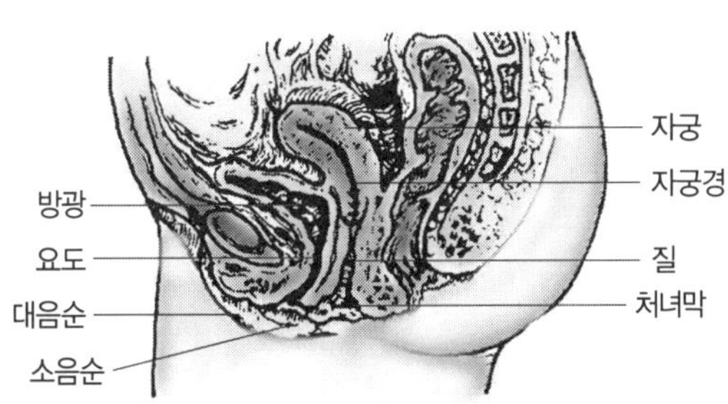

여성의 비뇨생식기

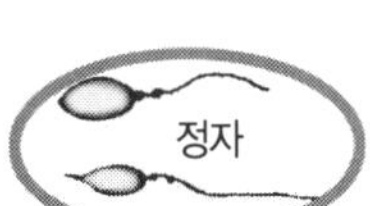

선천지정을 저장한다

❸ 부신(副腎)의 형태 구조

부신은 신장의 위 끝에 위치하고 있으며, 좌우에 각각 한 개씩 있다.

모두 신막내의 지방피막 속에 싸여 있고, 안팎 두 층으로 나누어진다. 바깥쪽 층은 부신피질로 신경지배를 받지 않는다. 안쪽 층은 부신수질로, 대내장신경인 교감신경 절전신경섬유의 지배를 받는다.

두 층의 구조와 기능은 완전히 다르다. 부신피질의 구조는 세 층으로 나누어진다.

1) 구상대는 알도스테론과 같은 전해질코르티코이드를 분비하는데 그것은 세뇨관·집합관의 수분·나트륨 재흡수를 촉진한다. 분비가 너무 많으면 수종·혈압 상승을 일으키고, 분비가 적으면 탈수증·과칼륨혈증과 저나트륨혈증을 발생시킨다.
2) 속상대는 하이드로코르티손과 같은 글루코코르티코이드호르몬을 분비하는데 그것은 간글라이코겐의 이생(異生)을 촉진하며, 간글라이코겐의 저장이 증가하고 포도당의 이용이 억제되면 혈당이 높아진다. 단백질 분해를 촉진하는 데 만일 지나치게 많으면 성장이 더디고 몸이 여위며, 피부가 얇아지고 림프구가 감소하게 된다. 또한 지방분해 및 수분과 나트륨의 재흡수를 촉진한다.
3) 망상대는 성호르몬을 분비하는 데 주로 남성호르몬이며, 또한 소량의 에스트로겐도 있다. 부신수질은 아드레날린과 노르아드레날린 두 가지 호르몬을 분비한다. 그것의 생리 기능은 심박수를 빠르게 하고 심근의 수축을 강화하며, 피부·내장의 소동맥을 수축시키고 내장의 평활근을 이완시키며, 입모근을 수축시키고 땀샘 분비를 증가시키며 지방과 당의 분해를 높인다.

문헌소개

❶ 《類經圖翼》: "腎有兩枚, 形如豆, 相幷而曲附於脊之兩旁, 相去各一寸五分, 外有黃脂包裹。"

시상하부뇌하수체표적선축·자율 신경

한의학에는 내분비선과 자율 신경계의 기록이 없다.

그러나 의학계에서는 현대 의학의 지식과 방법으로 한의의 '신장' 본질에 대해 연구하여, 한의의 '신장'은 내분비와 자율 신경계의 기능을 포괄한다는 것을 알아냈다.

여기서는 그것의 형태 구조·기능을 간단히 설명하고자 하는데 틀림없이 한의학 '신장'의 생리 기능에 대하여 깊이 있게 이해할 수 있을 것이다.

1 내분비선

내분비계는 인체 기능을 조절하는 중요한 구성 부분이다.

그것은 온몸의 다른 부위에 흩어져 있는 내분비선으로 이루어져 있다. 인체의 주요한 내분비선은 뇌하수체·부갑상선·갑상선·부신·랑게르한스섬과 생식선 등이다.

어떤 기관은 내분비기관의 범주에 결코 들지 않는데도 호르몬을 생산한다. 예컨대 신장은 레닌·에리트로포이에틴을 생산하고 위장점막은 가스트린·시크리틴을 생성하며, 아주 많은 기관이 프로스타글란딘을 생성한다.

내분비선에서 분비되는 활성 물질을 호르몬이라고 일컫는데 선세포에서 직접 방출되어 혈액으로 들어가며, 유기체의 대사·성장·발육과 생식기능에 대하여 조절 작용을 한다.

내분비선에서 분비되는 활성 물질을 호르몬이라고 일컫는데 선세포에서 직접 방출되어 혈액으로 들어가며, 유기체의 대사·성장·발육과 생식기능에 대하여 조절 작용을 한다.

1) 뇌하수체

부피는 작고 생김새는 완두콩과 같으며, 무게는 약 0.5g이고 시상하부에 매달려 있으며, 두개저의 터어키안(sella turcica) 속에 위치하고 있는데 가장 중요한 내분비선이다. 구조상 전엽과 후엽으로 나누어진다.

(1) 전엽을 또 선하수체라고도 일컫는다. 그 가운데 호산구(acidophil)는 메노트로핀스와 유선자극호르몬을 분비한다. 메노트로핀스는 단백질합성을 촉진하고 골격 성장을 촉진하며, 성장과 발육을 촉진한다. 유선자극호르몬은 여성의 유선 형성(mammogenesis)을 촉진한다. 호염기세포는 생식선자극호르몬을 분비하는 데 난소 속의

난포발육과 고환 속의 정자 생성을 자극한다. 부신피질자극호르몬은 부신피질을 자극하여 글루코코르티코이드호르몬과 성호르몬을 분비시키는 기능을 가지고 있다. 갑상선자극호르몬은 갑상선의 정상적인 기능을 유지하는 중요한 호르몬이며, 멜라닌세포 자극호르몬은 멜라닌의 피부 합성을 촉진한다.

(2) 후엽을 또 신경하수체라고도 일컫는다. 그 속에 저장되어 있는 호르몬은 다음과 같다. 항이뇨호르몬은 세뇨관·집합관의 수분 재흡수를 촉진하고 배뇨량을 감소시킨다. 바소프레신은 소동맥을 수축하여 혈압을 높이며, 옥시토신은 임신 자궁근층 내 수축을 자극하고 분만 후 젖분비를 촉진한다.

2) 갑상선

말굽 모양과 같은데 목 아랫부분 기관(氣管) 양쪽에 위치하고 있다. 타이록신을 분비하여 세포의 산화(oxidation) 과정을 촉진하고 온몸의 물질대사를 촉진하며 유기체의 성장을 조절한다.

3) 부갑상선

둥글납작하고 수수쌀만 하며, 갑상선의 측엽 뒷면에 위치하고 있다. 부갑상선호르몬을 분비하여 혈중 칼슘은 높이고 혈중 인은 낮춘다.

4) 생식선

남성은 테스토스테론을 분비하여 남성 성기관의 성장과 발육·제이차 성징의 출현·정자의 생성과 단백질의 합성을 촉진한다. 여성의 난소는 두 종류의 호르몬을 분비한다.

(1) 에스트로겐은 여성 성기관의 발육과 성숙 및 이차 성징의 출현을 촉진한다.

(2) 프로게스토겐은 수정란의 착상과 정상 임신의 진행을 책임지며, 유선 형성을 촉진한다. 부신피질호르몬과 부신수질호르몬·인슐린은 앞쪽의 관련 있는 내용 속에서 이미 설명하였다.

신장 2

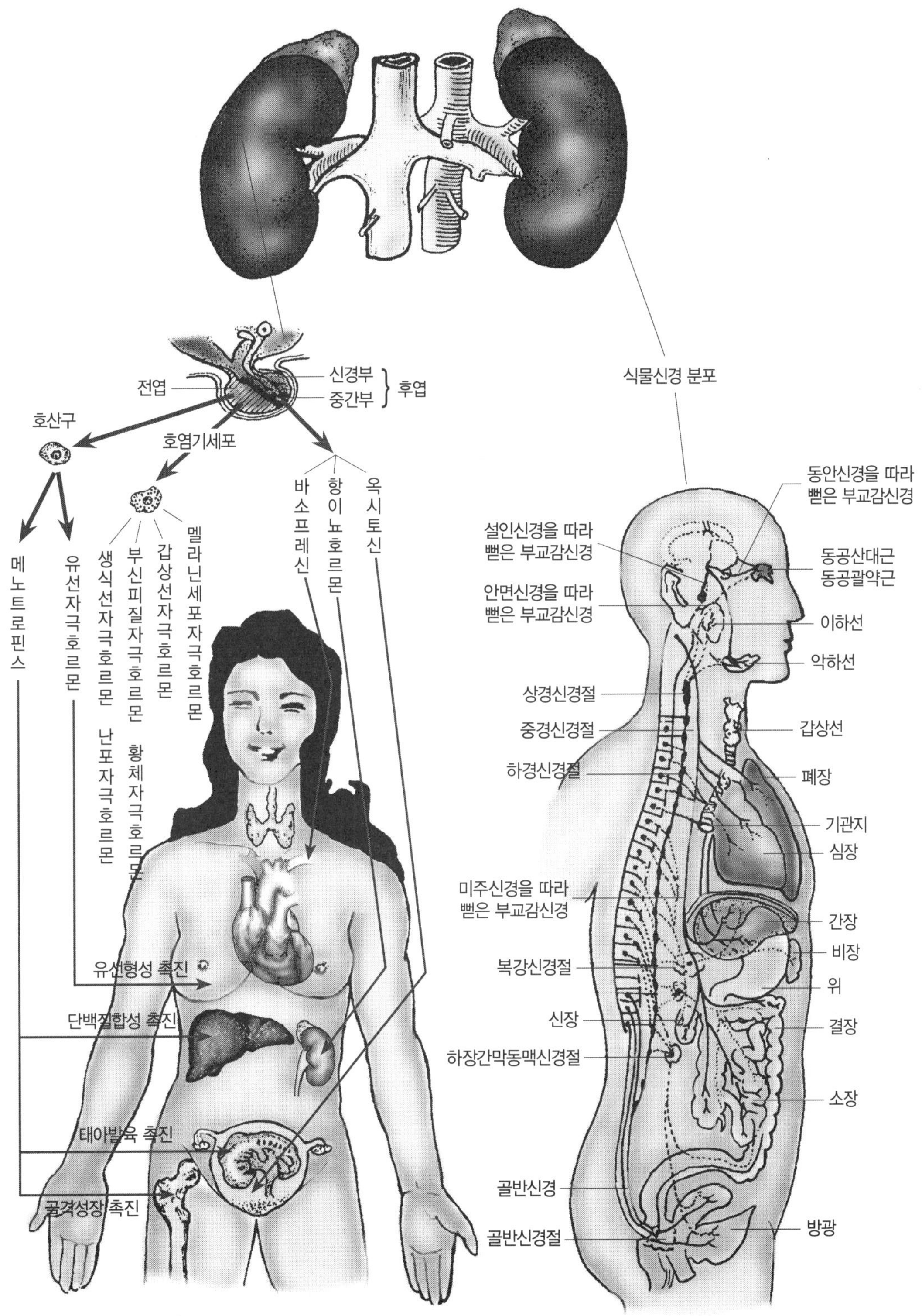
전엽
신경부
중간부
후엽
호산구
호염기세포
바소프레신
항이뇨호르몬
옥시토신
메노트로핀스
유선자극호르몬
생식선자극호르몬
부신피질자극호르몬
갑상선자극호르몬
멜라닌세포자극호르몬
난포자극호르몬
황체자극호르몬
유선형성 촉진
단백질합성 촉진
태아발육 촉진
골격성장 촉진
식물신경 분포
동안신경을 따라 뻗은 부교감신경
설인신경을 따라 뻗은 부교감신경
동공산대근
동공괄약근
안면신경을 따라 뻗은 부교감신경
이하선
악하선
상경신경절
갑상선
중경신경절
하경신경절
폐장
기관지
심장
미주신경을 따라 뻗은 부교감신경
간장
비장
복강신경절
위
신장
결장
하장간막동맥신경절
소장
골반신경
골반신경절
방광

❷ 자율 신경계

자율 신경은 온 신경계의 한 부분이다.

주로 소화·호흡·배뇨·생식 각 기관의 활동을 관리하고 신진대사의 기능을 주관하며, 유기체 안팎 환경의 평형을 책임진다. 그것의 기능은 의식의 지배를 받지 않기 때문에 또 자율 신경계라고도 일컫는다. 그것은 교감신경과 부교감신경을 포괄하며, 내장의 각 장기는 대부분 교감신경과 부교감신경의 이중신경지배를 받는다.

어떤 기관은, 예컨대 부신수질·땀샘·입모근·피부와 근육의 혈관은 다만 교감신경의 지배만 받는다. 자율 신경은 체신경과 다르다. 곧, 중추로부터 뻗어 나온 신경섬유는 결코 직접 효과기에 다다르지 않고 반드시 먼저 하나의 신경절로 들어가 뉴런으로 한 번 바뀌며, 신경절 속 뉴런으로부터 다시 뻗어 나온 섬유가 효과기에 다다른다. 중추로부터 신경절까지의 섬유를 절전신경섬유라고 하고, 신경절로부터 효과기까지의 섬유를 신경절후섬유라고 한다.

> 교감신경과 부교감신경이 흥분할 때 한 내장 기관에 나타나는 작용은 대립적이다.

교감신경의 절전신경섬유는 짧고 신경절후섬유는 길지만, 부교감신경의 절전신경섬유는 길고 신경절후섬유는 짧다. 교감신경과 부교감신경이 흥분할 때 한 내장 기관에 나타나는 작용은 대립적이다.

예컨대 교감신경이 흥분하면 동공이 확대되고 심박수가 빨라지며, 피부와 내장 혈관이 수축하고 관상동맥이 확장되며, 비장의 수축이 축소하고 혈압이 높아지며, 혈당 농도가 올라가고 소화관의 연동(動)과 분비가 약해지며, 괄약근이 수축하고 기관지 평활근이 확장되며, 호흡이 과도해지고 빨라지며, 땀샘 분비가 증가하고 아드레날린이 대량으로 분비된다.

부교감신경이 흥분하면 동공이 작아지고 심박수가 느려지며, 혈관이 확장되고 위장연동이 증강하며, 선체의 분비가 많아지고 괄약근이 이완되며, 기관지 평활근이 수축하고 인슐린 분비가 증가하며 혈당이 낮아진다.

교감신경과 부교감신경의 생리 작용은 대립할 뿐만 아니라 또 대뇌피질의 통제 하에서 통일적으로 협조한다. 서로 대립하되 일정한 조건 하에서는 서로 협조하기에 내장과 온 유기체의 정상 활동을 책임진다.

신장은 정(精)을 저장한다.

❶ 신장은 정을 저장하고, 발육과 생식을 관장한다

한의학의 '정(精)'은 인체를 구성하는 기본물질일뿐더러 인체의 생명 활동을 유지하는 물질의 기초로 신장에 저장되어 있다.

신정(腎精)의 기원에 선천과 후천의 구분이 있다. 선천의 정(精)은 부모에게서 받은 것이다.

《영추·경맥》에 말하였다. "사람의 임신 시기에 최초의 생명력은, 처음에는 음양 두 기가 결합하여 이루어진 정(精)이다."❶

이 정을 현대 의학으로 해석하면 대관절 무엇을 가리킬까? 인체를 빚어 만드는 온갖 세포와 각종 조직 구조의 기본물질 — 단백질을 가리키는 것일까? 또는, 부모의 유전적 특성을 지니고 있는 디옥시리보핵산(DNA)을 가리키는 것일까? 또는, 정자를 받아들인 난포일까?

선천의 정은 곧 신양(腎陽)인데 또 원양(元陽)·진양(眞陽)·진화(眞火)라고도 일컫는다.

이러한 것을 모두 포괄한다고 볼 수 있지만, 이 또한 턱없이 부족하다. 아주 많은 한의 문헌으로부터 알아내자면 선천의 정은 곧 신양(腎陽)인데 또 원양(元陽)·진양(眞陽)·진화(眞火)라고도 일컫는다.

이것은 인체 양기(陽氣)의 근본이며, 장부·경락·신체를 따뜻하게 하고 생성 발육시키는 작용을 한다.

그러므로 《난경·삼십육난》에 말하였다. "신장은 두 개가 있지만 모두 신이 아니다. 왼쪽의 것은 신이고, 오른쪽의 것은 명문(命門)이다."❷

장개빈(張介賓)은 《경악전서(景岳全書)》 속에서 말하였다. "명문은 원기(元氣)의 근본이고 신양과 신음(腎陰)이 머물러 있는 곳이며, 오장의 음기(陰氣)는 이것이 아니면 생겨나지 못하고, 오장의 양기(陽氣)도 이것이 아니면 발생하지 못한다."❸

《석실비록(石室秘錄)》에 말하였다. "위(胃)는 명문의 도움이 있어야 음식물을 받아들일 수 있고, 비장은 명문의 도움이 있어야 영양물질을 수송할 수 있으며, 폐는 명문의 도움이 있어야 심장을 도와 인체 각 장기 조직을 다스리고 조절할 수 있으며, 대장은 명문의 도움이 있어야 찌꺼기를 수송할 수 있고, 소장은 명문의 도움이 있어야 위 속에서 초보적으로 소화된 음식물을 받아 영양물질과 찌꺼기로 분별할 수 있으며, 신장은 명문의 도움이 있어야 정신을 건강하고 신체를 튼튼하게 할 수 있다."❹

《의부전록(醫部全錄)》 주석에 말하였다. "명문은 도와서 이루게 해주는 기관이다. 남자는 여기에 정을 저장하고, 여자는 여기에 자궁이 연계되어 있다."❺

이러한 논술은 선천의 정이 유기체의 물질대사 과정을 촉진하고 유기체의 성장·발육과 생식기능을 조절하며, 호흡·소화·비뇨·생식 각 기관의 기능을 관리한다는 것을 말해 준다. 곧, 현대 의학의 생식선·온 내분비계와 자율 신경계의 구조와 기능이다. 후천의 정은 음식에서 기원하는 데 비위에서 변화 발생한 것이다. 곧, '영양물질'이다.

현대 의학의 소화 흡수된 단백질·지방·탄수화물·비타민·무기염류와 수분 등 인체 조직을 구성하고 기능 활동을 유지하는 영양물질을 가리킨다. 한의학에서 또 신음(腎陰)·원음(元陰)·진수(眞水)라고도 일컫는 것은 인체 음액(陰液)의 근본이며, 각 장부·경락·신체를 촉촉하게 하고 자양하는 작용을 한다. 신장 속의 음양은 물불과 같으며 신장에 같이 머물러 있는데 인체 내에서 서로 의존하고 서로 촉진하고 서로 제약한다.

한의학에서 또 신음(腎陰)·원음(元陰)·진수(眞水)라고도 일컫는 것은 인체 음액(陰液)의 근본이며, 각 장부·경락·신체를 촉촉하게 하고 자양하는 작용을 한다.

선천의 정은 후천의 정을 위해 섭취하여 준비해 둔 물질의 기초이고 후천의 정은 또 끊임없이 선천의 정을 자양하며, 이로 하여금 부단히 보충하게 하지만 또 서로 제약하여 신장의 음양 동적 평형을 유지한다. 한번 평형이 무너지면 신장의 음양 불평형이 나타난다. 예컨대 신음이 부족하여 신양을 제약하지 못할 때 음허화왕(陰虛火旺)의 병증이 나타난다.

증상은 오심번열(五心煩熱)과 가슴속이 답답함을 자각하며, 조열(潮熱)과 도한이 있고 몸이 여위며, 자궁출혈과 무월경·건망증·불면증이 있고 남자에게서는 정충감소증과 유정이 있다.

만일 신양이 부족하여 따뜻하게 하고 성장 발육하게 하는 기능이 쇠약하면 정신이 피로하고 얼굴빛이 창백하며, 몸이 몹시 차고 허리와 무릎이 쑤시고 시리며, 발기부전·조루와 자궁이 차서 임신하지 못하는 증상이 나타난다.

신정(腎精)은 기로 변화할 수 있는데 신정에서 변화한 기를 신기(腎氣)라고 한다. 신기는 신양이 신음을 증발하여 생성된 것이다. 대개 신음과 신양은 모두 신장에 저장되어 있는 정(精)을 물질의 기초로 삼기 때문에 신장의 정기(精氣)는 신음과 신양 두 가지를 포괄한다.

신장 3

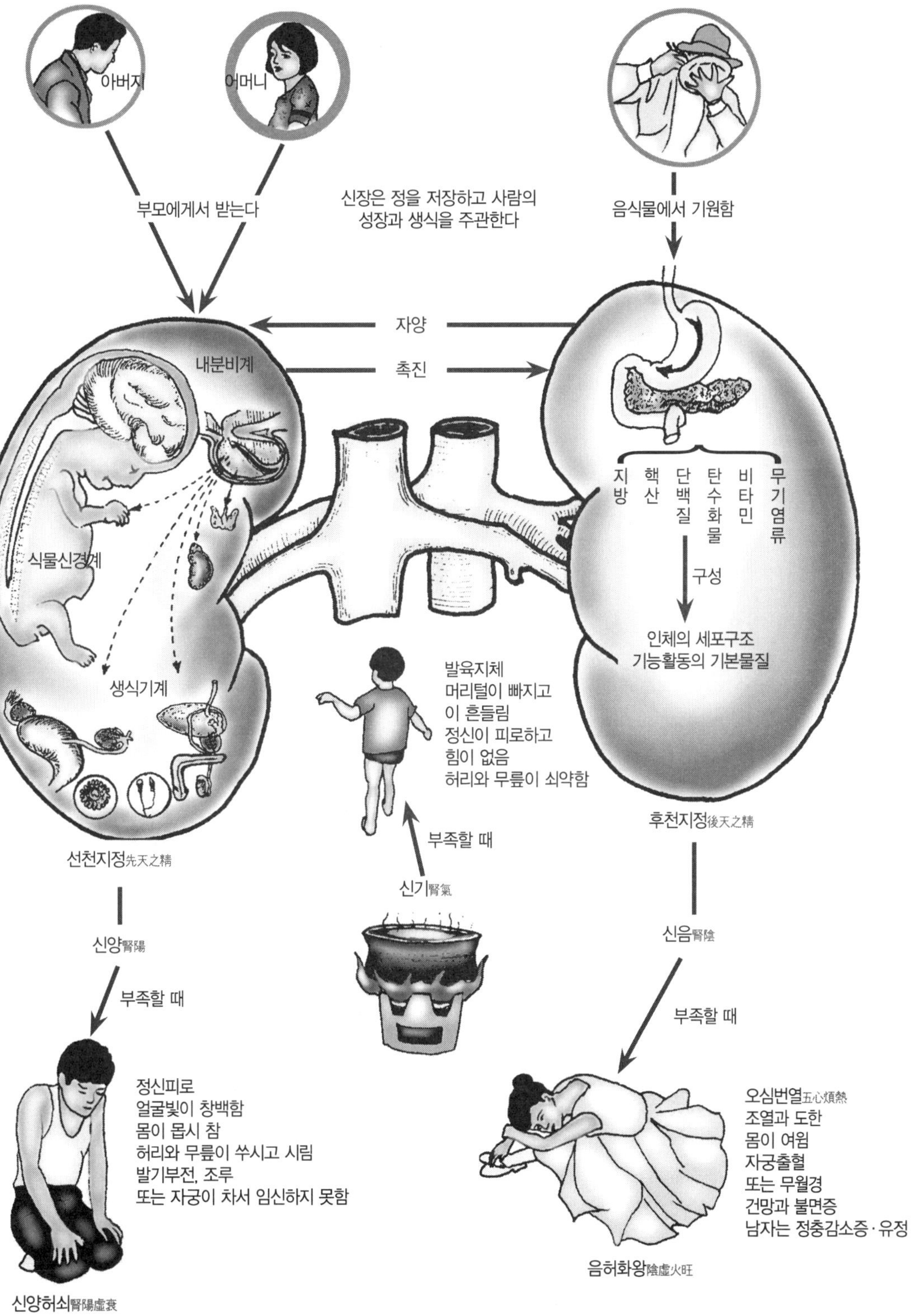

아버지
어머니
부모에게서 받는다
신장은 정을 저장하고 사람의
성장과 생식을 주관한다
음식물에서 기원함
자양
촉진
내분비계
식물신경계
생식기계
지방
핵산
단백질
탄수화물
비타민
무기염류
구성
인체의 세포구조
기능활동의 기본물질
발육지체
머리털이 빠지고
이 흔들림
정신이 피로하고
힘이 없음
허리와 무릎이 쇠약함
부족할 때
후천지정後天之精
선천지정先天之精
신기腎氣
신양腎陽
신음腎陰
부족할 때
부족할 때
정신피로
얼굴빛이 창백함
몸이 몹시 참
허리와 무릎이 쑤시고 시림
발기부전, 조루
또는 자궁이 차서 임신하지 못함
신양허쇠腎陽虛衰
오심번열五心煩熱
조열과 도한
몸이 여윔
자궁출혈
또는 무월경
건망과 불면증
남자는 정충감소증·유정
음허화왕陰虛火旺

신장 정기의 성함과 쇠퇴함은 생식과 성장 발육의 능력과 관계가 있다.

신정이 충분하면 신기가 왕성하여 성장 발육과 생식기능이 정상이고, 정력이 넘치며 체력이 튼튼하다.

이와 반대로 신정이 부족하면 정기(精氣)가 점점 불충실해져서 성장 발육이 불량하거나 몸이 쇠약하고 의기소침하며, 성기능과 생식 능력이 감퇴된다.

임상에서 신허(腎虛)와 또 위에서 말하지 않은 신양허(腎陽虛)의 한증(寒證)·신음허(腎陰虛)의 열증(熱證)이 나타나는데 이것을 '신기허(腎氣虛)' 또는 '신정휴손(腎精虧損)'이라고 일컫는다. 처음에는 신음허 또는 신양허라고 할 수 있지만 어느 정도 발전하여 신양 또는 신음이 줄어들면 신장의 음양양허(陰陽兩虛)라고 한다.

소아에게서는 발육지체·사지가 연약해지는 증상이 나타나고, 성인에게서는 정신이 피로하고 머리털이 빠지며, 이가 흔들리고 허리와 무릎이 쇠약하고 힘이 없으며, 일부 사람에게서는 불임증이 나타난다.

문헌소개

❶ 《靈樞·經脈》: "人始生, 先成精."

❷ 《難經·三十六難》: "腎兩者, 非皆腎也, 其左者爲腎, 右者爲命門."

❸ 《景岳全書》: "命門爲元氣之根, 爲水火之宅, 五臟之陰氣, 非此不能滋, 五臟之陽氣, 非此不能發."

❹ 《石室秘錄》: "胃得命門而能受納, 脾得命門而能轉輸, 肺得命門而治節, 大腸得命門而傳導, 小腸得命門而布化, 腎得命門而作强."

❺ 《醫部全錄》: "命門爲配成之官. ……男以此藏精, 女以此系胞胎."

신장은 정을 저장하고 체액을 조절하는 기능을 한다. 신장은 흡식 기능과 관계가 있다.

❶ 신장은 정을 저장하고 체액을 조절하는 기능을 한다

신장은 인체의 중요한 배설기관이다.

인체의 신진대사 과정 중에 생성된 최종산물·남아도는 수분과 체내에 들어온 이물은 주로 신장을 통하여 배출된다. 신장은 체내의 수분전해질평형과 산염기평형을 유지하고, 세포 속 환경을 비교적 안정되게 책임지는 측면에서 아주 중요한 의의를 가지고 있다.

한의학은 체내 체액평형의 조절은 주로 신장의 기화(氣化) 작용에 달려 있다고 생각하였다.

그러므로 《소문·역조론》에 말하였다. "신장은 수장(水臟)으로 체액을 관장한다."❶ 한의학은 체내 체액평형의 조절은 주로 신장의 기화(氣化) 작용에 달려 있다고 생각하였다. 현대 의학 지식으로 '기화'의 뜻을 이해하면 다음과 같다.

1) 혈장이 사구체에서 여과되는 힘을 촉진한다. 과학적인 추산에 의하면 밤낮으로 양쪽 신장의 사구체에서 여과되는 혈장의 총량은 180L이며, 희박뇨라고 부른다.

한의 문헌에서 말하는 '영양물질은 저장하고, 찌꺼기는 배출한다'이다.

2) 희박뇨가 세뇨관·집합관을 지나갈 때 99%의 수분과 신체에 영양가치가 있는 물질은 선택적으로 재흡수된다. 예컨대 포도당·아미노산·칼륨은 전부 재흡수되고, 나트륨·염소도 대부분 재흡수된다. 신체에 쓸모가 없거나 유해한 물질, 예컨대 요소·요산은 겨우 소량만 재흡수되고, 크레아티닌은 아예 흡수되지 않는다. 이것이 바로 한의 문헌에서 말하는 '영양물질은 저장하고, 찌꺼기는 배출한다'이다. 날마다 요량은 1~2ml이며, 그 성분은 혈장과 크게 다르다.

3) 세뇨관세포는 몸 밖에서 들어온 유기물(이를테면 페놀 레드·페니실린)을 배설하고, 수소와 암모니아를 희박뇨 속의 나트륨으로 바꾸어 체내 알칼리예비를 보존하며, 신체의 산염기평형을 조절하고 유지한다. 기능 활동이 정상이면 배설과 잔류가 일정하다. 이것의 '밸브(valve)'는 하수체후엽에서 방출하는 항이뇨호르몬(ADH)과 부신피질에서 분비하는 알도스테론이다.

항이뇨호르몬은 주로 세뇨관의 수분 재흡수를 촉진한다.

인체에 수분이 부족하거나(혈장삼투압이 높아짐) 혈액량이 감소할 때, 항이뇨호르몬 분비가 증가하여 수분을 체내에 남겨 두고 요량을 감소시킨다. 이와 반대이면 분비가 감소하여 배뇨가 많아진다.

알도스테론은 주로 세뇨관의 '나트륨' 보존과 '칼륨' 배출을 촉진한다. 나트륨 재흡수가 증가하면 염소와 수분 흡수도 증가한다.

만약 알도스테론 분비가 감소하면 나트륨과 수분을 대량으로 잃게 되고, 칼륨이 체내에 남아 있게 된다. 만일 알도스테론 분비가 너무 많으면, 수분과 나트륨이 체내에 잔류하여 부종·배뇨곤란 따위의 병증을 일으키게 된다.

❷ 신장은 흡식(吸息) 기능과 관계가 있다

양의의 신장은 호흡과 아무 관계가 없으며, 단지 신부전 때 깊고 빠른 쿠스마울 호흡이 나타난다. 그러나 한의의 신장은 은연중에 자율 신경의 구조와 기능을 내포하고 있는데, 주로 내장에 분포하며 폐의 운동신경과 감각신경을 포괄한다.

폐근(肺根)의 앞뒤 쪽에 미주신경의 기관지지와 교감신경간의 2~5마디로 이루어진 폐신경총이 있는데 기관지와 폐혈관의 수축과 이완 및 점액선의 분비를 지배하고, 헤링브로이어반사에 개입한다. 그러므로 '신주납기(腎主納氣)'를 이해하는 데 그리 어렵지 않을 것이다.

정상적인 상황 하에서 호흡기계는 다른 정도의 체력 활동 요구와 안팎 환경의 변화에 적응하여, 그 활동 수준을 바꿀 수 있다.

이러한 적응 기능은 신경 호르몬조절 하에서 호흡운동과 폐의 혈액순환 강도를 바꾸는 것을 통하여 실현된다. 성인이 조용히 쉬고 있을 때 1분 폐환기량은 6L이지만 강한 체력 활동을 할 때는 100L에 이르다.

환기량 증가는 호흡운동의 깊이·가속도와 기관지·폐포의 상응하는 확장을 통하여 실현된다. 이와 동시에 폐의 모세혈관도 이에 상응하여 개방·확장되어 혈류 속도가 빨라진다.

조용히 쉬고 있을 때 폐의 모세혈관은 겨우 1/15~1/10만 개방되지만, 강한 체력 활동을 할 때는 전부 개방되어 혈중 산소 포화도가 증가한다. 이것은 신주납기(腎主納氣) 의미의 첫째이다.

신장 4

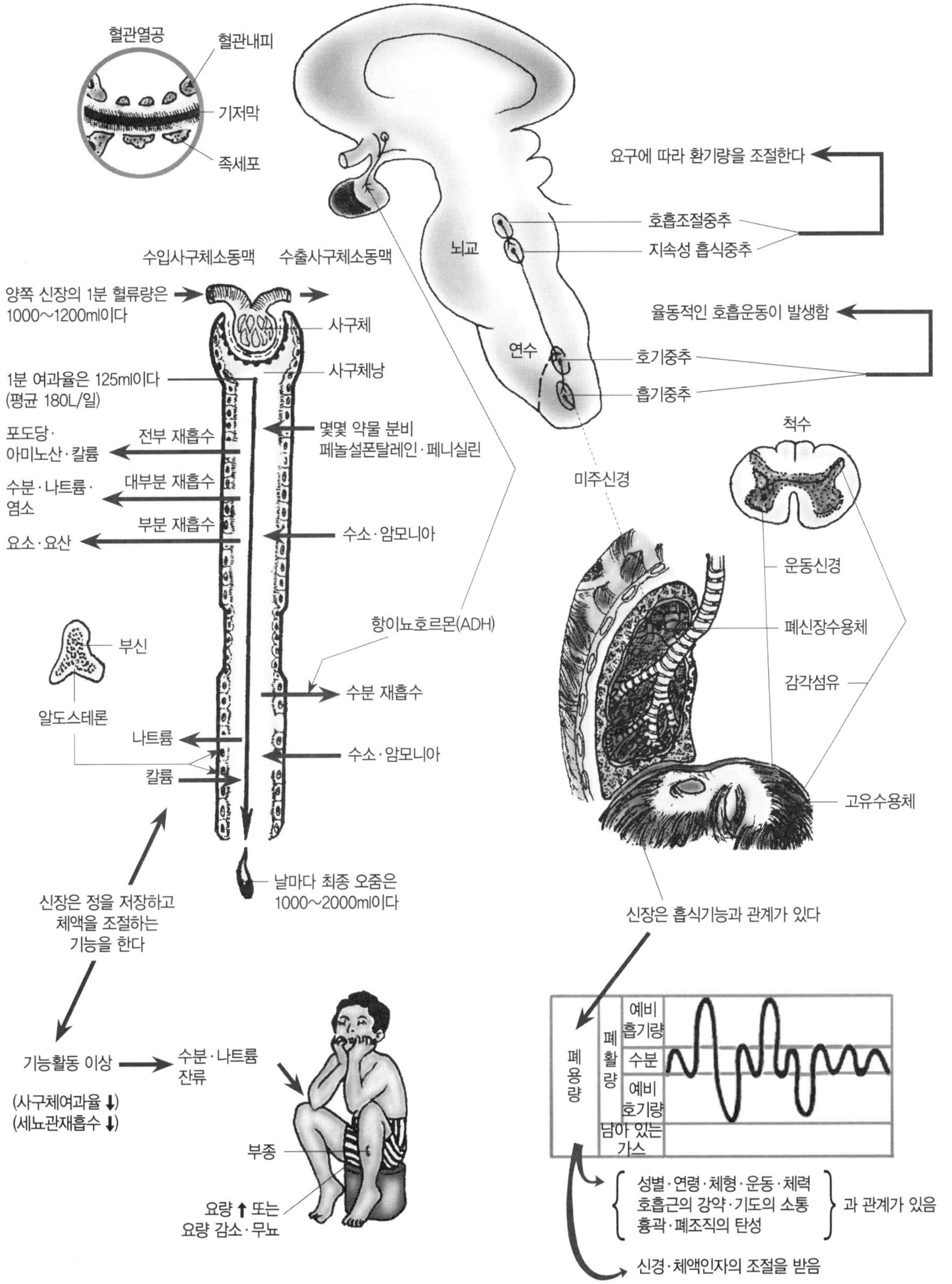

혈관열공
혈관내피
기저막
족세포
수입사구체소동맥
수출사구체소동맥
양쪽 신장의 1분 혈류량은 1000~1200ml이다
사구체
사구체낭
1분 여과율은 125ml이다 (평균 180L/일)
포도당·아미노산·칼륨
전부 재흡수
몇몇 약물 분비 페놀설폰탈레인·페니실린
수분·나트륨·염소
대부분 재흡수
요소·요산
부분 재흡수
수소·암모니아
항이뇨호르몬(ADH)
부신
알도스테론
수분 재흡수
나트륨
수소·암모니아
칼륨
날마다 최종 오줌은 1000~2000ml이다
신장은 정을 저장하고 체액을 조절하는 기능을 한다
기능활동 이상
(사구체여과율 ↓)
(세뇨관재흡수 ↓)
수분·나트륨 잔류
부종
요량 ↑ 또는 요량 감소·무뇨
요구에 따라 환기량을 조절한다
호흡조절중추
지속성 흡식중추
뇌교
율동적인 호흡운동이 발생함
연수
호기중추
흡기중추
척수
미주신경
운동신경
폐신장수용체
감각섬유
고유수용체
신장은 흡식기능과 관계가 있다
폐용량
폐활량
예비흡기량
수분
예비호기량
남아 있는 가스
성별·연령·체형·운동·체력
호흡근의 강약·기도의 소통
흉곽·폐조직의 탄성
과 관계가 있음
신경·체액인자의 조절을 받음

호흡운동은 직접 연수호흡중추의 통제를 받는다.

그것은 흡식중추(흡식의 근육을 지배하고 흡식 활동을 일으킴)와 호식중추(흥분할 때 능동적 호식을 일으킴)를 포괄하는데, 이 둘은 서로 길항하고 억제하기에 율동적인 호흡운동이 발생한다.

그러나 이러한 호흡은 비교적 원시적이어서 유기체 활동의 요구에 따라 환기량을 바꿀 수 없다.

뇌교(pons) 위 끝에 또 호흡조절중추와 지속성 흡식중추가 있는데 유기체 활동의 요구에 따라 그 환기량을 조절할 수 있으며, 동시에 대뇌피질의 고급중추 활동의 조절을 받는다.

기관지와 세기관지의 평활근내에 폐신장수용체가 분포되어 있는데 폐속 가스량이 일정한 용량에 이를 때 수용체가 흥분하고, 충동(impulse)이 미주신경을 따라 호흡중추에 흘러들어 흡식중추를 억제하고, 흡식(吸息)을 호식(呼息)으로 바꾸어 흡식이 과도해지는 것을 막는다.

실험 동물의 미주신경을 절단한 후에 동물의 흡식 시간이 길어지고 호흡이 깊으면서 느려졌다. 이것은 신주납기(腎主納氣) 의미의 둘째이다.

만성 폐기종 때 폐신장수용체가 지속적인 흥분 상태에 놓여 있어 신경긴장이 높아지게 되므로 환자의 호흡은 얕고 빠른 상태에 처하게 되고, 폐환기량이 감소하여 움직이면 호흡곤란이 생기는데 한의에서는 '신양허(腎陽虛)'에 의한 신불납기(腎不納氣)라고 생각하였다.

문헌소개

❶ 《素問·逆調論》: "腎者水臟, 主津液."

신장은 뼈에 영양을 공급하는 작용을 한다, 신정(腎精)에서 골수가 변화 발생한다, 신장의 생리와 병리 부분의 상태는 배뇨·사정과 배변의 변화를 통하여 반영된다

1 신장은 뼈에 영양을 공급하는 작용을 하며, 신정에서 골수가 변화 발생한다

골격은 구조가 복잡하고 기능이 다양한 조직의 하나이다.

그것은 인체에 대하여 지지대 역할을 하고, 신체가 정상적인 형상을 갖추게 한다. 그것은 중요한 기관을 보호할 뿐만 아니라 무게를 받치고 운동에 참여한다. 그것은 또 조혈기관의 하나이다. 적색골수는 적혈구·백혈구와 혈소판을 생산한다. 태아와 유아의 골수강은 전부 적색골수이며, 나이가 많아짐에 따라 골간 속의 적색골수가 조금씩 지방으로 대체된다.

《소문·사시자역종론》에 말하였다. "겨울철에는 기가 인체의 골수 속에 있다. 겨울철은 만물이 숨는 때이므로 인체의 양기(陽氣)도 속에 숨어 있게 된다. 기혈(氣血)이 속에 숨어 밖으로 흩어지지 않고, 정기(精氣)도 골수 속에 있으면서 오장에 통한다. 따라서 인체도 겨울철에 순응하여 기가 골수 속에 있다."❶ 장개빈(張介賓)은 《유경(類經)》 속에서 말하였다. "이 진액을 정수(精髓)라고 한다. …… 골강 속을 채우고 있으며, 정(精)이 되고 혈액이 된다."❷ 고대 의학자들은 일찍이 골격의 조혈 기능을 알고 있었음을 명백히 설명한다. 《소문·평인기상론》에 말하였다. "신장은 골수의 물질을 저장한다."❸ 《소문·선명오기론》에 말하였다. "신장은 원기(元氣)의 근본이고 뼈는 신정에서 생기기 때문에, 뼈의 기능은 신정의 많고 적음과 밀접한 관계가 있다."❹ 《소문·해정미론》에 말하였다. "골수는 골격을 자양한다."❺ 신장에 저장되어 있는 정에서 골수가 생성되고, 골수는 골격을 자양한다는 것을 명백히 설명하였다.

골격은 살아 있는 구조일뿐더러 끊임없이 회복하고 성장한다.

그것은 세포간질과 골세포로 이루어졌다. 세포간질의 2/3는 광물질(주로 인산칼슘이며 칼슘의 창고이다. 혈액이 칼슘을 필요로 할 때 골격이 공급한다)이며, 1/3은 탄성이 있고 교원섬유(collagenous fibers)를 함유한 젤리 같은 물질이다.

한의학에서는 신수(腎髓)가 충분하여 골격이 제대로 영양 공급을 받으면, 소아는 골격 성장과 발육이 정상적이며, 성인은 골격이 튼튼해진다고 생각하였다.

뼈의 표면에 골막이 한 겹 덮여 있다. 혈관과 신경은 골막을 거쳐 골격 속으로 들어가며, 골막은 골격을 보호하고 영양을 공급하며, 새 뼈를 형성하는 능력을 가지고 있다.

한의학에서는 신수(腎髓)가 충분하여 골격이 제대로 영양 공급을 받으면, 소아는 골격 성장과 발육이 정상적이며, 성인은 골격이 튼튼해진다고 생각하였다. 만약 신정이 불충실하고 골수의 원천이 부족하여 골격을 자양하지 못하면, 골격변형(예컨대 구루병·전정천문폐쇄가 늦어짐·밭장다리)이 나타나는데 주요 원인은 음식물 속의 칼슘·인 결핍과 비타민D 부족이다. 만일 신장이 사기(邪氣)에 손상되어 신정이 부족하고 골수가 결핍되면 허리와 무릎이 쇠약해지고, 심지어 다리에 힘이 없어 걷지 못하게 된다.

여기서의 '사기(邪氣)'는 일반적으로 골수염·골결핵·골종양과 당뇨병에 의한 골다공증과 경산부의 연골질환 등을 가리킨다. 현대 의학의 관점으로 "신장은 뼈에 영양을 공급하는 작용이 있다"·"신정에서 골수가 변화 발생한다"라는 것을 설명하더라도 이치에 맞는다. 신장은 내분비를 포함하고 있다.

그 가운데 성장호르몬·티록신·안드로겐은 모두 골격의 성장·발육을 촉진하는 작용이 있으며, 사구체방세포는 적혈구생성인자를 분비한다. 이 인자는 간·비장에서 생성되는 에리트로포이에티노겐을 에리트로포이에틴으로 변화시켜 골수 속의 적혈구 분화와 성숙을 자극한다.

한의에서는 '이(齒)는 뼈의 나머지이다'·'머리털은 혈액의 나머지이다'라고 생각하였다.

한의에서는 '이(齒)는 뼈의 나머지이다'·'머리털은 혈액의 나머지이다'라고 생각하였다. 이는 신정의 자양에 의존하고, 머리털은 혈액으로부터 영양 공급을 받는다.

정과 혈액은 서로 돕는데 정이 충분하면 혈액이 왕성하고 혈액이 왕성하면 머리털에 윤기가 돌며, 정이 충분하면 이가 튼튼하다.

노년에 신기(腎氣)가 불충실해지기 때문에 머리털이 희어지고 이가 흔들리며 빠진다. 수(髓)에는 척수와 골수의 구분이 있으며, 모두 골강 속에 저장되어 있기 때문에 예로부터 수(髓)라고 통칭하였다. 척수도 신장의 정기(精氣)에서 변화 발생하고 보충된다고 생각하였다.

신장 5

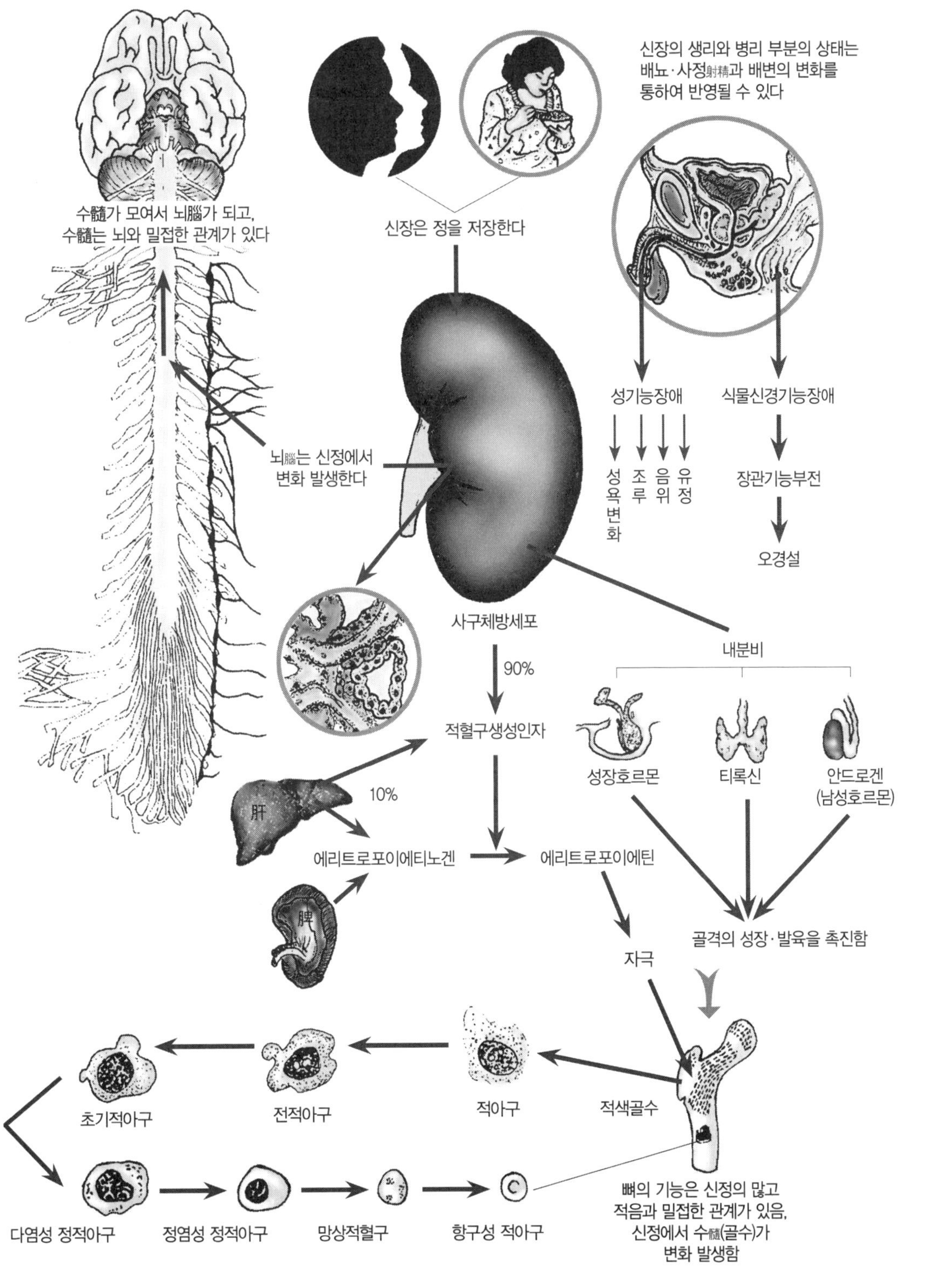

수髓가 모여서 뇌腦가 되고,
수髓는 뇌와 밀접한 관계가 있다
신장은 정을 저장한다
신장의 생리와 병리 부분의 상태는
배뇨·사정射精과 배변의 변화를
통하여 반영될 수 있다
뇌腦는 신정에서
변화 발생한다
성기능장애
식물신경기능장애
성욕변화
조루
음위
유정
장관기능부전
오경설
사구체방세포
90%
내분비
적혈구생성인자
성장호르몬
티록신
안드로겐
(남성호르몬)
肝
10%
에리트로포이에티노겐
에리트로포이에틴
脾
자극
골격의 성장·발육을 촉진함
초기적아구
전적아구
적아구
적색골수
다염성 정적아구
정염성 정적아구
망상적혈구
항구성 적아구
뼈의 기능은 신정의 많고
적음과 밀접한 관계가 있음.
신정에서 수髓(골수)가
변화 발생함

❷ 귀의 청각 기능은 신장의 정기의 영양 공급에 의존하고, 신장의 생리와 병리 부분의 상태는 배뇨·사정과 배변의 변화를 통하여 반영된다

신장은 위로 귀에 통하고, 아래로 외생식기와 항문에 통한다.

《영추·맥도》에 말하였다. "신장은 귀와 밀접한 관계가 있다. 신장의 기능이 정상이면 귀는 다섯 가지 소리를 구별할 수 있다."❻

귀는 신장의 구멍으로 신기가 충분하면 청각이 예민하고 신기가 쇠약하면 귀울음·난청이 생긴다고 생각하였다. 현대 의학 지식으로는 신장과 청력과의 관계를 이해할 방법이 없다.

임상 엿보기

신장 관련 질환들

신장 질환은 둘 중 하나로 발현한다. 일상적인 의학검사 중 우연하게 또는 고혈압, 부종, 오심, 혈뇨 같은 신기능 장애가 있을 때 발견된다.

1. 급성 신부전 Acute Renal Failure

급성 신부전은 신 기능의 갑작스러운 감소로 정의하고 수액과 전해질 균형을 유지하여 질소 노폐물을 배설하는 능력의 장애를 일으킨다. 혈청 크레아티닌은 유용한 표지자이다.

2. 사구체신염 Glomerulonephritis

급성 사구체신염이 있는 환자는 주로 고혈압과 부종 있고 소변 침사에서 이상을 보인다. 부종은 안구주위와 음낭 부위 같은 조직 내 압력이 낮은 신체 부위에서 먼저 발견된다.

3. 만성 신질환 Chronic Kidney Disease

만성 신질환의 증상은 주로 천천히 진행되고 비특이적이다. 신부전이 많이 진행됐을 때까지(GFR<10~15mL/min) 무증상으로 있을 수 있다. 증상은 피로, 쇠약감, 그리고 권태감이 있다. 위장관계 호소하는 증상은 식욕부진, 오심, 구토, 입에서 금속성 냄새, 딸꾹질 등이 흔히 있다. 신경학적인 문제는 불안, 집중력 저하, 불면증, 경도의 기억력 장애, 하지 불안, 그리고 연축 등이 있다. 가려움증 또한 흔하고 치료하기 어렵다. 요독증이 진행될 때 성욕이 감퇴하고 월경 불순, 심외막염으로 인한 흉통, 그리고 이상감각 등이 발생한다.

이음(二陰)이란 전음(前陰)인 외생식기와 후음(後陰)인 항문을 가리킨다.

전음은 배뇨와 생식 작용을 가지고 있다. 한의에서는 요량이 과다해져서 된 하소증下消症(예컨대 당뇨병·요붕증)을 음허양성(陰虛陽盛)에 의해 일어난 "신장이 배출을 많이 하고 보유를 적게 하는 것"이라고 생각하고, 요량감소·부종의 신성 수종은 양허음성(陽虛陰盛)에 의해 일어난 "신장이 보유를 많이 하고 배출을 적게 하는 것"이라고 생각하였다.

신장은 정을 저장하고 있기 때문에 인체의 생식·성장·발육·노화를 주관한다.

신장은 정을 저장하고 있기 때문에 인체의 생식·성장·발육·노화를 주관한다. 임상에서 만나게 되는 성기능 장애, 남성의 정액감소증·발기부전·유정과 여성의 무월경·원발성 불임증을 모두 보신(補腎)하는 방법으로 치료할 수 있다.

후음은 대변 배설에서 표현되며, 주로 대장의 연동·분비와 흡수 기능에 의해 결정된다. 정상적인 상태하에서 대변의 성상·횟수와 양은 음식물과 식물성 신경(자율 신경)의 통제를 받는다.

한의의 '신장'은 이미 자율 신경계를 포괄하고 있기 때문에 위장기능부전에 의하여 생기는 '오경설(五更泄)'을 신허(腎虛)로 인하여 일어난 것이라고 볼 수 있으며, 또한 식적(食積)·주적(酒積)·간화(肝火) 등 병인에 의해 일어나는 것도 포괄한다. 신음허(腎陰虛)에 변비가 나타날 수 있다.

문헌소개

❶ 《素問·四時刺逆從論》: "冬氣在骨髓中。……冬者, 蓋藏血氣在中。內著骨髓, 通於五臟。"

❷ 《類經》: "此津液之爲精髓也, ……以塡補于骨腔之中……爲精爲血。"

❸ 《素問·平人氣象論》: "腎藏骨髓之氣也。"

❹ 《素問·宣明五氣論》: "腎主骨。"

❺ 《素問·解精微論》: "髓者, 骨之充也。"

❻ 《靈樞·脈度》: "腎氣通於耳, 腎和則耳能聞五音矣。"

6. 심포와 명문

간단한 설명

❶ 심포(心包)

심장의 외막으로, 양의의 장기측심막·벽측심막과 의미가 같다.

심외막의 벽층과 장층 사이의 공간을 심막강이라고 하는 데 속에 소량의 장액을 함유하고 있으며, 두 층을 윤활하게 하여 마찰을 감소시킨다. 그러나 한의학의 심포(pericardium)는 또 심장의 겉면을 둘러싸는 조직기관으로, 기혈이 통행하는 통로인 낙맥(絡脈)이 부착되어 있기에 심포락(心包絡)이라고도 일컫는다. 그것은 심장의 겉면을 감싸고 있는 것으로, 심장을 보호하는 작용이 있고 또한 심장을 대신하여 병원체를 받기에 양의의 심막 기능보다 훨씬 낫다.

한의학의 심포(pericardium)는 또 심장의 겉면을 둘러싸는 조직기관으로, 기혈이 통행하는 통로인 낙맥(絡脈)이 부착되어 있기에 심포락(心包絡)이라고도 일컫는다.

《영추·사객》에 말하였다. "심장은 오장 육부 가운데에서 주재하는 위치를 차지하고 있으며, 일체의 정신·의식과 생각은 모두 심장 기능의 발현이다. 외사(外邪)는 심장 속에 들어앉을 수 없다. 만약 외사(外邪)가 들어앉으면 심장이 손상되며. 따라서 각종 외사(外邪)가 심장에 머물러 있는 것은 실은 모두 심장의 겉면을 감싸고 있는 심포락 부위에 있는 것이다."❶

여기서의 심장은 뇌를 가리키는데 '정신지소사(精神之所舍)'로 명확히 알 수 있다. 그러므로 심포락은 은근히 현대 의학의 뇌경막·지주막·뇌유막을 내포하고 있는 게 아닐까? 감히 가볍게 결론을 내리지 못하겠다. 그러나 현대 의학 이론으로 추측하건대 가능성이 아예 없는 것은 아니다. 혈액뇌장벽의 존재로 인하여 아주 많은 물질, 예컨대 페니실린·담즙산염·H^+·HCO^-_3·일부 비(非)지용성 물질과 병원체들이 쉽게 뇌조직으로 스며들지 못하는데 '사불능용(邪弗能容)'과 비슷하다.

뇌염과 뇌막염의 발병률로 보면 후자가 전자보다 확실히 많은데 넌지시 '사지재어심자(邪之在於心者), 개재어심지포락(皆在於心之包絡)'으로 빗대어 말한 것은 아닐까?

심포와 명문

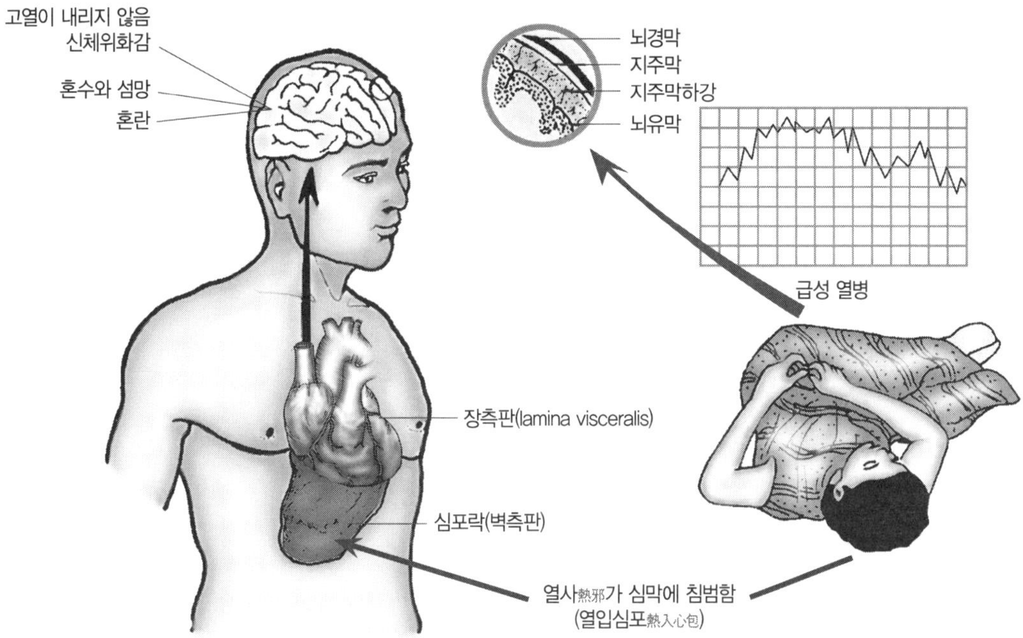
고열이 내리지 않음
신체위화감
혼수와 섬망
혼란
뇌경막
지주막
지주막하강
뇌유막
급성 열병
장측판(lamina visceralis)
심포락(벽측판)
열사熱邪가 심막에 침범함
(열입심포熱入心包)

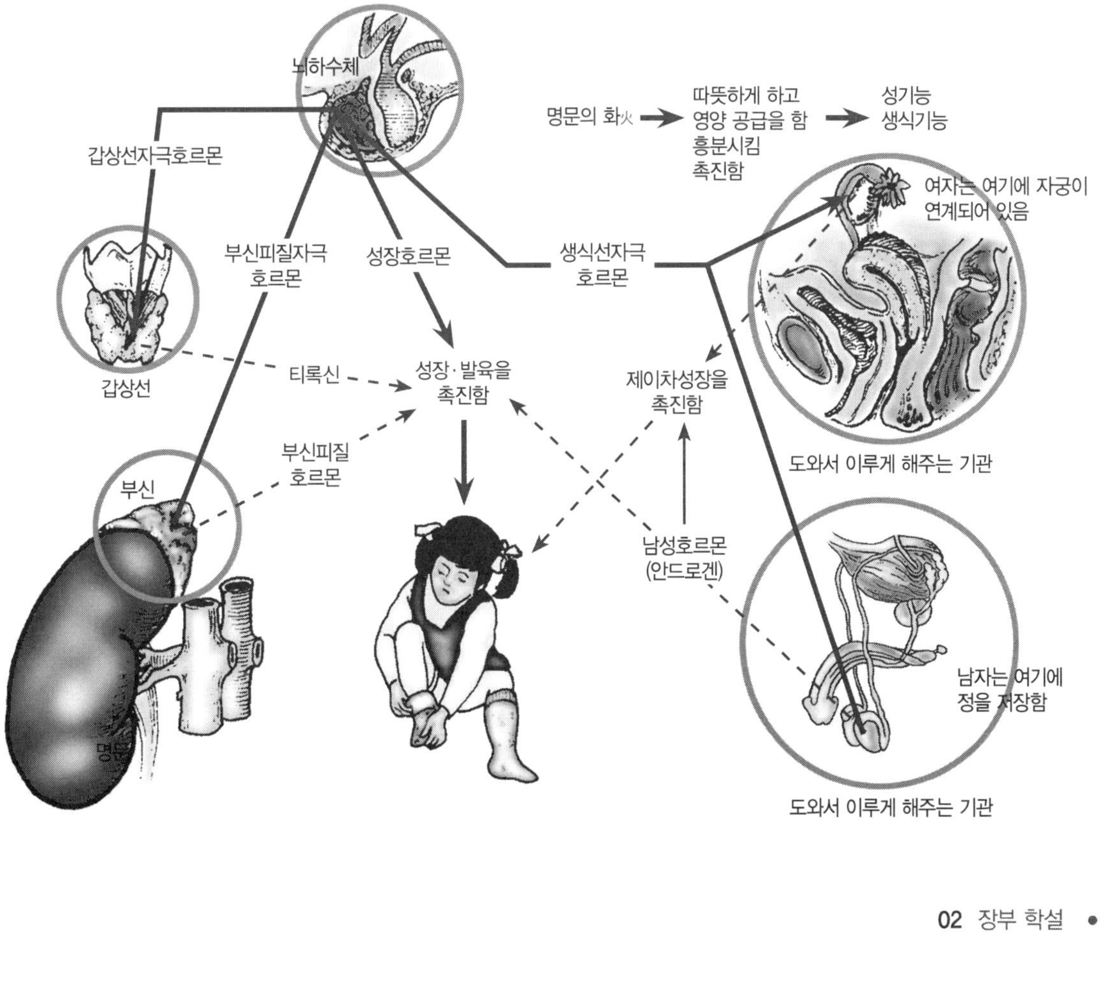
뇌하수체
명문의 화火
따뜻하게 하고
영양 공급을 함
흥분시킴
촉진함
성기능
생식기능
갑상선자극호르몬
여자는 여기에 자궁이
연계되어 있음
부신피질자극
호르몬
성장호르몬
생식선자극
호르몬
갑상선
티록신
성장·발육을
촉진함
제이차성장을
촉진함
부신피질
호르몬
도와서 이루게 해주는 기관
부신
남성호르몬
(안드로겐)
남자는 여기에
정을 저장함
명문
도와서 이루게 해주는 기관

❷ 명문(命門)

생명의 문이라는 뜻을 가지고 있다.

이것은 선천적인 정기(精氣)를 간직하고 있는 곳으로, 인체의 성장·발육의 근원이며 생명의 근본이다. 명문지화(命門之火)는 신양(腎陽)이 겉으로 표현된 기능이며, 부신피질 기능을 포괄한다.

《난경·삼십육난》에 말하였다. "명문은 정기(精氣)와 신기(神氣)가 머무르는 곳이며, 원기(原氣)에 관계되는 근본이다. 그 때문에 남자로 말하면 정기(精氣)가 간직되어 있고, 여자는 자궁이 연결되어 있다."❷

이것은 생식 기능을 가지고 있음을 제기하였다. 명문에 두 가지 견해가 있다.

1) 오른쪽 신장을 가리킨다.

《난경·삼십육난》에 말하였다. "신장은 두 개가 있지만 모두 신장이 아니다. 왼쪽의 것은 신장이고, 오른쪽의 것은 명문이다."❸

2) 양쪽 신장을 가리키며, 구체적으로는 두 신장 사이에 저장되어 있는 진기(眞氣)에 체현된다.

《의부전록(醫部全錄)》 주석에 말하였다. "양쪽 신장에 비록 왼쪽은 신장이고 오른쪽은 명문이라는 구분이 있지만 기가 서로 통하며, 실제로는 신장을 가리킬 뿐이다."❹ 명문의 기능은 신음(腎陰)·신양(腎陽) 두 가지 방면을 포괄한다고 생각하였다.

생리기능

❶ 심포의 생리 기능

1) 그것은 심장의 겉면을 감싸고 있는 것으로, 심장(현대 의학의 뇌를 포함)을 보호하는 작용을 가지고 있다. 마치 심장·뇌의 장벽이 탁기(濁氣)를 가로막는 것과 같이 사기(邪氣)가 심장과 뇌에 침범하는 것을 막는다. 임상에서, 심포가 사기(邪氣)를 받은 병증은 심주혈맥(心主血脈)의 일부 병증과 서로 일치한다.

2) 심장을 대신하여 사기(邪氣)를 받는다. 각종 병인으로 인하여 생기는 급성 열병 때 나타나는 고열, 신체위화감, 혼수와 섬망 또는 혼란 등 증상을 한의학에서는 모두 '열입심포(熱入心包)'의 진단 범주에 넣지만, 실은 양의의 급성 고열의 각종 질병 및 뇌척수막과 뇌 병변의 증상에 포함된다.

❷ 명문의 생리 기능

1) 명문지화(命門之火)는 곧 신양(腎陽)이다. 생명의 근원적인 火이고 신음(腎陰) 속에 있으며, 성기능과 생식 능력의 근본이다. 《의부전록》에서 구체적으로 지적하였다. "명문은 도와서 이루게 해주는 기관이다. 남자는 이곳에 정이 저장되어 있고, 여자는 이곳에 자궁이 연결되어 있다."❺ 명문은 양의의 성기관을 포괄하고 생식과 관계가 있음을 명백히 설명하였다.

2) 장부·경락을 따뜻하게 하고 영양을 공급하며, 성장과 발육을 촉진한다. 《경악전서·명문여의》에 말하였다. "명문은 원기(元氣)의 근본이고 진수眞水(신음腎陰)와 진화眞火(신양腎陽)가 저장되어 있는 곳이며, 오장의 음기(陰氣)는 이것이 아니면 생겨나지 못하고, 오장의 양기(陽氣)도 이것이 아니면 발생하지 못한다."❻

명문지화(命門之火)는 오장 육부를 따뜻하게 하고 영양을 공급하며, 인체의 성장·발육·노화에 대하여 밀접한 관계가 있음을 명백히 설명하였다. 장부는 명문지화(命門之火)가 따뜻하게 하고 영양을 공급해 주어야 비로소 정상적인 기능을 발휘할 수 있다. 특히 비장·위(胃)는 명문지화(命門之火)가 따뜻하게 하고 영양을 공급해 주어야 비로소 정상적인 운반·변형 기능을 발휘할 수 있다.

《석실비록·논명문》에 말하였다. "위胃는 명문의 도움이 있어야 음식물을 받아들일 수 있고, 비장은 명문의 도움이 있어야 영양물질을 수송할 수 있고, 폐장은 명문의 도움이 있어야 심장을 도와 인체 각 장기 조직을 다스리고 조절할 수 있으며, 대장은 명문의 도움이 있어야 찌꺼기를 수송할 수 있고, 소장은 명문의 도움이 있어야 위 속에서 초보적으로 소화된 음식물을 받아 영양물질과 찌꺼기로 분별할 수 있으며, 신장은 명문의 도움이 있어야 정신을 건강하고 신체를 튼튼하게 할 수 있다."❼

생각하건대 현대 의학 이론으로 이해하자면 명문은 시상하부뇌하수체부신축과 기타 내분비선 축(軸)을 포괄하며, 인체의 대사·성장·발육과 생식 등 중요한 기능에 대하여 조절 작용을 한다.

그리고 체내 자율 신경계의 기능 활동과 서로 조절하고 서로 제약하면서 함께 체내의 신경호르몬조절계통을 이룬다.

문헌소개

❶ 《靈樞·邪客》: "心者, 五臟六腑之大主也, 精神之所舍也, ……邪弗能容也。容之則心傷……。故諸邪之在於心者, 皆在於心之包絡。"

❷ 《難經·三十六難》: "命門者, 諸神精之所舍, 原氣之所係也, (故)男子以藏精, 女子以繫胞。"

❸ 《難經·三十六難》: "腎兩者, 非皆腎也, 其左者爲腎, 右者爲命門。"

❹ 《醫部全錄》注釋: "腎之兩雖有左腎右命門之分, 其氣相通, 實指腎而已。"

❺ 《醫部全錄》: "命門爲配成之官……男以此藏精, 女以此而繫胞。"

❻ 《景岳全書·命門餘義》: "命門爲元氣之根, 爲水火之宅, 五臟之陰氣, 非此不能滋, 五臟之陽氣, 非此不能發。"

❼ 《石室秘錄·論命門》: "胃得命門而能受納, 脾得命門而能轉輸, 肺得命門而治節, 大腸得命門而傳導, 小腸得命門而布化, 腎得命門而作强。"

육부

1. 담

형태구조

담(膽)은 육부의 하나이다. 외계와 직접 통하지 않고, 기타 오장과 다르기 때문에 또 '기항지부(奇恒之腑)'라는 이름을 가지고 있다. 담은 간에 붙어 있고 간과 연결되어 있으며, 옆구리에 위치하고 있다.

《난경·사십이난》에 말하였다. "담은 간소엽의 사이에 있고 무게는 약 116g이며, 쓸개즙을 3홉 가량 저장하고 있다."❶ 《난경정의·사십이난》에 말하였다. "담은 서양배 모양이고 간장오른쪽의 작은 방형엽(方形葉) 속에 있으며, 쓸개즙을 저장하고 있다. ……사람이 음식을 먹은 뒤에는 소장이 그득해진다. 창자 위 끝 가까이에 쓸개가 있는데, 쓸개즙이 소장 속으로 흘러 들어가게 하여 음식물을 삭인다."

상술한 논술은 현대 해부학과 일치한다. 담낭은 간 아래쪽의 담낭와 속에 위치하고 있으며, 서양배 모양이고 담낭저·담낭체·담낭경 세 부분으로 나누어진다. 담낭경은 비교적 가늘고 속에 나선판과 담낭관이 연결되어 있는데 이곳이 담석 등으로 막히기 쉬우며, 담낭염과 담낭수증을 일으키게 된다. 담낭의 주요 기능은 담즙의 저장이다.

담즙(bile)은 간세포에서 생성되며, 간관을 통해 담낭관으로 흘러 들어가서 담낭에 저장된다.

담즙(bile)은 간세포에서 생성되며, 간관을 통해 담낭관으로 흘러 들어가서 담낭에 저장된다. 소화 때 담낭에서 십이지장으로 배출되며, 췌액·소장액과 한데 섞여서 소장 속의 미즙(chyme)을 삭인다. 성인의 담즙은 날마다 약 800~1000ml 생성되고 황금색을 띠며, 담낭 속에서 40~60ml로 농축되는데 빛깔과 광택이 진해진다.

《맥경(脈經)》에 말하였다. "간의 나머지 정기(精氣)가 담낭으로 배출되며, 모여서 농축담즙을 이룬다."❷

생리기능

❶ 담은 담즙의 저장과 소통·배출을 주관한다

담즙은 간세포에서 분비되며, 소엽간담관·간관·총담관을 통해 십이지장으로 흘러 들어가거나 담낭관을 거쳐 담낭에 저장된다.

담즙 성분은 복잡한데 수분과 무기염류 외에 또 담즙산염·콜레스테롤·레시틴·담즙색소 등이 있다. 담즙산염은 췌장 지방분해 효소를 활성화하여 지방분해를 더 빠르게 한다. 담즙산염·콜레스테롤과 레시틴 등은 모두 유미지방(chyle fat)을 아주 적은 적정량으로 변화시켜 수용액 속에서 분산되게 하며, 췌장 지방분해 효소의 분해와 지방산·지용성 비타민의 흡수 촉진에 도움을 준다.

식사·음식물은 위와 소장을 자극하는 데 모두 신경반사를 통해 간의 담즙 분비를 증가시키고, 담낭을 약간 수축시킨다. 특히 소장 내에 있는 지방·단백질 분해산물과 위산 등은 담낭의 강렬한 수축을 일으켜서 담즙을 배출시킨다.

만약 간과 담낭의 담즙을 소통·배출하는 기능에 이상이 생기면 — 대부분 간내담관과 간외(肝外)담관이 막혀서 일어남 — 황달·입에서 쓴 맛을 느낌·식욕부진·기름기 있는 음식을 싫어함·담즙토물·가슴과 계륵부의 동통·복부팽만·설사·지방설사 등 증상이 나타난다.

❷ 담기(膽氣)는 정서 활동과 관계가 있다

한의학의 담은 사람의 사유·정서와 관계가 있다. 《소문·영란비전론》에 말하였다. "담은 가장 깨끗한 장기이며, 어느 한쪽으로 치우치지 않기 때문에 그것을 중개자와 같다고 한다. 일체의 결단은 모두 담낭에서 생긴다."❸ 결단은 사유(思維)에서 나오는데 사람의 대뇌 기능 활동이다. 사유는 머릿속에서 까닭 없이 생기는 것이 아니다. 사유의 내용과 원천은 객관적인 현실에서 기원한다.

사유의 결과 — 결단이 정확한지 정확하지 않은지는 감성적 인식으로부터 이성적 인식으로까지 올라가는 일련의 사고 과정을 거쳐야 비로소 실현되며, 또한 실천적인 검증을 받아야 한다.

사유의 가장 중요한 부위는 전두엽이다. 전두엽은 사람의 뇌 가운데 가장 늦게 형성되고 가장 복잡한 부분으로 사람의 여러 가지 심리적 활동과 밀접한 관계가 있는데, 사람의 지능(매우 간단한 사유·직관적 사

담

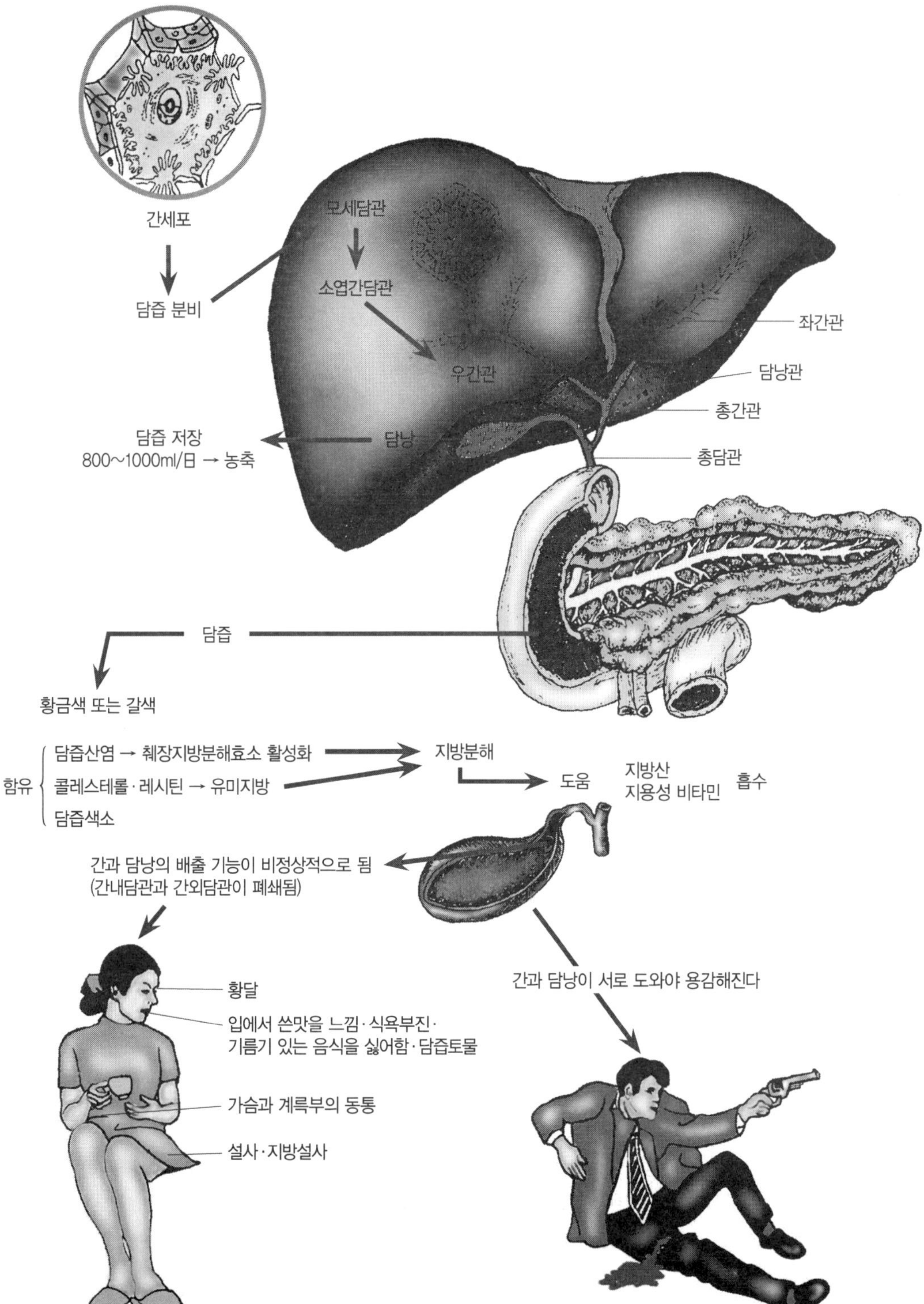
간세포
담즙 분비
모세담관
소엽간담관
우간관
좌간관
담낭관
총간관
총담관
담즙 저장
800~1000ml/日 → 농축
담낭
담즙
황금색 또는 갈색
함유 { 담즙산염 → 췌장지방분해효소 활성화
콜레스테롤 · 레시틴 → 유미지방
담즙색소
지방분해
도움
지방산
지용성 비타민
흡수
간과 담낭의 배출 기능이 비정상적으로 됨
(간내담관과 간외담관이 폐쇄됨)
황달
입에서 쓴맛을 느낌 · 식욕부진 ·
기름기 있는 음식을 싫어함 · 담즙토물
가슴과 계륵부의 동통
설사 · 지방설사
간과 담낭이 서로 도와야 용감해진다

유·복잡한 논리적 사유와 추론적 사유를 포괄함)과 관련이 있는 외에 또 사람의 운동(예컨대 얼굴 표정·버릇·말씨)·정서(예컨대 기쁨·노여움·우울·걱정·슬픔·무서움·공포 등 주관적 체험)와 관계가 있다.

《유경》 주석에 말하였다. "담은 간에 붙어 있어 서로 밀접하게 관련되어 있다. 간기(肝氣)가 비록 왕성하더라도 담이 아니면 결단을 내리지 못한다. 간과 담이 서로 도와야 비로소 용감해질 수 있다."❹

《영추·사시기》에 말하였다. "환자가 자주 구토를 하고 구토물 속에 늘 담즙이 섞여 있으며, 또 항상 한숨을 쉬고 마음이 몹시 불안하여 어떤 사람이 그를 잡으러 오지는 않을까 두려워하는 것은 병사(病邪)가 담에 있기 때문이다."❺ 담기(膽氣)가 부족하면 심계항진·두려움·놀람·한숨 등 정서적 증상이 나타난다고 생각하였다.

《중장경(中藏經)》에 또 말하였다. "사기(邪氣)가 담에 침범하면 싸우는 꿈을 꾼다."·"담실(膽實)하면 담열(膽熱)이 오는데 마음이 불안해진다. 담열에는 졸음 증상이 나타나고, 담한(膽寒)에는 불면증이 나타난다." 각성 상태(졸음과 불면)는 뇌간의 망상구조 관할에 속하는데 대뇌피질 활동에 의하여 교정(校正)·조절되고, 담의 생리 기능에 의해서도 구분된다. 그리고 이런 병증을 흔히 담에 근거하여 치료하였는데 그 기전(mechanism)을 오늘날에도 이해하고 해석하기 어렵다.

문헌소개

❶ 《難經·四十二難》: "膽在肝之短葉間, 重三兩三銖, 盛精汁三合。"

❷ 《脈經》: "肝之餘氣, 泄于膽, 聚而成精。"

❸ 《素問·靈蘭秘典論》: "膽者, 中正之官, 決斷出焉。"

❹ 《類經》注釋: "膽附於肝, 相爲表裏, 肝氣雖强, 非膽不斷, 肝膽相濟, 勇敢乃成。"

❺ 《靈樞·四時氣》: "善嘔, 嘔有苦, 長太息, 心中憺憺, 恐人將捕之, 邪在膽。"

❻ 《中藏經》: "邪氣客于膽, 則夢鬪訟." "膽實則熱, 精神不守, 膽熱多睡, 膽冷則無眠。"

임상 엿보기

담 관련 질환들

1. 담석증 Gallstones

대개 무증상이나 상복부나 우상복부에서 지속적이고 심한 통증으로 우측 견갑골로 방사통을 동반할 수 있으며 초음파로 발견한다. 담석은 남자보다 여자에서 더 흔하며, 남녀 모두 모든 인종에서 나이가 들면서 발생율이 증가한다.

2. 위

형태구조

위(胃)는 육부의 하나이며, 그것의 형태 구조는 현대 해부학과 똑같다.

《난경정의·사십이난》에 말하였다. "위의 형상은 구부러진 자루와 같고, 물을 3되 가량 담을 수 있다. 횡격막 아래에 가로로 위치하고 있는데 위쪽 부분은 식도와 이어져 있고, 아래쪽 부분은 소장과 이어져 있다. ……위의 왼쪽에 비장이 위치하고, 오른쪽에 간장이 위치한다. 췌장은 위의 뒤쪽에 붙어 있다."❶

《유경도익》에 말하였다. "위의 위쪽 입구를 분문이라고 일컫고 …… 위의 아래쪽 입구는 곧 소장의 위쪽 입구인데 유문이라고 일컫는다."❷ 위의 대부분은 왼쪽 윗배에 위치하고 있는데 위쪽 부분은 분문을 지나 식도에 연결되어 있고, 아래쪽 부분은 유문을 지나 십이지장에 연결되어 있다.

위쪽 가장자리를 위소만이라 일컫고 아래쪽 가장자리를 위대만이라고 일컬으며, 위소만에서 유문 쪽으로 5~6cm 떨어진 곳에 오목한 부분이 있는데 각절흔이라고 한다.

임상에서, 이 부분을 기준으로 삼아 위를 세 부분으로 나눈다.

1) 위저는 분문의 왼쪽에 위치하고 있으며, 분문의 위치보다 높다.

2) 위체는 위저와 유문동 사이에 있으며, 상술한 두 부분이 전체 위의 4/5를 차지한다.

3) 유문동은 각절흔과 유문 사이에 있다. 한의에서는 위강을 위완(胃脘)이라고 하는 데 그 가운데 분문부를 상완(上脘), 위체를 중완(中脘), 유문동을 하완(下脘)이라고 일컫는다. 위의 혈액공급은 복강동맥에서 기원하며, 정맥혈은 문맥으로 흘러든다. 위는 자율 신경의 통제 하에 있는데 교감신경은 복강신경절의 분지에서 나오고 위의 연동과 분비를 억제하는 작용을 하며, 부교감신경은 좌·우의 미주신경에서 나오고 위의 분비와 운동을 관장한다.

위

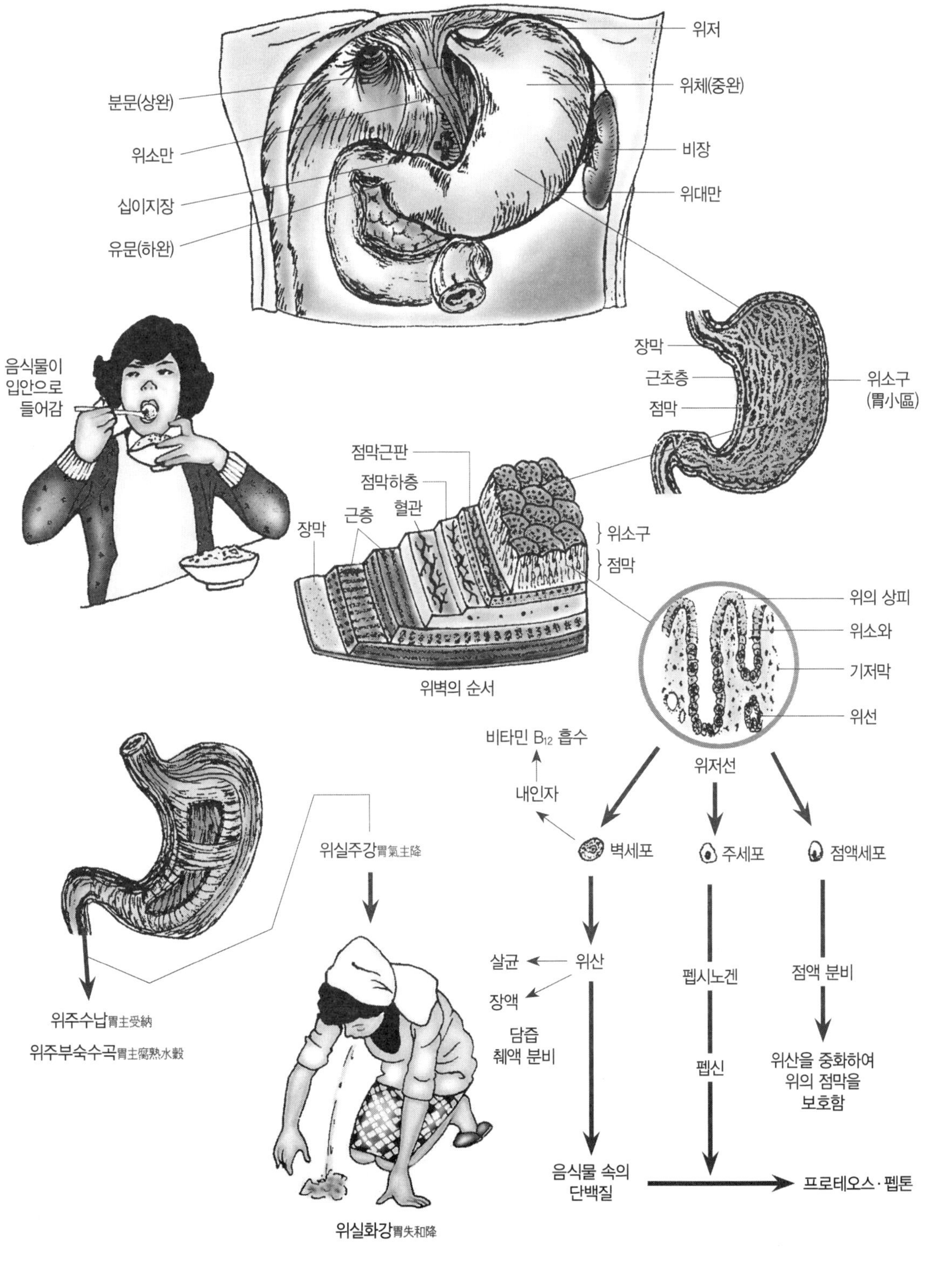
위저
분문(상완)
위체(중완)
위소만
비장
십이지장
위대만
유문(하완)
장막
근초층
점막
위소구
(胃小區)
음식물이
입안으로
들어감
점막근판
점막하층
혈관
근층
장막
} 위소구
} 점막
위벽의 순서
위의 상피
위소와
기저막
위선
비타민 B12 흡수
내인자
위저선
위실주강胃氣主降
벽세포
주세포
점액세포
살균
위산
장액
담즙
췌액 분비
펩시노겐
펩신
점액 분비
위산을 중화하여
위의 점막을
보호함
위주수납胃主受納
위주부숙수곡胃主腐熟水穀
음식물 속의
단백질
프로테오스·펩톤
위실화강胃失和降

위벽은 안에서 밖으로 네 층으로 나누어진다.

1) 점막층에는 불규칙한 주름으로 이루어진 위소구(胃小區)가 있다. 점막층에는 세 가지 분비선이 있다.

(1) 분문선은 분문 주위에 분포되어 있으며, 주로 점액을 분비한다.

(2) 위저선은 위저·위체에 분포되어 있으며, 위의 주요한 소화선이다. 벽세포·주세포와 점액세포로 이루어져 있으며, 각각 염산·펩시노겐과 점액을 분비한다(그 기능은 그림을 보라).

(3) 유문선은 유문동에 분포되어 있으며, 점액세포와 G세포로 구성되어 있다. G세포는 가스트린을 분비하며, 혈액순환에 들어간 후 벽세포를 자극하여 위산을 분비시킨다.

2) 점막하층은 비교적 두껍다. 궤양성 대출혈은 이 층의 혈관이 짓물러서 생긴다.

3) 근층

4) 장막층

생리기능

❶ 위는 음식물을 일시적으로 저장하고 소화시키는 기능을 한다

위는 음식물을 받아들이고 일시적으로 모아두는 기능을 하며, 음식물을 미즙(chyme)으로 변형시키는 기능을 한다.

《혈증론》에 말하였다. "위는 곡물 창고와 비슷한데 음식물을 받아들이고 일시적으로 저장하는 것을 맡아본다."❸

《난경·삼십일난》에 말하였다. "중초(中焦)는 위의 중완에 있는데 위쪽도 아니고 아래쪽도 아닌 가운데 부분이다. 그것의 기능은 주로 음식물을 소화시킨다."❹ 성인의 위는 보통 1~2L의 음식물을 일시적으로 저장할 수 있다. 음식물은 위 속으로 들어간 후 위벽 근육의 기계적 소화와 위액의 화학적 소화를 받아서, 음식물 속의 단백질 부분이 초보적으로 프로테오스와 펩톤으로 분해된다.

> 음식물은 위 속으로 들어간 후 위벽 근육의 기계적 소화와 위액의 화학적 소화를 받아서, 음식물 속의 단백질 부분이 초보적으로 프로테오스와 펩톤으로 분해된다.

위산은 음식물을 따라 위로 들어온 세균을 죽이며, 소장의 췌액·장액과 담즙 등 소화액의 분비를 촉진하고 철·칼슘의 흡수를 돕는다. 위의 음식물을 받아들이고 소화시키는 기능은 주로 위기(胃氣)의 작용에 의지한다.

《영추·오미》에 말하였다. "오장 육부는 모두 위에서 소화시킨 영양물질을 받아야 비로소 그 기능 활동을 유지할 수 있다."❺ 위에 병이 있을 때 상복부통·식욕감퇴·식욕부진·오심·구토 등의 증상이 나타난다.

《중장경(中藏經)》에 말하였다. "胃氣가 왕성해야 오장 육부의 기능 활동도 모두 활발해진다."❻

❷ 위는 음식물을 소화시켜 아래로 내려보내는 작용을 한다

음식물은 위의 기계적 소화와 화학적 소화를 거친 후 胃氣의 음식물을 아래로 내려보내는 기능에 의하여 위 내용물, 곧 죽 같은 미즙(汁) 상태를 조금씩 차례차례 유문을 통해 십이지장으로 들여보낸다.

음식물이 위(胃)로부터 배출되어 소장으로 들어가는 과정을 한의에서는 강탁(降濁)이라고 하고, 양의에서는 배변이라고 한다. 그 배변 속도는 유동식이 가장 빠르고 반유동식이 그 다음이며, 고체 음식물이 가장 느리다. 배변 속도는 또 음식물의 성질과 관계가 있는데 탄수화물이 가장 빠르고 단백질이 그 다음이며, 지방이 가장 느리다.

정상인은 혼합식이를 먹고 4~6시간이 지나야 완전히 배변한다. 만약 위의 음식물을 아래로 내려보내는 기능에 이상이 생기면 위 속이 더부룩함·상복부통·변비 등 증상이 나타난다.

만일 위기(胃氣)가 치밀고 올라가면 트림·딸꾹질·오심·구토 등 증상이 나타난다. 때문에, 임상에서 위질환을 치료할 때 흔히 화위강역(和胃降逆)의 방법을 사용한다.

❸ 위는 촉촉한 것을 좋아하고, 건조한 것을 싫어한다

위는 양(陽)에 속한다. 위의 양기(陽氣)와 胃陰(위에서 분비하는 액체)은 서로를 이용하며, 함께 위의 음식물을 받아들이고 소화시키는 기능을 유지한다.

만약 위음(胃陰)이 부족하거나 족양명위경(足陽明胃經)에 조열사(燥熱邪)가 침범하여 위 속의 음액(陰液)이 줄어들면 몹시 심한 갈증·인후건조증·혀가 붉고 설태가 적음·식욕부진·변비 등 증상이 나타난다.

그러므로《임증지남의안·비위》에 말하였다. "식욕이 줄어들면 위음(胃陰)이 손상된 것이다."❼

만약 위양(胃陽)이 불충실하여 위의 음식물을 받아들이고 소화시켜 아래로 내려보내는 기능에 이상이 생기면 소화불량·상복부통·멀건 물을 게우는 등의 증상이 나타난다.

문헌소개

❶《難經正義·四十二難》: "胃形紆曲如袋, 容水三升許, 橫居膈下; 上連食管, 下屬小腸……胃之左爲脾, 右爲肝; 附于胃後。"

❷《類經圖翼》: "胃之上口, 名曰賁門……胃之下口, 卽小腸上口, 名幽門。"

❸《血證論》: "胃者, 倉之官, 主納水穀。"

❹《難經·三十一難》: "中焦者, 在胃中脘, 不上不下, 主腐熟水穀。"

❺《靈樞·五味》: "五臟六腑, 皆禀氣於胃。"

❻《中藏經》: "胃氣壯, 五臟六腑皆壯也。"

❼《臨證指南醫案·脾胃》: "知飢少納, 胃陰傷也。"

위 관련 질환들

1. 소화불량 DYSPEPSIA

소화불량은 상복부 중심부에 나타나는 급성, 만성, 또는 재발성의 통증이나 불편감을 말한다. 소화불량의 증상은 상복부 가득함, 조기포만감, 화끈거림, 상복부 가스팽만, 트림, 오심, 헛구역질, 또는 구토 등이다.
소화불량은 성인 인구의 25%가 갖고 있으며 일반내과 진료실을 방문하는 이유 중 3%를 차지한다. 한편, 가슴쓰림(흉골하작열감 heartburn)은 소화불량과 구별되어야 한다.
비록 소화불량이 있는 환자가 종종 가슴쓰림을 동반하기도 하지만, 가슴쓰림이 주증상인 경우는 거의 위식도역류질환(gastro-esophageal reflux disease)에서 비롯된 것이다. 급성으로 발생하여 저절로 좋아지는 "소화불량"은 과식이나 급히 먹은 경우, 고지방식을 많이 먹은 경우, 스트레스 상황에서 식사한 경우, 그리고 알코올이나 커피를 과도하게 마신 경우에 발생한다.
소화불량을 호소하는 환자의 5~15%는 소화성궤양과 관련이 있다. 또한 소화불량 환자의 약 20%까지는 위식도역류질환이 있을 수 있으며 심지어 명확한 가슴쓰림이 없는 경우에도 위식도역류질환이 확인된다. 위암은 소화불량 환자의 1%에서 확인되지만, 55세 이하이며 단순한 소화불량을 호소하는 경우라면 위암은 극히 드물다. 비록 헬리코박터균 감염으로 인한 만성위염이 소화성궤양의 중요한 원인이지만, 소화성궤양이 없다면 헬리코박터균 감염이 소화불량의 원인이 되는 경우는 드물다.
췌장암과 만성췌장염이 소화불량을 일으키기도 한다. 기능성 소화불량증(Functional Dyspepsia)은 만성 소화불량의 가장 흔한 원인이다. 소화불량을 호소하는 환자들의 2/3 가량은 내시경 검사 후에도 뚜렷한 기질적 원인을 찾지 못한다.
이러한 환자들에서 소화불량은 내장감각의 민감도 증가, 위배출 운동의 지연, 음식에 대한 순응도 장애, 그리고 심리적 스트레스 등이 복합적으로 작용하여 일어나는 것으로 보인다. 비록 양성의 경과를 갖더라도 기능성 소화불량증은 만성적이고 치료가 어려울 수도 있다.

2. 위장출혈 GASTROINTESTINAL BLEEDING

급성 상부위장관출혈(Acute Upper Gastrointestinal Bleeding)은 토혈(선홍색 혈액 또는 커피 찌꺼기색 물질)을 하며 대부분의 경우에는 흑색변을 나타내나 대량의 상부 위장관 출혈에서는 혈변을 보인다. 내시경 검사는 진단을 위한 것일 뿐 아니라 치료에 이용될 수 있다

3. 위식도 역류질환 GASTROESOPHAGEAL REFLUX DISEASE

식사, 구부림, 또는 드러누움에 의해 악화될 수 있으며 합병증이 없는 전형적인 환자는 반드시 진단 검사가 필요하지 않다. 내시경 검사에서 역류성 식도염이 관찰되는 경우는 전체 환자 중 50% 미만이다. 비록 대부분 환자들은 가벼운 질환이지만, 식도 점막 손상(즉, 역류성 식도염)은 50%까지도 발생하고 더 중증합병증은 소수에서 발생한다.

3. 소장

형태구조

소장은 위와 대장 사이에 있다.

《 난경·사십사난》에 말하였다. "위의 아래쪽 입구를 유문이라 하고, 대장과 소장이 한데 붙어 있는 곳을 난문(闌門)이라고 한다."[1]

《영추·장위》에 말하였다. "소장(십이지장과 공장을 가리킴)의 뒷부분은 척추에 붙어 있고, 왼쪽으로 돌면서 포개어 쌓여 있다.……길이는 960cm이다."[2] 소장은 장간막에 의해 척추에 고정되어 있고, 왼쪽으로 돈다는 것을 설명한 것이다. 곧, 제2요추 왼쪽으로부터 오른쪽 천장관절 사이까지 비스듬히 뻗어 있기 때문에 활동도가 비교적 크다. 소장은 소화관 가운데 가장 긴 부분으로 위쪽 부분은 유문에서 시작하고 아래쪽 부분은 맹장에 이어져 있으며, 온 길이는 약 5~7m이고 결장이 에워싼 네모난 틀 속을 가득 채우고 있다.

위로부터 아래까지 십이지장·공장과 회장 세 부분으로 나눌 수 있다.

위산과의 접촉이 긴밀하기에 궤양이 잘 생기는 부위이다.

1) 십이지장은 'C'모양이며, 십이지장의 상부(또 십이지장구부라고도 함)·하행부와 하부 세 부분으로 나눌 수 있다. 십이지장구부의 장벽은 비교적 얇고 점막은 편편하고 반들반들하며, 위산과의 접촉이 긴밀하기에 궤양이 잘 생기는 부위이다. 십이지장의 하행부 뒤쪽 내벽에 십이지장유두가 있고, 그 꼭지 부분에 작은 구멍이 있는데 총담관과 췌관의 공동 개구로서 담즙과 췌액이 이곳으로부터 소장 속으로 들어간다. 십이지장과 공장이 맞닿은 곳에 트라이츠인대가 있는데 격막 모서리에 고정되어 있으며, 수술할 때 경계 지표로 삼을 수 있다.
2) 공장은 복강의 왼쪽 윗부분에 위치하고 있는데 관강이 비교적 크고 벽은 두꺼우며, 혈액공급이 풍부하다. 겉으로 보기에 분홍색을 띠고 장간막소장의 2/5를 차지한다.
3) 회장은 복강의 오른쪽 아랫부분에 위치하고 있는데 관강이 작고 벽은 얇으며, 색깔은 비교적 연하고 장간막소장의 3/5을 차지한다. 그러나 공장·회장은 경계 표지가 뚜렷하지 않다.

소장

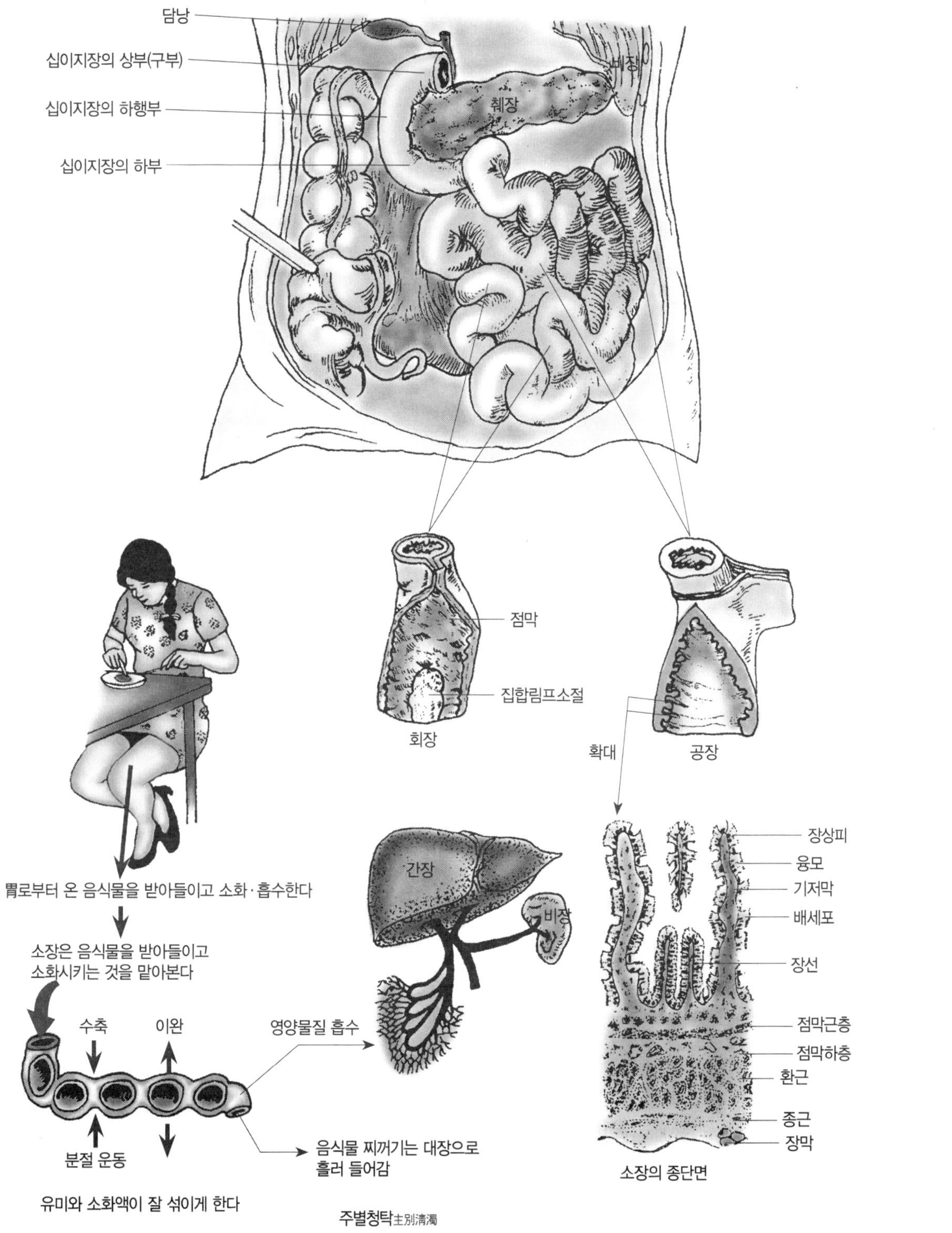
담낭
십이지장의 상부(구부)
십이지장의 하행부
십이지장의 하부
비장
췌장
점막
집합림프소절
회장
확대
공장
장상피
융모
기저막
배세포
장선
점막근층
점막하층
환근
종근
장막
소장의 종단면
胃로부터 온 음식물을 받아들이고 소화·흡수한다
소장은 음식물을 받아들이고
소화시키는 것을 맡아본다
수축
이완
분절 운동
유미와 소화액이 잘 섞이게 한다
영양물질 흡수
간장
비장
음식물 찌꺼기는 대장으로
흘러 들어감
주별청탁主別淸濁

소장벽은 안으로부터 밖으로 네 층으로 나눌 수 있다.

소화효소와 점액을 분비하여 음식물의 소화를 돕고 윤활 작용을 한다.

1) 점막층에는 아주 많은 윤상주름이 있고, 점막 표면에 매우 가늘고 작은 융모가 가득 덮여 있다. 융모와 주름은 장과 유미(乳糜)의 접촉 면적을 30배로 늘어나게 하여, 음식물의 충분한 소화와 흡수를 유리하게 한다. 점막상피는 아래쪽으로 옴폭 들어가 소장선을 형성하며, 소화효소와 점액을 분비하여 음식물의 소화를 돕고 윤활 작용을 한다. 장융모 속에는 아주 많은 모세혈관·유미관과 평활근섬유가 함유되어 있는데, 후자의 수축과 이완은 융모가 신축 운동을 하게 하고 영양물질의 흡수와 운반을 촉진한다.
2) 점막하층은 소성 결합조직으로 이루어졌다.
3) 근층은 내층이 윤상근이고, 외층이 종주근인 2층의 평활근으로 이루어졌다.
4) 외막은 장막이다.

생리기능

❶ 소장은 음식물을 받아들이고, 소화시키는 것을 맡아본다

《소문·영란비전론》에 말하였다. "소장의 기능은 음식물을 받아들인 후 곧바로 소화시켜, 영양물질은 흡수하여 온몸을 자양하고 찌꺼기는 대장으로 보내어 몸 밖으로 배출시키기에 음식물을 받아들이는 기관이라고 일컫는다."[3]

소장은 위(胃)로부터 들어온 음식물을 받아들이고 저장한 후, 담즙·췌액·소화액의 화학적 소화와 소장의 분절 운동과 연동을 받아 유미와 소화액이 잘 섞이도록 촉진하고 소장 내용물과 장점막의 접촉 기회를 늘리며, 맨 마지막에는 대체로 모두 흡수할 수 있는 소분자 물질로 변한 것을 융모의 모세혈관·유미관을 통해 흡수하는 것을 가리킨다.

음식물이 소장을 통과한 후 대부분의 소화 산물은 흡수되고, 단지 소화되지 않은 음식물 찌꺼기만 대장으로 밀어낸다.

만약 소장에 병변이 생겨 음식물의 받아들임과 저장에 영향을 주었을 뿐만 아니라 또 음식물의 소화·흡수에 영향을 주었다면 식욕부진·복부팽만·복통·묽은 변·병적 여윔 등 증상이 나타난다.

❷ 소장은 위 속에서 초보적으로 소화된 음식물을 받아서 영양물질과 찌꺼기로 분리한다

《의학입문·장부조분》에 말하였다. "소장의 위쪽 부분은 분문 부위와 이어져 있는데 음식물을 받아들이고 소화시키며, 그 찌꺼기를 운반하고 변형시킨다. 아래쪽 부분은 방광·에스상결장직장에 이어져 있는데 영양물질에서 찌꺼기를 분리하여 잘 통하게 한다."❹

이 문장의 뜻은 다음과 같다. 소장은 위가 초보적으로 소화시킨 음식물을 받아들여 한층 더 소화시켜서, 그 영양물질('청淸'의 부분)을 흡수한 후 비장의 운반·변형기능을 통하여 온몸 각 부분으로 운반한다. '탁濁'의 부분(소화 후의 찌꺼기)은 대장으로 흘러 들어가거나 방광으로 스며들어 대소변으로 변하여 배출된다. 만약 소장에 병변이 생겨 영양물질과 찌꺼기를 분리하지 못하면 설사·배뇨곤란·복통 등 증상이 나타난다.

문헌소개

❶ 《難經·四十四難》: "太倉下口爲幽門, 大腸小腸會爲門."

❷ 《靈樞·腸胃》: "小腸後附脊, 左環回周疊積."

❸ 《素問·靈蘭秘典論》: "小腸者, 受盛之官, 化物出焉."

❹ 《醫學入門·臟腑條分》: "小腸上接胃口, 受盛其糟粕傳化, 下達膀胱, 泌別其淸濁宣通."

임상 엿보기

소장 관련 질환들

1. 흡수장애

소장에서의 정상적인 소화와 흡수는 내강시기, 점막시기, 그리고 흡수시기의 세 가지 단계로 나뉘는데, 장관 내강의 소화 장애는 내강내에 불충분한 췌장 효소 또는 담즙산염 농도가 원인이다. 장관 내강내 담즙산염의 농도가 부족해지면 지방산과 단일 글리세라이드(monoglycerides)의 흡수장애로 경증의 지방변을 일으킨다.

2. 충수돌기염 Appendicitis

충수돌기염은 대변석, 염증, 이물질 또는 종양에 의해 충수돌기가 폐색되어 시작되는데 폐색은 내강의 압력을 증가시키고 정맥의 울혈, 감염, 그리고 내벽 혈관의 혈전을 일으킨다. 치료하지 않으면 괴저와 천공이 36시간 이내에 발생한다. 보통 애매한 복통으로 시작하는데, 종종 경련성 배꼽주위 통증이나 상복부 통증이 발생한다. 통증은 12시간 이내에 우하복부로 이동하고, 걷거나 기침할 때 악화되는 점진적 통증으로 발현한다. 거의 모든 환자들이 한 두 차례 구토와 함께 오심을 호소한다. 지속적인 구토 또는 복통이 시작되기 전에 시작한 구토는 충수돌기염이 아닌 다른 질환을 시사한다.

미열(섭씨 38도 이상)이 전형적이며 고열이나 떨림은 다른 병이거나 충수돌기 천공을 시사한다. 신체검사에서 우하복부에 국한된 압통은 복부경계를 동반하며 하나의 손가락으로 부드럽게 촉진을 해도 분명하게 압통이 나타난다. 기침을 하게 하면 환자들은 통증이 있는 부위를 정확하게 가리키는데 복막자극 징후이다. 가벼운 타진도 역시 통증을 일으킨다. 비록 반발통도 존재하지만 상기 징후가 존재한다면 반발통을 반드시 확인할 필요는 없다. 천공은 36시간 이상 지속된 통증, 고열, 미만성 복부압통 또는 복막자극 징후, 촉진되는 복부 종괴, 상당한 백혈구 증가증이 있는 환자에서 의심해 보아야 하는데 충수돌기염 환자들의 20%에서 일어난다.

4. 대장

형태구조

대장은 소화관의 끝 부분이다. 《난경·사십이난》에 말하였다. "대장은 무게가 1.5kg이고 길이는 630cm이며, 너비는 12cm이고 지름은 3cm이다. ……곡식은 1말 가량 담을 수 있고, 물은 7되 반가량 담을 수 있다."❶ 《난경·사십사난》에 말하였다. "대장과 소장이 한데 붙어 있는 곳을 난문(闌門)이라고 하며, 맨 아래 끝을 백문(魄門)이라고 한다."❷

이 문장 속의 '난문'은 회맹판을 가리키고, '백문'은 항문을 가리킨다. 대장의 시작과 끝·무게·길이의 묘사에 관한 것들은 현대 해부학의 기록과 거의 같다. 대장은 우장골와 속에서 시작하여 회장까지 이르는데 온 코스는 네모난 틀과 같으며, 공장·회장의 둘레를 둘러싸고 맨 끝머리는 항문에서 끝난다. 온 길이는 1.5~1.8m이다.

대장의 해부학적 형태에 세 가지 특징이 있다.

1) 너비가 약 1cm이고 장벽에 의해 더욱 두꺼워진 세 가닥의 종근으로 이루어진 결장뉴가 있다.
2) 결장뉴가 장관의 길이보다 짧기 때문에 장관이 주머니같이 부풀어 삐져나와 있으며, 두 개의 결장팽기(結腸膨起) 사이의 점막이 속으로 돌출하여 결장반월주름을 형성하였는데, 이곳의 환근은 비교적 발달하였다.
3) 결장 표면에 결장뉴를 따라 크기가 다른 아주 많은 지방 돌기가 흩어져 있는데 복막수라고 한다.

이상의 특징은 대장과 소장을 구별하는 지표이다. 대장과 소장이 맞닿은 곳(난문)에서 결장점막은 위·아래 두 개의 입술 모양 주름을 형성하는데 회맹판이라고 한다.

이 판(瓣)은 결장 내용물이 회장으로 역류하는 것을 막는 작용을 가지고 있으며, 또한 이곳의 환근은 아주 두꺼워서 괄약근 작용을 하고 소장 내의 유미(미즙)가 너무 빠르게 대장으로 들어가는 것을 조절하여, 유미가 소장 내에서 충분히 소화·흡수되게끔 도와준다.

> 이 판(瓣)은 결장 내용물이 회장으로 역류하는 것을 막는 작용을 가지고 있다.

난문 아래쪽의 결장맹단(結腸盲端)을 맹장이라고 하며, 그 아래 끝 뒤쪽 내측벽이 내뻗은 것이 마치 지렁이와 같은 관 모양의 기관인데, 곧 충수이다. 난문의 위쪽은 결장인데 그것의 뻗은 방향과 위치에 따라 상행결장·횡행결장·하행결장·에스상결장과 직장으로 구분하여 일컫는다.

대장벽은 안으로부터 밖으로 점막·점막하층·근층과 외막 네 층으로 나누어진다.

1) 점막에는 결장반월주름이 있고 융모는 없으며, 고유막 속에 장선이 발달하여 있는데 대량으로 점액을 분비하여 점막을 보호하고, 장관을 윤활하게 하는 작용을 한다. 보통 소화작용은 없다.
2) 점막하층은 소성 결합조직으로 이루어졌다.
3) 근층은 내층이 윤상근이고, 외층이 종주근인 2층의 평활근으로 이루어졌다.
4) 외막은 장막 또는 섬유막이다. 직장은 골반저에 있으며, 그 윗부분의 장강팽대(腸腔膨大)를 직장팽대부라고 일컫는다. 이곳에서 2~3개의 반달 모양 가로주름을 볼 수 있는데 에스상결장 경검사를 할 때 비교적 쉽게 손상된다. 골반격막 아래 길이 약 3~4cm 가량의 오므라들어 좁아진 부분을 항문관이라고 일컫는다. 이 곳의 점막은 6~10개의 세로주름을 형성하는데 직장주라고 일컫는다. 각 주(柱)의 아래 끝 사이는 반월주름으로 이어져 있으며, 개구 위쪽으로 얕은 오목 부분을 이루는데 직장동이라고 한다. 이 동(洞) 속에 늘 대변이 쌓여 있어 감염을 쉽게 유발한다. 직장동과 직장주 아래 끝을 이어 주는 톱니 모양의 선을 치상선이라고 한다. 이 선(線)은 점막과 피부의 이행부이다. 선 위쪽은 원주상피인데 자율 신경의 지배를 받고 통각이 없으며, 형성하는 치핵은 내치핵이다. 선 아래쪽은 중층편평상피인데 척수신경의 지배를 받고 통각이 있으며, 형성하는 치핵은 외치핵이다.

이 동(洞) 속에 늘 대변이 쌓여 있어 감염을 쉽게 유발한다.

생리기능

❶ 대장은 찌꺼기를 운반하고 변형시키는 것을 관장한다

《소문·영란비전론》에 말하였다. "대장의 작용은 대변을 배출하는 것이다. 흡수를 거친 음식물은 대장에 이르러서 찌꺼기로 변하여 배출되기 때문에 운반하고 변형시키는 기관이라고 한다."❸

대장

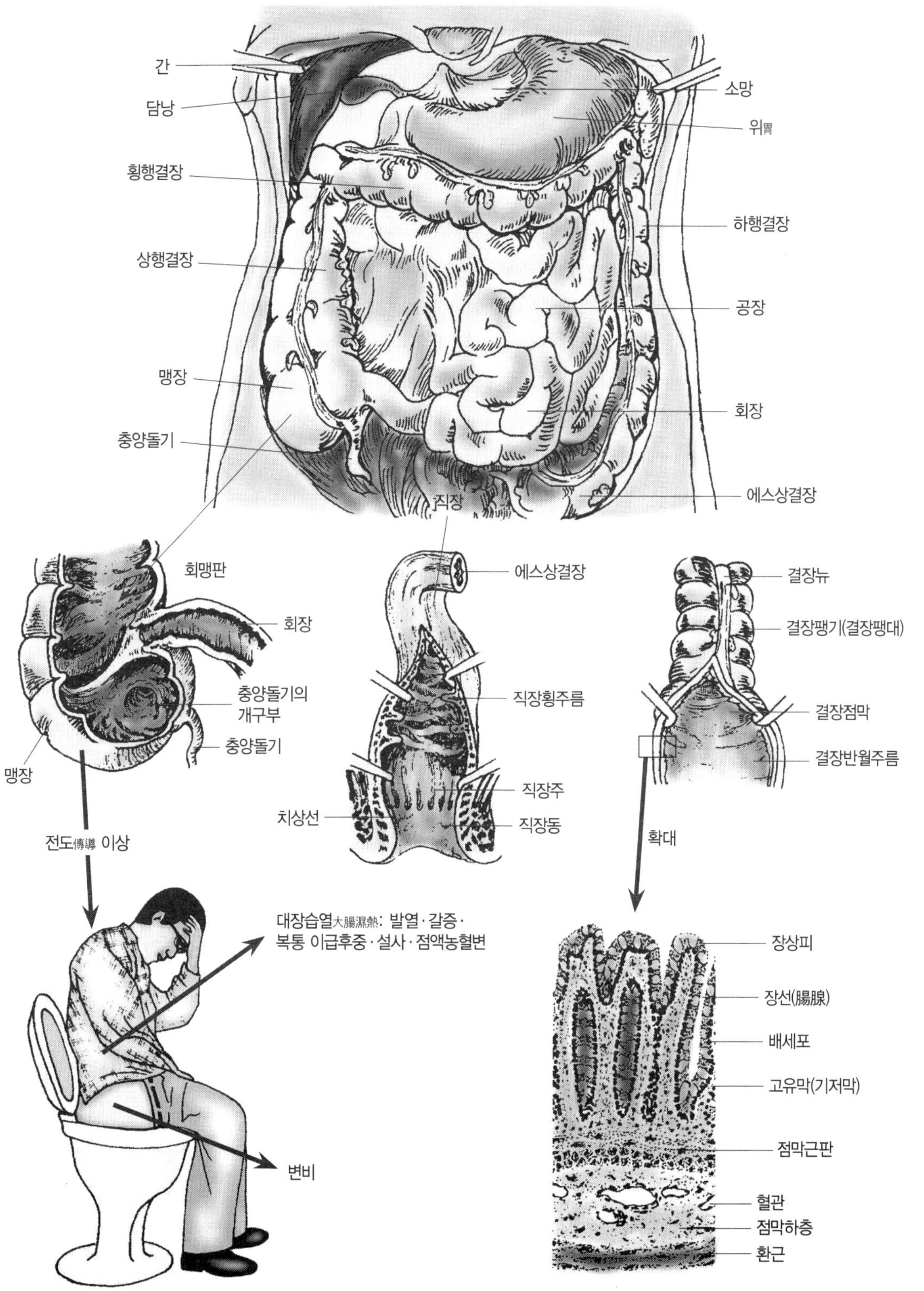
간
담낭
횡행결장
상행결장
맹장
충양돌기
소망
위胃
하행결장
공장
회장
에스상결장
직장
회맹판
회장
충양돌기의
개구부
충양돌기
맹장
에스상결장
직장횡주름
직장주
치상선
직장동
결장뉴
결장팽기(결장팽대)
결장점막
결장반월주름
전도傳導 이상
확대
대장습열大腸濕熱: 발열 · 갈증 ·
복통 이급후중 · 설사 · 점액농혈변
변비
장상피
장선(腸腺)
배세포
고유막(기저막)
점막근판
혈관
점막하층
환근

대장은 소장으로부터 음식물의 남은 찌꺼기를 받아들여 운반하고 변형시키는 것을 맡아보는 기관이라는 것을 명백히 설명하였다.

"변화출언變化出焉"이란 음식물의 남은 찌꺼기를 장 속에서 계속 수분을 흡수하고, 동시에 세균의 발효와 부패를 통해 대변으로 변형시키는 것을 가리킨다.

만일 대변을 운반하는 생리 기능이 비정상으로 되면 다음과 같은 병변이 나타날 수 있다.

1) 장결(腸結·급성 장폐색증)에 구토물·동통·복부팽만·변비 등 네 가지 주요한 증상이 나타난다.
2) 습열사(濕熱邪)가 대장에 쌓이면 발열·설사·이질·복통 등 증상이 나타난다.
3) 대장의 체액이 부족해지면 변비·복부팽만과 복통 등의 증상이 나타난다.
4) 대장무력증에 묽은 똥·복통과 대변본 후의 탈항 등이 나타난다.

❷ 대변을 일시적으로 저장하고 배변한다

대장의 운동은 적고 느리며, 연동(蠕動)도 비교적 약하다. 이것은 대변을 일시적으로 저장하고 수분을 흡수하는 데 유리하다. 그리고 연동이 세고 내용물을 빠르게 내보내는 연동 운동을 집단 운동이라고 한다.

그것은 횡행결장의 가운데 부분으로부터 시작하며, 대변을 신속하게 하행결장·에스상결장으로 밀어보낸다. 대변이 직장을 확장할 때 배변반사를 일으키며, 만약 조건이 허락되면 배변이 나타난다.

문헌소개

❶ 《難經·四十二難》: "大腸重二斤十二兩, 長二丈一尺, 廣四寸, 徑一寸, ……盛穀一斗, 水七升半。"

❷ 《難經·四十四難》: "大腸小腸會爲門, 下極爲魄門。"

❸ 《素問·靈蘭秘典論》: "大腸者, 傳導之官, 變化出焉。"

대장 관련 질환들 1

1. 변비 Constipation

변비는 성인의 10~15%에서 일어나고 의학적 조언을 구하는 흔한 이유이다. 대부분의 환자들은 어떤 구조적인 이상이나 전신질환이 없이 변비를 호소하는데 이들중 일부는 정상 대장통과시간이 대략 35시간인데 반해 72시간을 초과하는 느린 대장통과시간을 갖거나 또는 항문직장 기능의 이상을 보이게 되고 적은 배변 횟수와 비정상 가스 팽만으로 불편해한다. 또한, 전신성 질환, 약물, 폐쇄성 대장 병변도 변비를 일으킬 수 있는데 전신성 질환은 장의 신경학적 장애, 근병증, 내분비질환, 또는 전해질 이상(고칼슘혈증 또는 저칼륨혈증)을 통하여 변비의 원인이 된다. 항콜린제 또는 마약성 진통제와 같은 약물의 부작용도 때때로 변비를 유발한다. 종양 또는 협착과 같이 대변의 통과를 막는 대장의 병변은 드물지만 이러한 질환도 새롭게 발생한 변비에서는 중요한 원인이다.

만성변비를 치료하기 위해서는 우선 좋지않은 정신사회적인 문제가 있다면 이것을 파악하고 상담해 주어야 하고 규칙적인 배변 시간, 적당한 배변 자세와 복압 만들기 등을 포함한 정상적 배변기능의 수행과 최적의 배변 습관에 관한 교육을 시행함과 더불어 식이섬유 섭취가 강조되어야 하고 필요하면 섬유질 보충제를 처방한다. 식이요법과 생활습관의 교정을 하였음에도 효과가 없는 변비에 대해서는 설사제(Laxatives)를 간헐적, 또는 장기간 처방된다.

2. 설사 Diarrhea

설사는 소화 분비와 흡수의 과정상 대략 10L의 체액이 매일 십이지장으로 유입되고 그 중 1.5L를 제외한 모두가 소장에서 흡수되고 이어서 대장으로 유입된 수분도 대부분이 흡수되어 200mL 미만이 대변과 함께 배설되는 것이 정상인데 반해 대변의 무게가 하루에 200~300g 보다 많은 경우, 또는 배변 횟수가 증가(하루에 3회 보다 많은 배변)하거나 대변의 무르기가 증가한 경우를 말한다. 갑자기 발생해서 2주 이내로 호전되는 설사를 급성설사라고 하는데 감염성 물질, 세균성 독소 또는 약물에 의한 것이 가장 흔하다. 배꼽 주위로 경련성 통증이 있고 가스팽만, 오심과 구토의 증상을 호소하고 혈액이 섞이지 않은 수양성 설사는 독소 생산 세균이나 바이러스 또는 편모충증과 같은 기타 원인에 의해 소장의 정상적 흡수와 분비 과정이 붕괴되어 발생한다. 또, 발열과 혈성설사는 침윤 또는 독소(toxin)에 의한 대장 조직의 손상을 의미한다.

급성 비염증성 설사를 보이는 환자에서 대부분은 질병의 경과가 가볍고 쉽게 호전 되어 간단한 수액공급과 지사제 처방으로 5일 이내에 설사가 반응을 보이므로 진단적 검사가 꼭 필요한 것은 아니다.

단, 신속한 검사가 필요한 경우는

① 38.5℃를 초과하는 고열, 혈성설사 혹은 복통과 같이 염증성 설사의 징후가 있는 경우,

② 형태가 없는 대변을 하루동안 6회 이상 보는 경우,

③ 심한 수양상의 설사와 탈수,

④ 고령의 허약한 환자,

⑤ 면역이 저하된 환자(AIDS 환자나 장기이식 후 상태)

⑥ 원내감염에 의한 설사(증상발현이 입원 후 3일이 지나서 발병한 경우)이다.

치료는 대부분의 가벼운 설사는 환자가 탄수화물과 전해질을 포함한 물을 경구로 적당히 마실 수만 있으면 탈수가 일어나지 않지만 어린이, 허약자, 그리고 노인에서 중증의 설사는 빠르게 탈수를 일으킬 수 있으므로 가능하면 우선 포도당, 나트륨, 칼륨, 클로라이드, 중탄산, 또는 시트르산(citrate)이 포함된 수액을 경구로 섭취하게 하는 것이 좋다. 또, 지사제는 환자의 불편함을 덜어주기 위해 경증에서 중등도의 설사를 보이는 환자에게 안전하게 사용할 수 있다.

대장 관련 질환들 2

3. 과민성장증후군

과민성 장증후군은 3개월 이상 연속적이거나 간헐적인 만성 하복부 증상과 대장과 관련된 증상호소들을 조합한 특발성 임상적 질환으로

① 배변에 의해 호전되는 것,
② 대변 빈도의 변화와 연관이 있는 증상의 시작,
③ 대변 형태의 변화와 연관이 있는 증상의 시작.

등의 3가지 소견 중에서 2가지를 갖는 복부 불편감이나 통증이다.

그외에 대변 빈도의 이상(하루에 3회보다 많거나 일주일에 3회보다 적은 경우), 대변 형태의 이상(덩이지기, 단단해지기, 무르거나 수양성), 대변 통과의 이상(과도한 힘주기, 절박성 또는 잔변감), 점액의 배설, 가스팽만 또는 복부 팽만의 느낌 등이 있고 소화불량, 흉골하작열감, 흉통, 두통, 피로감, 근육통, 비뇨기과적 기능이상, 생식기계 증상, 불안, 또는 우울과 같은 신체적 또는 심리적 불편함을 호소하기도 한다. 발병의 기전은 비정상 운동(Abnormal Mortility), 내장 과민성(Visceral Hypersensitivity), 장 감염(Enteric Infection), 정신사회적 이상(Psychosocial Abnormality)이다. 가장 중요한 치료는 인생의 주요 사건들이나 최근 정신사회적 스트레스 요인들, 식사나 약물의 변화, 중증 기저질환에 대한 걱정, 그리고 삶의 질 저하나 일상 생활에 장애 등에 대해 안심시켜주고 내장 운동 및 감각 예민도의 변화는 환경적, 사회적 또는 심리적 요소들에 의해 악화될 수 있음을 알려주는 교육 및 심리적 지지를 해주는 것이다. 식이치료를 병행하며 약물처치를 하여준다.

5. 방광

형태구조

방광(膀胱)의 다른 이름은 요포(尿胞)·정부(淨府)·수부(水府)·옥해(玉海)·포(脬)이며, 근육성 주머니 모양의 오줌을 저장하는 기관이다.

《난경·사십이난》에 말하였다. "방광의 무게는 335g이고 세로 너비는 27cm이며, 오줌을 9되 9홉 가량 담을 수 있다."❶ 방광은 아랫배에 위치하고 있으며, 오줌을 저장하고 배출하는 기관이라는 것을 명백히 설명하였다. 성인의 평균 용량은 약350~500ml이다.

《유경도익(類經圖翼)》에 말하였다. "방광은 제19척추 부위에 있는데 신장의 아래쪽, 대장의 앞쪽에 위치하고 있으며, 아래쪽에 구멍이 있다."❷ 정상 성인의 방광은 비어 있을 때 골반강에 위치하고 있는데 천골·미골의 앞쪽이다. 남자의 방광 뒤쪽은 정낭과 직장이고, 여자의 방광은 자궁과 직장의 앞쪽에 위치하고 있다. 방광 아래쪽의 구멍은 방광저의 방광삼각 앞 아래쪽에 있는 내요도구이다.

《의학입문·장부조분》에 말하였다. "방광 위쪽에 있는 구멍의 너비는 7.5cm이며, ……나가는 구멍이 없다."❸ 방광 위쪽에 구멍이 두 개 있는데, 곧 좌·우의 요관구이다. 여기에서 말한 "上口濶二寸半"은 좌·우 요관구 사이의 거리를 가리켜 말한 것이다. "無出竅也"는 아마도 틀린 말 같다.

방광벽의 구조는 3층으로 나누어진다.

1) 점막층은 이행상피와 고유막(기저막)으로 이루어졌다. 점막은 아주 많은 주름을 형성하는데 방광이 가득 차 있을 때는 주름이 없어진다. 이와 같은 구조는 방광의 신축성을 풍부하게 한다. 방광저에 하나의 삼각이 있는데 방광삼각이라고 일컫는다. 이 부분의 점막은 비어 있든지 가득 차 있든지 상관없이 모두 주름이 없으며, 이 삼각은 종양 또는 결핵이 잘 생기는 부위이다. 또한 이곳은 방광경검사를 할 때 내부에서 정위(定位)하는 지표이다.

> 이 삼각은 종양 또는 결핵이 잘 생기는 부위이다.

2) 근층은 비교적 두껍다. 내층과 외층은 종주근이고 중간층이 윤주근인 3층으로 이루어졌으며, 배뇨 때 수축하므로 배뇨근이라고 일컫

는다. 내요도구에서 근육이 교차하면서 둘레를 둘러싸 방광 내 괄약근을 구성한다.

3) 외막은 대부분 섬유막이며, 다만 방광첨 부근에 장막이 덮여 있다.

생리기능

❶ 방광은 진액(津液·오줌)을 저장하는 것을 맡아본다

《소문·영란비전론》에 말하였다. "삼초(三焦)의 체액은 모두 방광으로부터 배출된다. 방광은 삼초의 수액(水液)이 모이는 곳이기 때문에 저장소 역할을 하는 기관이라고 하며, 진액(津液)을 저장한다. 그러나 진액이 방광 내에 저장되어 있을지라도 스스로 배출하지 못하며, 반드시 신양(腎陽)의 기화(氣化) 작용(배뇨 기능)에 의지해야 오줌으로 변형시켜 체외로 배출할 수 있다."[4]

《중장경(中藏經)》에 말하였다. "방광은 진액을 저장하는 기관이다. 신장과 서로 표리 관계에 있으며, 흔히 오줌통이라고 하고 딴 이름은 옥해(玉海)이다."[5] 방광이 진액을 저장하는 기능이 있음을 지적하였다.

여기서의 '진액'은 체액과 대사산물을 가리키며, 위·비장·폐장·삼초 등 장부의 작용을 통하여 변화 발생한 영양물질을 가리키지 않는다.

그 때문에 《영추·오륭진액별》에 말하였다. "체액이 아래로 흘러 방광에 저장되며, 오줌과 기(氣)로 변하여 체외로 배출된다."[6] 여기서의 '뇨(溺)'는 오줌이다. 氣는 오줌 속에 함유되어 있는 용질(solute)을 가리키는 것 같다.

청대(淸代)의 의학자인 장지총(張志聰)은 해석하였다. "기(氣)는 …… 태양(太陽·방광)의 기(氣)를 변화 발생시킨다."[7] 방광은 오줌을 저장하는 기관이므로 방광과 신장의 기능 활동이 약해질 때 진액의 대사 장애가 나타나며, 아랫배가 더부룩함·배뇨곤란·수종 등 증상을 볼 수 있다.

❷ 방광은 오줌을 배출하는 것을 맡아본다

배뇨는 하나의 복잡한 반사과정이다. 신장은 끊임없이 오줌을 생성하지만 방광의 배뇨는 간헐적이다. 방광 내에 오줌이 400ml 가량 저장되었을 때 방광 내 압력이 높아져 방광압력수용체를 자극하고, 골반신경을

방광

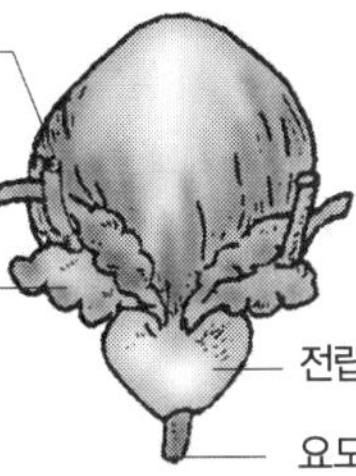

방광의 뒷면

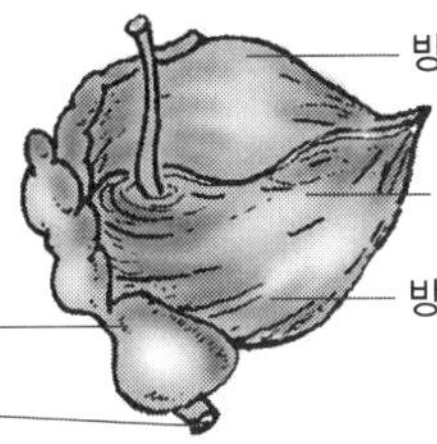

가득 차 있을 때의 방광

주장진액主藏津液

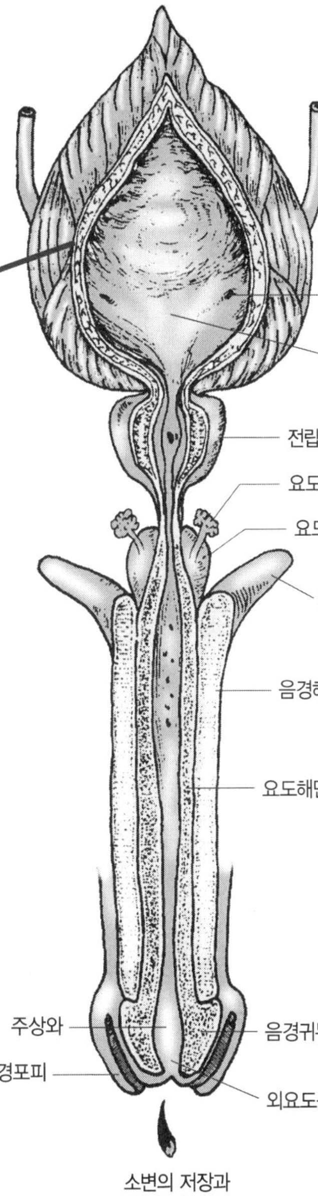

소변의 저장과
배설을 맡아봄

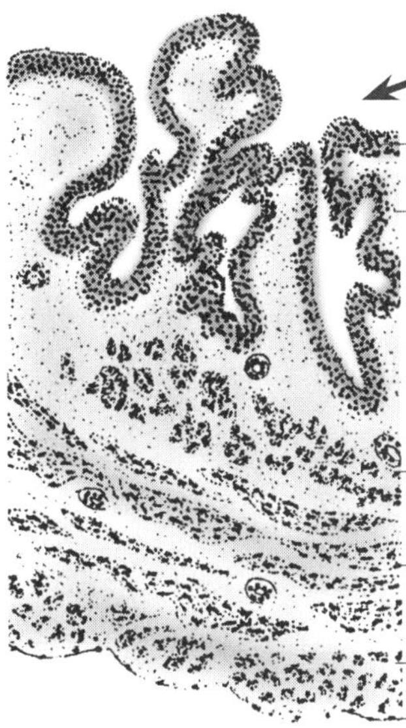

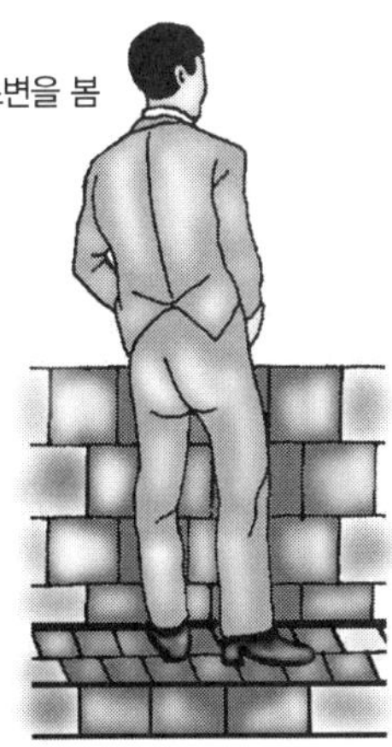

소변기에 소변을 봄

요량이상 { 다뇨, 핍뇨, 무뇨

요색이상 { 혈뇨, 유미뇨, 혼탁뇨

배뇨장애 { 오줌을 질금질금 쌈, 요저류

통해 요수와 천수의 초급(初級) 배뇨중추에 들어옴과 동시에 위로 대뇌피질에 전달되어 요의를 일으킨다. 그리고 나서 대뇌피질로부터 아래로 명령을 내려 골반신경을 흥분시켜, 방광의 벽을 수축시키고 방광 내 괄약근을 이완시켜 배뇨를 촉성한다. 이와 같이 복잡한 반사의 전 과정을 한의에서는 '삼초기화(三焦氣化)'로 개괄하였다.

《유증치재·소변불통》에 말하였다. "방광은 오줌을 저장하는 기능을 맡아보는데, 반드시 삼초(三焦)의 체액을 조절하는 기능을 통해서만 오줌을 체외로 배출할 수 있다."❽

《소문·영란비전론》에 말하였다. "삼초는 인체 내에 있는 데 온몸의 체액이 운행하는 통로이다. 바깥쪽 부분의 피부와 근육, 안쪽 부분의 장부의 모든 수도(水道)의 통행은 모두 삼초에서 관리하기 때문에 그것을 수도를 소통시키고 체액을 운행시키는 기관이라고 한다."❾

여기서의 삼초는 일반적으로 체액이 통행하는 통로를 가리키며, 방광에 저장되어 있는 오줌은 삼초의 체액을 조절하는 기능에 의해서만 요도를 거쳐 체외로 배출된다는 뜻이다.

만약 방광의 기능 활동이 약해지면 유뇨증이 나타나고, 습열사(濕熱邪)가 방광에 쌓이면 요의빈삭·요의긴박·배뇨통·혼탁뇨·혈뇨 또는 요로결석증 등이 나타난다.

문헌소개

❶ 《難經·四十二難》: "膀胱重九兩二銖, 縱廣九寸, 盛溺九升九合。"

❷ 《類經圖翼》: "膀胱當十九椎, 居腎之下, 大腸之前, 有下口。"

❸ 《醫學入門·臟腑條分》: "膀胱上口濶二寸半……無出竅也。"

❹ 《素問·靈蘭秘典論》: "膀胱者, 州都之官, 津液藏焉, 氣化則能出矣。"

❺ 《中藏經》: "膀胱者, 津液之腑也, 與腎相表裏, 號水槽, 名玉海也。"

❻ 《靈樞·五癃津液別》: "水下留于膀胱, 則爲溺與氣。"

❼ 張志聰《靈樞》注: "氣者, ……化生太陽之氣也。"

❽ 《類證治裁·小便不通》: "是知膀胱主藏溺, 必待三焦氣化, 乃能出水也。"

❾ 《素問·靈蘭秘典論》: "三焦者, 決瀆之官, 水道出焉。"

임상 엿보기

방광 관련 질환들 1

1. 혈뇨 Hematuria

육안적 또는 현미경적 혈뇨가 있는 환자에서 상부요로이상(신장과 요관)이 10%를 차지하는데 이중 결석이 40%, 내과적 신질환(해면신, 사구체신염, 유두괴사)이 20%, 신세포암이 10%, 요관이나 신우의 요로상피성 세포암이 5%를 차지한다. 감염의 증거가 없는 경우 하부요로 이상으로 인한 육안적 혈뇨의 가장 흔한 원인은 방광의 요로상피성 세포암이다. 또한 남성에서 현미경적 혈뇨의 가장 흔한 원인은 전립샘 비대증이다.

2. 급성 방광염 Acute Cystitis

급성 방광염은 대장균군(특히 E.coli)이나 그람양성균(장알균 enterococci)에 의한 요도로부터의 상행감염에 주로 기인하는데 빈뇨, 긴박뇨, 배뇨통 등 배뇨자극증상과 치골상부 불쾌감이 흔한 증상이며 여성들에서는 육안적 혈뇨가 발생할 수 있고 성행위 후에 증상이 발생할 수도 있다. 소변 검사에서는 농뇨와 세균뇨 그리고 혈뇨가 보일 수 있다. 치료에 있어서 감염증은 항생제 치료에 빠르게 반응한다. 치료에 반응이 없을 시는 선택한 항생제에 내성이 있는 균이거나, 혹은 해부학적 이상이 있는지 추가적인 검사가 필요하다.

3. 급성 신우신염 Acute Pyelonephritis

급성 신우신염은 신실질과 신우를 침범하는 감염성 염증질환으로 열, 오한, 옆구리 통증, 배뇨자극 증상(긴박뇨, 빈뇨, 배뇨통) 등이 보이고, 오심, 구토 및 설사도 흔히 동반된다. 발열과 빈맥 등의 징후도 관찰되고 옆구리 압통이 저명하다. 혈액검사상 백혈구가 증가하고 소변검사에서는 농뇨와 세균뇨 그리고 혈뇨도 관찰된다. 건강한 성인의 경우 예후도 양호하고 신기능은 완전히 회복 가능하지만 다른 신질환이 동반된 경우 신장흉터나 만성 신우신염을 유발할 수 있다.

4. 요로결석질환 Urinary Stone Disease

요로결석은 다양한 양의 결정질과 소량의 유기질로 이루어진 다결정질의 응집체로 흔히 산통을 유발한다. 통증은 갑자기 발생하게 되고 자다가 통증 때문에 깨는 경우도 있다. 흔히 심한 통증이 옆구리에 국한되어 나타나고 오심과 구토가 동반되는 경우도 있다. 급성 복증 환자들과는 대조적으로 환자들은 끊임없이 움직인다. 통증은 일시적으로 발생할 수도 있고 전복부쪽으로 방사되기도 한다.

결석이 요관을 따라 밑으로 이동하면서 고환이나 대음순으로 통증이 방사되고 결석이 요관 방광 이행부에 박히게 되면 빈뇨와 긴박뇨를 호소하게 된다. 결석의 크기는 증상의 정도와 무관하다. 소변검사상 대부분 현미경적 또는 육안적 혈뇨가 나타나고 복부단순촬영과 신초음파검사로 대부분의 결석들의 진단이 가능하다. 요로결석의 재발율을 줄이기 위해서 이전보다 수분섭취를 2배가량 늘이는 것을 권하는데 특히 식사 중 그리고 매 식사 후 2시간 수분섭취를 권장한다.

5. 전립샘염 Prostatitis

비세균성 전립샘염은 전립샘 염증질환 중 가장 흔하지만 원인은 알려져 있지 않다. 증상은 회음부, 엉치부위, 치골상부의 통증이나 열, 배뇨자극 증상 등이 흔하다. 급성염증으로 인해 전립샘이 부어 폐쇄성 증상이 나타날 수도 있고 요축적까지 발생할 수 있다. 신체검사 상 고열과 함께 따뜻하고 때로는 심한 압통을 동반한 전립샘이 확인될 수 있다. 항생제 치료가 필요하고 증상이 성가시고 반복되지만 심각할 정도의 후유증이 남는 경우는 없다.

임상 엿보기

방광 관련 질환들 2

6. 전립샘 비대증 Benign Prostatic Hyperplasia

전립샘 비대증은 남성에서 가장 흔한 양성종양이고, 나이에 따라 빈도가 증가하는데 그 증상은 배뇨지연, 소변 줄기가 가늘어지거나 약해지는 것, 잔뇨감, 이중 배뇨(배뇨후 2시간 이내에 다시 소변을 보는것), 배뇨 시 과도한 힘주기, 배뇨 후 방울 떨어짐 등의 폐쇄성 증상과 긴박뇨와 빈뇨, 야간뇨의 자극성 증상이 있다.
진찰시 전립샘과는 관계없는 요로감염, 신경인성 방광, 요도협착 등 증상을 유발할 수 있는 다른 원인들을 배제하여야 한다. 치료에 있어서는 자연적으로 호전되거나 증상소실이 일어날 수 있다.

6. 삼초

형태구조

삼초(三焦)는 한의에서 육부의 하나로 인체의 가장 큰 부(腑)이며, 상초(上焦)·중초(中焦)·하초(下焦) 세 부분의 통칭이다.

《유경(類經)》에서 삼초에 대하여 말하였다. "장부(臟腑)의 바깥 둘레, 인체의 안에 있으면서 모든 장기를 포괄하는 흉막복막강의 가장 큰 부(腑)이다."❶ 장부의 바깥쪽에 위치하고 있기 때문에 외부(外腑)·고부(孤腑)라고도 불렸다.

《영추·영위생회》에 말하였다. "상초의 기(氣)의 분포는 위(胃)의 위쪽 입구로부터 출발하여 식도를 따라 아래로 내려가 횡격막을 통과하여 가슴속에 퍼진다."·"중초의 기(氣)의 분포도 상초와 같이 위(胃) 속에서 출발하지만 그 기의 출발 시간이 상초 다음이다."·"하초는 주로 대소변을 배설하는 기능을 맡아하는 데 음식물의 찌꺼기를 영양물질과 분리하여 회장으로 운반한 후 항문으로 배출시키며, 한편 체액이 방광으로 흘러 들어가는데 체액이 방광으로 흘러드는 것은 시나브로 스며든다."❷

《난경·삼십일난》에 말하였다. "삼초는 음식물의 통로이고, 기(氣)의 기능 활동의 처음과 끝이다."❸

《소문·영란비전론》에 말하였다. "삼초는 인체 내에 있는데 온몸의 체액이 운행하는 통로이다. 바깥쪽 부분의 피부와 근육, 안쪽 부분의 장부의 모든 수도(水道)의 통행은 모두 삼초에서 관리하기 때문에, 그것을 수도를 소통시키고 체액을 운행시키는 기관이라고 한다."❹

> 그것의 기능은 모든 기를 관장하고 수도(水道)를 소통시킨다.

상술한 논술은 대체로 인체를 관할하는 장부를 상·중·하 세 부분으로 나눈 것이다. 인후로부터 횡격막까지는 상초에, 윗배는 중초에, 아랫배와 외생식기·항문은 하초에 속한다. 그것의 기능은 모든 기를 관장하고 수도(水道)를 소통시킨다.

현대 의학에는 '삼초'의 이름이 없지만 많은 학자들의 연구 토론을 불러일으켰으며, '흉막복막강설'은 사람들로 하여금 믿고 따르도록 하였는데 그 학설의 요점은 다음과 같다.

인체의 흉막복막강은 곧 한의학의 삼초로서 흉막복막강의 가장 큰 부

(腑)이고 인체의 안에 위치하고 있으며, 모든 장기를 포괄하고 장부의 바깥쪽에 있는 공간이다.

흉막복막강은 횡격막에 의하여 흉강과 복강으로 구분된다. 복강은 복막에 의하여 복막내강과 복막후강으로 구분된다. 흉강은 상초에 상당하는데 위쪽 경계는 구강인두이고 아래쪽 경계는 횡격막이며, 안에 심장·폐장·심포 세 장부를 포괄하고 있는 외에 또 심장에 출입하는 대혈관·기관·기관지·신경과 흉관 등 혈액·기·음식물이 통행하는 통로를 포괄한다.

복막내강은 중초로서 위쪽 경계는 횡격막이고 아래쪽 경계는 하복막이며, 안에 비장·위·간장·담낭·소장 등 다섯 장부를 포괄한다. 복막후강은 하초로서 위쪽 경계는 하복막과 횡격막의 뒷부분이고 아래쪽 경계는 항문거근·미골로 이루어졌으며, 포괄하는 조직은 신장·부신·방광·대장 등 장부 외에 또 요관·복대동맥·하대정맥·복강신경총과 요교감신경간 등 체액이 통행하는 통로·혈액이 운행하는 통로·기가 운행하는 통로도 포괄하고 있다.

간장은 해부 위치에 의하면 복막내강에 위치하고 있지만, 그것의 생리·병리는 신장과 밀접한 관계가 있기 때문에 예로부터 '간신동원(肝腎同源)'이라는 학설이 있다. 그러므로 간과 신장은 모두 하초에 속한다.

생리기능

❶ 삼초는 모든 기를 관장하고, 인체의 기화(氣化) 작용을 맡아본다

한의학에서는 신장에서 변화 발생한 원기(元氣)는 생명 활동의 원동력으로서 반드시 삼초의 통로를 통해 온몸으로 흩어져 퍼지며, 이로써 각 장부·조직·기관의 기능 활동을 북돋우고 따뜻하게 하며, 영양을 공급하고 촉진시킨다고 생각하였다.

그 때문에 《난경·육십육난》에 말하였다. "삼초는 원기(原氣)를 사용하는 특이한 부(腑)로서, 그것의 주요 기능은 세 종류의 기(종기宗氣·영기營氣·위기衛氣)를 통행시켜 오장 육부의 사이에 퍼뜨리는 것이다."❺

'원기'란 현대 의학의 신경호르몬조절계에 상당한다.(상세한 것은 생리학과 관련 있는 내용을 보라)

'원기'란 현대 의학의 신경호르몬 조절계에 상당한다.

삼

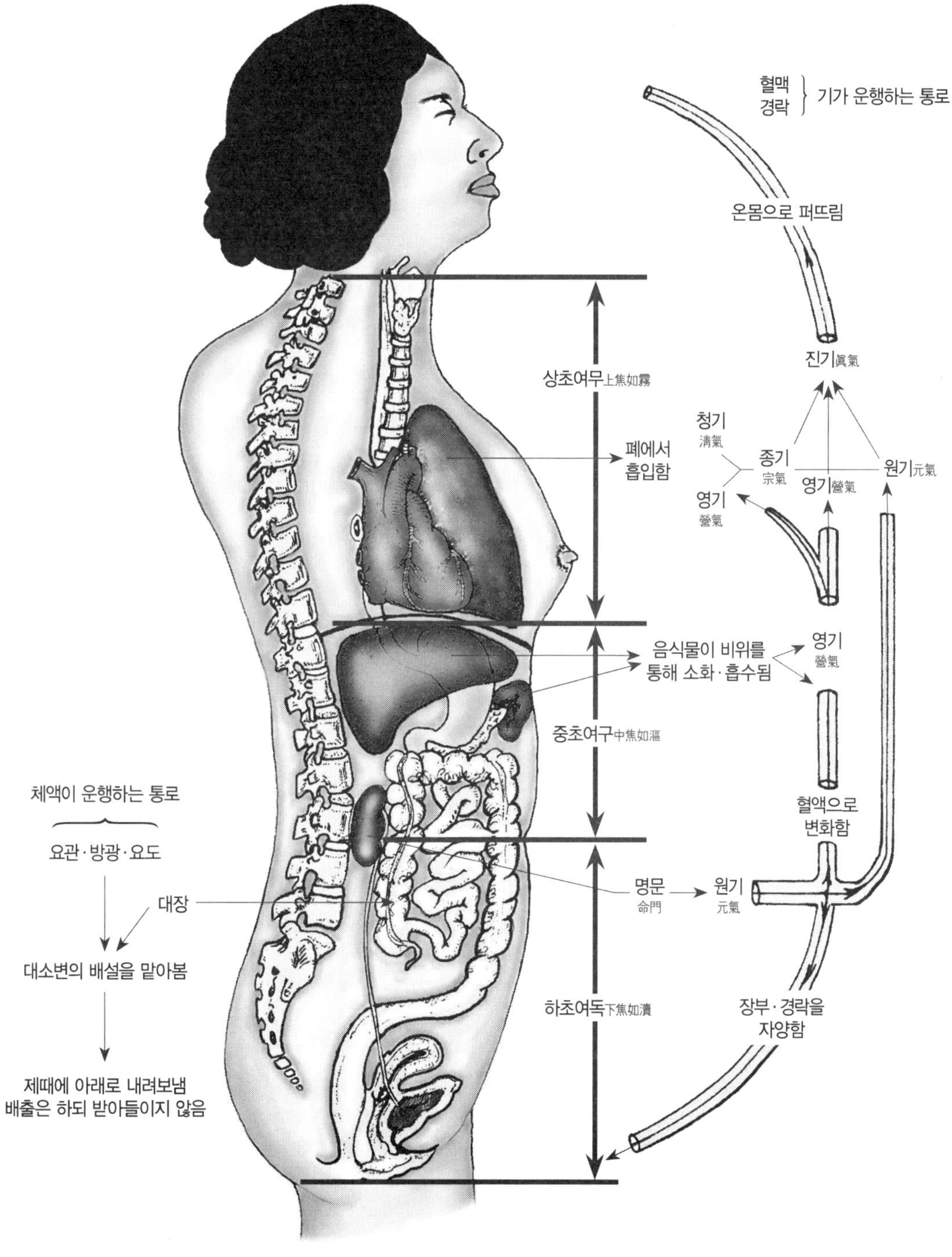
혈맥
경락
기가 운행하는 통로
온몸으로 퍼뜨림
진기眞氣
상초여무上焦如霧
청기
清氣
종기
宗氣
영기營氣
원기元氣
영기
營氣
폐에서
흡입함
음식물이 비위를
통해 소화·흡수됨
영기
營氣
중초여구中焦如漚
혈액으로
변화함
체액이 운행하는 통로
요관·방광·요도
대장
대소변의 배설을 맡아봄
제때에 아래로 내려보냄
배출은 하되 받아들이지 않음
명문
命門
원기
元氣
하초여독下焦如瀆
장부·경락을
자양함

❷ 삼초는 체액이 운행하는 통로이다

한의학에서는 비장이 수습(水濕)을 변형시키고 운반하며, 폐장은 수도(水道)를 소통시키고 조절하며, 신장은 체액대사를 관장하고 방광은 진액을 저장하며, 무겁고 흐린 물질은 오줌으로 되어 배출되고 가볍고 맑은 물질은 신양(腎陽)에 의해 기화(gasification)하여 위로 올라가 영양물질을 운반하고 변형시켜 온몸을 자양하는 데, 모두 삼초를 통로로 삼아야 한다고 생각하였다. 음식물이 통행하는 식도·위장관과 체액대사의 요관·요도와 동정맥계통을 포괄한다.

❸ 삼초의 분단(分段) 기능

원기는 삼초를 통하여 온몸을 운행한다.

원기는 삼초를 통하여 온몸을 운행하는 데 상초·중초·하초에서 다른 장부를 거치면서 서로 다른 氣化작용을 일으킨다.

상초는 흩어져 퍼지게 하는 것을 관장하는데, 곧 심장의 수축과 이완·폐의 기체교환을 통하여 음식물의 영양물질과 폐의 정기(精氣)를 온몸으로 퍼지게 하여 장부·경락·신체를 따뜻하게 하고 영양을 공급하며, 땀구멍을 조절한다.

《영추·영위생회》에서 형용한 '상초여무(上焦如霧)'를 현대 의학에 근거하여 이해하면, 곧 폐에서 흡입한 맑은 공기(산소)와 비위에서 운반하고 변형시키는 영기(營氣)를 '안개'와 같이 충분히 혼합하고 삼투하는 것이다. 중초는 음식물을 미즙으로 변형시키는 기능을 관장하는데, 비위의 음식물을 소화시키고 영양물질을 흡수하며, 진액을 기화(gasification)하고 영양물질을 영혈(營血·혈액)로 변화 발생하게 하는 것을 가리킨다.

《영추·영위생회》에서는 이 기능을 '중초여구(中焦如漚)'로 형용하였다. 구(漚)는 음식물이 변형된 죽 같은 영양물질을 형용한 것인데 흡수에 유리하다. 하초의 주요 기능은 영양물질에서 찌꺼기를 분리하여 방광으로 보내고 대소변을 배출시키는 데, 그 氣는 아래로 내려간다.

때문에《의학입문·삼초부부》에 말하였다. "하초는 대소변을 잘 통하게 하는 것을 맡아본다. 제때에 아래로 내려보내고 배출은 하되 받아들이지 않으며, 막힌 것을 통하게 하기 때문에 하초여독(下焦如瀆)이라고 하였다."[6] '독(瀆)'은 도랑·물길의 뜻이다.

문헌소개

❶ 《類經》: "臟腑之外, 軀體之內, 包羅諸臟, 一腔之大腑也。"

❷ 《靈樞·營衛生會》: "上焦出於胃上口, 幷咽以上, 貫膈, 而布胸中。"·"中焦亦幷胃中, 出上焦之後."·"下焦者, 別回腸, 注於膀胱, 而滲入焉。"

❸ 《難經·三十一難》: "三焦者, 水穀之道路, 氣之所終始也。"

❹ 《素問·靈蘭秘典論》: "三焦者, 決瀆之官, 水道出焉。"

❺ 《難經·六十六難》: "三焦者, 原氣之別使也, 主通行三氣, 經歷於五臟六腑。"

❻ 《醫學入門·三焦腑賦》: "下焦主通利便, 以時傳下, 出而不納, 開通秘塞, 故曰下焦如瀆。"

기항지부

1. 뇌

간단한 설명

뇌는 기항지부(奇恒之腑)의 하나로 다른 이름은 수해(髓海)·두수(頭髓) 등이며, 두개강 속의 수질(髓質)을 가리키고 아래로 척수와 통한다.

《영추·해론》에 말하였다. "뇌는 골수가 모이는 곳이 기에 수해(髓海)라고 일컫는다. 그곳은 기혈(氣血)이 흘러 드나드는 중요한 혈위(穴位)로, 위로는 머리의 맨 윗부분 중앙의 독맥(督脈)의 백회혈(百會穴)로부터 아래로는 독맥의 풍부혈(風府穴)까지 이다."❶

뇌의 범위를 위로는 시개(視蓋)까지, 아래로는 풍부혈(대후두공과 제1경추 사이의 옴폭한 곳에 해당하며, 그 심부는 소뇌연수 이다)까지라는 것을 명확히 지적하였다. 한의학에서 설명한 뇌는 현대 해부학의 뇌와 같다.

❶ 뇌는 뇌간·소뇌·좌우 대뇌반구 세 부분으로 나누어진다

1) 뇌간은 아래로부터 위로 또 연수·뇌교·중뇌와 간뇌로 나누어진다. 연수는 대후두공이 있는 곳에서 척수와 연결되며, 속에 중요한 호흡·심장혈관 등의 중추가 있다.
2) 뇌교는 연수와 중뇌의 사이에 위치하며, 그 양쪽에 중소뇌각이 있어서 소뇌에 이어진다. 뇌교·연수와 소뇌 사이에 있는 소강은 곧 제4뇌실이다.
3) 중뇌는 뇌교와 간뇌의 사이에 있으며, 중뇌의 뒤쪽에 네 개의 소구(小丘)가 있는데 한 쌍의 상구(上丘)는 시각반사의 중추이고, 한 쌍의 하구(下丘)는 청각반사의 중추이다.

뇌

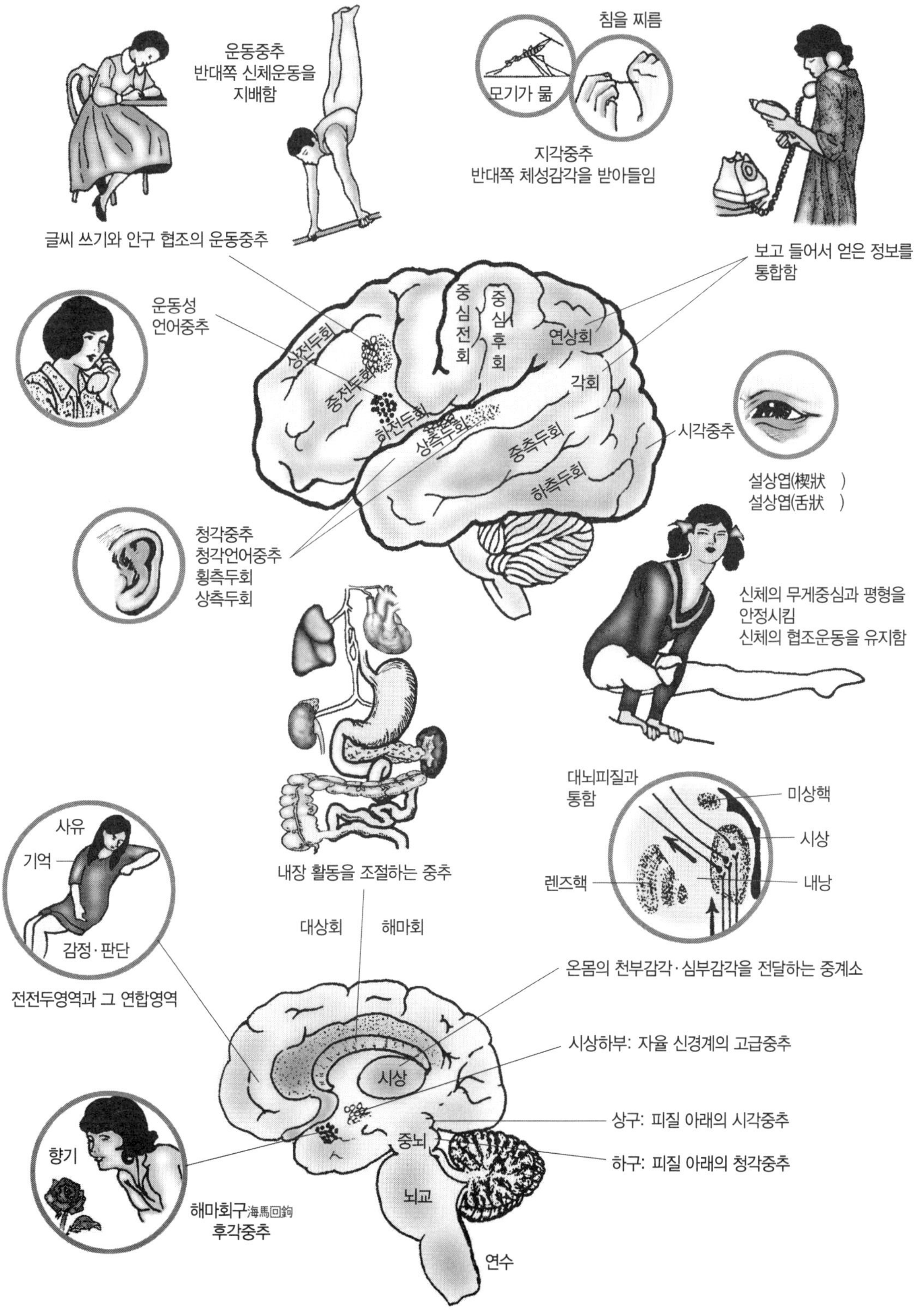

운동중추
반대쪽 신체운동을
지배함
침을 찌름
모기가 묾
지각중추
반대쪽 체성감각을 받아들임
글씨 쓰기와 안구 협조의 운동중추
보고 들어서 얻은 정보를
통합함
운동성
언어중추
중심전회
중심후회
연상회
각회
상전두회
중전두회
하전두회
상측두회
중측두회
하측두회
시각중추
설상엽(楔狀)
설상엽(舌狀)
청각중추
청각언어중추
횡측두회
상측두회
신체의 무게중심과 평형을
안정시킴
신체의 협조운동을 유지함
대뇌피질과
통합함
미상핵
시상
렌즈핵
내낭
사유
기억
감정·판단
내장 활동을 조절하는 중추
대상회
해마회
전전두영역과 그 연합영역
온몸의 천부감각·심부감각을 전달하는 중계소
시상하부: 자율 신경계의 고급중추
시상
상구: 피질 아래의 시각중추
중뇌
하구: 피질 아래의 청각중추
향기
뇌교
해마회구海馬回鉤
후각중추
연수

4) 간뇌는 양쪽의 대뇌반구에 의해 덮여 있으며, 시상·시상하부로 나눌 수 있고, 간뇌의 공간은 제3뇌실이다. 온 뇌간은 제III~XII 뇌신경핵과 뇌간의 망상구조를 함유한다.

2 소뇌

소뇌는 후두개와에 위치하고, 연수와 뇌교의 뒤쪽에 있다. 소뇌의 기능은 신체의 무게중심을 안정시키고 신체의 평형을 유지하며, 신체의 협조 운동을 책임진다.

3 대뇌

대뇌는 양쪽의 대뇌반구·기저핵과 측뇌실로 이루어져 있으며, 좌우의 반구는 뇌량에 의해 서로 연결되어 있다. 대뇌반구의 표면은 울퉁불퉁한데 융기한 부분을 뇌회라고 일컫고, 옴폭한 부분을 뇌구라고 일컫는다.

가장 뚜렷한 뇌구는 외측대뇌구와 중심구이며, 이러한 뇌구에 의하여 대뇌는 전두엽·두정엽·측두엽·후두엽 네 부분으로 나누어진다. 반구의 천층은 대뇌피질로서 대량의 신경세포에 의해 층으로 배열되어 있으며, 세포 사이에는 시냅스가 광범하게 존재하여 있다.

> 세포 사이에는 시냅스가 광범하게 존재하여 있다.

대뇌피질은 밖으로부터 들어온 정보에 대해 가공·저장·분석·종합 및 생성하고, 심리 활동을 조절·통제하는 중요한 부위일뿐더러 의식·사유와 언어·글씨 쓰기의 물질적 기초를 구성한다.

생리기능

한의학은 뇌의 생리 기능에 대하여 상당한 인식을 가지고 있었다. 예컨대 명대(明代) 이시진(李時珍)은 맨 먼저 "뇌는 원신지부(元神之府)이다"라고 제기하였는데 뇌가 정신 활동과 관계가 있음을 명백히 설명하였다.

《의림개착(醫林改錯)》은 진일보한 해석을 내놓았다. "생각·기억은 뇌에 의존한다. ……두 귀는 뇌에 통해 있기 때문에 소리를 듣는 것도 뇌에 달렸고, 두 눈은 실처럼 뇌에 이어져 있기 때문에 물체를 보는 것도 뇌에 달렸으며, 코도 뇌에 통해 있기 때문에 냄새를 맡는 것도 뇌에 달렸다."[2] 지력·기억·시각·청각·후각 등 감각기관의 기능이 모두 뇌에 달렸다는 말이다.

그러나 한의의 장부학설 속에서 감각·동작·사유 등 정신 활동은 각각 오장에 속한다고 하였다. 예컨대 심장신(心藏神·정신 상태를 가리킴), 간장혼(肝藏魂·청각·시각 등 감각을 가리킴), 폐장백(肺藏魄·운동을 가리킴), 비장의(脾藏意·사유와 의식을 가리킴), 신장지(腎藏志·의지를 가리킴)이다. 이것은 장기간의 실천 기초 위에서 총괄한 것이다. 그러므로 진단과 치료방법 속에서 흔히 장부와 서로 관련된다.

예컨대 '담미심규(痰迷心竅)'·'열입심포(熱入心包)'·'간기울결(肝氣鬱結)'·'신정부족(腎精不足)' 등 증상은 모두 현대 의학의 '뇌'기능 또는 기질적 병변의 표현이다.

치료에 있어서도 '청심개규(淸心開竅)'·'양심안신(養心安神)'·'소간이기(疏肝理氣)'·'전정보수(塡精補髓)' 등을 채용하는데 '뇌'병증의 치료를 포괄한다.

1) 대뇌피질의 각 부위는 기능상 일정하게 분담하고, 서로 다른 중추로 이루어져 있다. 예컨대 전두엽의 중심전회는 반대쪽 신체의 운동중추이고 중전두회 뒷부분은 글씨 쓰기와 안구 협조의 중추이며, 왼쪽 하전두회 뒷부분은 운동성 언어중추이고 전전두영역은 사람의 기억·판단·논리적 사고 및 감정과 관계가 있다. 두정엽의 중심후회는 반대쪽의 체성감각을 받아들이고, 연상회와 각 회는 보고 들어서 얻는 정보를 통합한다. 두정엽은 또한 사람의 정시(定時)·정위(定位)·방향정위 기능과 관계가 있다. 측두엽의 상측두회·횡측두회는 청각 언어중추이고, 후두엽의 설상엽(cuneate lobe)·설상엽(linguiform lobe)은 시각중추이고, 대뇌반구 안쪽의 대상회·해마회는 내장 활동을 조절하는 중추이고, 해마회구(海馬回鉤)는 후각중추이다.

2) 뇌간 속의 시상은 온몸의 천부(淺部) 감각·심부(深部) 감각을 전달하는 중계소이다. 시상하부는 자율 신경계의 고급중추이며, 뇌간과 간뇌 속 망상구조의 상행활성화계(上行活性化系·ascending activiating system)는 대뇌피질의 흥분을 촉진하고 의식 상태를

유지하며, 충동전도(衝動傳導·impulse conduction)를 억제하여 수면을 가져온다.

3) 소뇌의 주요 기능은 신체 협조 운동의 협조를 유지시키고, 신체의 평형과 무게중심의 안정을 보존한다.

문헌소개

❶ 《靈樞·海論》: "腦爲髓之海, 其輸上在於其蓋, 下在風府。"

❷ 《醫林改錯》: "靈機記性在腦者……兩耳通于腦, 所聽之聲歸于腦, 兩目繫如線長于腦, 所見之物歸于腦; 鼻通于腦, 所聞香臭歸于腦。"

뇌 관련 질환들 1

1. 일과성 허혈 발작 Transient Ischemic Attacks

일과성 허혈 발작은 24시간 이내(일반적으로는 1~2시간 이내)로 지속된 국소 대뇌 허혈로 인한 신경학적 손상이 특징으로 중요한 원인은 색전(embolization)이다. 많은 일과성 허혈을 가진 환자들에게서 심장 혹은 주요 두개외 동맥에서 원인을 발견할 수 있는데, 때로 망막 동맥에서 색전이 발견되기도 한다.

증상은 경고 징후 없이 갑자기 발생하여 일반적으로 수 분 이내에 급격히 회복되는데 경동맥 영역의 허혈이 있다면 편측 팔, 다리, 안면 근육의 약화가 단독 혹은 복합되어 발생하고 또한, 이상 감각 증상이 단독 혹은 운동 손상과 동반되어 발생할 수 있다.

발작의 자연 경과는 다양하게 나타나는데 일부 환자는 몇차례 발작 후 주요 뇌졸중이 발생하기도 하고, 일부에서는 주요 뇌졸중이 발생하지 않고 수주 혹은 수개월 동안 자주 발작만 나타나는 경우도 있다. 발작후 첫 3개월 이내에 뇌졸중의 위험이 높은데 특히 첫 48시간 이내와 1개월 이내에 가장 높으며 발작은 장기간에 걸쳐 몇차례씩 발생할 수 있고, 저절로 중지되기도 한다.

치료는 동맥조영술에서 70% 이상의 심한 협착이 있는 경우에 수술이 가능하다면 시행을 하게 되고 심장에서의 색전이 원인인 경우에는 헤파린 정맥 주사후, 와파린을 매일 복용하게 한다. 심장에서의 원인이 아닌 바깥 및 속 대뇌혈관 순환에 동맥경화가 예상되거나, 혈관조영술로 확인된 환자는 항혈전(antithrombotic) 제제가 처방된다.

2. 뇌졸중 Stroke

1) 대뇌경색 (Cerebral Infarction)

주요 혈관의 혈전성 혹은 색전성(thrombotic or emboli-zation) 폐색은 뇌경색을 일으키는 주요 원인으로 그 원인들로는 죽상동맥경화(atherosclerosis) 혹은 일과성 허혈 발작(transient ischemic attacks)의 호발 등이 있다. 신경학적 손상의 정도는 침범된 혈관의 위치와 측부순환(collateral circulation)의 발달 정도와 관련이 있고 대뇌 허혈은 칼슘을 신경세포내로 유입시켜 흥분성 혹은 다른 신경전달물질의 방출을 야기하고, 결과적으로 세포 사멸을 일으키며, 신경학적 손상을 심화시킨다.

일반적으로 갑자기 발생하며, 뇌부종이 발생한 경우를 제외하고는 거의 진행하지 않는 경우가 많다. 뇌 CT 촬영은 대뇌출혈을 감별하는데 중요하지만, 대뇌 경색과 종양을 감별하기는 어려울 수 있다. 하지만, 48시간이내 발생한 급성기 출혈은 MRI에서 쉽게 발견하기 어렵기 때문에 CT 촬영이 급성기에 MRI 촬영보다 선호된다. CT 상 출혈의 증거가 없고, 허혈성 뇌경색 발생 3시간 이내에 정맥내 혈전용해제를 투여한 경우에 신경학적 손상을 줄이는데 효과적이다.

급성기에는 두개내압이 증가하고 현저한 뇌부종이 발생하여 신경학적 손상이 심해지고 탈출증후군(herniation syndrome)이 생기므로 prednisone이나 dexamethasone이 혈관이상에 의한 뇌부종을 감소시키기 위해 사용될 수 있다. 또, 효과는 불확실하지만 고 삼투압 물질도 뇌 부종을 감소시키기 위해 사용할 수 있다.

2) 두개내 출혈

연관된 혈관기형(aneurysm,angioma)이 확인 되지 않는 자발성 두개내 출혈 환자는 일반적으로 고혈압이 원인인데 출혈의 병리학적인 원인은 아마도 고혈압 환자의 천공성 혈관(perforating vessels)에서 발달한 미세동맥류(microaneurism)로 보여진다. 출혈은 뇌실(ventricular system) 혹은 지주막하(subarachnoid space)로 확대되어, 경막자극증상(meningeal irritation sign)을 보인다. 두개내 동맥류(aneurysm) 혹은 동정맥 기형으로부터 발생한 출혈은 주로 지주막하에 발생하고 일부는 대뇌 실질에서 생기기도 한다.

대뇌 반구의 출혈이 있을 때, 환자의 약 50% 정도에서 초기에 의식이 저하되거나 소실되는데 출혈 초기에 흔히 구토가 동반되고, 두통이 오며 출혈 부위에 따라서 국소 신경학적 증상이 발생한다. 고혈압성 출혈 환자는

뇌 관련 질환들 2

편마비와 함께 일반적으로 급속히 진행하는 신경학적 손상을 동반하게 된다.
치료에서는 뇌간을 압박하는 광범위 출혈, 뇌간을 침범하지 않고 두개내압 상승증이 없는 국소 출혈에 관계없이 일반적으로 보존적 치료를 한다. 보존적 치료에는 호흡기 보조(Ventilatory support), 혈압 조절, 경련 예방, 발열 조절, 삼투압요법(osmotherapy), 영양 공급 등의 치료가 있다. 뇌실 배액(ventricular drainage)은 급성 수두증(hydrocephalus) 혹은 뇌실내 출혈 환자에서 필요할 수 있다.

3) 지주막하 출혈 (subarachnoid hemorrhage)

뇌졸중의 5~10%는 지주막하 출혈이다. 대부분 동맥류나 동정맥 기형으로 부터 발생하지만, 20% 정도는 특별한 원인을 찾지 못한다. 지주막하 출혈은 특징적으로 이전에 경험해 보지 못한 심한 두통이 갑자기 발생하고 오심, 구토가 동반될 수 있고, 의식장애가 일시적으로 발생하기도 하고 혹은 혼수와 사망에 이르기도 한다. 의식이 회복되면, 환자는 혼동상태, 과민반응 등 의식변화와 연관된 현상을 보일 수 있다.
깊은 혼수상태의 환자를 제외하고 일반적으로 신경학적 검사상 목경직(nuchal rigidity)과 경막 자극 증상을 보인다. 의식이 있는 환자는 침상 안정을 취하고, 운동을 피하고, 두통과 불안에 대한 증상 치료 및 배변 완화제를 투여한다.

3. 파킨슨증후군

파킨슨증후군은 떨림(tremor), 뻣뻣함(경축 rigidity), 서동증(bradykinesia), 및 자세 불안정(postural instability)이 특징적인 소견이며 이런 증상들이 여러 형태로 겹쳐져서 나타나는데 가족력은 드물며 몇 개의 파킨슨병을 일으키는 유전자의 이상이 알려져 있다. 경미한 인지 기능 저하가 나타날 수 있고 떨림은 4~6주기/초의 속도이며 안정시에 현저하게 나타나고 정서적으로 스트레스를 받는 상황에서 심해지고 움직일 때는 약해진다. 사지 모두에 나타날 수 있으나 떨림은 한쪽 팔이나 다리 한곳에 국한되거나 혹은 같은 편 팔, 다리만 주로 나타나다가, 수개월 혹은 수년이 지나면서 전신으로 퍼져 간다.
일부 환자에서는 떨림이 안 나타나기도 한다. 뻣뻣함(수동적인 움직임에 저항이 증가되는 상황)은 많은 환자에서 관찰되는 구부정한 자세의 원인이 되며, 의식적인 움직임이 느려지거나 걸을 때 저절로 팔이 움직여지는 것과 같은 자동 운동이 감소하는 현상과 같은 서동증(bradykinesia)은 가장 흔한 일상생활에 지장을 주는 증상이지만, 위험 상황에 닥쳐서는, 예를 들어 자동차가 오는 경우 옆으로 뛰어 넘는 것과 같은 순간적인 민첩한 움직임을 보이기도 한다. 증상이 확연한 경우, 환자들은 대개 눈썹 사이가 넓어지고, 눈깜박임이 적으며, 얼굴 표정이 없는 편이고 두피나 얼굴 피부에 기름끼가 흔하며 대개 약간의 눈꺼풀 떨림이 있으며 입이나 입술에 떨림이 나타나기도 한다. 콧잔등 위로 초당 2회 정도로 톡톡 치면, 지속적인 깜박 반응(Meyson 징후)이 나타나고 다른 소견으로는 삼키기 장애가 있어서 입가에 침흘리기, 작고 조율이 잘 안된 목소리, 다양한 안정시 떨림과 사지 혹은 일부 팔다리의 뻣뻣함, 수의적인 움직임이 느려지는 현상, 미세하고 빠른 반복 운동 장애, 그리고 글씨가 작아지는 현상이 나타난다. 힘을 충분히 주는 데에 시간이 걸리기는 하지만 마비 증상은 없으며, 건반사와 발바닥 반사에는 변화가 없고 앉아 있는 상태에서 일어서기와 걷기를 시작하기가 힘들다. 보행 자체는 보폭이 작으면서 끄는 듯한 걸음걸이에, 걸을 때 자동적인 팔흔들기가 없어지며, 뒤돌기 할 때 불안정하고, 걸음을 멈추기가 힘들며 잘 넘어지기도 한다.
치료는 약물치료나 물리치료, 언어치료, 시상파괴술 혹은 담창구핵 파괴술과 같은 수술적 방법, 고주파 시상 자극술등을 시행하지만 아직 어떤 치료도 파킨슨병 진행을 늦추어 주지 않는다.

2. 수(marrow)

간단한 설명

수(髓)는 기항지부(奇恒之腑)의 하나이며, 현대 의학의 척수와 골수를 가리킨다. 이것은 모두 골강 속에 저장되어 있기 때문에 한의학에서는 髓라고 통칭하였으며, 《전체신론소증(全體新論疏證)》에 이르러서야 비로소 그것을 구분하였다. "척추 속에 있는 척수는 본래 뇌와 밀접한 관계가 있으며, 하행하여 신경을 온몸에 분포시킨다. 원래부터 정강이뼈·팔뼈 따위의 속에 있는 골수와는 아예 다른 종류이다."❶

髓를 신장의 정기(精氣)와 영양물질에서 변화 발생한 것이라고 생각하였다.

한의에서는 髓를 신장의 정기(精氣)와 영양물질에서 변화 발생한 것이며, 골격을 자양하고 뇌수(腦髓)를 보충하는 작용을 한다고 생각하였다. 그러므로《소문·맥요정미론》에 말하였다. "髓는 뼈 속에 있기 때문에 뼈를 髓의 저장고라고 한다."❷

《소문·역조론》에 말하였다. "신지(腎脂)가 골수를 생성하지 못하면 골수가 가득 찰 수 없다."❸

❶ 척수

척추관 속에 위치하고 있으며, 납작한 원기둥 모양이고 길이는 40~45cm이며, 위 끝은 대후두공 높이에서 연수와 이어져 있다. 아래 끝은 가는데 척수원추라고 일컬으며, 제1요추의 하연에서 끝난다. 양쪽에 비교적 팽대된 부분이 있다.

1) 경팽대(경추4~흉추1)

2) 요팽대(흉추12~요추5)

속에 다량의 상지·하지로 가는 신경과 관계 있는 뉴런이 함유되어 있다. 척수 표면의 앞뒤 한가운데에 각각 1개의 종구(縱溝)가 있는데 구별하여 전정중렬과 후정중구라고 일컫는다. 척수의 온 길이를 31개 분절(8개의 경수·12개의 흉수·5개의 요수·5개의 천수·1개의 미수)로 나누며, 31쌍의 척수신경이 뻗어 나간다.

각 쌍의 척수신경은 감각섬유와 운동 섬유를 함유하며, 흉추1~요추3의 각 쌍의 척수신경은 또한 교감신경섬유를 함유하고 천추 2~4분절은 부교감신경섬유를 함유하고 있다. 그러므로 각 쌍의 척수신경은 신체 일정 부위의 피부·근육·내장의 감각과 운동을 분단하여 관리한다.

척수횡단면을 보면 한가운데에 1개의 중심관이 있고 관 주위에서 나비 모양의 회백질을 볼 수 있는데, 바로 신경원세포체가 모여 있는 곳이다.

앞끝 양 날개의 팽대된 부분을 전각(前角)이라고 하는 데 운동신경원이 함유되어 있고 축삭이 뻗어 나와 척수신경전근을 이루며, 주로 골격근을 지배한다. 나비 모양의 뒤 끝을 후각(後角)이라고 하는 데 연락신경원으로 되어 있으며, 후근(後根)으로 들어오는 지각정보를 접수한다.

흉추1~요추3분절의 전각과 후각 사이에 측각(側角)이 있는데 교감신경원이 모이는 곳이며, 그 축삭은 척수신경전근을 지나 척추관을 나간 뒤 교감신경을 구성한다. 척수의 천추 2~4분절에는 측각이 없지만 교감신경원을 함유하고 있으며, 축삭이 뻗어 나와 척수신경전근을 거쳐 척추관을 나간 뒤 골반내장신경을 구성한다. 척수의 회백질 주위는 백질인데 상신경속·하신경속의 통로이다.

2 골수

적색 골수는 조혈기관으로서 적혈구·백혈구·혈소판을 생성한다.

골수강 속에 위치하고 있으며, 골해면질 속에 가득 채워져 있다. 적색 골수와 황색 골수의 구분이 있다. 적색 골수는 조혈기관으로서 적혈구·백혈구·혈소판을 생성한다. 태아기와 유아기에는 전부 적색 골수인데 나이가 많아짐에 따라 장골(長骨) 내강의 적색 골수는 지방으로 대체되고, 변하여 황색 골수가 되면서 조혈 기능을 잃게 된다. 그러나 장골의 골단·단골(短骨)과 편평골은 일생 동안 적색 골수이다.

생리기능

1 척수의 생리 기능

1) 전도 기능

사람이 안팎의 환경으로부터 받아들인 정보들은 모두 척수신경의 감각섬유를 통해 들어와 상행섬유를 통과하여 대뇌피질의 상응하는 구역으로 들어가며, 고급신경중추의 통합·가공을 거쳐 감각·지각과 표현을 형성한다. 그러한 후에 하행섬유를 통해 척수전각으로 전달되고, 원심성 신경을 통하여 상응하는 신체와 내장 활동을 일으킨다.

척수는 상행·하행하는 신경섬유의 중계소로서 한번 척수 횡단성 손상을 입게 되면 곧바로 손상된 아래 신체의 운동·감각이 상실되고 상응하는 내장 기능에도 장애가 발생한다.

수(marrow)

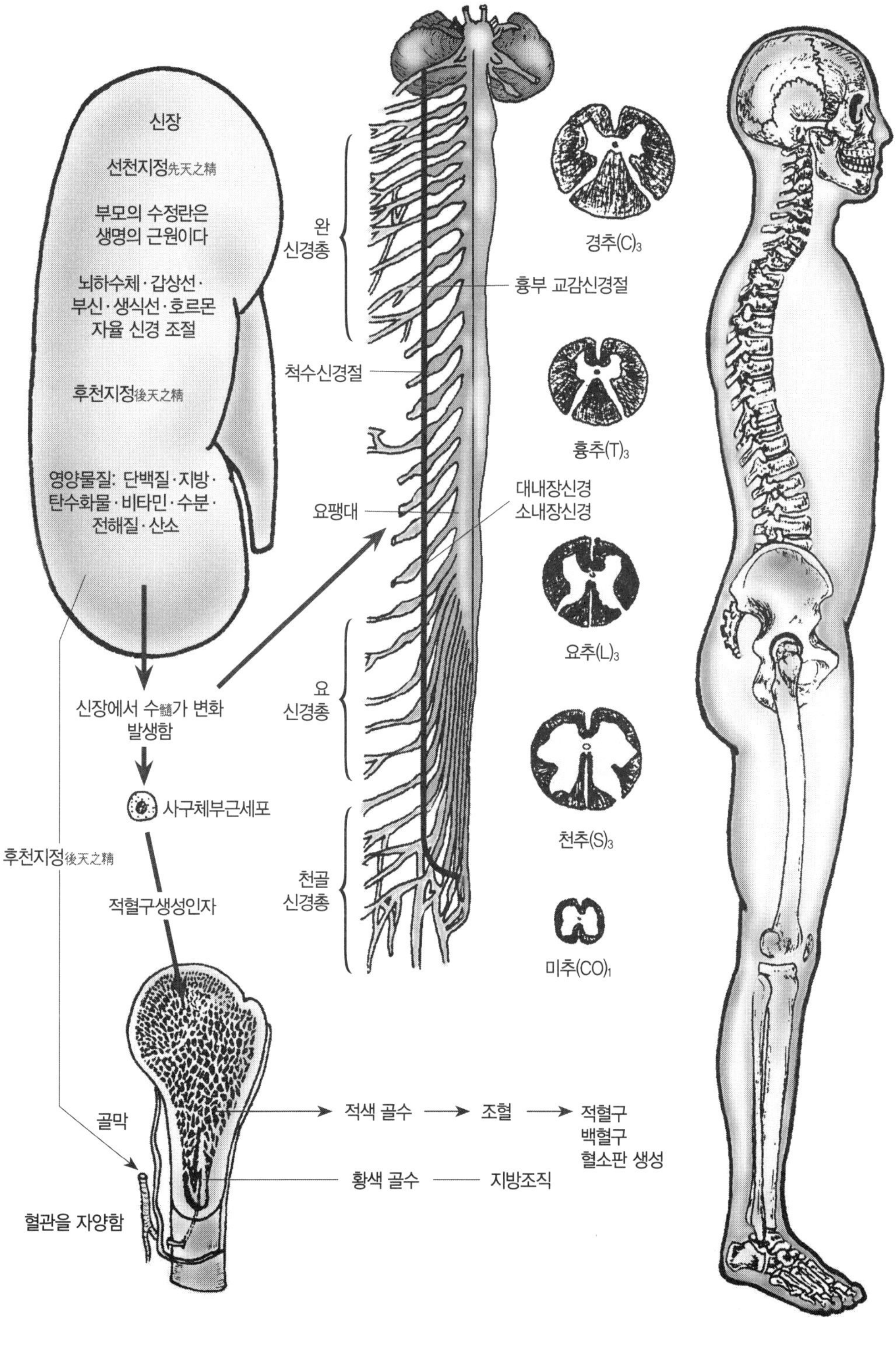
신장
선천지정先天之精
부모의 수정란은
생명의 근원이다
뇌하수체·갑상선·
부신·생식선·호르몬
자율 신경 조절
후천지정後天之精
영양물질: 단백질·지방·
탄수화물·비타민·수분·
전해질·산소
신장에서 수髓가 변화
발생함
사구체부근세포
후천지정後天之精
적혈구생성인자
골막
혈관을 자양함
적색 골수
조혈
적혈구
백혈구
혈소판 생성
황색 골수
지방조직
완
신경총
흉부 교감신경절
척수신경절
대내장신경
소내장신경
요팽대
요
신경총
천골
신경총
경추(C)3
흉추(T)3
요추(L)3
천추(S)3
미추(CO)1

2) 척수는 또한 신경반사의 초급중추로서

골격근과 일부 내장 활동의 간단한 반사를 완성한다. 예컨대 생리반사 가운데의 복벽반사·고환거근반사·이두근반사·슬개건반사와 배변반사·배뇨반사는 모두 뇌의 신경 통로를 통하지 않고서도 일어난다.

그러나 여전히 뇌의 조절·통제를 받는 다. 한번 뇌 또는 추체로가 손상되면 위에서 말한 반사에도 항진이나 소실되는 변화가 나타나며, 임상에서 생리반사·병적반사와 통각·온각(溫覺)·고유수용감각 검사와 부전마비 시험 등을 통하여 중추신경계 병변을 알아낼 수 있다.

❷ 골수의 생리 기능

주로 혈액을 만들어 낸다. 끊임없이 적혈구·백혈구와 혈소판을 생성하며, 이밖에 골수는 또 인체 망상내피계의 기관의 하나로 유기체의 면역방어 기능에 참여한다.

문헌소개

❶ 《全體新論疏證》: "脊中之髓, 本是腦之一繫, 下行以分布神經于肢體百骸者, 原與脛臂骨中之髓, 絶非同類。"
❷ 《素問·脈要精微論》: "骨者髓之府。"
❸ 《素問·逆調論》: "腎不生, 則髓不能滿。"

수 관련 질환들

1. 요추간판 탈출증 Hernia of Intervertebral Disc

요추간판 탈출증은 흔히 허리 디스크 라고도 불리우는데 일반적으로, 퇴행화한 추간판에 과도한 외력이 가해져 디스크의 수핵이 탈출되어 신경을 누르는 병으로 20대 초에 시작해서 30대를 전후해서 호발하며 인대 조직의 파열로 인해 요추와 요추사이에서 섬유륜과 수핵으로 구성되어 완충작용을 해주는 추간판(disc)이 뒤로 밀리게 되어 신경근이나 척수경막을 압박하여 생기는 요통과 신경질환을 의미한다. 요통의 양상은 비교적 넓은 부위로 하부 요추 중심을 따라 느껴지나 불확실하며, 압박 받은 신경의 분포부위로 방사통이 둔부나 대퇴부까지 내려 오게 되는데 무릎 이하의 원위부에만 국한될 수도 있다.

허리를 사용하는 운동이나 기침, 재채기, 배변, 물건을 들어 올릴 때에 악화되며 눕거나 편안한 자세를 취하면 통증이 소실된다. 치료에 있어서는 마사지나 온열요법 등의 물리요법을 통한 보존적 요법을 시행하고, 압통점에 국소 마취제 주사를 시행하며 초기의 신경근염에는 경막외로 스테로이드제와 국소 마취제를 주사하여 염증을 치료한다. 골반견인, 물리치료, 침상안정등의 보존적 요법과 소염제, 근육이완제, 진통제 등을 3개월 이상 병용 치료하여도 증상의 호전이 불명하거나 더 심해지는 경우, 또는 신경압박이 심하여 방광 및 괄약근 혹은 하지에 마비를 초래하는 경우, 견딜 수 없는 극심한 통증이 있는 경우에는 수술요법을 고려하여야 한다. 수술 요법에는 수핵용해술, 경피적 수핵제거술, 레이저 수핵 제거술 등이 사용된다.

2. 재생불량성빈혈 Aplastic Anemia

재생불량성 빈혈이란 골수에서 혈구세포의 생성이 감소되거나 결여되어 적혈구의 감소에 따른 빈혈뿐만 아니라 백혈구 및 혈소판 등 모든 혈액세포가 감소되는 질환으로 서양에서는 노인에게서 많으나, 우리나라에서는 대개 10-30대에 호발한다. 골수에서의 조혈기능이 쇠퇴하는 것은 골수 속의 혈액을 생성하는 모세포가 현저하게 감소하여, 지방조직으로 대치되어 버리는데 아직 그 원인은 알 수 없다. 많은 부분 원인을 모르는 특발성이며, 약물(화학약품)에 의해서도 발생한다.

주증상은 적혈구 감소에 의한 빈혈의 제증상(피로감, 쇠약감, 창백, 호흡곤란 등), 백혈구 감소에 의한 감염증(상기도감염, 봉와직염, 직장항문주위염) 그리고 혈소판감소에 의한 출혈(반상출혈, 점상출혈, 비출혈)등 이다. 치료에 있어서는 혈구감소증에 의한 증상이 심해지면 부족한 혈구를 보충하기 위해 수혈을 시행하는데 적혈구 감소에 의한 빈혈증상이 심해지면 적혈구성분만 성분수혈한다. 보다 적극적인 치료방법은 골수이식 수술로 일반적으로 형제로부터 골수이식을 시행하게 되며, 30세 미만의 중증 재생불량성 빈혈 환자의 경우 70%정도에서 좋은 성적을 기대할 수 있고 완치도 가능하다.

3. 만성골수성백혈병 Chronic Myeloid Leukemia

만성 골수성 백혈병은 골수세포의 과생성을 특징으로하는 골수증식질환으로 발병연령이 평균 55세로 중년기의 질환이다. 대체로 백혈구 과생성에 의한 과대사 상태와 관련된 피로감, 야간발한, 저열(low-grade fever) 증세를 호소하고 경우에 따라, 비장비대와 연관된 복부 팽만감을 호소하기도 하고, 진찰 시 비장이 커져 있으며, 골수 과팽창의 징후로 흉골 압통이 있을 수 있다.

3. 맥과 맥관계

간단한 설명

맥(脈)은 奇恒之腑(기항지부)의 하나에 속한다. 한의학의 脈에 대한 연구에 독특한 부분이 있다.

절맥(切脈)은 중요한 진단 방법이다.

《영추·사기장부병형》에 말하였다. "맥박을 짚어 보아 병세를 알 수 있다."❶ 혈관의 형태·구조에 대해서도 일찍이 논술하였는데 기혈이 운행하는 통로라고 생각하였다.

《소문·맥요정미론》에 말하였다. "脈은 혈관이며, 바로 혈액이 운행하는 통로이다."❷ 이것은 혈관을 말하였다. 《황제내경영추집주》에서는 혈관내의 혈액순환이 쉬지 않고 흘러 움직이는 것에 대하여 다음과 같이 치밀하게 개술하였다. "밤낮으로 순환하면서도 거스르지 않는 것을 脈이라고 한다. ……오장 육부와 몸 구석구석을 순환한다."❸ 이것은 현대 의학의 심혈관계에 대한 개술과 완전히 일치한다. 맥관계(脈管系)는 심장·동맥·정맥과 모세혈관을 포괄한다.

심장은 온몸의 혈액순환을 관장한다

한의학에서 쓰는 '심장은 온몸의 혈액순환을 관장한다'라는 말은 심장의 수축이 혈액의 흐름을 촉진한다는 것을 명백히 설명하였다. 동맥의 명칭은 현대 의학과 똑같다. 예컨대《난경·일난》에 말하였다. "12경맥(十二經脈)에 모두 동맥이 있다."·"촌구(寸口·요골동맥)는 ……수태음폐경(手太陰肺經)에 속하는 동맥이다."·"목 옆의 동맥은 인영맥(人迎脈·총경동맥)인데 ……족양명위경(足陽明胃經)에 속하는 동맥이다."❹ 또 부양맥(趺陽脈)이 있는데 족배동맥이다.

정맥은 '혈락(血絡)'·'청맥관(靑脈管)'이라고 불렸다. 예컨대《전체신론소증》에 말하였다. "청맥관은 뛰지 않는다."❺ 여기서 가리키는 것은 얕은 부위에 있는 정맥혈관이다. 혈관의 미세한 분지를 '손락(孫絡)' 또는 '손맥(孫脈)'이라고 일컫는다.

예컨대《유경(類經)》권7에 말하였다. "무릇 온몸에 그야말로 아주 미세한 맥이 있는데 모두 피부의 손락이다."❻ 이 문장은 미세한 혈관 분지가 온몸에 촘촘히 분포되어 있고 가로세로 엇갈려 있다는 뜻이며, 현대 의학에서 가리키는 세동맥·모세혈관·세정맥과 림프계의 통칭과 같다.

맥과 맥관계

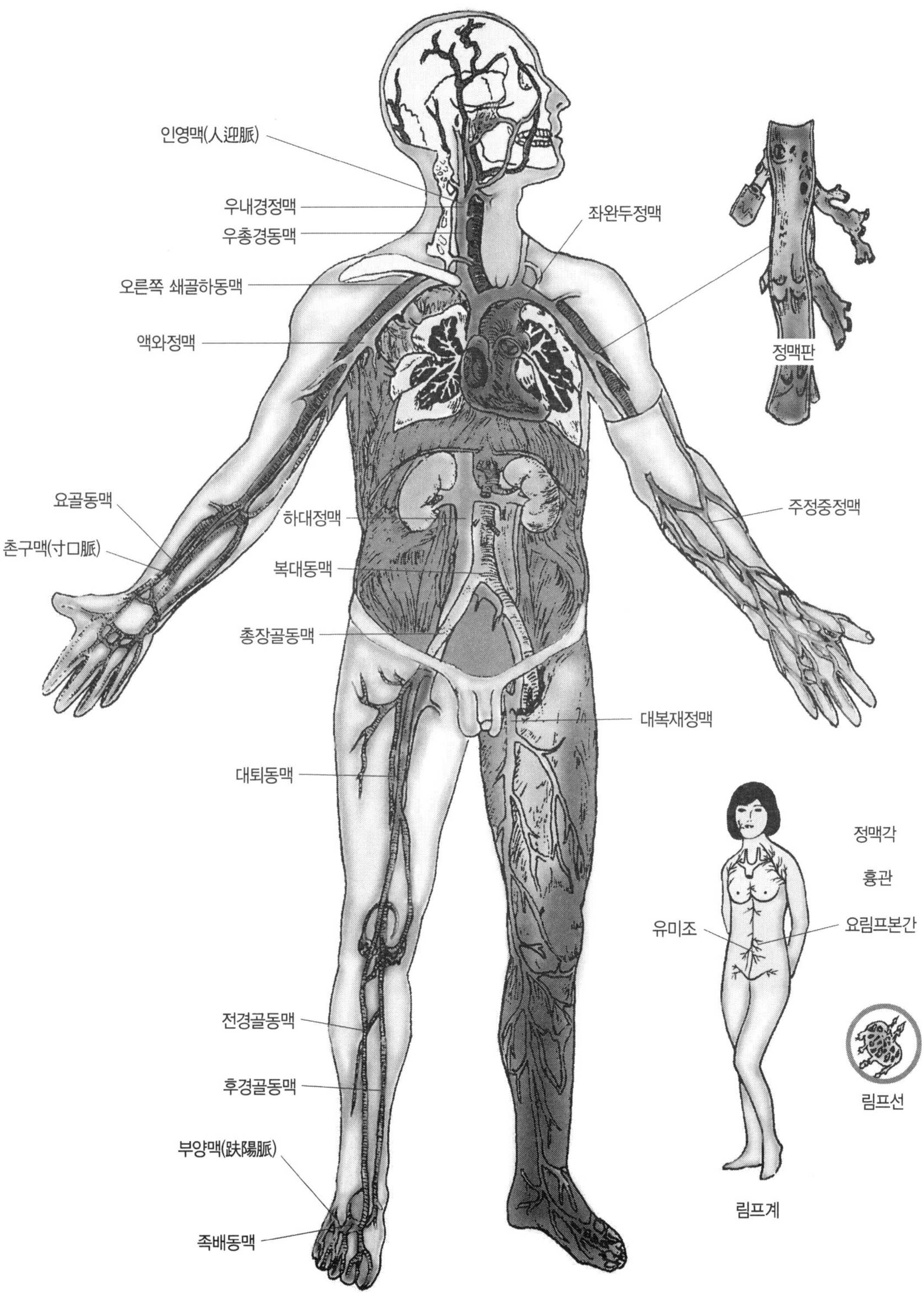

인영맥(人迎脈)
우내경정맥
우총경동맥
좌완두정맥
오른쪽 쇄골하동맥
액와정맥
정맥판
요골동맥
촌구맥(寸口脈)
하대정맥
주정중정맥
복대동맥
총장골동맥
대복재정맥
대퇴동맥
정맥각
흉관
유미조
요림프본간
전경골동맥
림프선
후경골동맥
부양맥(趺陽脈)
림프계
족배동맥

역사적인 원인을 감안하더라도 한의의 혈관에 대한 논술은 여전히 표면적·거시적인 범주에 머물러 있으며, 현대 의학의 관련 있는 지식을 제때에 한의의 이론체계에 융합시키지 못하여 한의학이 세계를 향해 나아가는 데 지장을 받고 있다. 또한 한의의 독특하고 정밀한 절진(切診)도 신비한 색채를 띠고 있어서 많은 양의들이 이해하는 데 어려움을 겪고 있다.

생리기능

세포간액과 조직구를 통해 물질교환을 진행한다

심장으로부터 박출된 혈액은 맥관계를 통해 온몸 각 조직으로 운반되고, 아울러 세포간액과 조직구를 통해 물질교환을 진행한다. 그러한 후에 혈액은 또 맥관계를 통해 심장으로 되돌아온다. 그러므로 혈관(맥관)의 기능은 바로 혈액을 운반하고 혈액량을 분배하며, 물질교환을 진행한다. 각종 혈관의 특징은 그 기능과 서로 어울린다.

1 대동맥

혈관벽이 비교적 두껍고 탄력섬유를 제법 많이 함유하고 있기 때문에 검질기고 탄성이 풍부하다. 심장이 수축할 때 혈관벽이 확대되고, 심장이 이완할 때 혈관벽의 탄성이 퇴축되어 혈액이 계속 흐르도록 촉진한다. 이러한 동맥은 대동맥·완두동맥·총경동맥과 폐동맥을 포괄한다.

2 저항혈관

중동맥(해부학상 명칭이 있는 동맥)과 소동맥(해부학상 명칭이 없는, 지름이 20μm 이상인 동맥)으로 이루어져 있다. 이러한 동맥의 특징은 중막의 평활근이 풍부하고 혈관의 구경(caliber)이 차츰차츰 좁아지며, 혈액이 흐를 때 마주치게 되는 마찰력이 비교적 큰데 혈압을 조절하고 미소순환 혈류량을 통제하는 주요한 부위이다.

한의의 절맥(切脈)은 바로 이러한 혈관 위에서 촉진하는 것이 다. 양의에서는 한의의 삭맥(數脈)·지맥(遲脈)·홍맥(洪脈)·세맥(細脈)·부맥(浮脈)·침맥(沈脈)과 결대맥(結代脈)의 발생 기전에 대하여 모두 심장수축의 속도·율동과 강도에 따라 해석할 수 있다고 하였다.

그러나 활맥(滑脈)·삽맥(澁脈)·현맥(弦脈)·긴맥(緊脈) 등의 발생 기전에 대해서는 아리송하여 이해하지 못하였는데, 이것은 두말할 나위 없이 양의들의 이해에 영향을 주었다.

3 모세혈관

혈액과 조직구 사이의 물질교환이 진행되는 부위이다

수량이 매우 많고 혈관벽은 다만 한 층의 내피세포로 이루어져 있다. 혈관벽이 매우 얇고 투과성이 크며, 혈액과 조직구 사이의 물질교환이 진행되는 부위이다. 한의학에서 말하는 '위기(衛氣·간질액)'는 곧 이곳에서 넘쳐흐른 혈관이다.

4 정맥

모세혈관을 통하여 모인 혈액은 세정맥 → 소정맥 → 중간의 대정맥 → 대정맥(예컨대 상대정맥·하대정맥·폐정맥) → 심방을 통과한다.

온 정맥계통은 하나의 큰 혈액 저장실로 정상적인 상황 하에서 온몸 혈액량의 50%~70%를 일시적으로 저장한다. 그러므로 또 용량혈관이라고도 일컫는다. 팔다리의 정맥관 내에 판막이 있어서 혈액의 역류를 방지한다.

5 림프계

혈관의 구성 부분이다. 조직간극의 모세림프관에서 기원하고 흡수하는 약 10%의 조직액은 무색 투명한 림프로 되어 있으며, 모세림프관이 점점 모여서 비교적 큰 림프관을 이루고 도중에 림프선을 흘러 지나간 후 대량의 림프구를 가지고 있는 림프가 들어오며, 맨 마지막으로 림프 본관을 지나 정맥각으로 흘러든다.

이것도 역시 온몸에 분포되어 있는 맥관계이다. 림프선은 림프구를 생성하고 림프를 여과하며, 림프 속 미생물과 암세포를 억제하고 탐식하는 작용을 가지고 있다.

임상 엿보기

맥과 맥관계 관련 질환들

1. 빈혈 Anemia

성인 남성에서 적혈구용적율(hematocrit)이 41% 이하(혈색소<13.5 gdL)와 성인 여성에서 37% 이하(혈색소 <12 g/dL)인 경우에 빈혈이 나타난다. 불균형적인 식사가 엽산 결핍과 철결핍의 원인이 될 수 있으나, 성인에서 철결핍증의 주된 원인은 출혈이다.

2. 철결핍빈혈 Iron Deficiency Anemia

세계적으로 빈혈의 가장 주된 원인은 철결핍증으로 철 대사에서 가장 중요한 역할을 하는 것는 월경에 의한 혈액 소실이다. 성인 여성은 한 달에 평균 50 ml 또는 0.7 mg/d의 혈액을 월경을 통해 손실하며, 어떤 경우에선 평균값의 다섯 배까지 손실하는 경우도 있어서 평균보다 많은 월경 양을 보이는 여성의 경우 3~4mg의 철을 매일 섭취하여야 한다. 철결핍빈혈의 가장 중요한 원인은 출혈, 특히 위장관 출혈인데 아스피린이나 항염증제제를 오랜 기간 동안 복용하는 경우에는, 구조적 병변 없이도 철결핍빈혈이 발생할 수 있다. 대체로, 철결핍빈혈의 증상은 일반적인 빈혈의 증상이다(쉽게 피로함, 빈맥(tachycardia) 두근거림(palpitation), 운동시 빠른호흡(tachypnea)). 심한 철결핍은 피부와 점막에 변화를 일으키게 되고, 이는 편평한 혀, 취약한 손발톱, 입술증(cheilosis)의 원인이 된다. 황산철(ferrous sulfate) 325 mg을 하루에 세 번 복용하는 경우 이 중 10 mg의 철이 흡수되기 때문에 이와 같은 치료법을 주로 선호하게 된다.

3. 지질단백과 죽상경화증 Lipoprotein & Atherosclerosis

죽상경화증 환자의 동맥벽에 있는 죽상판(plaque)은 많은 양의 콜레스테롤을 함유하고 있다. 저밀도지질단백(low-density lipoprotein, LDL) 콜레스테롤이 높을 수록 죽상경화성 심장병의 위험도 커진다. 반대로 고밀도 지질단백(high-density lipoprotein, HDL) 콜레스테롤이 높을 수록 관상동맥심장병(coronary heart disease, CHD)의 위험은 낮아진다.

문헌소개

❶ 《靈樞·邪氣藏府病形》: "按其脈, 知其病。"
❷ 《素問·脈要精微論》: "夫脈者血之府也。"
❸ 《黃帝內經靈樞集注》: "晝夜環轉, 無所違逆, 是謂脈……循于臟腑身形。"
❹ 《難經·一難》: "十二經皆有動脈。"·"寸口, ……手太陰之動脈也。"·"頸側之動脈人迎……足陽明也。"
❺ 《全體新論疏證》: "靑脈管, 不跳動。"
❻ 《類經》: "凡人遍體細脈, 皆膚之孫絡也。"

4. 자궁과 자궁계

간단한 설명

자궁은 기항지부(奇恒之腑)의 하나이다. 다른 이름은 포궁(胞宮)·포장(胞臟)·여자포(女子胞)·자장(子臟) 등이다. 자궁은 월경을 발생·배출하고 태아를 임신·출산하는 기능을 맡아보며, 그것은 여성의 온 내생식기(난소·난관·자궁·질)를 포괄한다.

1) 난소는 한 쌍의 엄지손가락 크기의 생식선으로 난세포와 에스트로겐을 생성한다. 자궁의 양쪽, 골반강 측벽의 옴폭한 가운데에 위치하며, 한의학에서는 子核(자핵)이라고 일컫는다.

2) 난관은 한 쌍의 굽은 긴 관으로 길이가 약 10~12cm이다. 안쪽 끝은 자궁각과 연결되어 있고 자궁강으로 열려 있으며, 바깥쪽 끝은 난소에 가깝고 복강 쪽으로 열린다. 안쪽 1/3은 비교적 좁은데 난관협부라고 한다. 바깥쪽 2/3의 관강은 비교적 넓은데 난관팽대부라고 한다. 맨 끝은 깔때기처럼 확대되어 있고 가장자리에 톱니 모양의 돌기가 있는데 난관술이라고 한다.

3) 자궁의 생김새는 거꾸로 세운 서양배 모양이고 벽이 두꺼운 근육성 기관이다. 위 끝은 둥글고 볼록한데 자궁저라고 하고, 가운데 부분을 자궁체라고 하고, 자궁체의 내강을 자궁체강이라고 하는 데 앞뒤가 납작한 거꿀세모꼴이다. 아래 끝의 좁아진 부분을 자궁경이라고 하는 데 그 하반부가 질에 쏙 들어가 있다.

4) 질의 앞뒤는 약간 납작한 근육성 관으로, 그 벽은 신장성이 풍부하다. 상술한 형태·구조를 《유경(類經)》에서는 다음과 같이 묘사하였다. "자궁의 한 부분은 아래쪽에 연결되어 있고 윗부분에 두 갈래가 있으며, 가운데가 나뉘어 두 부분으로 되어 있는데 생김새가 마치 주발을 합쳐 놓은 것과 같다. 한쪽 부분은 오른쪽으로 뻗어 있고, 다른 한쪽 부분은 왼쪽으로 뻗어 있다."❶ "윗부분에 두 갈래가 있으며, 가운데가 나뉘어 두 부분으로 되어 있다"라는 것은 윗부분에 두 개의 난관이 있고, 가운데가 좁은 부분과 넓은 부분 두 부분으로 나뉘어 있음을 가리킨다. "생김새가 마치 주발을 합쳐 놓은 것과 같다"라는 것은 난소를 가리키는 것 같고, "한 부분은 아래쪽에 연결되어 있다"라는 것은 질을 가리킨 것이다.

생리기능

1 월경을 맡아본다

월경을 한의에서는 또 월사(月事)·월신(月信)이라고도 일컬으며, 자궁의 난소가 관장한다.

《유증치재(類證治裁)》에 말하였다. "월경이라고 한 것은 여자는 음(陰)에 속하고 그 혈액이 조수처럼 주기적으로 배출되며, 달의 차고 이지러짐에 영향을 받기 때문이다. 그리고 주기성이 있으므로 '경(經)'이라고 하였다."[2]

《소문·상고천진론》에 말하였다. "여자는 ……열네 살이 되면 천계(天癸)가 충실해지는데 임맥(任脈)이 통하고 충맥(衝脈)도 왕성해지기 때문에 월경을 시작한다. 이때 일체의 생리적 조건도 모두 성숙해지기에 임신할 수 있다. ……마흔아홉 살 이후에는 임맥과 충맥이 모두 쇠약해지고 천계도 다 고갈되어 월경이 없어지고 몸도 늙었기 때문에 다시는 임신할 수 없다."[3]

'천계'란 성적 성숙기에 분비되는 성호르몬을 가리킨다.

상술한 것을 다시 설명하면 다음과 같다. 여자는 열네 살이 되면 성적으로 성숙되며, 자궁내막에 주기적인 증식과 탈락이 발생하고 혈액이 질을 통해 배출되면서 월경을 형성한다. 이때 여자는 수정능력을 갖게 된다. 마흔아홉살이 되면 난소의 성호르몬 분비 기능이 멈추고 더는 배란을 하지 못하며, 갱년기에 접어든다.

2 태아를 임신·출산하는 기능을 맡아본다

《유경》 권3에 말하였다. "남자와 여자는 음과 양의 형상이다. 남자와 여자가 성교를 하여야 임신이 되어 태아가 형성되며, 태아를 간직하고 있는 곳을 자궁이라고 한다."[4]

《심씨여과집요전정》에 말하였다. "남자와 여자가 성교를 하면 ……좌우의 자궁 부분에 저장된다."[5] 이 문장은 성숙한 정자와 난자가 난관팽대부에서 결합하여 수정되는 것을 가리킨다.

《유증치재》에 말하였다. "여성이 임신을 하게 되면 월경이 없어진다."·"임신한 지 한 달된 태아를 배자(embryo)라고 하며, ……넉달이 되면 형체가 이루어지고 ……다섯 달이 되면 남녀를 구별할 수 있으며,

자궁과 자궁계

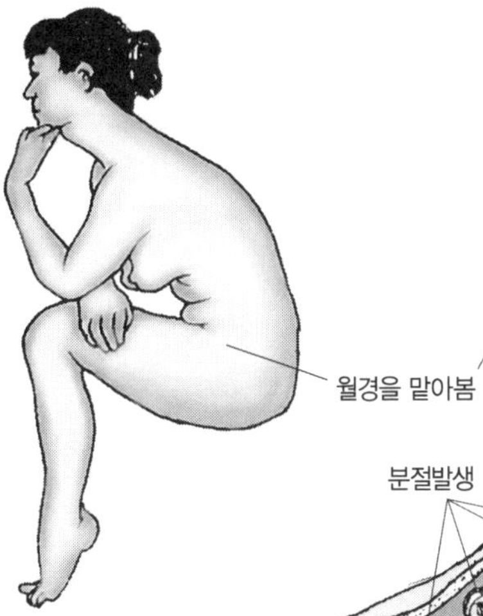

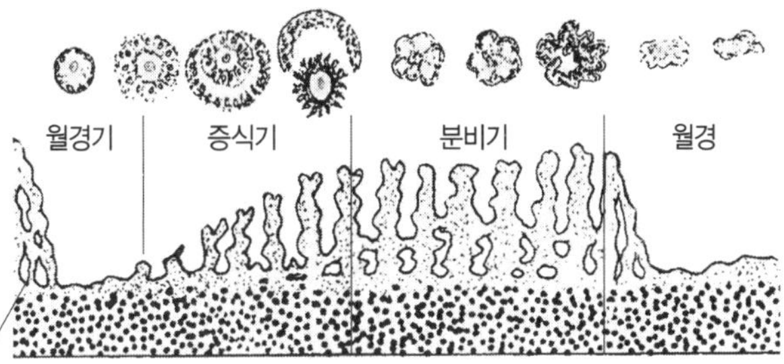

월경주기 중 난포발육과 자궁내막의 변화

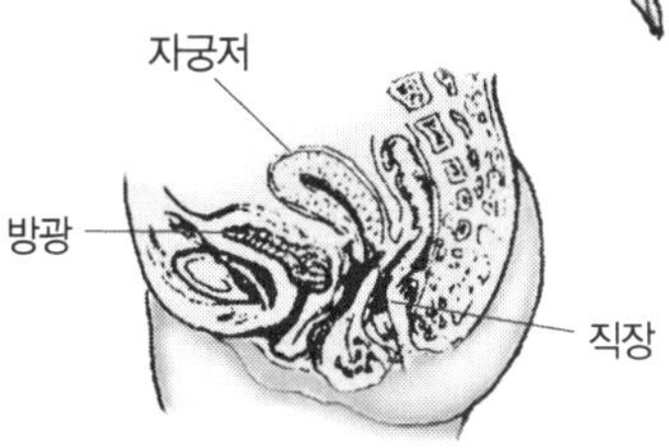

여성의 골반장기 측면도

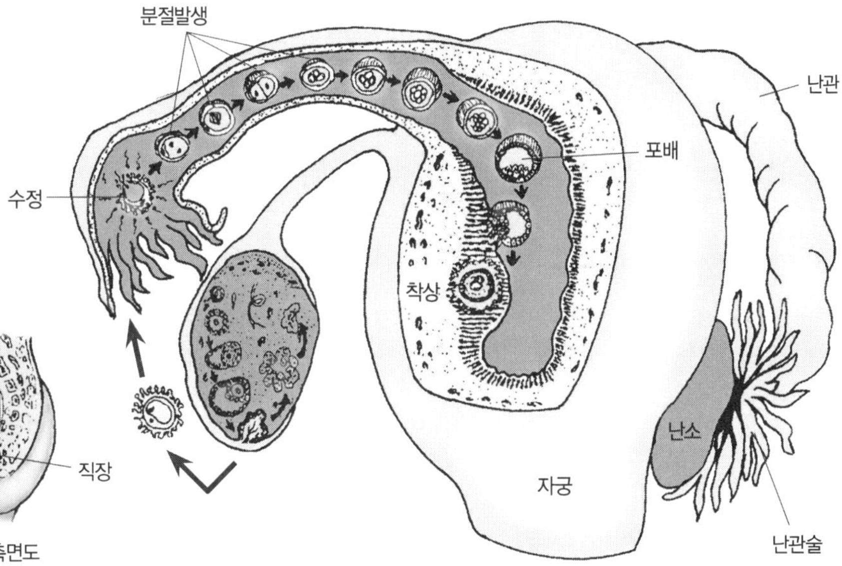

배란·수정·분절 발생과 착상 설명도

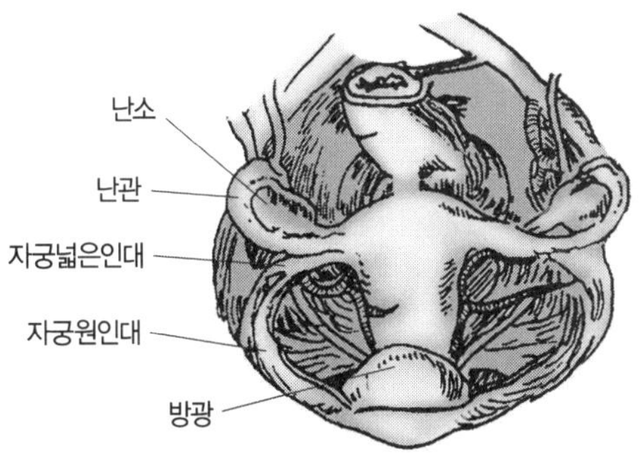

자궁 위치 조감도

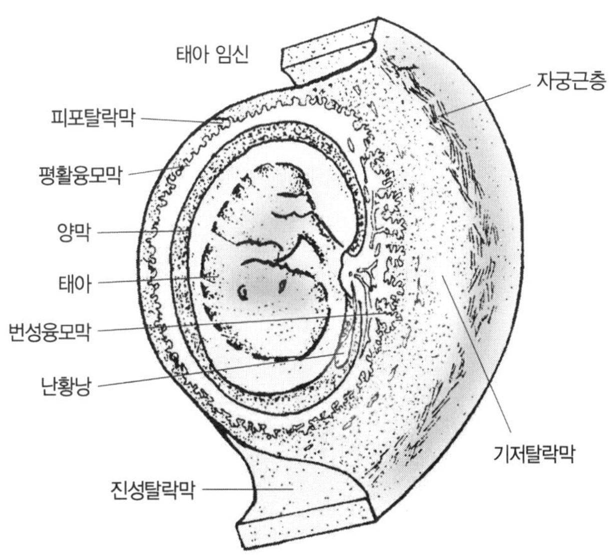

……열 달이 되면 ……오장 육부가 일제히 통하고, 하늘땅의 기를 단전(丹田)으로 받아들여 태어날 때만을 기다린다."❻

여기에서 말한 수정 부위·배자가 자궁 내에서 발육되어 태아의 달이 차는 과정이 현대 의학의 임신생리학 연구 성과와 일치한다. 난자와 정자는 난관팽대부에서 결합하여 수정되며, 수정란은 난관의 연동운동과 내막 섬모의 진자운동에 의하여 점점 자궁강으로 옮아간다.

운반 과정 중에 수정란은 끊임없이 분열하는 데 약 3~4일에는 오디 모양의 상실배(morula)로 되고 계속 분열하여 6~8일에는 포배(blastula)를 형성하며, 일종의 단백분해효소를 분비하여 자궁내막을 용해하면서 점차 착상되어 11~12일에는 완전히 착상된다. 임신 초기의 8주는 태체(胎體)의 주요 기관이 발육·형성되는 시기인데 배자라고 부르며, 8주 뒤에는 태아라고 부른다. 배(胚)16주 말(胚4주)에는 골격계가 발육하고 임부는 태동을 느낄 수 있으며, 외생식기로부터 남녀를 가릴 수 있다. 배(胚)20주에는 태아 심음을 들을 수 있는데 조산을 하면 심장의 고동·호흡·배뇨와 연하(嚥下) 능력이 뒤늦게 생긴다.

제40주 말에는 완전히 성숙하여 키는 약 50cm, 몸무게는 3000g 이상이며, 피부는 분홍색을 띠고 피하지방이 있어 포동포동하다. 정상적인 임신부의 유방은 이미 충분히 발육하여 있다. 분만 전 2~3주에 허리가 욱신욱신 쑤시는 것을 자각하고 불규칙한 자궁수축을 수반하며, 분만 시작하기 24~48시간 전에 질에 '분만전출혈'이 있는데 곧 분만되려는 것임을 미리 알리는 것이다. 이것이 바로 "오장 육부가 일제히 통하고 하늘땅의 기를 단전으로 받아들여 태어날 때를 기다리는"것이다.

문헌소개

❶ 《類經》: "子宮, 一繫在下, 上有兩歧, 中分爲二, 形如合鉢, 一達于右, 一達于左。"

❷ 《類證治裁》: "謂之月事者, 女子屬陰, 其血如潮, 應月之盈虧, 有常期者也, 故謂之經。"

❸ 《素問·上古天眞論》: "女子……二七而天癸至, 任脈通, 太衝脈盛, 月事以時下, 故有子。……七七任脈虛, 太衝脈衰少, 天癸竭, 地道不通, 故形壞而無子也。"

❹ 《類經》: "男女, 陰陽之儀象也, 陰陽交, 胎孕乃凝, 所藏之處, 名曰子宮。"

❺ 《沈氏女科輯要箋正》: "男女精……歸于左右子宮之繫。"

❻ 《類證治裁》: "婦人受孕, 則月事不行。"·"受孕一月名胚胎, ……四月形體成……五月男女分……十月……臟腑齊通, 納天地氣于丹田, 俟時而生。"

자궁과 자궁계 관련 질환들 1

1. 월경 전 증후군 Premenstrual syndrome or tension

월경전 증후군이란 월경 7~14일 전부터 시작해서 월경이 시작되면 사라지는, 반복적이고 다양한 신체적 또는 감정적으로 불편한 증상들의 모임을 말한다. 이 증후군은 간헐적으로 모든 폐경 전 여성의 40%에서 일어나며 이 중 대부분이 25~40세 사이에서 나타난다. 다수의 여성들이 더부룩함, 유방통증, 발목 종창, 체중이 늘어난 느낌, 피부질환, 짜증, 공격성, 우울, 집중력 저하, 성욕 변화, 기면(lethargy), 그리고 식탐(food cravings)을 호소한다.

2. 월경통 Dysmenorrhea

병적인 소견 없이 배란 주기에 따라 발생하는 월경통의 통증은 대개 초경 1~2년 후에 시작하여 시간이 지날수록 심해지는데 증례의 빈도는 20세에 이르기까지 많아지며 그 뒤로는 줄어들고 출산경력이 있는 경우는 급격히 줄어든다. 통증의 양상은 정중하단의 물결치는 듯한 경련을 동반한 골반통을 말하며 등과 허벅지 안쪽으로 종종 퍼져나가기도 한다. 경련은 하루 혹은 그 이상 남기도 하며 오심, 설사, 두통, 그리고 화끈거림과 같이 나타나기도 한다. 통증은 자궁의 혈관수축, 무산소증(anoxia), 그리고 프로스타글란딘(prostaglandin)에 매개된 지속적인 수축에 의해 발생한다. 일반적으로 비스테로이드성진통소염제(ibuprofen, ketoprofen, mefenamic acid, naproxen)를 사용한다.
기질적인 원인에 의해 발생하는 월경통은 대개 초경 후에 시작하며 때로는 20~30대에 발병하기도 하는데 병력과 이학적 검사에서는 자궁내막증이나 골반내감염을 암시하는 경우가 많고 다른 원인으로는 점막하 근종, 자궁내장치 사용, 자궁경관의 협착과 폐쇄, 또는 드물지만 막다른 자궁각(blind uterine horn)이 있을 수 있다. 비스테로이드성진통소염제(NSAIDs)와 같은 진통제의 규칙적인 사용이 도움이 될 수 있고, 경구피임약은 특히 자궁내막증(endometriosis)에서 완화를 가져올 수 있다.

3. 자궁근종 Uterine myoma

자궁근종은 여성의 생식기 종양 중 가장 흔하며 평활근 및 결합 조직으로 구성된 다발성의 주변 조직과 분리된 원형의 견고한 자궁의 종양으로 해부학적 위치에 따라

1) 벽속(intramural),
2) 점막하(submucous),
3) 장막하(subserous),
4) 인대내(intraligamentous),
5) 기생의(parasitic 혈액 공급을 부착된 주변 기관에서 받는다),
6) 경부의 자궁평활 근종

으로 나뉜다. 비임신 여성에서 근종은 대개 증상을 동반하지 않지만 요실금 및 월경통 등을 유발할 수 있으며, 빈혈(anemia)을 동반한 다량의 출혈, 복강내 다른 장기를 압박해 증상들을 유발할 수 있고 자궁강 내의 변화를 일으켜 불임을 유발할 수도 있다. 초음파로 자궁근종의 유무를 확인할 수 있으며 크기 증가 등도 추적 관찰할 수 있다. 작은 크기의 근종일 경우 6개월마다 산부인과 검진을 하며 필요하다면 선택적 근종절제술이 자궁을 보존하기 위해서 시행될 수 있지만 주변장기(특히, 자궁, 방광, 장관)를 압박하지 않거나 심한 출혈 혹은 크기증가의 속도가 빠르지 않다면 응급으로 수술할 필요는 없다.

임상 엿보기

자궁과 자궁계 관련 질환들 2

4. 자궁내막증 Endometriosis

자궁내막증은 자궁 내막이 자궁밖(특히 골반 기저부 dependent parts, 난소)에서 비정상적으로 자라는 것으로 기질성 생리통(secondary dysmenorrhea)의 가장 흔한 원인으로 생리의 역류(retrograde menstruation)가 가장 넓게 받아들여지는 원인이지만, 자궁내막증의 병리 기전과 자연 경과는 완전히 밝혀지지 않았다.

자궁내막증을 가진 여성은 골반통을 호소하는데 이 통증은 불임, 성교통, 출혈을 동반한 직장 통증과 동반될 수도 있다. 통증은 생리 시작 2~7일 전부터 시작하고 생리 흐름이 완화될 때까지 강도가 증가한다. 질병의 기간이 길어질수록 지속적인 통증으로 바뀌는 경향이 있다.

다양한 호르몬을 이용한 내과적 치료는 자궁내막증에 의한 통증을 완화시키는데 효과적이다. 그러나 이 약제 중 어떤 것도 임신율을 증가시킨다고 알려진 것은 없다. 대부분의 약물요법들은 4~9개월 이상 배란을 억제시키고, 호르몬 수치를 떨어뜨리게 되어있다. 그래서 자궁 내막이 퍼져있는 곳의 주기적인 자극을 방지시키고, 퇴화를 일으키게 한다. 자궁내막증의 외과적 치료는 자궁 신경을 따라 있는 자궁 내막 이식 조직들을 복강경으로 소작해 주는데 특히 광범위한 질환에 있어서, 통증을 줄이고 임신률을 높이는 데 효과가 있다.

오장육부의 생리상의 상호관계

1. 오장 사이의 상호관계

	생리상의 관계	병리상의 영향
심장과 폐장	심장은 혈액순환을 주관하고 폐는 氣를 맡아본다. 심장은 혈액순환의 원동력이고 혈액순환의 운행을 관장하며 온몸 혈관은 모두 폐장을 관통하여 흐르면서 기체교환을 진행한다. 함께 상초(上焦)에 위치하고 서로 이웃하여있다. 기는 혈액의 운행을 촉진하고 혈액은 기를 싣고 운행하며 서로 의존한다. 기는 혈액의 통솔자이고 혈액은 기의 근원이다.	폐기(肺氣)가 불충실하고 종기(宗氣)가 부족하면 → 혈관이 막혀서 가슴 속이 답답함·호흡곤란·심계항진·입술과 혀가 청자색(靑紫色)을 띠는 등 증상이 나타난다. 심기(心氣)가 부족하거나 심양(心陽)이 불충실하면 → 肺氣가 모자라게 되어 기침·천식·심계항진·심한 심계항진·가슴이 답답함 등 증상이 나타난다.
심장과 비장	심장은 혈액순환을 맡아보는데 혈액이 혈관내에서 운행하도록 촉진한다. 비장은 혈액을 관할하는데 혈액순환이 정상적인 궤도에서 운행하도록 통솔한다. 비기(脾氣)가 왕성하면 심혈(心血)도 넉넉하다. 脾氣와 心血은 서로 촉진하고 서로 의존한다.	비기(脾氣)가 불충실하고 변화발생의 원천이 부족하면 → 심혈(心血)이 부족해지고 脾氣가 불충실해짐 → 심장과 비장의 기혈(氣血)이 모두 부족해져서 심계항진·불면증·식욕부진·복부팽만·얼굴이 창백한 등 증상이 나타난다.
심장과 신장	심장은 上焦에 위치하고 양(陽)에 속하며 火를 관장한다. 신장은 하초(下焦)에 위치하고 음(陰)에 속하며 水를 맡아본다. 心火는 신장으로 하강하여 신양(腎陽)을 도와 함께 신음(腎陰)을 따뜻하게 한다. 腎水는 심장으로 상승하여 심음(心陰)을 도와 함께 심양(心陽)을 자양한다. 腎陽(命門之火)과 心陽(心火)은 서로 따뜻하게 하고 협조한다.	심양(心陽)이 부족하면 하강하여 신양(腎陽)을 따뜻하게 못한다 → 腎陽이 부족하면 체액이 넘쳐 흘러서 심계항진·수종·호흡곤란등 체내에 정체되어 있는 체액이 치밀고 올라가 심장기능에 장애를 일으키는 병증이 나타난다. 신음腎陰)이 부족하면 상승하여 心陽을 돕지 못한다. → 心陽만 비정상적으로 항진된다. 가슴이 답답함·불면증·꿈많음·유정·허리가 쑤심 등 心陽과 腎陰의 생리적관계가 실조된 증상이 나타난다. 腎陽이 부족하여 心陽을 따뜻하게 못하면 ⇄ 心陽이 부족해짐
심장과 간장	심장은 혈액순환의 원동력이고 혈액순환의 운행을 관장하며 혈액순환을 촉진한다. 간장은 혈액을 저장하고 혈액량을 조절하는 기능을 한다. 간장은 온몸의 기혈과 체액을 막힘없이 잘 통하게 하고 거침없이 쑥쑥 뻗어 나가게 하며, 배출하는 작용을 가지고 있는데 기혈을 막히지 않고 잘 통하게 하여 혈액이 정체되지 않도록 한다. 그리고 심장을 도와 혈액순환을 촉진한다	심혈(心血)이 부족하면 ⇄ 간장에 저장되어 있는 혈액이 부족하고 → 心血과 간혈(肝血) 모두 부족하면 머리가 아찔하고, 눈이 침침함·심계항진·불면·안색이 창백함·시력이 나빠짐·과소 월경 등 증상이 나타난다.
간장과 비장	비기(脾氣)가 왕성하면 → 영양물질이 충분히 발생하고 → 간혈(肝血)의 원천이 충실해진다. 간장은 온몸의 기혈과 체액을 막힘없이 잘 통하게하고 거침없이 쑥쑥 뻗어 나가게 하며 배출하는 작용을 가지고 있는데 담즙을 분비하여 → 음식물의 소화·흡수·운반을 정상적으로 유지한다. 간장은 혈액을 저장하고 비장은 혈액을 관할하며, 함께 혈액의 정상적인 운행을 유지한다.	간의 소설(疏泄) 기능에 이상이 생기면 氣의 기능 활동에도 이상이 발생하고 → 간과 비장사이의 협조 불능이 일어난다. 가슴·계륵부·상복부의 팽만과 동통 흥분성·답답함·트림·탄산·식욕부진·설사·대변 실금 등 증상이 나타난다. 비장의 운화(運化) 기능에 이상이생기면 → 간담(肝膽)의 疏泄기능에도 이상이 생겨 황달·위속이 징건함·오심과 구토·식욕감퇴·묽은똥·오줌이 노란 등 증상이 나타난다.

간장과 폐장	간장은 기(氣)의 상승을 통제한다. 폐장은 기를 맑게 하고 아래로 내려가게 한다. 상승과 하강이 협조하여 → 인체의 기가 정상적으로 오르내릴 수 있도록 한다.	간기(肝氣)가 정체하여 火로 변하면 → 폐금(肺金)이 손상되어 계륵부 동통·흉분성·호흡 곤란을 수반하는 기침·숨가쁨·각혈등 간화(肝火)가 폐를 침범한 증상이 나타난다. 폐가 기를 맑게 하고 아래로 내려가게 하지 못하면 → 간의 疏泄 기능에 이상이 발생하여 기침·계륵부 동통·어지럼증·두통·얼굴이 벌게짐·결막충혈 등 증상이 나타난다.
간장과 신장	간장은 혈액을 저장하고, 신장은 정(精)을 저장한다. 함께 下焦에 속하고 서로 돕는다. 간혈(肝血)은 신정(腎精)의 자양과 발생에 의지한다. 腎精은 肝血에서 변화, 발생하는 精의 보충에 의지한다.	신정腎精)이 부족하면 → 간혈(肝血)도 모자라게 되어 척추를 따라서 쑤시고 아픔·유정·귀울음·어지럼증·눈앞이 아찔함·눈이 건조하고 깔깔함 등 증상이 나타난다. 신음腎陰)이 부족하면 → 간양肝陽)의 활동이 항진되어 두통·결막충혈·흉분성·허리가 시큰시큰 쑤시고 아픔·유정·귀울음 등 증상이 나타난다.
비장과 폐장	비장이 영양물질을 운반하고 변형시키는 기능을 하려면 폐기(肺氣)가 위로 올라가 퍼지고 바깥쪽으로 흩어지는 것과 폐가 체내 체액의 산포(散布)·운반과 배설에 대하여 소통하고 조절하는 작용이 필요하다. 肺氣가 위로 올라가 퍼지고 바깥쪽으로 흩어지려면 비장이 영양물질을 끊임없이 운반하고 변형시켜서 촉촉하게 하고 영양공급을 해야 한다.	비기(脾氣)가 불충실하면 → 폐기肺氣)도 부족해져서 나른함·목소리가 낮음·식욕부진·피로등 증상이 나타난다. 肺氣가 불충실 하면 → 비장의 운반·변형 기능에 이상이 생겨 수습(水濕)이 정체 되어서 기침·가래가 많음·복부팽창·묽은똥·부종등 증상이 나타난다.
비장과 신장	비장은 후천지본(後天之本)이고 신장은 선천지본(先天之本)이다. 비장의 영양물질을 운반하고 변형시키는 기능은 신정(腎精)의 촉진과 신양腎陽)이 따뜻하게 하는 것에 의지한다. 신장이 精을 저장하는 것은 비장이 영양물질을 운반하고 변형시켜서 자양하고 보충하는 것에 의지한다.	비양脾陽)이 부족하면 ⇄ 신양(腎陽)도 불충실 해져서 추위를 싫어하고 팔다리가 차다·식욕감퇴·권태·온몸이 부어오름·배뇨 곤란 등 증상이 나타난다.
폐장과 신장	폐장은 호흡하는 氣를 관장하고 신장은 흡식 기능과 관계가 있다. 폐는 氣를 근본으로 삼고, 신장도 기를 근원으로 삼는다. 폐는 기를 맑게하고 아래로 내려가게 하며 체내체액의 산포·운반과 배설에 대하여 소통하고 조절하는 작용을한다. 신장은 수장(水臟)으로서 체액대사를 관장한다.	폐기(肺氣)가 부족하면 → 신기(腎氣)도 불충실해져 肺氣를 빨아들이지 못하게 되어 내쉬는 숨이 많고 들이쉬는 숨이 적음·숨결이 짧고 빠름·목소리가 낮음 등의 증상이 나타난다. 腎陽이 부족하면 → 수음水飮)이 폐를 침범하게 되어 추위를 싫어함·부종·배뇨곤란·객담·천식 등의 증상이 나타난다.

오장 사이의 상호관계

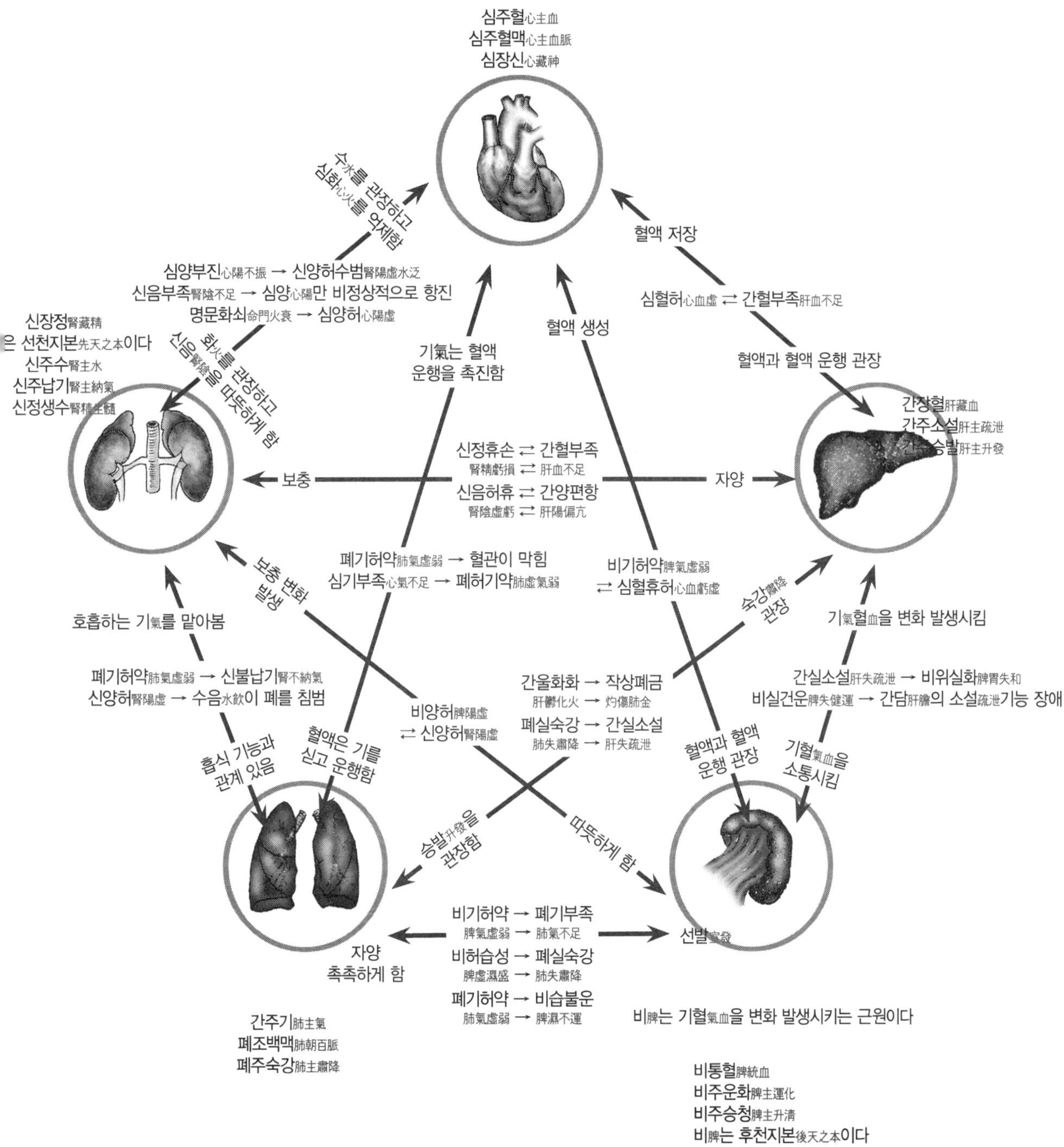

심주혈心主血
심주혈맥心主血脈
심장신心藏神
수水를 관장하고
심화心火를 억제함
혈액 저장
심양부진心陽不振 → 신양허수범腎陽虛水泛
신음부족腎陰不足 → 심양心陽만 비정상적으로 항진
명문화쇠命門火衰 → 심양허心陽虛
심혈허心血虛 ⇄ 간혈부족肝血不足
혈액 생성
신장정腎藏精
신腎은 선천지본先天之本이다
신주수腎主水
신주납기腎主納氣
신정생수腎精生髓
화火를 관장하고
신음腎陰을 따뜻하게 함
기氣는 혈액
운행을 촉진함
혈액과 혈액 운행 관장
간장혈肝藏血
간주소설肝主疏泄
간주승발肝主升發
신정휴손 ⇄ 간혈부족
腎精虧損 ⇄ 肝血不足
보충
자양
신음허휴 ⇄ 간양편항
腎陰虛虧 ⇄ 肝陽偏亢
폐기허약肺氣虛弱 → 혈관이 막힘
심기부족心氣不足 → 폐허기약肺虛氣弱
비기허약脾氣虛弱
⇄ 심혈휴허心血虧虛
보충 변화
발생
숙강肅降
관장
호흡하는 기氣를 맡아봄
기氣혈血을 변화 발생시킴
폐기허약肺氣虛弱 → 신불납기腎不納氣
신양허腎陽虛 → 수음水飲이 폐를 침범
간울화화 → 작상폐금
肝鬱化火 → 灼傷肺金
간실소설肝失疏泄 → 비위실화脾胃失和
비실건운脾失健運 → 간담肝膽의 소설疏泄기능 장애
비양허脾陽虛
⇄ 신양허腎陽虛
폐실숙강 → 간실소설
肺失肅降 → 肝失疏泄
흡식 기능과
관계 있음
혈액은 기를
싣고 운행함
혈액과 혈액
운행 관장
기혈氣血을
소통시킴
승발升發을
관장함
따뜻하게 함
비기허약 → 폐기부족
脾氣虛弱 → 肺氣不足
선발宣發
자양
촉촉하게 함
비허습성 → 폐실숙강
脾虛濕盛 → 肺失肅降
폐기허약 → 비습불운
肺氣虛弱 → 脾濕不運
비脾는 기혈氣血을 변화 발생시키는 근원이다
간주기肺主氣
폐조백맥肺朝百脈
폐주숙강肺主肅降
비통혈脾統血
비주운화脾主運化
비주승청脾主升清
비脾는 후천지본後天之本이다

2. 오장과 육부 사이의 상호관계

	생리상의 관계	병리상의 영향
심장과 소장	소장은 양(陽)이고 ↔ 심장은 음(陰)이다. 소장은 표(表)이고 ↔ 심장은 리(裏)이다. 手少陰心經은 심장에 속하고 소장에 연결되어있다. 수소음심경(少陰心經)은 심장에 속하고 소장과 연결되어있다. 수태양소장경(手太陽小腸經)은 소장에 속하고 심장과 연결 되어있다. 심화(心火)의 하강은 → 소장이 찌꺼기에서 영양물질을 분리해내는 기능에 도움이 된다. 소장의 하행은 → 心火의 하강에 도움이 된다.	심화(心火)가 상승하여 경맥(經脈)을 통해 아래로 옮아가면 → 소장에 열사熱邪)가 침범 하게 된다. 핍뇨·오줌이 붉음·오줌을 눌 때 화끈거림·오줌을 눌 때 오줌이 잘나오지 않으면서 아픈 등의 소장실열(小腸實熱) 증상을 일으킨다. 소장에 쌓인 열사가 경맥을 따라 위로 올라가 뜨거운 기운이 오르면 → 가슴이 답답함, 혀가 벌게지고 짓무르는 등의 증상을 일으킨다.
폐와 대장	대장은 양이고 ↔ 폐는 음이다. 대장은 表이고 ↔ 폐는 裏이다. 수태음폐경(手太陰肺經)은 폐에 속하고 대장과 연결되어있다. 수양명대장경(手陽明大腸經)은 대장에 속하고 폐와 연결되어있다. 폐는 기를 맑게 하고 아래로 내려가게 하며, 진액(津液)을 온몸으로 퍼지게 하여 → 대장을 자양해야 대장의 찌꺼기를 운반하고 변형시키는 생리기능이 정상적으로 된다. 대장의 찌꺼기를 운반하고 변형시키는 생리기능이 원활하면 → 폐가 기를 맑게 하고, 아래로 내려가게 하는 기능에 도움이 된다.	폐열(肺熱)이 과도하고 체액이 아래로 내려가지 못하면 → 대장이 찌꺼기를 운반하고 변형시키는 생리기능에 장애가 발생한다. 발열·객담·천식·변비 등의 증상을 일으킨다. 열사가 대장에 쌓여서 대장의 기능 활동이 감퇴되면 → 폐가 영향을 받아 기를 맑게 하고, 아래로 내려가게 하는 기능을 상실한다. 가슴속이 그득함·천식 등의 증상을 일으킨다.
비장과 위	위는 양이고 ↔ 비장은 음이다. 위는 表이고 비장은 裏이다. 족태음비경(足太陰脾經)은 비장에 속하고 위와 연결되어 있다. 족양명위경(足陽明胃經)은 위에 속하고 비장과 연결되어 있다. 비장은 영양물질을 운반하고 변형시키는 기능을 하며, 위는 음식물을 받아들이고 일시적으로 저장하는 기능을 한다. 비장은 영양물질을 위쪽으로 올려 보내는 기능을 하고, 위는 음식물을 소화시켜 아래로 내려 보내는 기능을 한다. 비기(脾氣)는 상승하는 것이 좋고, 위기(胃氣)는 하강하는 것이 좋다. 비장은 건조한 것을 좋아하고 습기를 싫어하며, 위는 축축한 것을 좋아하고 건조한 것을 싫어한다.	비장에 습사(濕邪)가 침범하여 비장의 운반·변형기능이 감퇴되면 → 위가 음식물을 아래로 내려 보내는 기능에 장애가 생기고 음식물을 받아들이지 못하게 된다. 식욕감퇴·오심과 구토·위속이 징건함· 몸이 나른하고, 무거움 등의 증상을 일으킨다. 위완(胃脘)에 소화 되지 않은 음식물이 정체되어 영양물질의 진하고 흐린 것이 내려가지 못하면 → 비장이 영양물질을 위쪽으로 올려 보내지 못하고 운반·변형기능이 감퇴된다. 식욕부진·트림과 함께 썩은 냄새가 남·탄산·복부팽만·설사 등의 증상을 일으킨다. 비장의 기능이 감퇴되고, 다른 질환이 낫지 않으면 → 비양(脾陽)이 부족해지는 병변으로 발전한다. 상복부가 은근히 아픔·따뜻한 것을 좋아하고, 만져주는 것을 좋아함·식욕감퇴·복부팽만·묽은똥·추위를 싫어하고 팔다리가 찬 등의 증상을 일으킨다.
간과 담	담은 양이고 ↔ 간은 음이다. 담은表이고 ↔ 간은 裏이다. 족궐음간경(足厥陰肝經)은 간에 속하고 담과 연결되어 있다. 족소양담경(足少陽膽經)은 담에 속하고 간과 연결되어 있다. 간은 담즙을 분비하고, 담낭은 담즙을 저장한다. 간은 氣血의 운행을 소통하고 조절하며 정서를 활달하고 명랑하게 하여 → 담기(膽氣)가 평온을 유지하게 하며 용감하고 굳세고 결단력이 있게 한다.	간의 병변은 항상 담낭에 영향을 미치고 담병(膽病)은 늘 간에 영향을 미쳐 간과 담낭에 동시에 병변이 발생한다. 예컨대 습열사(濕熱邪)가 간과 담낭에 정체되면 담즙이 넘쳐흐르게 된다. 황달·입안이 씀·계륵부 동통·식욕부진·오심과 구토 등의 증상을 일으킨다.
신장과 방광	방광은 양이고 신장은 음이다. 방광은 表이고 신장은 裏이다. 족소음신경(足少陰腎經)은 신장에 속하고 방광과 연결되어 있다. 족태양방광경(足太陽膀胱經)은 방광에 속하고 신장과 연결되어 있다. 신장은 수장(水臟)으로서 체액대사를 맡아 본다. 방광은 오줌을 저장하고 배출하는 것을 관장한다.	신양(腎陽)이 부족하여 기화(氣化)작용과 체액대사가 비정상적으로 되면 → 방광의 오줌을 저장하는 것과 오줌을 배출하는 기능에 장애가 생긴다. 추위를 싫어하고 팔다리가 참·온몸이 부어오름 등의 증상이 나타난다. 습열사(濕熱邪)가 방광에 쌓이고 오줌에 결석이 섞여 나오면 → 신장에 영향을 주어 요의 빈삭·요의 긴박·배뇨 곤란과 배뇨통·극심한 요통 등의 증상이 나타난다.

오장과 육부 사이의 상호관계

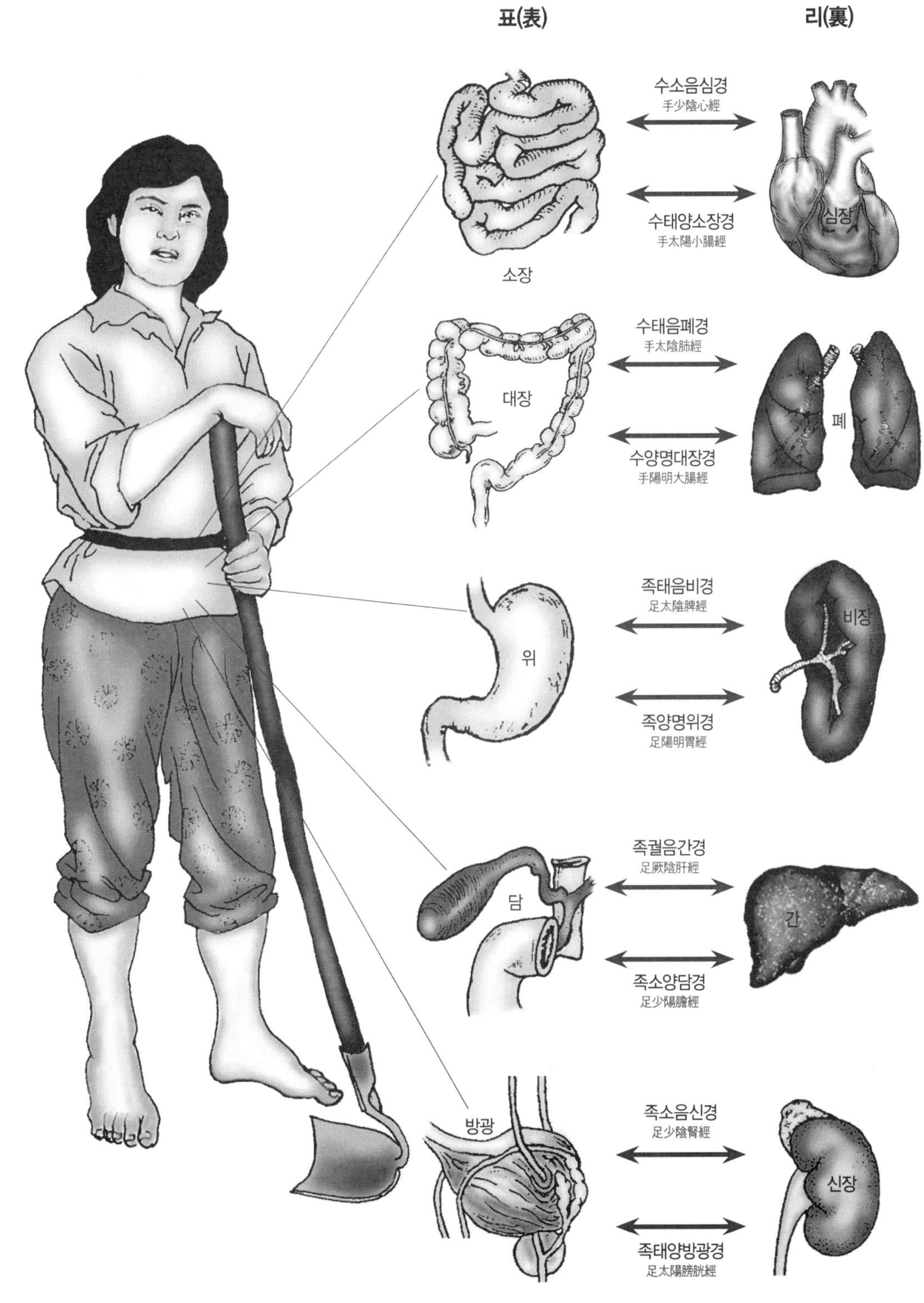

3. 육부 사이의 상호관계

육부의 주요 기능은 체액을 운반하고 음식물을 소화시킨다. 음식물을 소화·흡수하고 배설하며, 체액대사에도 참여한다. 그러므로《영추·본장》에 말하였다. "육부의 기능은 음식물을 소화시키고 진액(津液)을 운행시켜 온몸을 충실하게 한다."❶

음식물의 소화·흡수·배설

사람은 생명 활동을 하면서 반드시 밖으로부터 끊임없이 영양물질을 섭취하여, 일을 하고 체온을 유지하는 에너지원과 성장·발육·생식에서의 새로 만들거나 다시 만드는 데 제공되는 원료로 삼아야 한다.

음식물은 구강을 통해 씹고 섞고 삼켜져서 식도를 지나 위로 들어간다. 위는 음식물을 받아들여 미즙으로 변형시켜서 소장으로 내려보내고, 소장 근육은 수축운동을 통해 음식물을 잘게 부수어 음식물과 소화액을 잘 뒤섞으며, 각종 소화효소에 의하여 미즙 속의 단백질·지방과 탄수화물을 화학분해하여 흡수하기 좋은 소분자 물질로 만들고, 연동에 의하여 미즙을 천천히 아래로 내려보낸다.

이러한 과정을 한의학에서는 '소장이 음식물을 받아들이고 소화시키며, 찌꺼기에서 영양물질을 분리해 낸다(소장주수성급비별청탁小腸主受盛及泌別淸濁)'라고 하였다. 동시에 담낭은 담즙을 분비하여 지방의 분해·흡수를 촉진한다. 위와 소장이 흡수한 영양물질은 비장의 영양물질을 운반하는 기능에 의해 온몸으로 운반된다.

> 위와 소장이 흡수한 영양물질은 비장의 영양물질을 운반하는 기능에 의해 온몸으로 운반된다.

소장 내의 소화는 매우 중요한데 음식물이 소장을 거친 후에는 소화 과정이 거의 마무리되고, 단지 아직 소화되지 않은 음식물 찌꺼기만 남아 소장을 통해 대장으로 들어간다. 대장의 주요 기능은 수분 흡수에 있으며, 또 찌꺼기를 일시적으로 저장하는 곳이기도 하다.

한의학에서는 '음식물이 소장의 소화 흡수를 거친 후에 그 찌꺼기 부분은 아래로 대장에 보내지고, 대장은 계속하여 그 속의 수분을 흡수하고 대변으로 변형시킨다'라고 하였는데, 이렇게 형성된 대변은 항문을 통해 체외로 배출된다. 상술한 음식물의 섭취·소화·흡수·배설 과정은 모두 상초(上焦)·중초(中焦)·하초(下焦)를 거친다. 흡수된 영양물질은 또 삼초(三焦)를 통해 온몸으로 흩어진다.

육부 사이의 상호관계

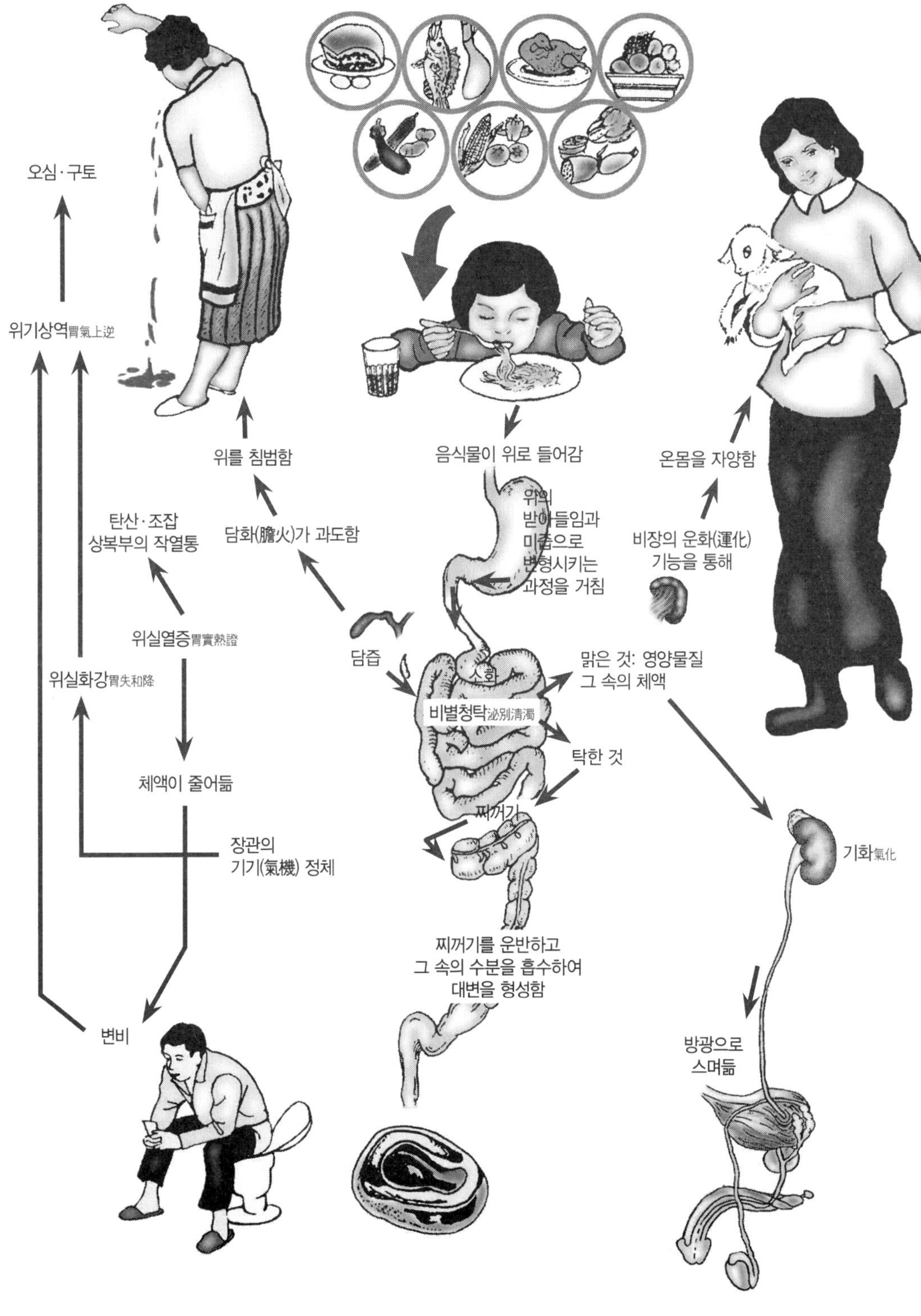
오심·구토
위기상역胃氣上逆
위를 침범함
음식물이 위로 들어감
온몸을 자양함
탄산·조잡
상복부의 작열통
담화(膽火)가 과도함
위의
받아들임과
미즙으로
변형시키는
과정을 거침
비장의 운화(運化)
기능을 통해
위실열증胃實熱證
담즙
위실화강胃失和降
소화
맑은 것: 영양물질
그 속의 체액
비별청탁泌別淸濁
탁한 것
체액이 줄어듦
찌꺼기
장관의
기기(氣機) 정체
기화氣化
찌꺼기를 운반하고
그 속의 수분을 흡수하여
대변을 형성함
방광으로
스며듦
변비

체액대사에 참여한다

인체의 신진대사 과정 중에 생성된 최종산물과 남아도는 수분은 아래의 경로를 통해 배출된다.

1) 폐를 통해 이산화탄소와 소량의 수분을 내보낸다.
2) 땀샘을 통해 일정량의 수분·염화나트륨과 요소·요산을 배출한다.
3) 장관을 통해 대변에 섞여 있는 소화액·무기염류·담즙색소를 배출한다.
4) 오줌 형식을 통해 수분과 수분에 녹아 있는 요소·크레아티닌·요산을 배출한다. 이상 체액을 배설하는 네 가지 경로는 한의학의 폐·비·신장 세 장기를 주체로 삼는다. 그러나 육부도 밀접한 관계가 있다. 위는 '음식물의 저장소'로서 흡수한 음식물의 일부 수분을 체액으로 변형시킬뿐더러 위액도 분비한다. 소장은 영양물질을 흡수할 때 대량의 체액도 함께 흡수한다. 인체가 날마다 마시는 물은 약 1~2L인데 췌액·담즙·소장이 분비한 소화액에 함유된 수분과 함께 총량이 8L가량에 이른다. 날마다 대변 속에 함유되어 있는 수분 약 150ml를 제외하고, 대부분은 장관에 의해 재흡수된다. 한의에서 재흡수되는 부위를 '난문(闌門)'이라고 일컫는다. 그러한 후에 혈액순환을 통해 방광으로 스며드는데 방광은 오줌을 저장하고 오줌을 배출한다. 상술한 체액대사도 상초·중초·하초를 거치며, 삼초를 통로로 삼는다.

한의에서 재흡수되는 부위를 '난문(闌門)'이라고 일컫는다.

육부(六腑)는 언제나 막히지 않아야 한다

담·위·소장·대장·방광·삼초 등 육부는 음식물을 받아들이고 배출하며, 운반하고 변형시키는 공통의 기능을 가지고 있다. 그러므로 막힘없이 통하는 것이 좋고 막히는 것은 좋지 않으며, 아래로 내려가는 것이 이치에 맞고 막혀서 치밀고 올라오는 것은 병이다.

그 때문에 한의에 '육부는 언제나 막히지 않아야 한다'❷·'부병(腑病)은 소통시키는 요법으로 치료할 수 있다'❸라는 이론이 있다. 기(氣)·혈(血)·한(寒)·열(熱)·습(濕)·음식·기생충·결석을 막론하고 어떠한 병인이라도 아래로 내려가는 기능에 장애를 초래하면 모두 '동통'·'폐색' 병증이 나타난다. "아프면 막힌 것이다"·"통하면 아프지 않게 된다"라는 말은, 한의학이 공강장기(空腔臟器)의 폐색·폐쇄된 위쪽 관강(管

腔) 평활근이 간대경련을 일으킬 때 폐색증이 없어지는 것에 대하여 깊이 있게 개괄한 것이다.

치료원리는 통리공하(通裏攻下)·행기활혈(行氣活血)·소결도체(消結導滯)·화위강역(和胃降逆) 등의 통하법(通下法)을 주로하고, 청열해독(淸熱解毒)·활혈화어(活血化瘀)·조습사화(燥濕瀉火) 등의 치료방법을 이용한다.

병리상의 영향

육부는 생리적으로 밀접한 관계가 있을뿐더러 병리학적으로도 서로 영향을 끼친다. 예컨대 위에 과도한 열사(熱邪)가 정체하여 체액이 줄어들면 변비를 일으키고, 변비도 위기(胃氣)가 아래로 내려가지 못하고 위로 치밀어 오르게 하여 오심·구토를 일으킨다. 또 예컨대 담화(膽火)가 과도하면 항상 위를 침범하는 데 구토와 오심·담즙구토 등 위기(胃氣)가 아래로 내려가지 못하는 병증 등이 나타난다.

문헌소개

❶《靈樞·本臟》: "六腑者, 所以化水穀而行津液者也。"

❷ 六腑以通爲用。

❸ 腑病以通爲補。

03

정·신·기·혈·진액

정·신

의미

❶ 정(精): 인체를 구성하고 생명 활동을 유지하는 기본물질이다

인체를 구성하는 정(精)을 '생식지정(生殖之精)'이라고 한다. 생명을 유지하는 정(精)을 '수곡지정(水穀之精)'이라고 한다.

생식지정은 부모에서 기원하며, 이것은 사람을 번식시키고 생식능력을 가지고 있는 물질일뿐더러 인체 생명의 원시물질이다. 그러므로 《소문·금궤진언론》에 말하였다. "정(精)은 인체의 정기(精氣)를 가리키며, 정기는 인체의 근본이다."[1]

남성과 여성의 정(精)이 서로 결합한 후에 모체 내에서 길러 형체를 구성하기 때문에 또 선천지정(先天之精)이라고도 한다.

수곡지정은 음식물 속의 영양물질을 가리키는데 비장과 위를 통하여 변화 발생된 것이며, 인체의 생명 활동을 유지하는 에너지와 원료이기 때문에 또 후천지정(後天之精)이라고도 일컫는다. 이 두 정(精)은 모두 신장에 저장되어 있다.

2 신(神): 인체 생명 활동의 외적 표현일뿐더러 사람의 정신 상태이다

한의학에서는 정기(精氣)를 신(氣)의 물질적 기초라고 생각하였다.

그것은 온 인체의 형상·표정·의식·사유·안색·눈빛·말·숨·자태와 동작 등을 포괄한다. 한의학에서는 정기(精氣)를 신(氣)의 물질적 기초라고 생각하였다.

《영추·평인절곡》에 말하였다. "생명의 활동력을 대표하는 신기(神氣)는 주로 음식물의 영양물질에서 변화 발생한 것이다."[2] 그것은 사람의 오장 육부 기혈의 성쇠와 관계가 있다. 무릇 정신이 왕성하면 일반적으로 장정(臟精)이 충분하고 기능이 서로 협조한다는 것을 반영한다. 만약 장정(臟精)이 없어지려 하고 기기(氣機)가 쇠약해지면 신기(神氣)가 흩어진다. 그러므로 《소문·이정변기론》에 말하였다. "만약 병자의 신기(神氣)가 왕성하면 치료해서 회복할 수 있지만, 그렇지 않으면 죽게 된다."[3]

작용

1 정(精)의 작용

세 가지가 있다.

1) 精은 인체를 구성하는 기본물질이다.

《영추·경맥》에 말하였다. "사람의 임신 기간 중 최초의 생명력은 처음에 음양(陰陽) 두 기(氣)가 서로 결합하여 이루어진 정(精)이며, 정(精)으로부터 발달하여 된 뇌와 척수는 이후로 점차 인체를 형성하는 데 골격을 팔다리와 몸으로 삼고 혈관을 기혈(氣血)이 운행하는 통로로 삼으며, 힘줄로 골격을 굳건하게 얽어매고 근육을 담으로 삼아 속에 있는 장기와 인대·골격·혈관을 보호하며, 피부가 튼튼해졌을 때에 머리털도 자라서 사람의 형상을 모두 갖추게 된다."[4] 사람의 배자(embryo)는 부모의 생식지정으로부터 생성되며, 그 후로 뇌·수(髓)·골격·혈관·힘줄·근육·피부와 머리털 등 오장 육부와 신체가 모두 배자의 기초 위에서 형성된다는 것을 지적하였다.

정·신

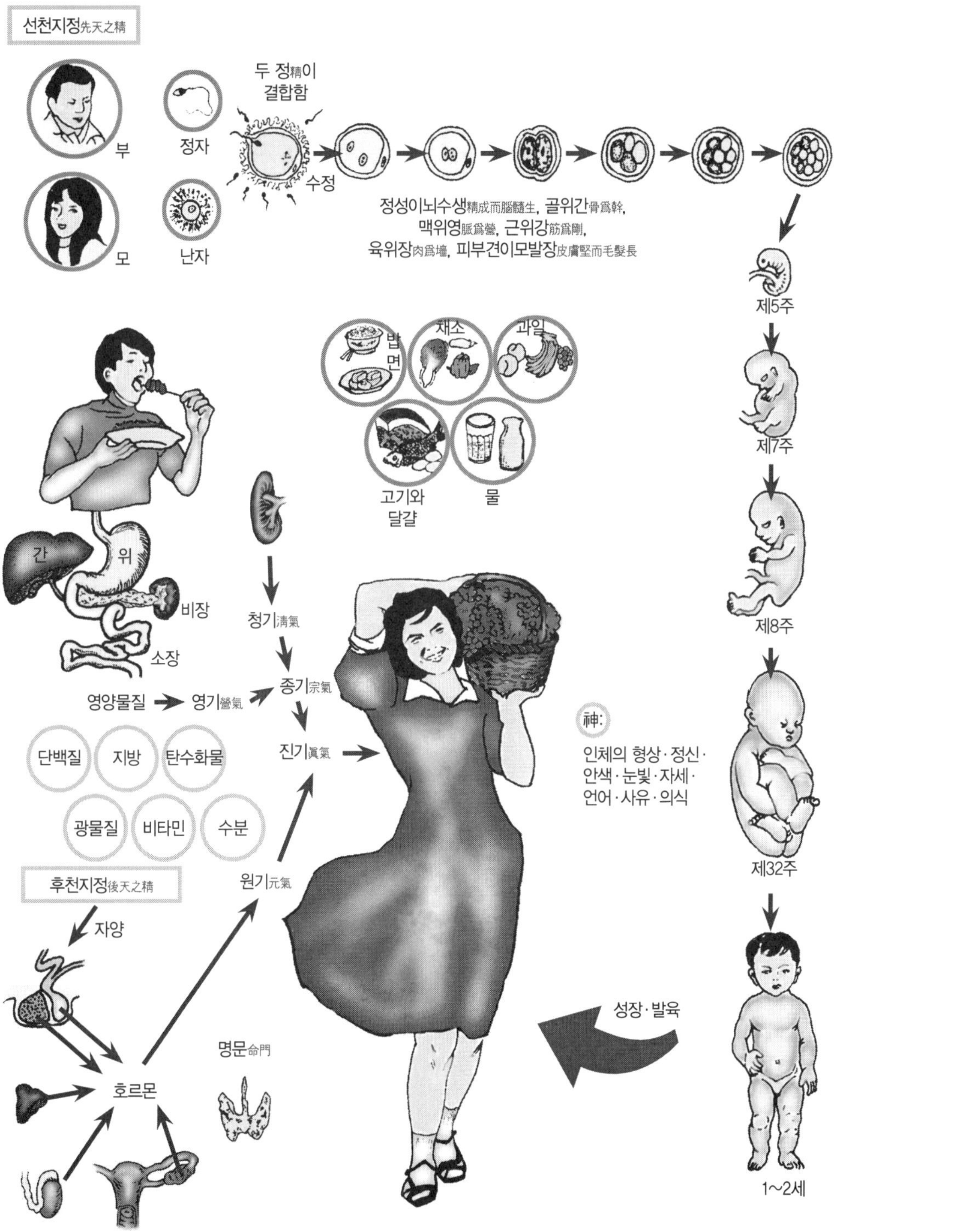
선천지정先天之精
부
모
정자
난자
두 정精이
결합함
수정
정성이뇌수생精成而腦髓生, 골위간骨爲幹,
맥위영脈爲營, 근위강筋爲剛,
육위장肉爲墻, 피부견이모발장皮膚堅而毛髮長
제5주
제7주
제8주
제32주
1~2세
밥
면
채소
과일
고기와
달걀
물
간
위
비장
소장
청기淸氣
종기宗氣
영양물질
영기營氣
진기眞氣
단백질
지방
탄수화물
광물질
비타민
수분
원기元氣
후천지정後天之精
자양
호르몬
명문命門
神:
인체의 형상·정신·
안색·눈빛·자세·
언어·사유·의식
성장·발육

2) 정(精)은 인체의 성장·발육에 공급되고, 인체의 생명 활동을 유지하는 기본물질이다.

태어나기 전에 태아의 성장·발육과 생명 활동의 유지는 모체 정혈(精血)의 영양 공급에 의지한다. 태아가 태어난 후 태어난 때로부터 죽을 때까지 음식물의 영양물질과 호흡하는 자연의 맑은 공기에 완전히 의지해야 한다. 곧, 이른바 후천지정의 끊임없는 영양 공급과 보충이 있어야 성장·발육을 진행하며, 호흡·순환·소화 등 각종 생명 활동을 유지하고 정상적으로 진행시킬 수 있다.

3) 생식지정은 번식·성장·발육에 제공되는 물질적 기초이다.

인체의 발육이 사춘기에 이르면 생식지정은 성숙되고, 일종의 생식 기능을 가지고 있는, '천계(天癸)'라고 하는 정미한 물질(현대 의학의 성호르몬)이 생겨난다. 이때에 이르러 남자에게서는 유정이 나타나고, 여자에게서는 월경이 출현한다.

❷ 신(神)의 작용

두 가지가 있다.

1) 형체(육체)와 정신은 하나이다.

한의학에서는 신(神)은 부모의 음양(陰陽) 두 정(精)이 교합하여 배자를 형성하는 즈음에, 곧 이때 처음으로 생겨나서 끊임없이 발육한다고 생각하였다. 인체가 태어난 후에 오장 육부·경락·신체는 반드시 영양물질과 자연의 맑은 공기의 영양 공급과 보충을 받아야 진일보한 성장·발육을 할 수 있으며, 점점 완전하게 성숙하고 신(神)이 죽을 때까지 형체에 의지하여 형체와 정신이 통일된다.

곧, 이른바 '육체와 정신은 하나이다'이다. 형체와 정신은 모두 정기(精氣)를 물질적 기초로 삼기 때문에 한 사람의 형체와 정신의 상태를 관찰할 때, 이 사람의 정신의 좋고 나쁨, 의식이 뚜렷한지 뚜렷하지 않은지, 동작이 날쌘지 날쌔지 않은지, 반응이 빠른지 빠르지 않은지를 포함하여 관찰해야 이 사람의 건강 상태를 알 수 있고, 오장 육부·음양·기혈의 성쇠와 정기(正氣)의 내부 저장 상태를 판단할 수 있다.

2) 병자 눈의 변화를 관찰하는 것은 병세의 경중·예후의 좋고 나쁨을 판단하는 중요한 내용이다.

'신(神)은 심장에 저장되어 있고, 눈에 반영되어 나타난다'라고 생각하였다.

한의학에서는 '신(神)은 심장에 저장되어 있고, 눈에 반영되어 나타난다'라고 생각하였다. 눈은 오장 육부의 精이 모이는 곳이다. 만약 환자의 두 눈에 정기가 돌고 있으면 설령 병세가 비교적 중하더라도 정기(正氣)가 아직 손상되지 않았기에 예후가 좋다.

질병의 과정 중에 일단 병자의 눈빛이 흐려지고 두 눈에 정기가 없으면, 대부분 정기(正氣)가 이미 손상되고 병세가 위독하며 예후가 나쁘다는 것을 드러내어 보인다.

문헌소개

❶ 《素問·金眞言論》: "夫精者, 身之本也。"

❷ 《靈樞·平人絶穀》: "神者, 水穀之精氣也。"

❸ 《素問·移精變氣論》: "得神者昌, 失神者亡。"

❹ 《靈樞·經脈》: "人始生, 先成精, 精成而腦髓生, 骨爲幹, 脈爲營, 筋爲剛, 肉爲墻, 皮膚堅而毛髮長。"

기·혈

의미

❶ 기(氣)

두 가지 의미가 있다.

1) 체내를 흘러 움직이는, 영양이 있는 정미한 물질이다.

예컨대 수곡지기(水穀之氣)·호흡하는 맑은 공기 등이다.

2) 일반적으로 오장 육부의 기능을 가리킨다.

예컨대 오장지기(五臟之氣)·심기(心氣)·위기(胃氣) 등이다. 기원과 분포·기능의 다름에 따라 원기(元氣)·종기(宗氣)·영기(營氣)·위기(衛氣)·진기(眞氣) 등으로 나눌 수 있다.

❷ 혈(血)

혈액을 가리킨다.

《영추·결기》에 말하였다. "중초(中焦)의 비위(脾胃)가 음식물을 받아들여 그 속의 영양물질을 흡수하고, 기화(氣化) 작용을 통해 그것이 붉은 색의 액체로 변화하면 혈(血)이라고 불린다."❶

혈(血)은 영양물질이 기화(氣化) 작용을 통해 생성한 일종의 붉은 액체임을 명백히 설명하였다. 그것이 변화 발생한 근원은 중초의 비위이며, 혈관 속을 순환하면서 유기체에 필요한 산소·단백질·탄수화물·지질·비타민·수분과 무기염류를 신체 각 부분으로 운반하여 온몸을 자양한다.

기·혈

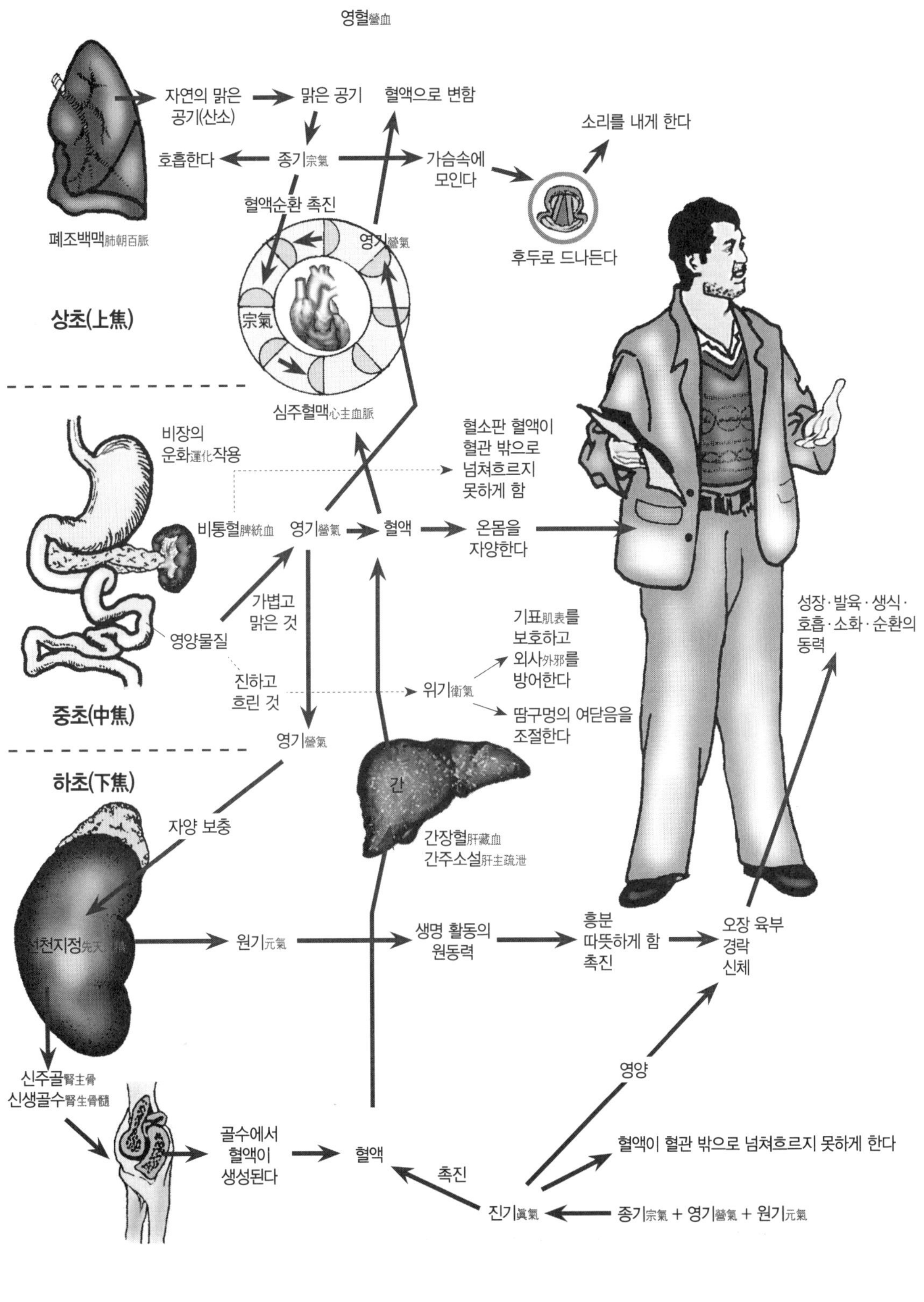
영혈營血
자연의 맑은 공기(산소)
맑은 공기
혈액으로 변함
소리를 내게 한다
호흡한다
종기宗氣
가슴속에 모인다
혈액순환 촉진
영기營氣
후두로 드나든다
폐조백맥肺朝百脈
상초(上焦)
宗氣
심주혈맥心主血脈
비장의 운화運化작용
혈소판 혈액이 혈관 밖으로 넘쳐흐르지 못하게 함
비통혈脾統血
영기營氣
혈액
온몸을 자양한다
가볍고 맑은 것
영양물질
기표肌表를 보호하고 외사外邪를 방어한다
성장·발육·생식·호흡·소화·순환의 동력
진하고 흐린 것
위기衛氣
땀구멍의 여닫음을 조절한다
중초(中焦)
영기營氣
하초(下焦)
간
자양 보충
간장혈肝藏血
간주소설肝主疏泄
원기元氣
생명 활동의 원동력
흥분
따뜻하게 함
촉진
오장 육부
경락
신체
신주골腎主骨
신생골수腎生骨髓
영양
골수에서 혈액이 생성된다
혈액
혈액이 혈관 밖으로 넘쳐흐르지 못하게 한다
촉진
진기眞氣
종기宗氣 + 영기營氣 + 원기元氣

생성과 작용

1 기(氣)의 생성과 작용

다음과 같이 나누어 설명한다.

1) 원기(元氣) : 또 원기(原氣)라고도 일컫는다.

신장(명문을 포함)에서 기원하고 주로 신장에 저장되어 있는 선천지정에서 변화 발생하며(체내 각 내분비에서 분비하는 호르몬을 은연중에 내포하고 있음), 영양물질의 자양과 보충에 의지한다.

원기는 신장에 저장되어 있기 때문에 신기(腎氣)라고도 한다. 원기는 삼초(三焦)를 통로로 하여 온몸을 운행하는 데 오장 육부·경락·신체를 흥분·자양·촉진하는 기능을 가지고 있으며, 인체의 성장·발육·생식·호흡·소화·순환의 원동력이다.

2) 종기(宗氣) : 폐에서 흡입한 자연의 맑은 공기와 비위(脾胃)에서 소화·흡수한 영양물질이 결합하여 된 것이다.

그것은 폐에서 합성되고 가슴속에 모여 있으며, 폐의 호흡과 심장의 박동을 촉진하는 작용을 한다. 그리고 소리의 강약에 영향을 주며, 온몸의 기가 운동하고 퍼지는 출발점이다.

3) 영기(營氣) : 혈관 속을 운행하는 영양물질이다.

음식물에서 기원하고 비장과 위에서 변화 발생하며, 중초에서 출발한다. 혈액을 생성하고 온몸을 자양하는 기능을 가지고 있다.

4) 위기(衛氣) : 이것 또한 음식물에서 기원하고 비장과 위에서 변화 발생한다.

영기(營氣)와 근원을 같이하지만 혈관 밖에서 운행한다. 《영추·영위생회》에 말하였다. "그 가운데 작용이 부드러운 부분은 영기(營氣)로 변하고, 작용이 센 부분은 위기(衛氣)로 변한다. 영기는 혈관 속에서 운행하고, 위기(衛氣)는 혈관 밖에서 순환한다."[2]

곧, 현대 의학의 조직액이 모세혈관의 동맥 끝에서 혈관벽을 뚫고 나와 조직간극으로 들어가는 것으로, 세포와 혈액이 물질교환을 진행하는 내환경이며, 그것의 분포는 밤낮이 다소 다르다.

《영추·대혹》에 말하였다. "위기가 온몸을 순환하는 순서는 보통 낮 동안에는 양분(陽分)에서 운행하고, 밤 동안에는 음분(陰分)에서 운행한다."❸

이 말은 현대 의학의 미소순환 여닫음과 완전히 일치한다. 정지상태하에서 진모세혈관망 대부분은 닫힌 상태에 놓여 있고, 열려 있는 것은 단지 온몸 순환혈량의 5% 가량밖에 안 된다.

그 열린 구역과 닫힌 구역은 또 교체·교환된다. 낮에는 근조직의 활동이 증가하고 진모세혈관이 대량으로 열리면서 순환혈량이 크게 늘어난다. 그리고 밤 동안에는 골격근 모세혈관이 겨우 1%만 열린다. 이때 내장의 소화·흡수 활동은 상대적으로 증강하고, 혈액 공급도 상대적으로 많아진다.

위기의 작용에는 다음의 세 가지가 있다.

- 오장 육부와 기주(肌)·피부를 따뜻하게 하고, 땀구멍을 여닫아 체온을 조절한다.
- 위기는 낮 동안에 양분(陽分)에서 운행하며 인체가 의식을 유지하게 하고, 밤 동안에는 양분(陽分)에서 운행하며 인체가 잠들게 한다.
- 기표(肌表)를 보호하고, 외사(外邪)를 방어하는 작용이 있다. 혈액 속의 과립세포·단핵세포가 혈관벽을 뚫고 나와 염증 구역으로 삼투·유주(migration)하는 것과 식세포 능력을 가지고 있는 것을 가리킨다.

5) 진기(眞氣) : 선천의 원기와 후천의 영기와 종기가 결합하여 된 것이다.

《영추·자절진사》에 말하였다. "진기란 바로 사람의 몸이 흡입한 자연의 공기와 음식물이 위(胃)로 들어간 후 변화 발생한 영양물질이 결합하여 된 것으로 온몸을 자양한다."❹

그것은 주로 뇌와 척수·오장에서 변화 발생·합성·저장되며, 인체에서 이르지 않는 곳이 없고 어디에나 다 있다. 한의에서 말하는 '양기(陽氣)'·'음기(陰氣)'·'정기(正氣)'·'폐기(肺氣)'…… 등등은 모두 진기가 각각 다른 부위에 있을 때 달리 부르는 이름이다.

한의에서 말하는 '양기(陽氣)'·'음기(陰氣)'·'정기(正氣)'·'폐기(肺氣)'…… 등등은 모두 진기가 각각 다른 부위에 있을 때 달리 부르는 이름이다.

❷ 혈(血)의 생성과 작용

비장과 위는 기혈(氣血)이 변화 발생하는 근원이다.

혈액을 생성하는 기본물질은 주로 비장과 위에서 변화 발생한 영양물질이다. 혈구가 생성되는 장소는 골수·비장·림프선이다. 혈액은 혈관을 통해 온몸을 운행한다.

《난경·이십이난》에 말하였다. "혈(血)은 촉촉하게 하는 것을 맡아 본다."❺

곧, 혈액은 유기체에 필요한 영양물질을 신체 각 부분의 조직구로 운반한다. 혈액의 정상적인 운행은 각 내장의 공동 작용의 결과이다. 심기(心氣)는 혈액의 운행을 쉬지 않고 촉진하며(심장은 혈액순환의 원동력이고 혈액순환의 운행을 관장한다), 온몸을 순환하는 혈관은 모두 폐로 모여서 기체교환을 진행한다(온몸의 혈관은 모두 폐를 관통하여 흐르면서 기체교환을 진행한다).

간은 혈액량을 조절하고 소설疏泄(해독) 기능을 관장하며(간은 혈액을 저장하고 혈액량을 조절하는 기능을 가지고 있다), 비장은 혈액이 혈관 밖으로 넘쳐흐르지 못하게 관할한다(비장은 혈액을 관할한다. 혈소판은 혈관벽을 완전하게 보호한다).

그러므로 그 가운데 어떤 한 장기의 기능이라도 장애가 발생하면 모두 혈액순환이 비정상적으로 되는 병증을 일으킨다.

문헌소개

❶ 《靈樞·決氣》: "中焦受氣, 取汁變化而赤, 是謂血."
❷ 《靈樞·營衛生會》: "其淸者爲營, 濁者爲衛, 營在脈中, 衛在脈外."
❸ 《靈樞·大惑》: "夫衛氣者, 晝日常行於陽, 夜行於陰."
❹ 《靈樞·刺節眞邪》: "眞氣者, 所受於天, 與穀氣幷而充身也."
❺ 《難經·二十二難》: "血主濡之."

진액

의미·생성·분포와 배설

진액(津液)을 현대 의학에서는 체액이라고 일컬으며, 수분과 용질(무기염류·포도당·단백질)로 구성되어 있다.

무기염류와 포도당은 비교질물질이고, 단백질은 교질물질이다. 무기염류와 단백질은 물 속에서 해리되어 양전하·음전하의 이온을 띠기 때문에 또 전해질이라고도 일컬으며, 포도당은 물 속에서 분자 상태를 띠기 때문에 비전해질이라고 불린다.

체액은 여러 가지 비교질물질·교질물질 또는 전해질용액·비전해질용액의 혼합체이다. 체액은 인체 내 혈액을 제외한 일체의 액체와 대사산물을 통틀어 이르는 말로, 온갖 간질액(체중의 15%를 차지함)·세포내액(체중의 40%를 차지함)·혈장(5%를 차지함)과 타액(날마다 1000~1500ml씩 분비함)·위액(1500~2500ml/일)·췌액(700~1500ml/일)·담즙(500~1500ml/일)·소장액(500~1500ml/일)·뇌척수액(120~140ml)·관절액과 땀·오줌·눈물·콧물 등을 포괄한다. 체액은 단백질과 기타 용질(solute)을 함유하고 있기에 다소 다르다.

한의에서는 맑고 묽은 것을 진(津)이라고 일컫는데 주로 체표에 분포되어 있는 땀·타액·눈물과 기혈(氣血) 속에 존재해 있는 것(혈청)을 가리킨다.

한의에서는 맑고 묽은 것을 진(津)이라고 일컫는데 주로 체표에 분포되어 있는 땀·타액·눈물과 기혈(氣血) 속에 존재해 있는 것(혈청)을 가리킨다. 탁하고 걸쭉한 것은 액(液)이라고 일컫는데 오로지 관절액·뇌척수액·소화액·오줌 등을 가리킨다. 모두 음식물에서 기원하기 때문에 보통 진액(津液)이라고 병칭한다.

이 과정을 한의학에서는 '비장이 영양물질을 운반하고 변형시킨다'라고 한다.

진액은 음식물과 음료수에서 기원하며, 식도를 통해 위·소장으로 들어간다. 각종 영양물질의 소화산물과 수분·무기염류·비타민 등은 장점막의 상피세포를 통해 혈액과 림프액으로 들어가는데 이 과정을 한의학에서는 '비장이 영양물질을 운반하고 변형시킨다'라고 한다.

한의에서 말하였다. "진액은 삼초를 통로로 삼는다."

식도는 상초(上焦)이고 위장은 중초(中焦)이며, 온몸의 주요한 동맥과 정맥·흉관과 요관·결장·직장은 모두 한의의 '삼초(三焦)'에 위치하고 있다. 때문에 한의에서 말하였다. "진액은 삼초를 통로로 삼는다." 삼초 속에서 오르내리며 순환하다가 위로 폐맥(肺脈)으로 운반될 때 이산화탄소와 수분을 내보내는 것을 '폐장의 선발(宣發) 작용'이라고 하였으며, 폐순환을 거친 후에 체순환으로 들어가는 것을 '폐장이 기를 맑게 하고 아래로 내려가게 하며, 체내 체액의 산포·운반과 배설에 대하여 소통하고 조절하는 작용'이라고 하였다.

맑은 부분 가운데 탁한 부분(대사 폐기물)은 삼초의 수도(水道)를 통해 하행하여 신장으로 돌아간다. 탁한 부분 가운데 맑은 부분(희박뇨 속의 영양물질을 가리킴)은 신양(腎陽)의 기화(氣化) 작용(흡수)을 거친 후에 방광에 저장되고, 오줌을 형성하여 배출된다.

삼초를 운행하는 진액이 손맥(孫脈)에서 조직간극으로 스며드는데 이 부분의 진액을 위기(衛氣)라고 일컬으며, 조직·세포를 촉촉하게 하고 자양하는 체내의 저수지이다.

현대 의학에서는 기능성 세포외액이라고 일컬으며, 수분을 축적하고 수분을 공급하는 작용을 가지고 있다. 이상의 각 관련 있는 오장 육부의 작용에 의하여 진액이 밖으로는 피부와 털에까지, 안으로는 오장 육부에까지 퍼질 수 있고, 온몸의 각 조직기관을 자양하는 데 한의학에서는 '진액이 피부와 털에까지 퍼지고, 오장의 경맥(經脈)에 흘러든다'라고 하였다.

> 한의학에서는 '진액이 피부와 털에까지 퍼지고, 오장의 경맥(經脈)에 흘러든다'라고 하였다.

온몸의 진액은 신경내분비의 정상적인 조절로 인하여 날마다 섭취하고 배출되는 수분의 양이 평형하며, 날마다 분비되는 소화액의 총량은 8000ml 가량에 달하지만 거의 대부분은 회장말단과 우반(右半) 결장에서 재흡수되고, 겨우 100ml 가량의 수분만 대변을 통해 배출된다.

땀은 땀샘의 분비물로, 그것의 분비는 온성(溫性) 자극과 정신적 긴장에 의하여 일어나는데 앞의 경우를 온열성 발한이라고 일컫고, 뒤의 경우를 정신적 발한이라고 일컫는다.

정상인은 날마다 피부를 통해 600ml의 수분을 증발시킨다. 이와 같이 증발에 의하여 수분이 상실되는 것은 비교적 일정하고, 또 알지 못하는 사이에 진행되기에 비습성(非濕性) 발한이라고 일컫는다.

> 한의학에서는 땀을 비교적 중시한다.

한의학에서는 땀을 비교적 중시한다. 땀은 진액에서 변화한 것이고, 진액과 혈액은 서로 삼투한다고 생각하였기 때문에 '땀은 심장의 체액이다'라고 하였다. 심양(心陽)이 부족하면 자한(自汗)이 생기고, 심장의 음액(陰液)이 부족하면 도한(盜汗)이 일어난다.

> 한의학에서는 진액의 생성·분포·배설은 하나의 복잡한 과정이라고 생각하였다.

요컨대 한의학에서는 진액의 생성·분포·배설은 하나의 복잡한 과정이라고 생각하였다. 많은 오장 육부의 병변은 모두 진액의 평형실조에 의해 일어난다. 예컨대 생성이 부족하거나 상실이 과도하면 체액 손상·체액 고갈이 나타나며, 산포가 비정상적으로 되거나 체액이 정체되면 담

진액

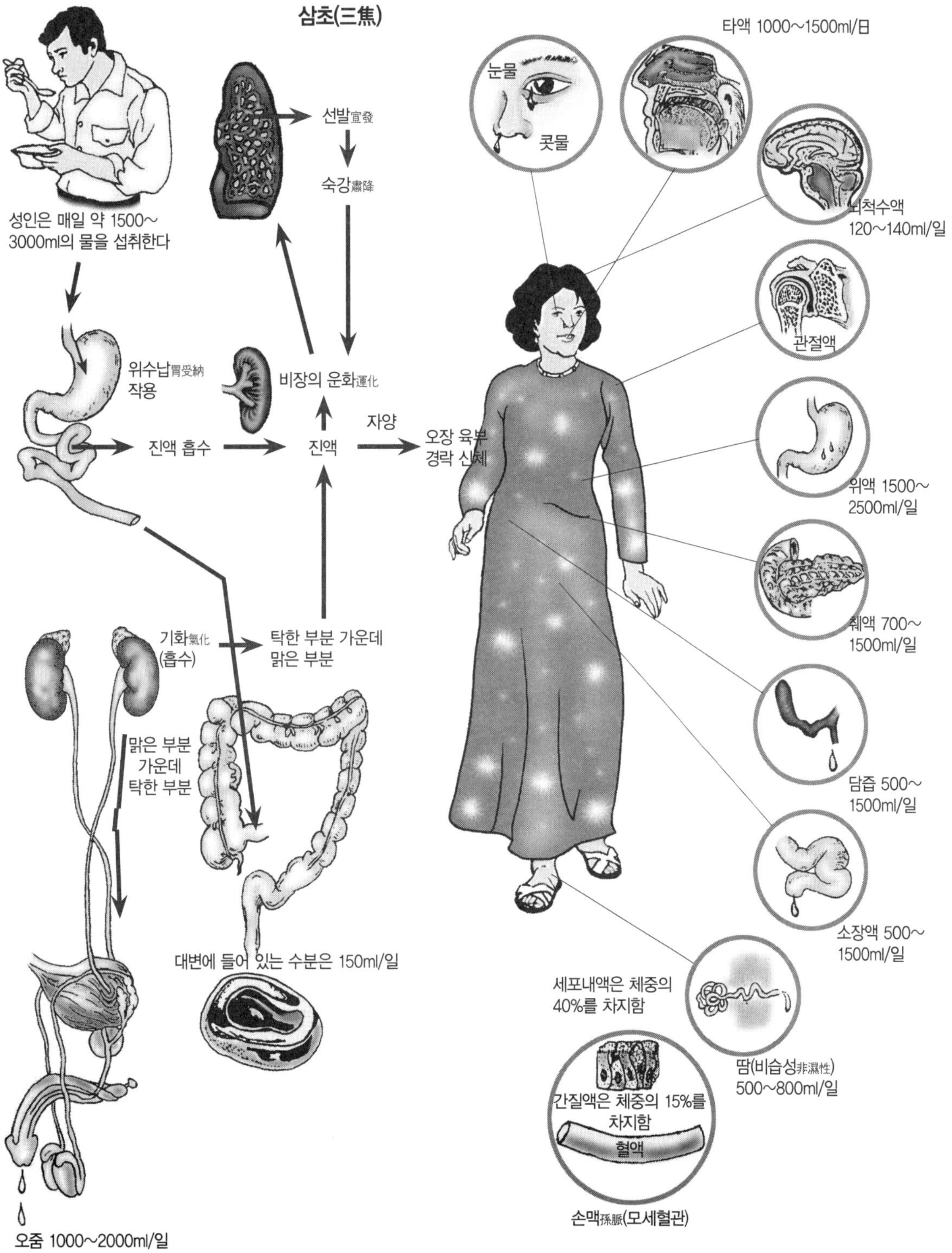
삼초(三焦)
성인은 매일 약 1500~
3000ml의 물을 섭취한다
선발宣發
숙강肅降
위수납胃受納
작용
비장의 운화運化
진액 흡수
진액
자양
오장 육부
경락 신체
기화氣化
(흡수)
탁한 부분 가운데
맑은 부분
맑은 부분
가운데
탁한 부분
대변에 들어 있는 수분은 150ml/일
오줌 1000~2000ml/일
타액 1000~1500ml/日
눈물
콧물
뇌척수액
120~140ml/일
관절액
위액 1500~
2500ml/일
췌액 700~
1500ml/일
담즙 500~
1500ml/일
소장액 500~
1500ml/일
세포내액은 체중의
40%를 차지함
땀(비습성非濕性)
500~800ml/일
간질액은 체중의 15%를
차지함
혈액
손맥孫脈(모세혈관)

음(痰飮)·수종이 나타난다.

그리고 또 몇몇 오장 육부의 기능에도 영향을 미친다. 예컨대 수음(水飮)이 심장에 침범하면 심계항진이 나타나고, 폐를 침범하면 호흡곤란을 수반하는 기침이 나타나고, 체액이 줄어들어 폐가 건조해지면 기침이 나고, 위(胃)가 건조해지면 갈증이 나고, 장이 건조해지면 변비가 생기는 등이다.

진액의 작용

1) 진액은 인체의 중요한 조직 성분으로 인체 총체중의 60%를 차지하며, 그 가운데 40%는 세포 내에 분포되어 있다.
2) 인체가 외계에서 섭취한 영양물질은 반드시 세포외액을 통해서만 세포로 들어갈 수 있고, 세포의 대사산물도 세포외액에 의하여 다시 유관 기관을 통해 체외로 배출된다.
3) 체온조절·산염기평형 조절과 일부 체액인자(호르몬)의 운반에 참여한다.
4) 윤활 작용(관절액·심막액·눈물·타액)과 보호 작용(뇌척수액·체액 면역물질)을 한다.

정·신·기·혈·진액의 관계

인체의 혈액을 주제로 하여 한의학의 정(精)·기(氣)·혈(血)·진액과 신(神)의 상호 관계를 논술하면서 그 이론이 독특하고 빈틈이 없을 뿐만 아니라 과학적이라는 것을 알아낼 수 있었다.

혈액은 붉고 혼탁하며 어느 정도 비린내와 점성을 띠고 있는 액체로, 유형성분(적혈구·백혈구·혈소판)과 혈장(90~92%의 수분과 단백질·탄수화물·지방·무기염류·비타민·각종 내분비호르몬·효소와 대사의 폐기물로 이루어짐)으로 이루어져 있다.

혈액은 혈관 내에서 쉬지 않고 순환하기 때문에 혈구와 혈장은 기능상 신체에 대해 생명에 필요한 영양물을 운반하고 폐기물을 가지고 가며, 유기체의 수분전해질 평형과 산염기 평형을 조절하며, 유기체를 방어하고 보호하는 기능을 맡아서 한다.

혈장 속의 수분·단백질·탄수화물·지방·무기염류·비타민 등 유형성분은 모두 유기체에서 섭취한 음식물이 '위(胃)의 받아들임'·'소장의 소화 작용'·'비장의 운반·변형 기능'을 거쳐 혈액에 들어간 영양물질로, 혈액 속에 있으면 또 영기(營氣)라고도 일컫는데 모두 수분 속에 녹아 있다.

이와 같은 체액이 곧 진액이다.

이로부터 혈·정·기·진액은 모두 영양물질에서 기원하고, 간혹 '한 가지 물체에 많은 이름'이 있음을 알 수 있다.

한의에서는 또 진액이라고도 일컫는다.

예컨대 영양물질인 '정(精)'은 진액에 녹아 있는 영기(營氣)를 가리킨다. 그러나 수분에 함유되어 있는 영양물질이 혈액 속에 있으면 혈청이라고 일컬으며, 한의에서는 또 진액이라고도 일컫는다. 그들은 서로 관련되고 서로 변화 발생한다는 것을 알 수 있다.

정과 혈

'혈(血)' 속에는 상술한 영양물질인 후천지정(後天之精) 외에 각종 내분비호르몬과 각종 효소도 들어 있다.

기능으로 말하면 유기체의 성장 발육과 생식기능을 유지하고 신진대사를 촉진하는 기본 물질이며, 신장(命門)에 저장되어 있는 선천지정(先天之精)에 속한다.

혈액 속에 있으면 또 '원기(元氣)'라고도 일컫는다. 그것의 생성·보충은 후천지정의 영양 공급에 의지한다.

이로써 한의의 '血은 음식물 속의 영양물질에서 변화 발생한다'·'精은 혈액에서 생성된다'라는 말을 쉽게 이해할 수 있다.

기와 혈

산소를 한의학에서는 청기(淸氣)라고 일컬으며

혈장 속의 영양성분을 영기(營氣)라고 일컬으며, 적혈구의 기능은 산소와 이산화탄소를 운반한다.

산소를 한의학에서는 청기(淸氣)라고 일컬으며, 혈액으로 들어간 후 일부분은 혈장 속에서 용해된다. 한의에서는 이와 같은 혈장(영기와 청기를 포함함)을 종기(宗氣)라고 일컬으며, 그것이 호흡 활동과 심장박동을 촉진하는 동력이라고 생각하였다. 곧 "기가 운행하면 혈액도 운행한다". 적혈구 등 혈구는 혈액 속에서 일정한 생존 기간을 가지고 있다.

예컨대 적혈구는 100~120일, 백혈구의 수명은 2~4일, 혈소판의 수명은 5~7일이다. 혈액 속에서 모두 일정한 수량을 유지하고 있다.

혈구가 노화·파괴된 후 골수에서 새로운 혈구가 만들어져 방출된다. 새로 만들어진 혈구는 필요한 원료와 에너지(예컨대 산소·철·코발트·엽산·단백질과 유관 호르몬) 등의 물질을 모두 혈액 속의 청기·종기·영기에 의해 공급받는다. 한의학에서는 이를 '혈액의 구성과 생성은 기의 기능 활동에 의지한다'라고 하였다.

과립세포와 단핵세포는 혈관내피의 간극을 이동하면서 세균을 탐식하고, 항원항체 복합체 기능을 맡아서 한다. 림프구(T림프구·B림프구)는 림포카인과 면역글로불린을 방출하여 직접 표적세포를 죽이고 면역을 증강시키는데 한의학에서는 '위기(衛氣)'와 '정기(正氣)'라고 일컫는다.

정·신·기·혈·진액의 관계

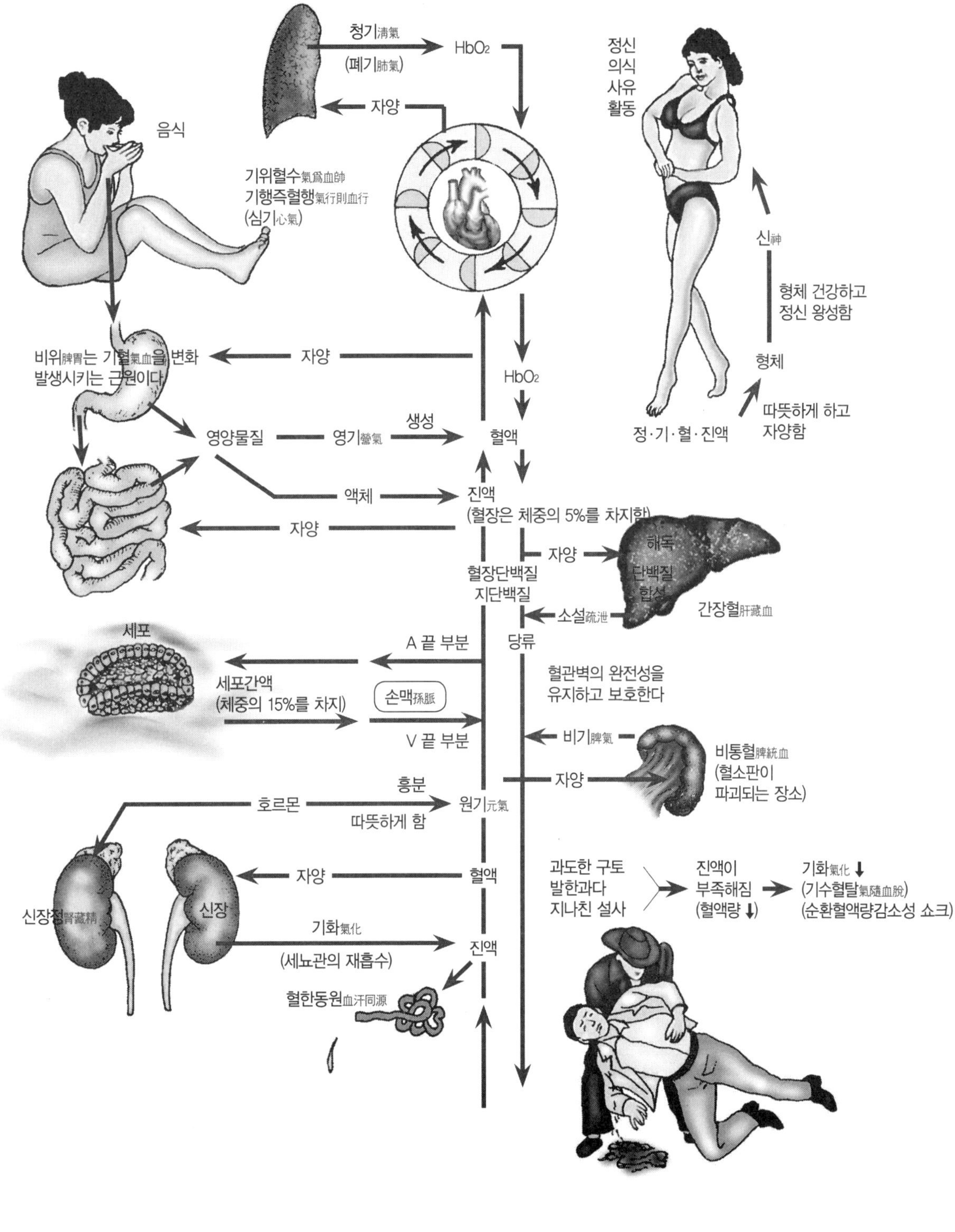
청기淸氣
(폐기肺氣)
HbO2
자양
음식
기위혈수氣爲血帥
기행즉혈행氣行則血行
(심기心氣)
정신
의식
사유
활동
신神
형체 건강하고
정신 왕성함
형체
따뜻하게 하고
자양함
정·기·혈·진액
비위脾胃는 기혈氣血을 변화
발생시키는 근원이다
자양
HbO2
영양물질
영기營氣
생성
혈액
액체
진액
(혈장은 체중의 5%를 차지함)
자양
자양
해독
단백질
합성
혈장단백질
지단백질
소설疏泄
간장혈肝藏血
세포
A 끝 부분
당류
세포간액
(체중의 15%를 차지)
손맥孫脈
혈관벽의 완전성을
유지하고 보호한다
V 끝 부분
비기脾氣
비통혈脾統血
(혈소판이
파괴되는 장소)
자양
흥분
호르몬
원기元氣
따뜻하게 함
자양
혈액
과도한 구토
발한과다
지나친 설사
진액이
부족해짐
(혈액량 ↓)
기화氣化 ↓
(기수혈탈氣隨血脫)
(순환혈액량감소성 쇼크)
신장정腎藏精
신장
기화氣化
(세뇨관의 재흡수)
진액
혈한동원血汗同源

> 한의에서는 이를 '비장은 혈액을 관할한다'·'기는 혈액이 혈관 속에서 순환하고, 혈관 밖으로 넘쳐흐르지 못하게 관리한다'라고 하였다.

이러한 영기·종기·위기·정기는 혈액 속에 녹아 있으면서 혈액순환을 따라 유동한다. 이것이 이른바 '혈액이 운행하면 기 또한 운행한다'·'기는 혈액에서 변화한 것이다'이다. 혈액 속의 혈소판은 혈관벽의 취약성·완전성을 유지하는 중요한 물질이다.

혈장 속에는 또 각종 응고인자 등이 들어 있는데 모두 지혈·응혈·혈액이 혈관 속에서 운행하고 혈관 밖으로 넘쳐흐르지 못하게 하는 물질이다. 한의에서는 이를 '비장은 혈액을 관할한다'·'기는 혈액이 혈관 속에서 순환하고, 혈관 밖으로 넘쳐흐르지 못하게 관리한다'라고 하였다. 기혈(氣血)은 오장 육부를 자양하고, 오장 육부의 기능(곧, 장부지기臟腑之氣)이 정상적으로 발휘되도록 영양을 공급한다. 따라서 '혈(血)은 기로 변화한다' 또는 '기는 혈(血)에서 변화한 것이다'라고도 하였다.

기와 진액

상술한 영기·종기·위기·정기는 모두 영양물질에서 기원한다.

비장과 위의 생리 기능이 활발하면 운반하고 변형시키는 영양물질이 충분하고, 진액도 넉넉하다. 이것이 곧 '기의 기능 활동이 활발하면 진액이 충분히 생성된다'이다. 상술한 '양기(陽氣)'도 모두 진액에 녹아 들어 온몸을 촉촉하게 한다. 이것이 바로 '진액이 기로 전환한다'이다.

혈과 진액

혈(血)과 진액은 모두 음액(陰液)에 속하고 영양물질에서 기원하며, 혈청 속에 있다.

혈청과 진액은 실은 같은 물질이며, 또 서로 삼투하고 전환한다. 이것이 곧 '진액과 혈액은 근원을 같이한다'이다.

모세혈관에서 혈관 밖으로 삼출하여 조직액(위기)을 생성하고, 땀샘에서 땀을 생성한다. 이것이 곧 '혈액과 땀은 근원을 같이한다'이다.

온몸의 총혈액량은 상당히 일정하며(총량은 약 5000ml 또는 70~100ml/kg), 혈장량은 전혈(全血)의 50~60%이다. 이것은 비장·위·폐·신장·방광·삼초의 정상적인 기능과 조절에 의지한다. 발한과다·과도한 구토·지나친 설사에 의하여 '진액이 부족한 병변'(순환혈액량감소)이 발생할 때 '진액의 과도한 상실로 말미암아 기(氣)도 진액을 따라 과다하게 배설되는'(순환혈액량감소성 쇼크) 증상이 나타난다.

정·기·혈·진액과 신

신(神)은 인체 생명 활동의 외적 표현이며, 정·기·혈·진액은 신(神)을 생성하고 표현하는 물질적 기초이다. 인체는 정·혈·기·진액의 오장 육부를 자양하고 따뜻하게 하고 촉진하는 기능 활동이 있어야 비로소 인체의 생명 활동과 정신·의식·사유 활동이 있게 된다. 그들 사이의 관계는 물질적 기초와 기능 활동의 변증 관계이고, 사람의 형체와 정신의 변증·통일적인 관계이다.

04

경락 학설

수삼음(手三陰)

'경락(經絡)'은 인체의 경맥(經脈)과 낙맥(絡脈)을 통틀어 이르는 말이다.

이것은 인체 조직 구조의 중요한 구성 부분이며, 안팎과 위아래를 통하게 하고 오장 육부 조직을 연결하며, 기혈(氣血)을 운행하게 하는 독특한 조직이다.

각 오장 육부는 모두 한 개의 경락을 내보내며, 각 경락은 모두 연결 또는 종속 관계의 오장 육부를 가지고 있다.

오장 육부는 본(本), 경락은 표(標)이다. '경(經)'에는 길이라는 뜻이 있고 세로로 뻗은 간선이며, 대부분 인체의 심부(深部)에서 순환한다.

'락(絡)'에는 그물이라는 뜻이 있고 경맥의 분지이다. 그것은 가로세로 뒤섞여 엇갈려 있고 온몸에 그물처럼 뻗어 있으며, 이르지 않는 데가 없고 분포 부위는 비교적 천부(淺部)이다. 경락은 온몸에 분포되어 있고, 오장 육부·사지와 관절·귀·눈·입·코·혀·외생식기·항문·인대·골격·피부를 긴밀하게 연결하여 통일적인 총체를 이룬다.

1. 수태음폐경(手太陰肺經)

방향·분지

중초(中焦)에서 시작하고, 아래로 대장과 연결되어 있다.

또한 위(胃)의 분문구와 유문구를 따라 횡격막을 통과하여 폐에 종속되고 후두에 이르며, 옆으로 뻗어 나가서 흉부의 바깥쪽 위(중부中府)에 이르러 겨드랑이로 나가며, 팔 안쪽 전연을 따라서 아래로 내려가 팔꿈치를 지나 손목에 이르러 곧장 엄지손가락 끝(소상少商)에 다다른다.

분지: 손목의 뒤쪽(열결列缺)에서 곧바로 집게손가락의 요측(橈側) 끝에 이르러 수양명대장경(手陽明大腸經)과 만난다.

주요 병증

가슴속이 답답하고 그득함·호흡곤란을 수반하는 기침·기역(氣逆)·어깨와 등과 팔 내측연의 동통·인후가 붓고 아픔·추위를 싫어함 또는 손바닥에 열이 나는 증상 등.

2. 수궐음심포경(手厥陰心包經)

방향·분지

가슴속에서 시작하고, 심포(心包)에 종속된다. 하행하여 상·중·하 삼초와 순서대로 연결된다.

분지: 가슴속에서 갈라져 나와 옆으로 가서 겨드랑이 아래 흉벽의 9cm 되는 곳(천지天池)에 이르며, 흉벽에서 뻗어 나와 위로 겨드랑이에 다다르고, 팔 안쪽 정중선을 따라 팔꿈치로 들어가서 손목을 지나 손바닥 한가운데(노궁勞宮)에 이르며, 가운데 손가락을 따라서 그 끝으로 뻗어 나간다(중충中衝).

분지: 손바닥 한가운데에서 갈라져 나온 후, 약손가락을 따라 그것의 척골 쪽 끝(관충關衝)으로 뻗어 나가서 수소양삼초경(手少陽三焦經)과 만난다.

경락 1 – 수삼음(手三陰)

수태음폐경

대개 후두·흉부·폐 등의 질병 치료에 쓰임

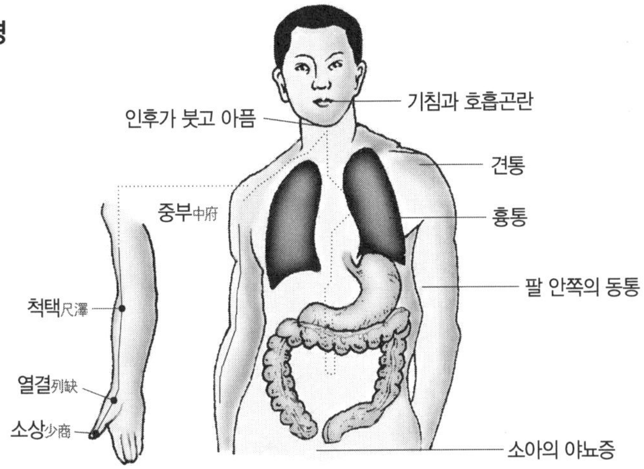

수궐음심포경

대개 심장·흉부·위 등의 질병과 정신병 치료에 쓰임

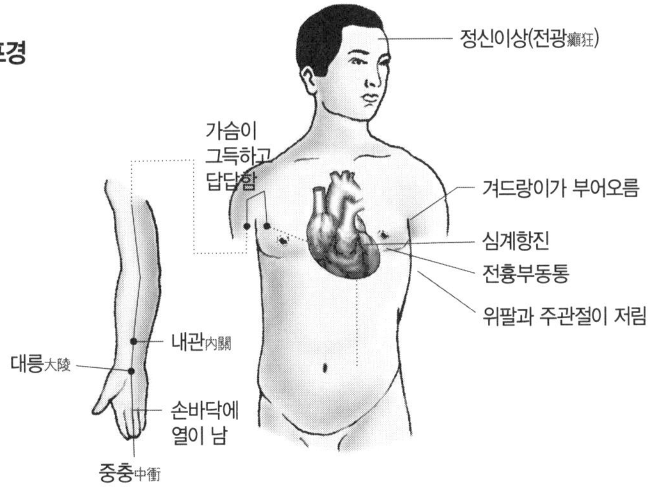

수소음심경

대개 심장·흉부와 정신 방면의 질환 치료에 쓰임

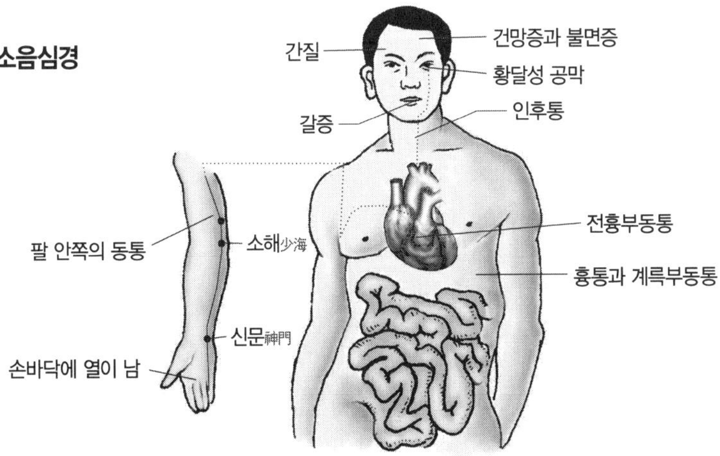

주요 병증

심계항진·전흉부동통·겨드랑이 아래가 부어오름·전광(癲狂)·가슴이 그득하고 답답함·위팔과 주관절이 저림·손바닥에 열이 나는 증상 등.

3. 수소음심경(手少陰心經)

방향·분지

가슴속에서 시작하고 심계(心系)에 종속되며, 횡격막 아래로 내려가서 소장과 이어진다.

분지: 심계에서 갈라져 나와 식도를 끼고 위로 올라가서 안구연결체와 이어진다.

직행: 심계에서 폐로 올라가서 겨드랑이(극천極泉)로 나와 팔 안쪽 후연을 따라서 팔꿈치를 지나며, 손바닥 뒤 척골의 경상돌기를 거쳐서 새끼손가락 안쪽 끝(소충少衝)에 이르러 수태양소장경(手太陽小腸經)과 만난다.

주요 병증

전흉부동통·흉통과 계륵부동통·인후통·갈증·황달성 공막·건망증과 불면증·간질·팔 안쪽의 동통·손바닥에 열이 나는 증세 등.

수삼음경(手三陰經)은 팔의 안쪽에 분포하는 데 앞뒤로 분포하는 순서는 다음과 같다. 태음(太陰)이 앞에 있고, 궐음(厥陰)이 가운데에 있고, 소음(少陰)이 뒤에 있다.

수삼음(手三陰)이 순행하는 법칙은 다음과 같다. 가슴에서 손으로 뻗어가며, 수삼양경(手三陽經)과 만난다.

수삼양(手三陽)

12경맥(經脈)을 음양(陰陽)으로 그것의 속성을 나타내면 다음과 같다. 무릇 육부와 서로 연결되어 있고 사지의 바깥쪽에서 순행하는 경맥을 양경(陽經)이라고 하며, 오장과 서로 이어져 있고 사지의 안쪽에서 순행하는 경맥을 음경(陰經)이라고 한다. 경락의 순행 노선은 일정한 신체 부위·오장 육부와의 연결 또는 종속 관계를 가지고 있기 때문에, 소속된 오장 육부와 경락의 병증을 반영할 수 있다.

두통을 예로 들면, 두통의 부위를 근거로 하고 경맥이 머리 부분에서 순행·분포하는 법칙을 결합하면 병이 어느 경(經)에 있는지를 구별하고 진단할 수 있다. 이마로부터 상안와골까지 아픈 것은 양명두통(陽明頭痛)에 속하고, 머리의 양쪽이 아픈 것은 소양두통(少陽頭痛)에 속하고, 뒷머리와 목 부분이 아픈 것은 태양두통(太陽頭痛)에 속한다. 다른 것도 이렇게 유추할 수 있다.

1. 수양명대장경(手陽明大腸經)

방향·분지

집게손가락 요측 끝(상양商陽)에서 시작한다.

집게손가락 배면(背面)의 전연을 따라 제1중수골과 제2중수골의 사이로 상행하여 손목으로 올라가며, 팔 바깥쪽 전연을 따라 팔꿈치로 들어갔다 어깨(견우肩髃)로 올라가서 제7경추(대추大椎)와 만나고, 앞쪽 아래로 내려가서 대쇄골상와로 들어가며, 하행하여 폐장과 이어지고 횡격막을 지나 대장에 종속된다.

분지: 대쇄골상와에서 목으로 올라가 뺨을 지나서 아랫잇몸으로 들어가며, 또 입을 끼고 뻗어 나와 인중(人中)에서 교차하였다가 반대쪽의 코 부근(영향迎香)에 이르러 족양명위경(足陽明胃經)과 만난다.

주요 병증

아래턱과 이가 아픔·맑은 콧물을 흘림·비출혈·후두통·목과 어깨 부분의 동통·팔 바깥쪽의 동통과 상완신경마비.

2. 수소양삼초경(手少陽三焦經)

방향·분지

약손가락의 척골 쪽 끝(관충關衝)에서 시작한다.

약손가락의 척골 쪽을 따라 위로 올라가서 손목의 배면에 이르며, 아래팔 바깥쪽의 정중선을 거쳐서 팔꿈치를 지나며, 어깨로 올라가서 앞쪽으로 가다 대쇄골상와로 들어가 단중(膻中)에 분포한다. 흩어져서 심포(心包)와 연결되고, 횡격막을 지나서 차례대로 상·중·하 삼초에 종속된다.

분지: 단중에서 갈라져 나와 쇄골상와로 상행하여 어깨(대추大椎) 위의 목덜미에 이르며, 귀 뒤(예풍翳風)를 따라 곧바로 귀 윗모서리로 뻗어 올라갔다가 뺨으로 가서 눈구멍 아래에 이른다.

분지: 귀 뒤에서 갈라져 나와 귓속으로 들어갔다가 귀 앞으로 뻗어 나오며, 외안각(동자료瞳子髎)에 이르러서 족소양담경(足少陽膽經)과 만난다.

주요 병증

귀 뒤의 동통·외안각의 동통·난청·이명·안면신경마비·인후가 붓고 아픔·견통·팔 바깥쪽 부분의 동통 및 새끼손가락과 약손가락의 운동 장애.

경락 2 – 수삼양(手三陽)

수양명대장경

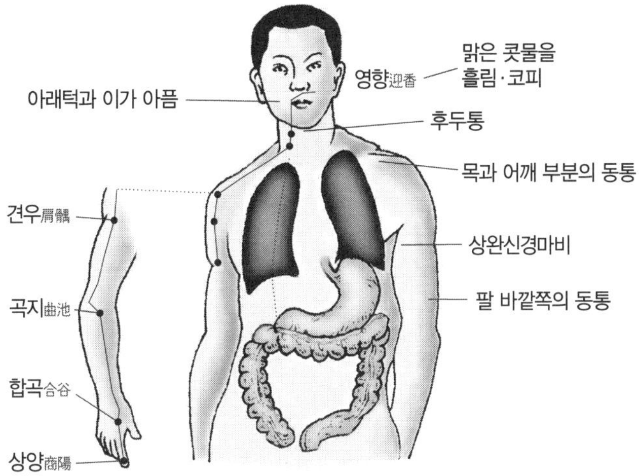

대개 귀·코·후두·머리·목 등 부분 기관의 질환 치료에 쓰임

수소양삼초경

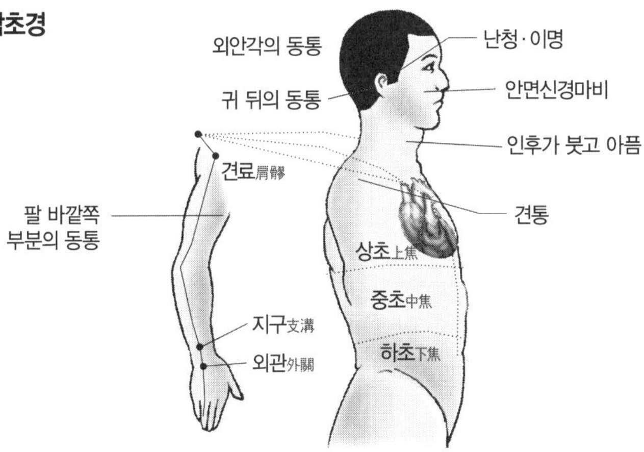

대개 귀·심장·흉부 등 부위의 질환과 정신병 치료에 쓰임

수태양소장경

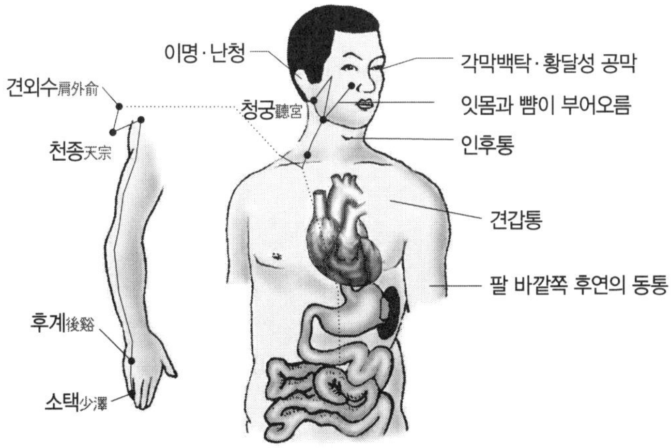

대개 눈·귀·후두·머리와 목 부분의 질병 치료에 쓰임
일반적으로 발한과 해열 작용이 있음

3. 수태양소장경(手太陽小腸經)

방향·분지

새끼손가락 바깥쪽 끝(소택少澤)에서 시작하며, 손등과 팔 바깥쪽 후연(後緣)을 따라 올라가서 팔꿈치를 지나며, 어깻죽지를 빙 돌아 상행하여 어깨 위쪽(대추大椎)에 가서 엇갈리며, 앞으로 가서 쇄골상와로 들어갔다가 심장과 연결되며, 식도를 따라 횡격막 아래로 내려가 위를 지나서 소장에 종속된다.

분지: 쇄골상와에서 목을 따라 뺨으로 올라가 외안각에 이르렀다가 방향을 틀어서 귓속(청궁聽宮)으로 들어간다.

분지: 뺨에서 눈 하연(下緣)을 거쳐 내안각(정명睛明)에 이르러서 족태양방광경(足太陽膀胱經)과 만난다.

주요 병증

이명·난청·각막백탁·황달성 공막·잇몸과 뺨이 부어오름·인후통·견갑통·팔 바깥쪽 후연의 동통.

수삼양경(手三陽經)은 팔의 바깥쪽에 분포하는 데 앞뒤로 분포하는 순서는 다음과 같다. 양명(陽明)이 앞에 있고, 소양(少陽)이 가운데에 있고, 태양(太陽)이 뒤에 있다.

수삼양(手三陽)이 순행하는 법칙은 다음과 같다. 손에서 머리로 뻗어가며, 족삼양경(足三陽經)과 만난다.

족삼음(足三陰)

경락 학설은 인체 경락 계통의 생리 기능·병변, 그리고 그것과 오장 육부와의 상호 관계를 연구하는 학설로, 한의학 이론 체계의 중요한 구성 부분이다.

그것은 침구과(鍼灸科)의 이론적 기초일 뿐만 아니라 한의 내외 각과의 임상 실천을 지도할 수 있다. 예컨대 장중경(張仲景)이 처음으로 만든 육경변증(六經辨證)은 바로 경락 학설의 기초 위에서 발전시킨 변증(辨證) 체계로, 외감(外感)의 경락을 분석·분별하고 오장 육부의 병소와 그 병변 성질을 변증하는 방법이다.

예컨대 양명병증(陽明病症)은 족양명위(足陽明胃)와 수양명대장(手陽明大腸)의 두 경(經)과 두 육부의 병변을 포괄한다. 소음병증(少陰病症)은 족소음신(足少陰腎)과 수소음심(手少陰心)의 두 경(經)과 두 오장의 병변을 포괄한다. 다른 것도 이렇게 유추할 수 있으며, 기억하기에도 쉽다.

1. 족태음비경(足太陰脾經)

방향·분지

엄지발가락 안쪽 끝(은백隱白)에서 시작하며, 안쪽 발등과 발바닥 사이의 경계선을 따라 상행하여 내과(內)의 전연을 지나며, 정강이 안쪽 정중선을 따라 상행하여 내과 위 26cm에서 족궐음간경(足厥陰肝經)의 앞으로 엇갈려 나오며, 넓적다리 안쪽 전연을 따라 상행하여 복부를 지나 복애혈(腹哀穴)에 이르렀다가 배 속으로 들어가서 비장에 종속되고 위(胃)와 연결된다.

분지: 복애혈로부터 갈라져 나와 바깥쪽 위로 올라가서 겨드랑이에 이르며, 다시 뒤쪽 아래로 틀어 내려가서 겨드랑이의 대포혈(大包穴)에 이르며, 다시 위쪽 앞으로 틀어서 가 중부(中府)를 지나 속으로 들어갔다가 인두를 끼고 상행하여 설근과 이어지며 혀 밑에 흩어져 퍼진다.

분지: 위(胃)에서 곧게 올라가 횡격막을 지나 심장 속으로 흘러 들어가서 수소음심경(手少陰心經)과 만난다.

주요 병증

다리의 부종·묽은 대변 또는 설사·소화불량·상복부통·복부팽만·권태·팔다리가 무거움·구토·트림·설통(舌痛)·황달 등.

2. 족궐음간경(足厥陰肝經)

방향·분지

엄지발가락 발톱 뒤쪽의 털이 난 곳에서 시작하며, 아래로 엄지발가락 바깥쪽 끝(대돈大敦)에 이른다.

발등과 내과(內)의 전연을 따라 상행하여 내과 위 26cm에 이르러서 족태음비경(足太陰脾經)의 뒤로 엇갈려 나오며, 상행하여 무릎을 지나 넓적다리 안쪽 정중선을 따라 올라가서 음모 속으로 들어가며, 외생식기를 빙 돌아서 아랫배에 이르렀다가 바깥쪽 위로 올라가서 제11늑골 끝에 이르러 배 속으로 들어가며, 위(胃)를 끼고 뻗어 가서 간에 종속되고 담낭과 이어지며, 위쪽으로 횡격막을 뚫고 올라가서 계륵부에 분포하며, 후두를 따라 올라가서 콧구멍 속으로 들어갔다가 상행하여 안구연결체와 연결되며, 이마로 뻗어 나와서 상행하여 독맥(督脈)과 두정부(頭頂部)에서 만난다.

분지: 안구연결체로부터 갈라져 나와 뺨 속으로 하행하여 입술을 빙 돈다.

분지: 간장에서 갈라져 나와 위쪽으로 횡격막을 뚫고 올라가서 폐 속으로 흘러 들어가 수태음폐경(手太陰肺經)과 만난다.

주요 병증

슬관절 동통·넓적다리 안쪽의 동통·유뇨증 또는 무뇨증·하복부 종

경락 3 – 족삼음(足三陰)

족태음비경

대개 위장관 질환 또는
월경불순·무월경·유정 치료에 쓰임

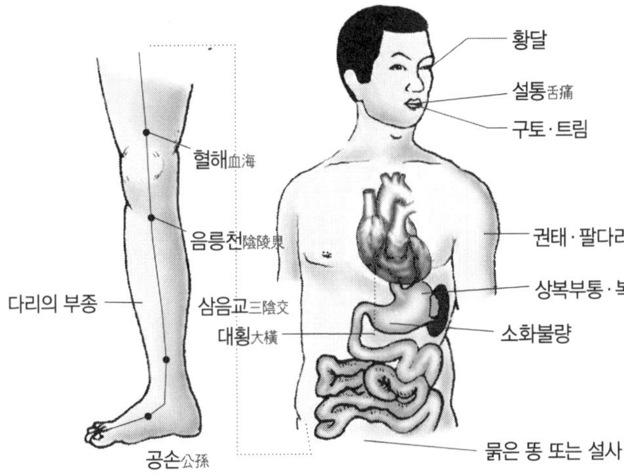

족궐음간경

대개 비뇨생식기계 질환과 눈·흉부 등
질병 치료에 쓰임

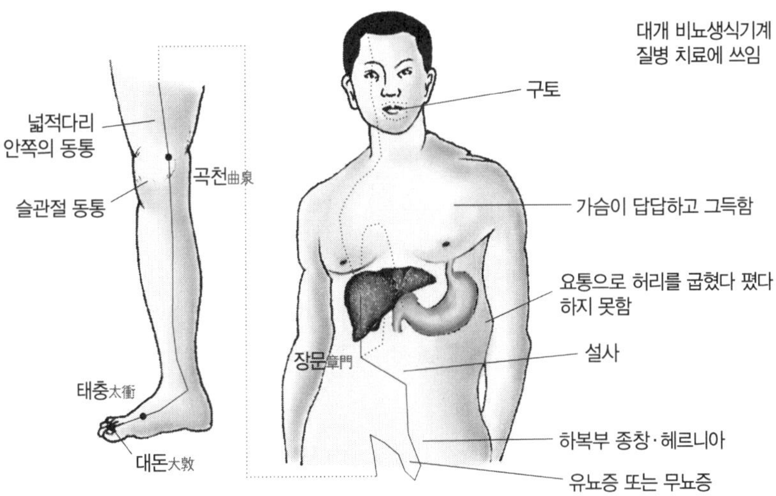

족소음신경

대개 신장과 생식기계 질병 또는
신경쇠약·신경정신병증 치료에 쓰임

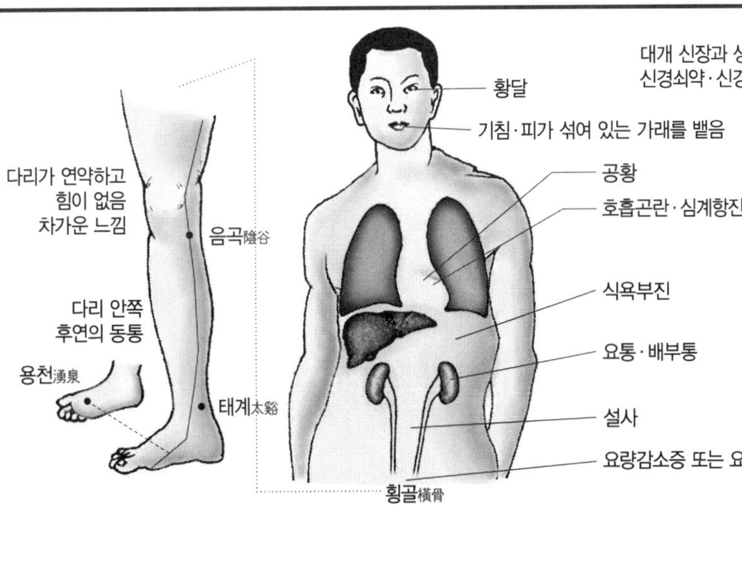

창·헤르니아·설사·요통으로 허리를 굽혔다 폈다 하지 못함·가슴이 그득하고 답답함·구토 등.

3. 족소음신경(足少陰腎經)

방향·분지

새끼발가락 밑에서 시작하며, 비스듬히 발바닥의 한가운데(용천涌泉)로 올라가서 내과(內踝) 뒤(태계太溪)에 이르렀다가 아래로 발뒤꿈치에 들어가며, 정강이 안쪽 후연(後緣)을 따라 상행하여 오금 안쪽에 이르렀다가 넓적다리 안쪽 후연을 따라 올라가서 척추 속(장강長强)으로 들어가며, 척추를 관통하여 허리에 이르러서 신장에 종속하고 방광에 연결된다.

분지: 척추 속에서 갈라져 나와 회음(會陰)에서 위로 올라가 복부(정중선에서 옆으로 1.6cm 떨어짐)를 지나 가슴(정중선에서 옆으로 6.5cm 떨어짐)으로 뻗어 올라가서 수부혈(兪府穴)에서 끝난다.

직행: 신장에서 위쪽으로 간·횡격막을 뚫고 올라가서 폐로 들어갔다가 후두를 따라 올라가 설근을 끼고 분포한다.

분지: 폐 속에서 갈라져 나와 심장과 이어졌다가 가슴속으로 흘러 들어가서 수궐음심포경(手厥陰心包經)과 만난다.

주요 병증

황달·기침·피가 섞여 있는 가래를 뱉음·호흡곤란·심계항진·공황(panic)·식욕부진·요통과 배부통(backache)·설사·요량감소증 또는 요폐·다리가 연약하고 힘이 없음·차가운 느낌·다리 안쪽 후연의 동통.

족삼음경(足三陰經)은 다리의 안쪽에 분포하는 데 앞뒤로 분포하는 순서는 다음과 같다. 태음(太陰)이 앞에 있고, 궐음(厥陰)이 가운데에 있고, 소음(少陰)이 뒤에 있다.

족삼음(足三陰)이 순행하는 법칙은 다음과 같다. 발에서 복부로 뻗어가며, 수삼음경(手三陰經)과 만난다.

족삼양(足三陽)

1. 족양명위경(足陽明胃經)

방향·분지

코 옆(영향迎香)에서 시작하며, 코를 끼고 상행하여 비근(鼻根) 부분에서 엇갈렸다가 옆으로 가서 내안각으로 들어가 족태양경맥(足太陽經脈)과 만나며, 비교(鼻橋) 바깥쪽을 따라 하행하여 윗니 속으로 들어갔다가 다시 나와서 입술을 빙 돌아 내려가 승장(承漿)에서 엇갈린 후 각각 아래턱의 뒤쪽 아래를 따라 대영(大迎)과 귀 앞을 지나며, 이마의 머리털이 난 가장자리를 따라 이마에 이른다.

분지: 大迎 앞쪽에서 아래로 내려가 인영(人迎)에 이른 후 후두를 따라 아래로·뒤쪽으로 가서 대추(大椎)에 이르며, 앞쪽으로 틀어서 가쇄골상와에 들어간 후 횡격막 아래로 내려가서 위(胃)에 종속하고 비장과 연결된다.

직행: 쇄골상와에서 체표로 나와서 유방 정중선을 따라 하행하며, 배꼽(옆으로 6.5cm 떨어짐)을 끼고 하행하여 서혜부의 기가혈(氣街穴)에 이른다.

분지: 유문에서 갈라져 나와 복부 심층을 지나 하행하여 기가혈(氣街穴)에 이르러서 곧게 가는 경맥과 결합한 다음 넓적다리 앞쪽으로 하행하여 무릎 앞쪽에 이르며, 아랫다리 바깥쪽 전연을 따라 하행하여 발등에 이르러서 둘째 발가락 바깥쪽 끝(여태厲兌)으로 들어간다.

분지: 족삼리혈(足三里穴)에서 시작하며, 하행하여 가운뎃발가락 바깥쪽 끝으로 들어간다.

분지: 발등 위 충양혈(衝陽穴)에서 갈라져 나와 앞으로 가서 엄지발가락 안쪽 끝(은백隱白)으로 들어가 족태음비경(足太陰脾經)과 만난다.

주요 병증

고열·코피·안면신경마비·후두통·목이 부어오름·몸이 허약함·흉통·

식욕과잉·복부팽창·복명·넓적다리 앞쪽의 동통·오줌이 노란 증세 등.

2. 족소양담경(足少陽膽經)

방향·분지

외안각(동자료瞳子髎)에서 시작하며, 청회(聽會)를 지나서 위쪽으로 이마 모서리(함염頷厭)에 이르며, 귀 뒤(완골完骨)로 내려갔다가 틀어서 상행하여 이마를 지나 눈썹 위(양백陽白)에 이른 후 다시 뒤쪽으로 틀어서 풍지혈(風池穴)에 이르며, 하행하여 어깨(대추大椎)에 이르렀다가 앞으로 가서 쇄골상와로 들어간다.

분지: 귀 뒤에서 갈라져 나와 귓속으로 들어갔다가 귀 앞으로 나와서 외안각 뒤쪽에 이른다.

분지: 외안각에서 갈라져 나와 하행하여 대영(大迎)에 이르며, 방향을 틀어서 눈구멍에 이르렀다가 다시 틀어서 뒤쪽 아래로 내려가서 뺨을 지나며, 목 아래로 가서 이전의 경맥과 쇄골상와에서 만나 속으로 들어가며, 하행하여 가슴속에 이르러 횡격막을 뚫고 가서 간과 연결되고 담낭에 종속하며, 계륵부를 따라 내려가 기충(氣衝) 속에서 나와 치골결합상부에 난 털의 가장자리를 빙 돌아 모로 가서 환도혈(環跳穴)에 이른다.

직행: 쇄골상와에서 겨드랑이로 내려가 늑골을 따라 계륵부를 지나며, 하행하여 환도혈에 이르러서 이전의 경맥과 결합하였다가 다시 하행하며, 다리 바깥쪽 정중선을 따라 넓적다리·무릎·아랫다리를 지나 외과(外踝)의 앞에 이르며, 발등을 따라 넷째 발가락 바깥쪽 끝(규음竅陰)으로 뻗어간다.

분지: 발등(임읍臨泣)에서 갈라져 나와 엄지발가락 발톱 뒤 털이 난 곳으로 뻗어가서 족궐음간경(足厥陰肝經)과 만난다.

주요 병증

오한과 발열·입안에서 쓴맛을 느낌·아래턱 부위의 동통·외안각 부위의 동통·흉통·계륵부의 동통·반신마비·겨드랑이 아래의 부종·요천부(腰薦部)의 동통·다리 바깥쪽의 동통.

경락 4 – 족삼양(足三陽)

족양명위경

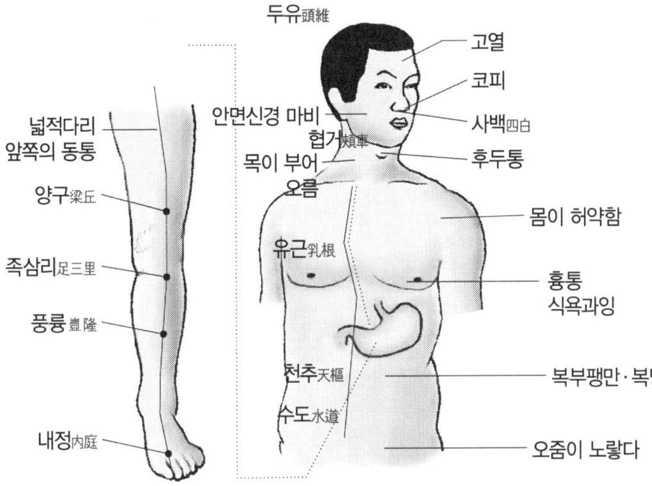

대개 머리·얼굴·눈·후두·치아 등의 질병 및 정신병·위장 질환과 고열 등 치료에 쓰임

족소양담경

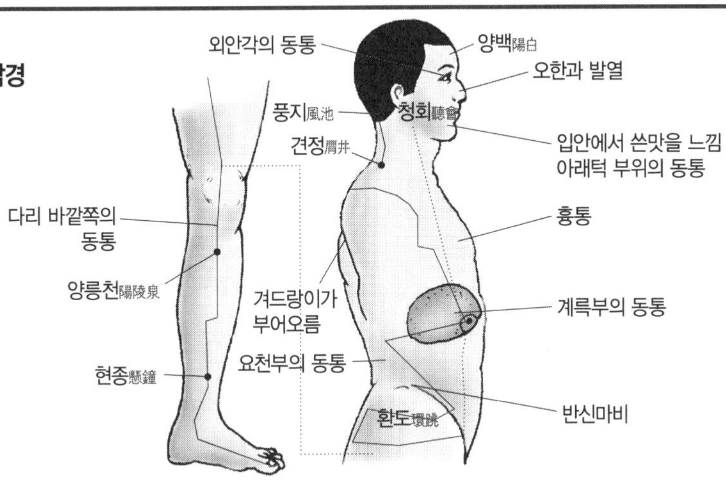

대개 머리·눈·귀·코·후두·흉부 등 질환 치료에 쓰임

족태양방광경

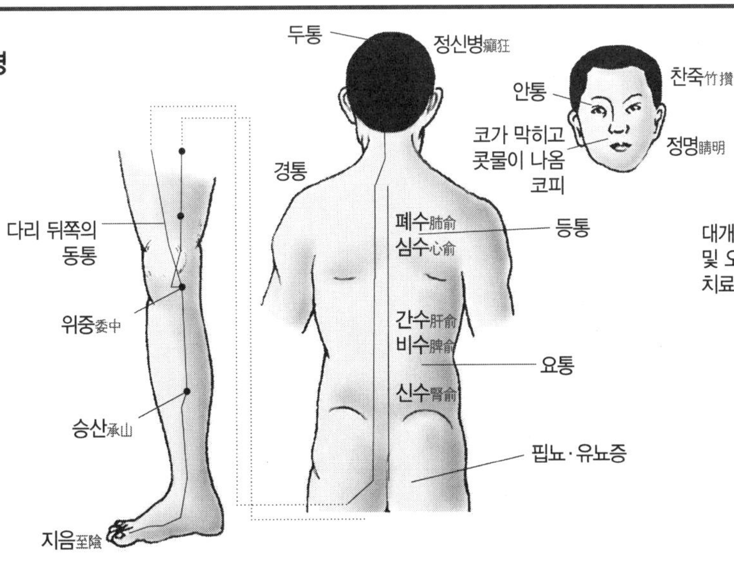

대개 눈·코·목·등·허리·엉덩이 및 오장 육부와 관련 있는 질병 치료에 쓰임

3. 족태양방광경(足太陽膀胱經)

방향·분지

내안각(정명睛明)에서 시작하며, 이마를 지나 상행하여 두정부(頭頂部)(백회百會)에서 엇갈린다.

분지: 두정(머리의 맨 윗부분)에서 갈라져 나와 양쪽으로 하행하여 귀 윗모서리에 이른다.

직행: 두정부(頭頂部)에서 각각 뒤쪽으로 가서 후두골에 이르렀다가 두개골 속으로 들어가 뇌에 연결되며, 다시 밖으로 나와서 각각 목덜미(천주天柱)를 지나 하행하여 대추(大椎)에서 만났다가 다시 좌우로 갈라져 척추(4.85cm)를 끼고 허리(신수腎俞)에 이르러서 신장과 이어지고 방광에 종속한다.

분지: 허리에서 갈라져 나와 척추를 끼고 하행하여 엉덩이를 통과하며, 넓적다리 뒤쪽 가장자리에서 하행하여 오금 한가운데(위중委中)에 이른다.

분지: 목덜미에서 갈라져 나와서 내려가 어깻죽지 안쪽을 지나며, 부분혈(附分穴)에서 척추(9.75cm)를 끼고 하행하여 비추(髀樞)에 이르며, 넓적다리 뒤쪽을 지나 오금 한가운데에 이르러서 한 분지의 경맥과 만나며, 아래로 비복근 가운데(승산承山)에 이르렀다가 바깥쪽 아래로 가서 외과(外踝)의 뒤쪽에 다다르며, 발등 바깥쪽을 따라 새끼발가락 바깥쪽 끝(지음至陰)에 이르러서 족소음신경(足少陰腎經)과 만난다.

주요 병증

두통·경통(頸痛)·전광(癲狂)·안통(眼痛)·코가 막히고 콧물을 흘림·코피·등통(backache)·요통·핍뇨(oliguria)·유뇨증 등.

족삼양경(足三陽經)은 다리의 바깥쪽에 분포하는 데 앞뒤로 분포하는 순서는 다음과 같다. 양명(陽明)이 앞에 있고, 소양(少陽)이 가운데에 있고, 태양(太陽)이 뒤에 있다.

족삼양(足三陽)이 순행하는 법칙은 다음과 같다. 머리에서 발로 뻗어가며, 족삼음경(足三陰經)과 만난다.

12경맥 유주(流注) 순서

12경맥은 인체의 안팎에 분포하며, 그 경맥 속의 기혈(氣血) 운행은 순환하면서 곳곳으로 흘러서 들어간다. 각 경맥은 모두 일정한 부위에서 다른 경맥의 氣를 받으며, 또 일정한 부위에서 다른 경맥과 만난다. 일반적으로 말하면 음경(陰經)과 양경(陽經)은 팔다리 끝에서 만나고, 陽經과 陽經은 머리와 얼굴에서 만나고, 陰經과 陰經은 내장에서 만난다. 그것의 流注 순서의 설명도는 아래와 같다.

수태음폐手太陰肺 —(집게손가락 끝)→ 수양명대장手陽明大腸 —(콧구멍 옆)→ 족양명위足陽明胃 —(엄지발가락 끝 / 심장 속)→ 족태음비足太陰脾

수소음심手少陰心 —(새끼손가락 끝)→ 수태양소장手太陽小腸 —(내안각)→ 족태양방광足太陽膀胱 —(새끼발가락 끝 / 가슴 속)→ 족양명위足陽明胃

수궐음심포手厥陰心包 —(약손가락 끝)→ 수소양삼초手少陽三焦 —(외안각)→ 족소양담足少陽膽 —(엄지발가락 / 폐 속)→ 족궐음간足厥陰肝

독맥·임맥·충맥·대맥

1. 독맥(督脈)

명칭

독(督)은 '총람하다(통할하다)'라는 뜻이 있다. 독맥은 등의 한가운데를 따라서 가며, 온몸의 양경(陽經)을 총할(總轄)하기 때문에 '양맥지해(陽脈之海)'라는 견해가 있다.

순행 부위

자궁 속에서 시작하며, 회음(會陰)으로 내려갔다가 뒤로 가서 허리와 등의 한가운데를 따라서 올라가 목덜미를 지나 두개골 속으로 들어가서 뇌와 이어지며, 또 목덜미로부터 머리 정중선을 따라 두정(頭頂)·이마·코·윗입술을 지나 윗입술주름띠에 이른다. 또 한 분지의 경맥은 신장과 이어지고 심장을 관통한다.

주요 병증

간질·경풍(驚風)·농아(聾啞)·척주강직(脊柱强直)·후궁반장·요통과 설사·백대하·월경불순.

경락 5 – 독맥·임맥·충맥·대맥

독맥

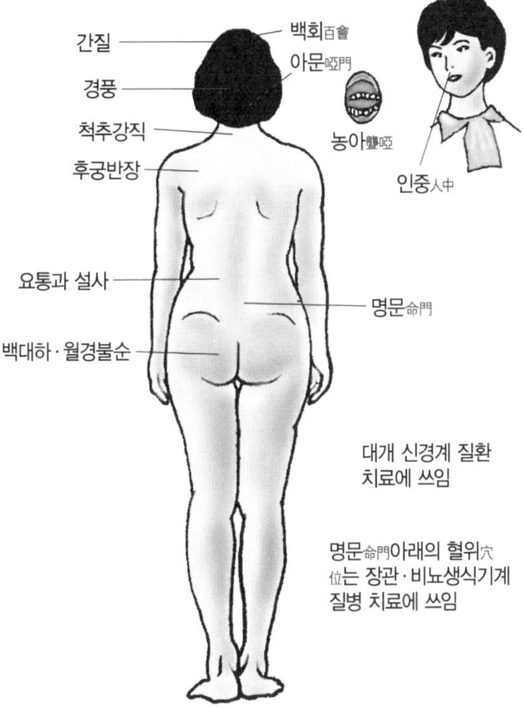

대개 신경계 질환 치료에 쓰임

명문命門아래의 혈위穴位는 장관·비뇨생식기계 질병 치료에 쓰임

임맥

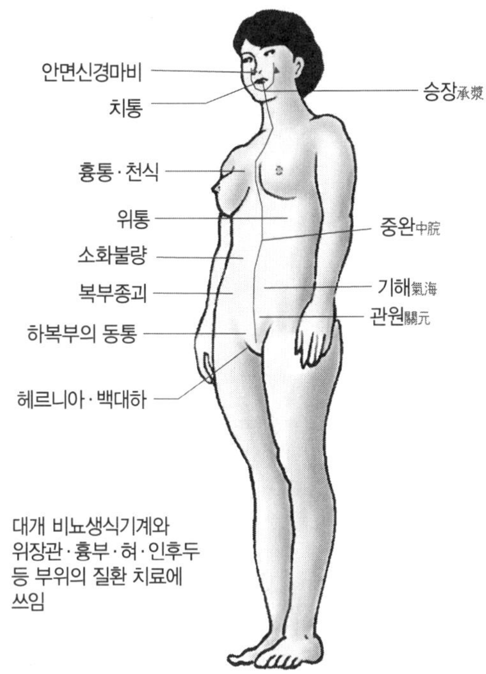

대개 비뇨생식기계와 위장관·흉부·혀·인후두 등 부위의 질환 치료에 쓰임

충맥

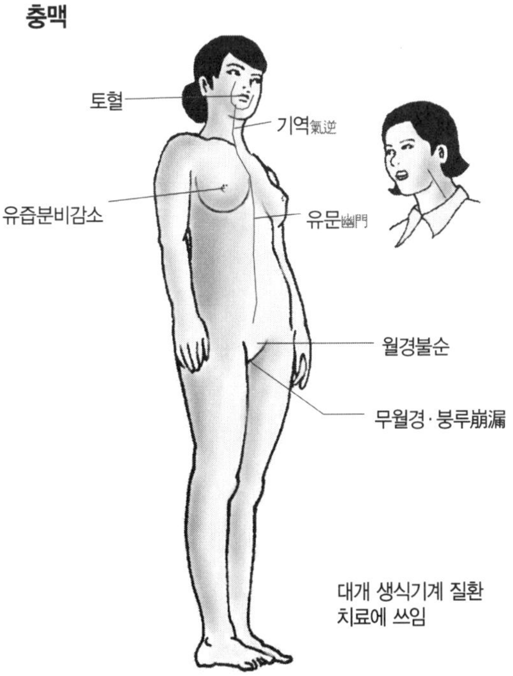

대개 생식기계 질환 치료에 쓰임

대맥

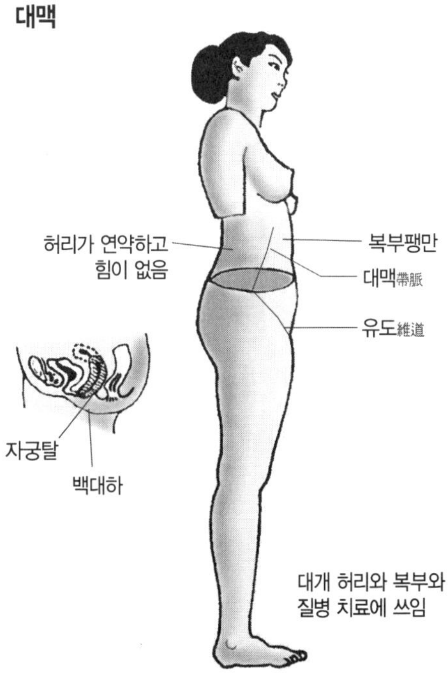

대개 허리와 복부와 생식기관 질병 치료에 쓰임

2. 임맥(任脈)

명칭

임(任)은 곧 '맡다'라는 뜻이다.

임맥은 흉복부의 한가운데를 따라서 가며, 온몸의 음경(陰經)을 총괄하여 맡기 때문에 '음맥지해(陰脈之海)'라는 이름을 가지고 있다.

임(任)은 또 '임신·출산하다'는 뜻이 있다.

그것은 자궁에서 시작하며, 여자에게서는 태아를 임신·출산하는 작용을 가지고 있기 때문에 '임맥은 임신을 관장한다'라는 견해가 있다.

순행 부위

자궁에서 시작하며, 회음(會陰)으로 내려갔다가 불두덩을 지나 복부 정중선을 따라 상행하며, 흉부·목을 통과하여 아랫입술 속에 이르렀다가 입술을 돌아서 위로 가서 은교(齦交)에 이르며, 갈라져 가서 두 눈구멍 아래에 다다른다.

주요 병증

안면신경마비·치통·흉통·천식·위통·소화불량·복부종괴·하복부의 동통·헤르니아·백대하.

3. 충맥(衝脈)

명칭

충맥은 모든 경(經)의 기혈(氣血)을 통할하는 요충이다.

그 맥은 위로는 머리에까지 이르고 아래로는 발에까지 이르며, 12경(經)의 氣血을 조절하기 때문에 충맥은 '십이경지해(十二經之海)'와 '혈해(血海)'의 이름을 가지고 있다.

순행 부위

자궁에서 시작하며, 이것의 분지는 3개가 있다.

첫째 분지는 복강후벽을 따라 상행하여 척주 속에 이르며,

둘째 분지는 복강전벽을 따라 배꼽을 끼고 상행하여 가슴속에서 흩어져 퍼졌다가 다시 상행하여 후두를 지나 입술을 한 바퀴 돌며,

셋째 분지는 회음(會陰)으로부터 나와서 따로따로 넓적다리 안쪽을 따라 하행하여 엄지발가락 사이에 이른다.

주요 병증

토혈·기역(氣逆)·유즙분비감소·월경불순·무월경·붕루(崩漏).

4. 대맥(帶脈)

명칭

대맥은 허리띠를 허리에 둘러매는 것과 같이 허리를 한 바퀴 빙 돌아 순환하며, 모든 경맥을 얽어매기 때문에 '모든 경맥은 모두 대맥에 종속한다'라는 견해가 있다.

순행 부위

계륵부 아래의 장문혈(章門穴)에서 시작하여 뒤쪽 아래로 가서 대맥혈(帶脈穴)에 이르며, 허리와 배를 한 바퀴 빙 돈 다음 다시 앞쪽 아래로 비스듬히 가서 유도혈(維道穴)에 다다른다.

주요 병증

복부 팽만·허리가 연약하고 힘이 없음·자궁탈출증·백대하.

05

사진(四診) 방법

망진(望診)

망진(望診)은 병자의 정신·안색·형태·동태 관찰을 통하여 일반적인 정황을 알아내는 것이며, 혀를 관찰하는 것은 한의의 특색을 가지고 있다.

설진(舌診)을 통하여 질병의 성질을 판단한다. 3세 이하의 소아에 대해서는 보통 지문을 관찰하여 절진(切診)을 돕는다.

신(神) 관찰

환자의 정신·의식·동작과 반응 상태를 관찰한다.

무릇 정신이 왕성하고 의식이 뚜렷하며, 두 눈에 정기가 돌고 얼굴에 윤기가 흐르는 것은 정기(正氣)가 아직 있음을 명백히 설명한다.

만약 의기소침하고 정신이 흐리고 어지러우며, 두 눈에 정기가 없고 안색이 어두우면 정기(正氣)가 이미 손상되었음을 나타낸다.

색(色) 관찰

한의에서는 오장육부 기혈의 성쇠와 병변을 반영할 수 있다고 생각하였다.

얼굴과 피부의 색과 광택을 관찰하는 것으로, 한의에서는 오장육부 기혈(氣血)의 성쇠와 병변을 반영할 수 있다고 생각하였다.

만약 창백한 색을 띠면 허한증(虛寒證)·실혈증(失血證)을 예시하고, 핏기가 없이 누러면 허증(虛證)·습증(濕證)을 예시한다. 붉은 색은 열증(熱證)을 예시하고, 청자색(靑紫色)은 대개 위증(危症)이며 한증(寒證)·어혈증(瘀血證)을 예시한다. 검은 색은 대체로 만성 질환에 보이며 신허증(腎虛證)·어혈증(瘀血證)을 예시한다.

형체(形體) 관찰

한의에서는 뚱뚱한 사람은 대부분 양기(陽氣)가 부족하고 습(濕)이 많으며, 마른 사람은 대개 음혈(陰血)이 부족하고 화(火)가 많기 때문에, 뚱뚱한 사람은 담(痰)·중풍에 잘 걸리고 마른 사람은 허열(虛熱)이 잘 생긴다고 생각하였다.

주로 튼튼함과 약함·뚱뚱함과 여윔을 관찰한다.

한의에서는 뚱뚱한 사람은 대부분 양기(陽氣)가 부족하고 습(濕)이 많으며, 마른 사람은 대개 음혈(陰血)이 부족하고 화(火)가 많기 때문에, 뚱뚱한 사람은 담(痰)·중풍에 잘 걸리고 마른 사람은 허열(虛熱)이 잘 생긴다고 생각하였다.

행동거지·체위 관찰

병자의 행동거지와 체위는 질병의 외적 표현의 하나이다.

한의학에서는 다음과 같이 생각하였다.

움직이기를 좋아하는 것은 양증(陽證)에 속하고, 가만히 있기를 좋아하는 것은 음증(陰證)에 속한다.

누워 있는 자세에서 만약 몸을 마음대로 움직이고 바깥쪽으로 향하기를 좋아하면 대부분 양증(陽證)·열증(熱證)·실증(實證)이며, 몸을 둥글게 오므리고 골똘히 생각하며 안쪽으로 향하기를 좋아하면 대개 양증(陽證)·한증(寒證)·허증(虛證)이다.

앉아는 있으되 눕지를 못하며 눕기만 하면 숨쉬기가 힘든 것은 대체로 심양(心陽)이 부족하고, 정체되어 있는 체액이 심장을 침범하였거나 속에 복음(伏飮)이 있고, 신기(腎氣)가 허약하여 폐기(肺氣)를 받아들이지 못하는 등이다.

망진(望診)

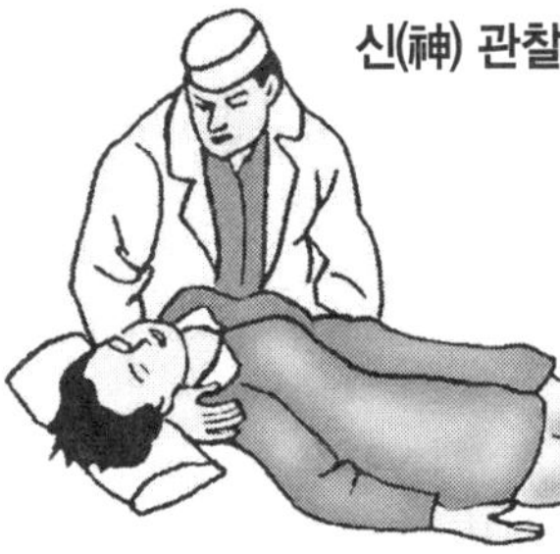

신(神) 관찰

정신·의식·동작·반응을 관찰한다

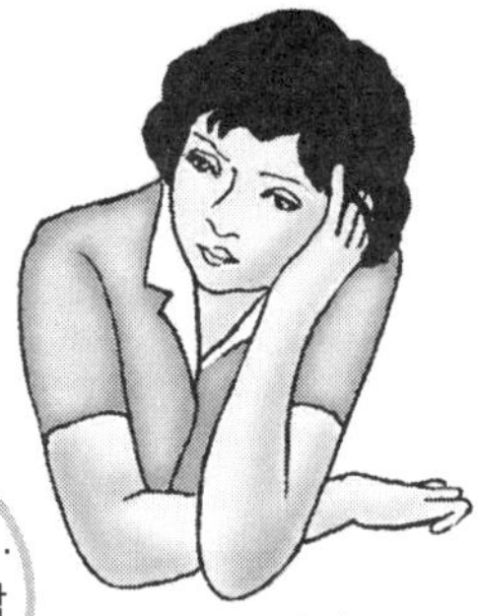

색(色) 관찰

창백한 안색
허한증虛寒證·실혈증失血證을 예시함
예컨대 심한 빈혈
허탈虛脫쇼크
만성 신염

핏기가 없이
누런 안색 허증虛證·습증濕證을 예시함
예컨대 영양불량·만성
설사·황달

붉은 색
열증熱證을 예시함
예컨대 급성
발열성 질환
아트로핀 중독증
장기간의 저열 증상

청자색 한증寒證·어혈증瘀血證을
예시함
예컨대 심폐기능
부전증 쇼크·
혈액병 중독

검은 색 신허증腎虛證·어혈증瘀血證을 예시함
예컨대 아디손병
심부전증·신부전
간경화

누르스름하고
홍윤하며 광택이
있는 것이
정상이다

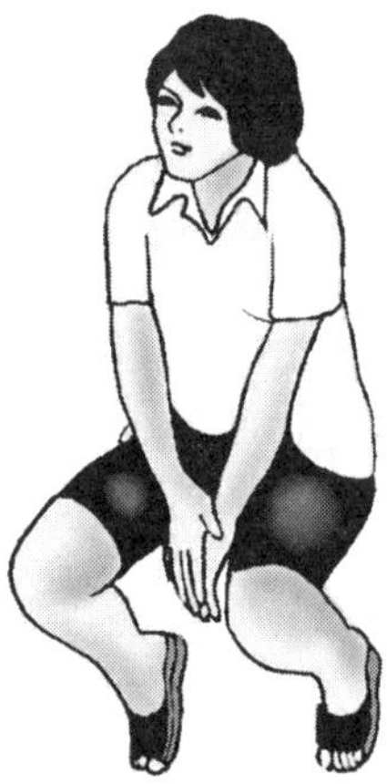

형체 관찰

튼튼함과 약함·
뚱뚱함과 여윔을
관찰한다

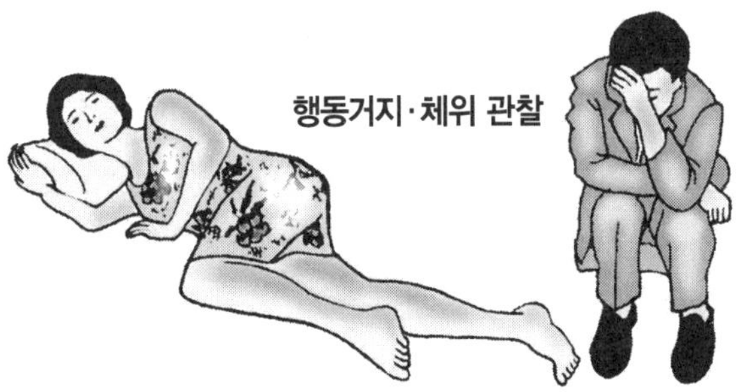

행동거지·체위 관찰

설진(舌診)

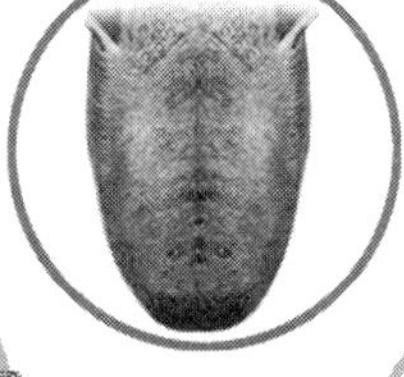

박백태薄白苔
정상

후태厚苔
병사전리病邪傳裏
담습적체痰濕積滯

조태燥苔
열성상진熱盛傷津
음액휴모陰液虧耗

활태滑苔·니태膩苔
수습내정水濕內停
습사옹조濕邪壅阻

회흑태灰黑苔
이증裏證·이열증裏熱證·한습증寒濕證을
예시함

황태黃苔
열증熱證·이증裏證을
예시함

백태白苔
표증表證·한증寒證을
예시함

정상적인 설체
엷은 홍색
마음대로 움직임
마르지도 않고
번들거리지도
않음

희멀건 혀
포동포동하고
말랑말랑하며
잇자국이 나 있음
비신양허脾腎陽虛

새빨간 혀
열사熱邪가 왕성함
폐신음허肺腎陰虛

청자색의 혀
어혈이 정체됨

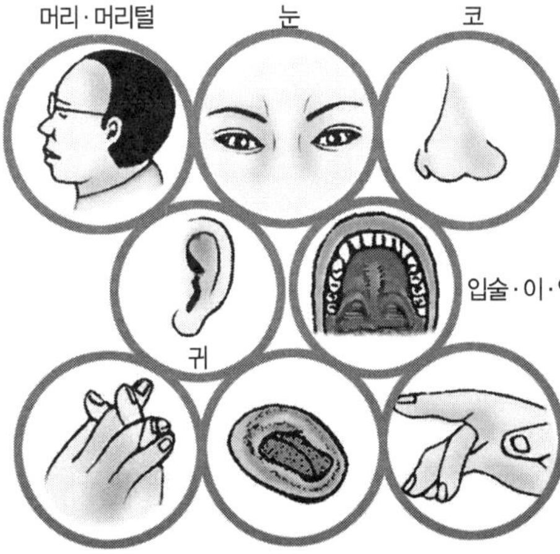

국부 망진

설진(舌診)

망진 가운데의 중요한 내용이다.

오장 육부 기혈(氣血)의 한열(寒熱)·허실(虛實)을 관찰하려면 설체(舌體)를 중점적으로 살펴보아야 한다.

정상인의 설체는 엷은 홍색이고 마음대로 움직이며, 마르지도 않고 반들반들하지도 않다. 병사(病邪)의 깊이와 한(寒)·열(熱)·습(濕)·조(燥)의 변화 및 소화 기능의 병변을 관찰하려면 설태(舌苔)를 중점적으로 살펴보아야 한다. 정상인의 설태는 얇고 희다.

1) 설체

희멀겋고 포동포동하고 말랑말랑하며, 잇자국이 나 있는 것은 대개 비양(脾陽)과 신양(腎陽)이 모두 부족하고 기(氣)가 혈액을 생성하지 못하는 것이며, 만성 신염·각종 병인에 의한 빈혈에 보인다.

새빨간 혀는 대체로 열사(熱邪)가 왕성하고 폐와 신장의 음액(陰液)과 진액이 부족한 것이며, 각종 발열성 질병과 만성 수척병에 보인다.

청자색(青紫色)의 혀는 대개 어혈이 정체된 것이며, 심장병·혈액병과 악성 종양에 보인다.

2) 설태

하얀 설태는 표증(表證)·한증(寒證)을 예시하며, 상기도감염 초기와 만성 설사 환자에게서 볼 수 있다.

누런 설태는 대부분 이열(裏熱)에 속하며, 대개 열병의 열성기(熱盛期)와 소화계 질환에 보인다.

회흑색(灰黑色)의 설태는 이증(裏證)·이열증(裏熱證)·한습증(寒濕證)을 예시하며, 만성 설사와 만성 신염 환자에게서 볼 수 있다.

두꺼운 설태는 병사(病邪)가 속으로 깊숙이 옮아가고 담습(痰濕)이 정체된 것을 알려준다.

마른 설태는 열사(熱邪)가 왕성하여 진액이 줄어들고 음액(陰液)이 부족해진 것을 명백히 설명한다.

미끌미끌한 설태·번들번들한 설태는 대체로 수습(水濕)이 속에 정체되어 있고 습사(濕邪)가 쌓여 있는 것에 속한다.

혀가 반들반들하고 설태가 없는 것은 위기(胃氣)가 쇠약하거나 위음(胃陰)이 크게 줄어든 것이다.

국부 망진

다음과 같은 것을 포괄한다.

1) 머리의 외형·동태와 머리털의 색깔과 광택·분포.
2) 눈을 관찰한다. 눈빛을 관찰하는 것 외에, 또 모름지기 외형·색깔·동태에 관심을 가져야 한다.
3) 귀를 관찰한다. 귓바퀴의 색깔과 광택·외이도(外耳道) 상태에 주의한다.
4) 코를 관찰한다. 코의 외형과 코의 내분비물에 주의한다.
5) 입술의 색깔·촉촉한 정도와 형태를 관찰한다. 이의 형태와 촉촉한 정도·잇몸의 색깔과 광택, 인후의 외형·색깔 등에 주의한다.
6) 피부를 관찰한다. 피부의 피부색과 외적 변화에 주의하는 데 부종·피진·부스럼을 포괄한다.
7) 환자의 배설물과 가래·오줌·똥·구토물·백대하 등에 대하여 그것의 양과 성질을 관찰하는 데 변증(辨證)에 도움이 된다.

소아 지문 관찰

지문은 집게손가락 손바닥 쪽 전연에 나타나는 맥락(脈絡)을 가리킨다.

국부 망진에 속하며, 3세 이하의 소아에게 사용한다. 소아의 진맥 부위는 짧고 작으며, 절진(切診)할 때 흔히 울면서 버둥거리기 때문에 맥박 형상의 진실성에 영향을 준다. 지문은 수태음폐경(手太陰肺經)의 한 분지를 사용하므로 지문 관찰은 촌구맥(寸口脈) 진찰 의의와 같다.

지문은 '풍(風)'·'기(氣)'·'명(命)' 세 관(關)으로 나눈다.

집게손가락 근단(近端)의 첫째 마디가 풍관(風關), 둘째 마디가 기관(氣關), 셋째 마디가 명관(命關)이다.

망진할 때 의사는 왼손으로 소아의 집게손가락 끝을 움직이지 못하게 꼭 붙잡고, 오른손 엄지손가락으로 관찰 부위를 손가락 끝에서부터 근부(根部) 쪽으로 몇 번 밀면 지문이 나타난다. 관찰 내용에 세 가지가 있다.

1) 색채와 광택이 정상인 지문은 엷게 붉은 빛깔을 띠며, 풍관(風關) 내에서 숨었다 나타났다 한다. 만약 색채가 새빨가면 대체로 풍한사(風寒邪)가 침입한 표증(表證)에 속한다. 색깔이 자홍색이면 대부분 열증(熱證)이다. 색채가 검은 자줏빛이면 병세가 위중함을 알려준다. 만약 색채가 옅으면 대체로 허증(虛證)에 속한다. 색채가 짙으면 실증(實證)에 속한다. 색채가 퍼런 것은 경풍(驚風) 또는 통증에 보인다.

2) 길이: 지문이 풍관(風關)에 있으면 병이 가볍고 사기(邪氣)가 얕은 부위에 있음을 나타낸다. 지문이 풍관(風關)에까지 뻗어 있으면 사기가 이미 깊숙이 침입하였음을 명백히 설명한다. 만약 지문이 풍관(風關)에까지 이어져 있으면 병세가 위중함을 알려준다.

3) 떠올랐다 가라앉았다 하는 것을 관찰한다. 지문이 떠올라 뚜렷하면 병사(病邪)가 표(表)에 있는 것이다. 만약 가라앉아 뚜렷하지 않으면 대체로 병사(病邪)가 리(裏)에 있는 것이다.

문진(聞診)

문진(聞診)은 사진의 하나이며, 소리 듣기와 냄새 맡기 두 방면을 포괄한다.

의사는 청각에 의하여 환자의 말소리·숨소리·기침소리·신음 소리 등의 소리 변화를 알아내고, 후각을 이용하여 환자의 구강과 배설물의 냄새를 맡는다. 이것으로 질병의 한(寒)·열(熱)·허(虛)·실(實)을 구별하는 데 돕는다.

소리를 듣는다

후두는 소리를 내는 중요한 기관이다.

소리를 낼 때 성대주름이 정중선으로 이동하면서 성문이 닫히고, 공기가 폐로부터 나오면서 성대주름에 부딪치며 소리를 낸다(기성基聲이라고 일컬음). 그리고 나서 후두강·인두강·비강과 흉강의 공명 작용 및 입술·혀·이·연구개와 뺨 부위 신경계의 협조적인 운동을 거쳐야 비로소 각종 다른 소리와 목소리를 낼 수 있다.

후두 부분에서 생기는 음조의 높낮이는 성대주름의 긴장도·길이와 내뱉는 공기의 힘에 의해 결정된다.

그러므로 환자 말소리의 세기는 정기(正氣)의 성쇠를 반영할 뿐더러 사람의 정서 변화와 일정한 관계를 가지고 있다. 예컨대 마음이 기쁠 때의 소리는 부드럽고 듣기 좋으며, 화가 났을 때의 소리는 반드시 분노에 차고 매서우며, 슬플 때의 소리는 틀림없이 꼭 서글프고 잠긴다. 이것은 또한 반드시 병리상에 반영된다.

1 음양(陰陽)·한열(寒熱)·허실(虛實)을 구별한다

무릇 목소리가 우렁찬 것·말이 많고 말하기 좋아하는 것 또는 노하여 욕을 퍼붓고 큰소리로 외치는 것·횡설수설하는 것·터무니없는 말을 하고 여기저기 바쁘게 쏘다니는 것 등은 대부분 양증(陽證)·열증(熱證)·실증(實證)에 속하는 소리 상태이다.

무릇 잠잠하고 말하기 싫어하는 것·말에 힘이 없는 것·끊어졌다 이어졌다 하는 것 또는 말소리가 떨리는 것은 대개 음증(陰證)·한증(寒證)·허증(虛證)에 속하는 소리 상태이다.

❷ 내상(內傷)과 외감(外感)을 구별한다

풍한사(風寒邪)를 감수한 경우에는 목소리가 항아리에서 나오는 것처럼 나지막하고, 또한 코가 막히고 콧물을 흘리는 증세가 나타난다.

외감 실증(外感實證)은 말소리가 크고 급하다. 열증(熱證)은 말이 거칠고 매서우며, 소리가 크고 헛소리를 하거나 말이 많다. 내상의 하나인 노권(勞倦)에 의한 경우에는 말이 느리고 말하기 싫어하거나 대꾸만 하려 할 뿐더러 그 소리조차 힘이 없다. 소리를 내지 못하는 것에도 허증(虛證)과 실증(實證)의 구분이 있다.

풍한사風寒邪·풍열사(風熱邪)를 받거나 사기(邪氣)를 감수한 후 또다시 음식에 손상된 것은 대부분 허증(虛證)에 속한다. 내상으로 인하여 폐와 신장의 음액(陰液)이 다 부족하고 진액(津液)이 위로 올라가지 못하며, 반복적으로 발작하거나 오랫동안 지속되는 것은 대개 허증(虛證)에 속한다.

숨소리를 듣는다

후두의 성문은 공기가 폐로 드나들 때 반드시 통과하는 길이다.

평온하게 호흡할 때의 성문은 비교적 작다. 숨을 내쉴 때 성문이 살짝 닫혔다가 숨을 들이쉴 때 성문이 넓어진다. 힘껏 숨을 들이쉬거나 육체노동을 할 때는 성문이 확장된다. 그러므로 숨소리에도 강약·허실(虛實)·한열(寒熱)의 구분이 있다.

❶ 숨소리가 미약한 것과 거친 것

숨이 힘있고 숨소리가 거칠면서 큰 것은 대부분 열사(熱邪)가 속에서 왕성하고 기도에 장애가 발생한 실열증(實熱證)이며, 호흡이 미약하고 가쁜 것은 대개 폐기(肺氣)가 부족한 내상(內傷)의 허증(虛證)이다.

문진(聞診)

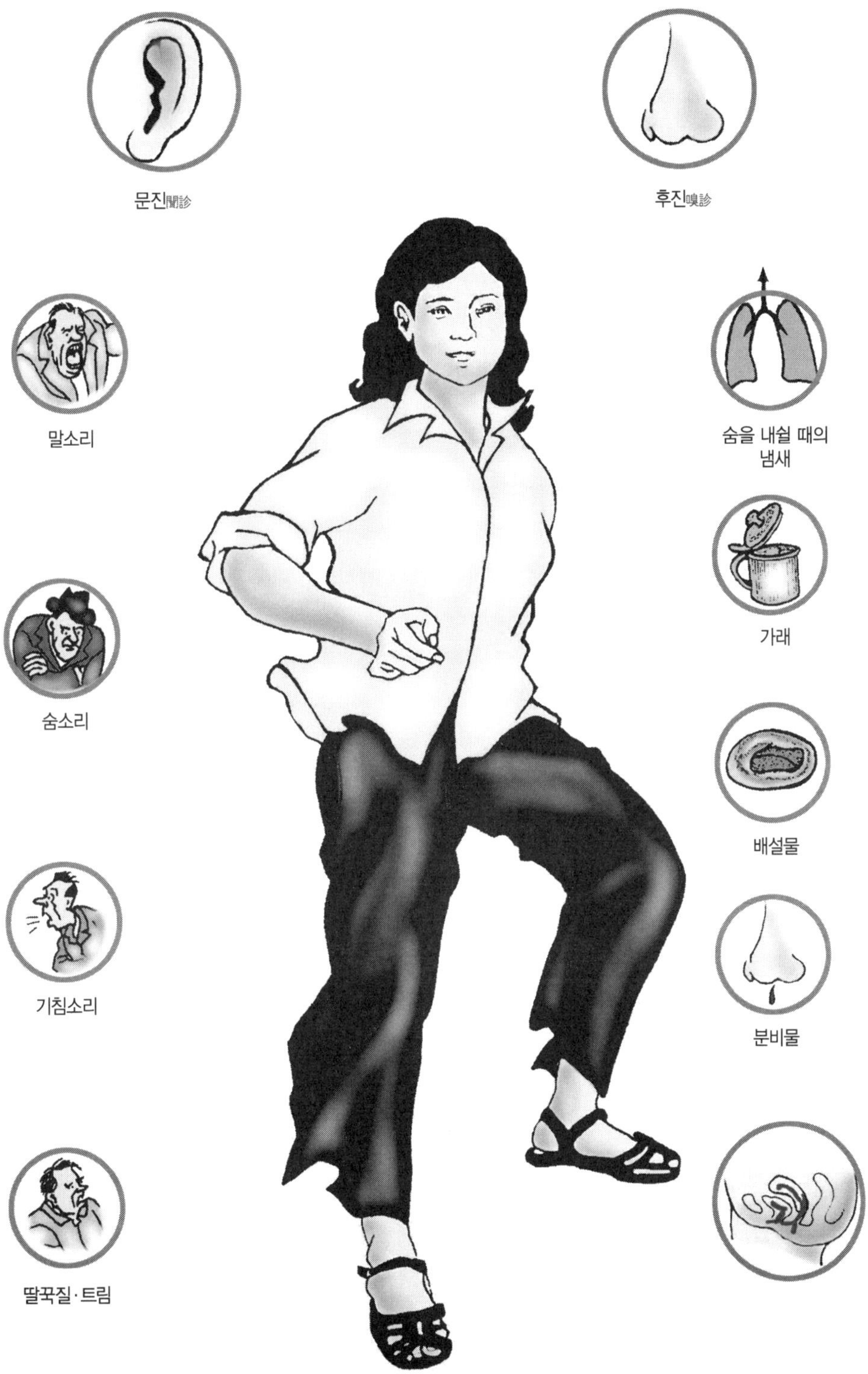

❷ 효(哮)와 천(喘)

숨이 가쁘고 목구멍 속에서 천명이 나는 것을 한의에서 '효(哮)'라고 일컫는다. 호흡이 곤란하고 숨을 쉴 때 입을 벌리고 어깨를 으쓱하며, 반듯이 눕지 못하는 것을 '천(喘)'이라고 일컫는다.

천(喘)에 허증(虛證)과 실증(實證)의 구분이 있다. 숨소리가 거칠고 높으며, 날숨이 빠른 것은 실증(實證)에 속한다. 숨소리가 낮고 숨이 가쁘며, 날숨이 길고 숨쉴 때 입을 벌리고 어깨를 으쓱하는 것은 허증(虛證)에 속한다.

기침소리를 듣는다

폐기(肺氣)가 치밀고 올라오는 증상이다.

기침소리가 무겁고 탁한 것은 대부분 외감실증(外感實證)이며, 오래된 병으로 기침소리가 힘이 없고 나지막한 것은 대개 내상허증(內傷虛證)이다. 기침으로 인하여 목이 쉰 것이 새로 생긴 병 때문이면 실증(實證)이고, 오래된 병 때문이면 폐허(肺虛)이다.

냄새를 맡는다

몸·구강과 각종 배설물의 냄새를 맡은 것을 포괄하며, 임상에서 비록 흔히 채용하지 않지만 일부 질병의 진단에 대하여 중요한 근거를 제공한다.

1) 몸에서 이상한 냄새가 나는 것, 예컨대 특이한 비린내가 발산되는 것은 대부분 열독(熱毒)이 속에서 왕성한 병변에 속하며, 간성 혼수 환자에게서 보인다. 몸에서 사과 썩는 듯한 역겨운 냄새가 나는 것은 대개 비장과 신장의 기능이 쇠약해진 위증(危症)에 속하며, 요독증·당뇨병성 케토아시도시스 환자에게서 보인다.

2) 입속에서 역겨운 냄새가 나는 것은 대부분 위열(胃熱)·소화불량·충치·화농성 편도염·괴저성 구내염·폐농양에 보인다. 입에서 쉰내가 나는 것은 대개 유문폐쇄증·소화장애에 보인다.

3) 각종 배설물과 분비물, 예컨대 똥과 오줌·가래·고름·백대하 등에서 고약한 냄새가 나는 것은 대부분 실열증(實熱證)에 속한다. 묽고 약간 비린내가 나는 것은 대체로 한증(寒證)에 속한다.

몸에서 사과 썩는 듯한 역겨운 냄새가 나는 것은 대개 비장과 신장의 기능이 쇠약해진 위증(危症)에 속하며, 요독증·당뇨병성 케토아시도시스 환자에게서 보인다.

문진(問診)

문진(問診)은 사진의 하나이며, 진단과 질병 치료에 있어서 무엇보다 먼저 해야 할 일이다.

문진을 통하여 발병 시간·발병 원인·병세의 경과·현재의 자각증상·음식·수면과 병력을 알아낸다. 그러한 뒤에 기타 세 가지 진단법과 결합하여 판단한다.

문진과 관련된 내용은 광범하며, 양의의 문진과 거의 같다. 그러나 한의 변증론치(辨證論治)의 필요로부터 출발하였기에, 아래에서 설명한 내용을 분명하게 물어봐야 한다.

오한과 발열을 물어본다

발열과 오한 유무를 똑똑히 물어봐야 한다.

만약 있다면 오한발열(惡寒發熱)·단한불열(但寒不熱)·단열불한(但熱不寒)과 한열왕래(寒熱往來)의 차이를 분명히 구분해야 한다.

1) 오한발열(惡寒發熱)은 오한과 발열이 동시에 존재하는 것을 가리키며, 대체로 표증(表證)에 속한다. 그 가운데 발열이 심하고 오한이 가벼운 것은 대개 풍열사(風熱邪)를 감수한 표열증(表熱證)이며, 만일 오한이 심하고 발열이 가벼우면 대체로 풍한사(風寒邪)를 받은 표한증(表寒證)이다. 두 가지를 모두 상기도감염·유행성 뇌염·홍역 등 전염병의 전구기에서 볼 수 있다.
2) 단한불열(但寒不熱)은 발열은 없고 오히려 오한만 있는 것을 가리킨다. 환자는 추위를 싫어하고 팔다리가 차며, 대개 식욕부진·설사 또는 수종을 수반한다. 이것은 양기(陽氣)가 부족하여 생기는 오한에 속하며, 내장 기능이 쇠퇴해진 질병에서 볼 수 있다.
3) 단열불한(但熱不寒)은 오한은 없고 오히려 발열만 있는 것을 가리킨다. 대개 고열과 갈증·발한과다·홍대(洪大)한 맥박 또는 변비가 나타난다. 이것은 실열증(實熱證)에 속하며, 열성 질병의 열성기(熱盛期)에 보인다.

4) 한열왕래(寒熱往來)는 발열과 오한이 번갈아 발작하는 것을 가리킨다. 흔히 오심과 구토·가슴속이 답답한 등의 증세를 수반한다. 이것을 '반표반리(半表半裏)'라고 일컬으며, 흔히 학질과 일부 간담(肝膽) 질환에 보인다.

땀을 물어본다

땀의 유무·땀이 나는 시간·성질과 땀이 나는 양을 물어보는 것을 포괄한다.

열병 초기 표증(表證)에 땀이 없으면 대체로 한사(寒邪)를 받은 것이며, 표증(表證)에 땀이 있으면 대개 풍사(風邪)를 받은 것이다.

늘 땀을 흘리고 활동한 후에 더욱 심해지는 것은 자한(自汗)이며, 대체로 양기(陽氣)가 부족하고 위기(衛氣)가 체표를 보호하고 외사(外邪)를 방어하는 기능이 약해진 것이며, 내장 기능이 쇠퇴해진 만성 질환에 보인다.

잠잘 때 땀을 흘리다가 깨어나면 땀이 멎는 것은 도한(盜汗)이며, 대개 음허(陰虛)에 속하고 폐결핵에 보인다. 땀이 줄줄 흐르는 것은 흔히 열병에서 고열이 내려가려 할 때에 보인다.

만약 팔다리가 차고 맥박이 미약하여 끊어지려는 증상이 수반되면 양기(陽氣)가 소모되어 기능이 갑자기 쇠약해진 위증(危症)이며, 감염성 쇼크 환자에게서 볼 수 있다.

편측발한은 호르너증후군에서 볼 수 있고, 이마에 땀이 나는 것과 손·발바닥의 한가운데에 땀이 나는 것은 대부분 정서적 긴장에 의하여 일어나는 정신적 발한이다.

동통을 물어본다

1) 두통에 오한과 발열·관절이 욱신욱신 쑤시고 아픈 증세가 수반하면 대부분 외감 표증(外感表證)이다. 일측성 두통은 대개 내풍(內風) 또는 혈허(血虛)이며, 혈관성 두통과 신경성 두통에 보인다. 두통과 현기증에 오심·구토가 수반되면 대체로 담음(痰飮)이 속에 정체되어 있는 것이며, 메니에르병에 보인다. 머리가 끈으로 꽉 죄듯이 아프고 오심·식욕부진·가슴이 답답한 증세가 수반하면 대부분 습열(濕熱)이며, 간염·장티푸스 초기에 보인다. 머리가 지속적으로 아프고

문진(問診)

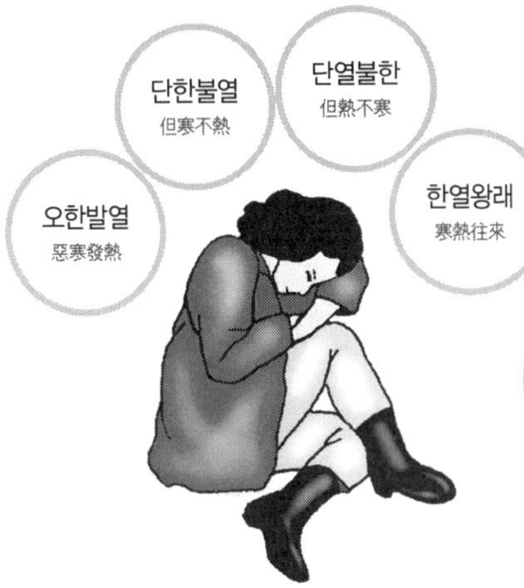

오한 발열을 물어본다

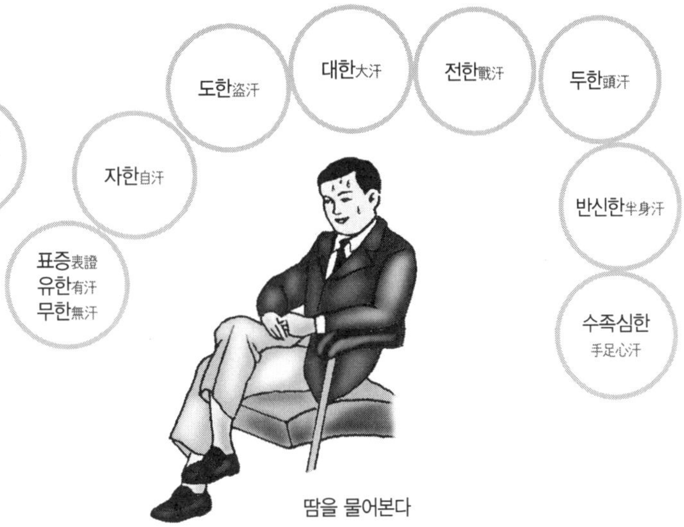

땀을 물어본다

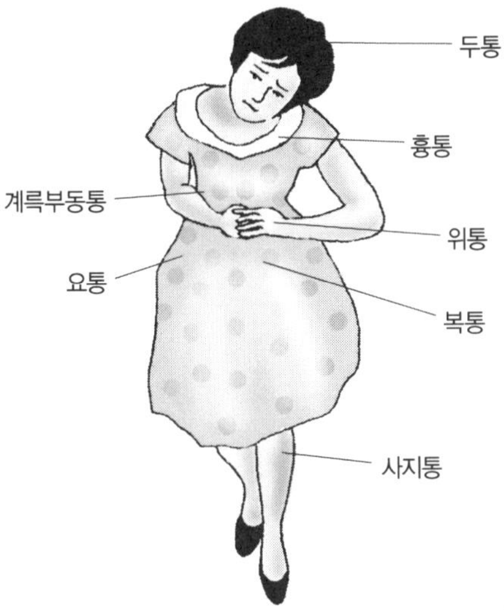

통증을 물어본다

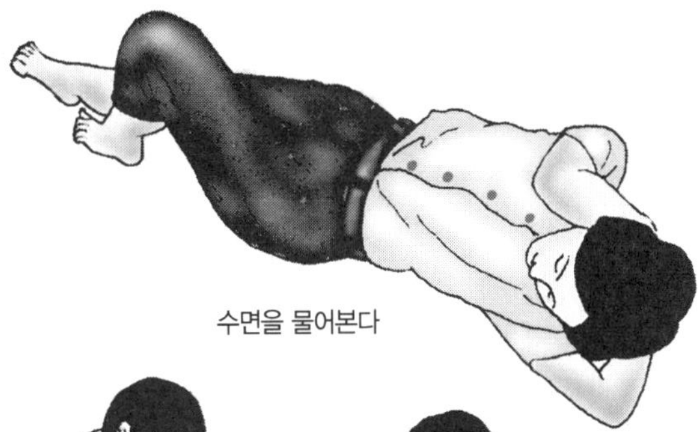
수면을 물어본다

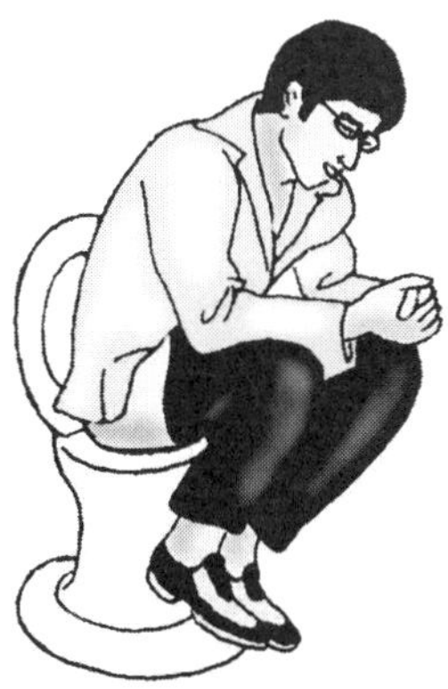
대소변을 물어본다

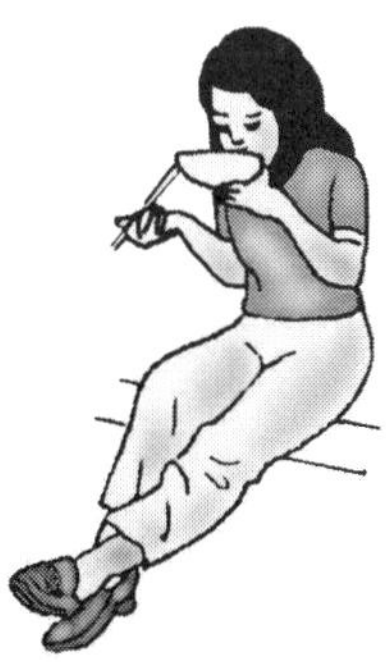
입맛을 물어본다

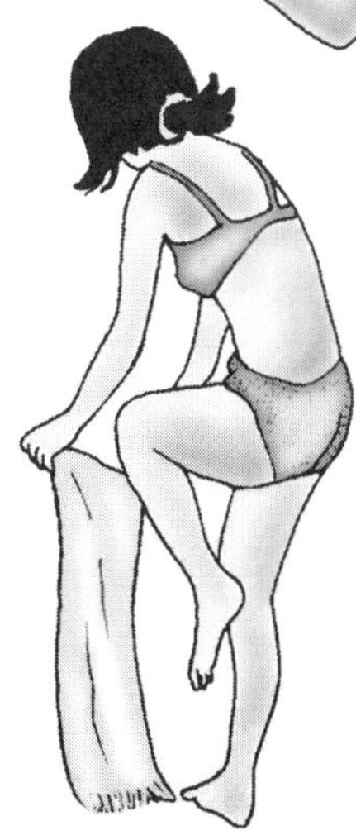
월경과 백대하를 물어본다

과로할 때 더욱 심해지며 심계항진·호흡곤란·나른한 증세를 수반하면 대체로 기허(氣虛)에 속하고, 신경증에 보인다.

2) 흉통·기침·지속성 흡식이 심해지는 것은 현음(懸飮)이며, 흉막염에 보인다. 흉통·피고름을 토하는 것은 '폐옹(肺癰)'이며, 폐농양에 보인다. 흉골 뒤쪽이 몹시 아프고 내리누름·답답하고 뻑적지근한 느낌을 자각하는 것을 '흉비(胸痺)'라고 일컬으며, 관상 동맥성 심장병에서 볼 수 있다.

3) 복통 병인은 매우 많고 병증도 저마다 다른데 개괄하면 다음과 같다. 갑자기 아픈 것은 대개 실증(實證)이고 오래도록 아픈 것은 대부분 허증(虛證)이며, 식후에 복부가 뻐근하게 아픈 것은 실증(實證)이고 식후에 통증이 누그러지는 것은 허증(虛證)이다. 동통 부위가 고정되어 있고 누르면 더욱 심해지거나 누르는 것을 마다하는 것은 허증(虛證)이며, 은은히 아프고 동통 부위가 고정되어 있지 않으며 누르면 아픔이 덜해지거나 눌러 주는 것을 좋아하는 것은 허증(虛證)이다.

4) 허리가 욱신욱신 쑤시고 아픈 것은 대부분 신허(腎虛)에 속한다. 사지의 근육·관절이 아프거나 시큰시큰하고 저리며, 관절이 붓고 아프거나 동통 부위가 여기저기로 이동하면 대체로 풍한습비(風寒濕痺)이며, 류머티즘·류머토이드관절염 또는 결합조직질환에서 볼 수 있다.

수면을 물어본다

잠들기 어려운 것은 대체로 지나친 걱정에 의하여 생기며, 흔히 심장과 비장의 기혈(氣血)이 모두 부족한 병변에 속한다.

노인 또는 중병을 앓고 난 뒤에는 기혈(氣血)이 모두 부족해져서 흔히 수면 부족을 가져온다.

잠이 잘 오지 않고 꿈을 많이 꾸며, 머리가 아프고 입안이 쓰며, 성미가 급하고 화를 잘 내는 것은 대개 간화(肝火)가 비정상적으로 항진된 것이다.

꿈속에서 깜짝 놀라 소리치는 것은 대부분 담기(膽氣)가 부족하거나 또는 위열(胃熱)에 의한 것이다. 나른하고 잠만 자려는 것은 기허(氣虛)이다. 몸이 무겁고 맥박이 완(緩)하며 잠만 자려는 것은 대개 습사(濕邪)가 왕성한 것이다.

꿈속에서 깜짝 놀라 소리치는 것은 대부분 담기(膽氣)가 부족하거나 또는 위열(胃熱)에 의한 것이다.

입맛을 물어본다

병중에 평소와 같이 음식을 먹는다면 대체로 위기(胃氣)가 아직 손상되지 않았음을 명백히 설명하며, 음식을 지나치게 많이 먹는 것은 대개 위(胃)에 실화(實火)가 있거나 소갈증(消渴症)이다.

목마를 때 찬물 마시기를 좋아하면 대부분 위열(胃熱)에 의하여 위음(胃陰)이 줄어든 것이며, 목마를 때 더운물 마시기를 좋아하면 위양(胃陽)이 부족한 것이다. 입안이 쓰면 간담(肝膽)에 열사(熱邪)가 있는 것이며, 입안이 싱거우면 대체로 허증(虛證)이다.

배뇨와 배변을 물어본다

변비는 대부분 실증(實證)·열증(熱證)이다.

만성 질환 환자나 노인의 배변이 곤란한 것은 대체로 혈액과 체액이 부족하거나 원기(元氣)가 부족한 것이다. 대변이 묽은 것은 대개 비허한(脾虛寒)에 속한다. 장액성 설사는 습사(濕邪)가 왕성한 것이며, 점액과 피고름이 섞인 대변을 설사하고 이급후중이 있는 것은 보통 이질과 직장암이다. 오줌 양이 적고 누런 것은 실열증(實熱證)이며, 오줌 색깔이 짙고 흐리며 오줌을 자주 누고 오줌 눌 때 아픈 것은 대부분 습열(濕熱)이며, 요로감염에 보인다. 혈뇨는 대부분 내화(內火)이며, 요실금은 신기(腎氣)가 불충실한 것이다.

월경과 백대하를 물어본다

1) 월경이 앞당겨지고 양이 많으며 빛깔이 선명한 것은 대개 혈열(血熱)이며, 양이 많고 색깔이 엷은 것은 대체로 오장 육부·경락의 기(氣)가 막혀 통하지 않고 체내 혈액이 부족한 것이다. 월경 색깔이 어두운 자줏빛이고 덩어리가 있으며 아랫배가 빼근하게 아픈 것은 대부분 기체혈어(氣滯血瘀)이다. 양이 많고 쉬이 멎지 않는 것을 붕증(崩證)이라고 하고, 양이 적고 지속적으로 나오는 것을 누증(漏證)이라고 한다.
2) 백대하가 말갛고 묽으며 역겨운 냄새가 나지 않는 것은 대체로 비허습중(脾虛濕重)이며, 백대하가 누르스름하고 걸쭉하며 고약한 냄새가 나는 것은 대부분 습열사(濕熱邪)가 하초(下焦)로 흘러든 것이다.

절진(切診)

1. 맥진

한의의 맥진(脈診)은 독특한 점이 많으며, 양의에서 감탄해 마지않는다. 이 맥진을 양의와 함께 공유하려면 아직도 많은 노력으로 발굴을 해야 한다.

진맥하는 방법

환자로 하여금 손바닥을 위로 향하게 하여 편하게 펴도록 하고, 의사는 한 손의 집게손가락·가운뎃손가락·약손가락을 환자의 손목 요골동맥이 뛰는 부위에 순서대로 대고 누른다.

가운뎃손가락 끝이 닿는 요골경상돌기 부위를 관부(關部)라고 하고, 관상(關上)의 앞쪽 집게손가락이 닿는 부위를 촌부(寸部)라고 하고, 관상의 뒤쪽 약손가락이 닿는 부위를 척부(尺部)라고 한다.

맥을 짚을 때에 먼저 가볍게 누르다가 나중에 세게 눌러야 하며, '부(浮)·중(中)·침(沈)' 세 가지를 채용하여 진행한다. 맥을 가볍게 누르는 것을 '부취(浮取)', 약간 힘을 주어 누르는 것을 '중취(中取)', 뼈까지 닿을 정도로 세게 누르는 것을 '중취(重取)'라고 한다.

한의학에서는 왼손과 오른손 여섯 부위의 맥박 형상으로 각각 다른 오장 육부를 진찰할 수 있다고 생각하였다.

한의학에서는 왼손과 오른손 여섯 부위의 맥박 형상으로 각각 다른 오장 육부를 진찰할 수 있다고 생각하였다. 왼손의 촌부(寸部)로는 심장과 소장을 진찰하고, 관부(關部)로는 간과 담낭을 진찰하고, 척부(尺部)로는 신장과 방광을 진찰한다. 오른손의 촌부로는 폐와 대장을 진찰하고, 관부로는 비장과 위를 진찰하고, 척부로는 명문(命門)과 삼초(三焦)를 진찰한다.

정상적인 맥박 형상

정상적인 맥박은 리듬이 규칙적이며, 들뜨지도 않고 깊숙이 숨지도 않으며, 크지도 않고 작지도 않으며, 일매지고 부드러우며, 성인은 한 번

맥진

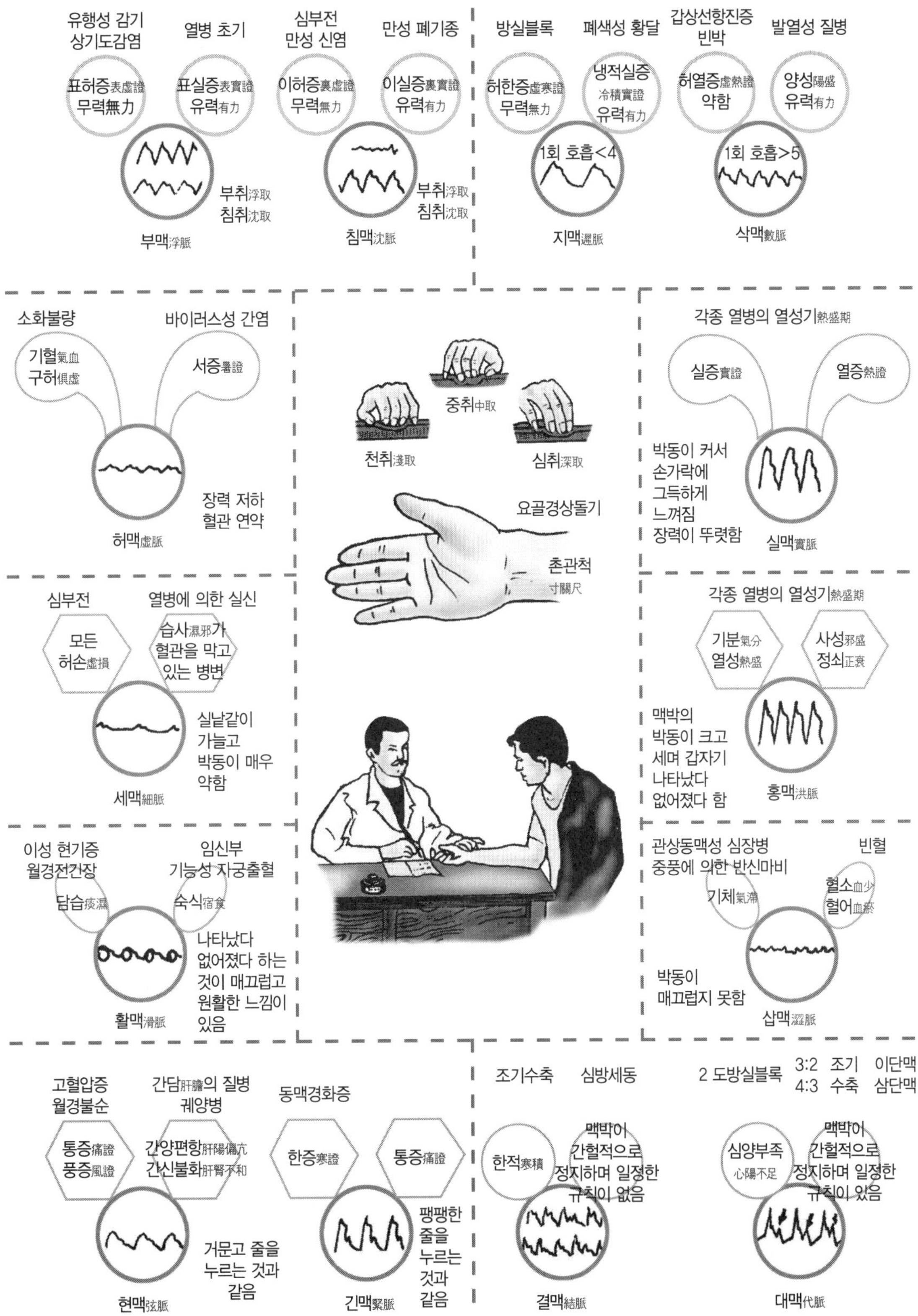

유행성 감기
상기도감염
열병 초기
심부전
만성 신염
만성 폐기종
표허증表虛證
무력無力
표실증表實證
유력有力
이허증裏虛證
무력無力
이실증裏實證
유력有力
부취浮取
침취沈取
부맥浮脈
부취浮取
침취沈取
침맥沈脈
방실블록
폐색성 황달
갑상선항진증
빈박
발열성 질병
허한증虛寒證
무력無力
냉적실증
冷積實證
유력有力
허열증虛熱證
약함
양성陽盛
유력有力
1회 호흡<4
1회 호흡>5
지맥遲脈
삭맥數脈
소화불량
바이러스성 간염
기혈氣血
구허俱虛
서증暑證
장력 저하
혈관 연약
허맥虛脈
중취中取
천취淺取
심취深取
요골경상돌기
촌관척
寸關尺
각종 열병의 열성기熱盛期
실증實證
열증熱證
박동이 커서
손가락에
그득하게
느껴짐
장력이 뚜렷함
실맥實脈
심부전
열병에 의한 실신
모든
허손虛損
습사濕邪가
혈관을 막고
있는 병변
실낱같이
가늘고
박동이 매우
약함
세맥細脈
각종 열병의 열성기熱盛期
기분氣分
열성熱盛
사성邪盛
정쇠正衰
맥박의
박동이 크고
세며 갑자기
나타났다
없어졌다 함
홍맥洪脈
이성 현기증
월경전긴장
임신부
기능성 자궁출혈
담습痰濕
숙식宿食
나타났다
없어졌다 하는
것이 매끄럽고
원활한 느낌이
있음
활맥滑脈
관상동맥성 심장병
중풍에 의한 반신마비
빈혈
기체氣滯
혈소血少
혈어血瘀
박동이
매끄럽지 못함
삽맥澁脈
고혈압증
월경불순
간담肝膽의 질병
궤양병
동맥경화증
통증痛證
풍증風證
간양편항肝陽偏亢
간신불화肝腎不和
한증寒證
통증痛證
거문고 줄을
누르는 것과
같음
현맥弦脈
팽팽한
줄을
누르는
것과
같음
긴맥緊脈
조기수축
심방세동
한적寒積
맥박이
간헐적으로
정지하며 일정한
규칙이 없음
결맥結脈
2 도방실블록
3:2 조기 이단맥
4:3 수축 삼단맥
심양부족
心陽不足
맥박이
간헐적으로
정지하며 일정한
규칙이 있음
대맥代脈

호흡하는 동안 맥박의 횟수가 4~5회이다. 소아는 한 번 호흡하는 동안 맥박의 횟수가 7~8회이며, 완맥(緩脈)이라고 일컫는다.

만약 완맥에 부(浮)·침(沈)·대(大)·소맥(小脈)이 함께 나타나면 비정상적인 맥박이다.

예컨대 부드러우면서 느린 것은 한증(寒證)을 예시하고, 부드러우면서 힘있는 것은 실증(實證)을 예시하고, 부드러우면서 힘이 없는 것은 허증(虛證)을 예시한다.

비정상적인 맥박 형상

병리 상태 하에서 심장 수축력의 세기·빠르기·리듬·혈류의 속도·혈액량의 다소·혈관벽의 경도·혈관의 저항력 크기와 혈압의 높낮이는 두말할 나위 없이 모두 맥박 형상의 변화를 일으킨다.

1) 부맥(浮脈)

손가락으로 피부 표면을 가볍게 누르면 맥박의 박동을 뚜렷하게 느낄 수 있지만 약간 힘을 주어 세게 누르면 오히려 맥박이 약해지는 것을 부맥(浮脈)이라고 하며, 대부분 표증(表證)에 속한다.

부(浮)하면서 힘이 없는 것은 표허증(表虛證)이며, 유행성 감기·상기도감염에 보인다. 부(浮)하면서 힘있는 것은 표실증(表實證)이며, 열병 초기에 보인다.

2) 침맥(沈脈)

가볍게 누르면 뚜렷하지 않고 세게 눌러야 비로소 맥박의 박동을 느낄 수 있는 것을 침맥(沈脈)이라고 한다. 침(沈)하면서 힘이 없는 것은 이허증(裏虛證)이며, 심부전과 만성 신염에 보인다. 부(浮)하면서 힘있는 것은 이실증(裏實證)이며, 만성 폐색성 폐기종에 보인다.

3) 지맥(遲脈)

리듬이 규칙적이지만 박동이 느리고, 한 번 호흡하는 동안 4회보다 적은 것을 지맥(遲脈)이라고 일컫는다. 느리면서 힘이 없는 것은 허한증(虛寒證)에 속하며, 방실블록에 보인다. 느리면서 힘있는 것은 냉적실증(冷積實證)이며, 폐색성 황달·동서맥(洞徐脈)에 보인다.

4) 삭맥(數脈)

리듬이 규칙적이고 맥박이 빠르며, 한 번 호흡하는 동안 5회보다 많은 것을 삭맥(數脈)이라고 일컬으며, 대부분 열증(熱證)이다. 빠르면서 약한 것은 허열증(虛熱證)이며, 빈박 또는 갑상선 기능항진증에 보인다. 빠르면서 힘있는 것은 양성(陽盛)이며, 발열성 질환에 보인다.

5) 허맥(虛脈)

부(浮)·중(中)·침취(沈取)로 맥을 짚어 보아도 모두 힘이 없으며, 혈관이 연약하고 장력이 낮다. 기혈(氣血)이 모두 부족한 병변, 예컨대 소화불량 또는 서증(暑證)에 보이며, 바이러스성 간염에서도 보인다.

6) 실맥(實脈)

부·중·침취로 맥을 짚어 보아도 모두 힘이 있으며, 맥박이 매우 커서 손가락에 그득하게 느껴지고 장력이 뚜렷하다. 대부분 열증(熱證)·실증(實證)에 속하며, 각종 열병의 열성기(熱盛期)에 보인다.

7) 세맥(細脈)

맥박이 실낱같이 가늘고 나타나는 기세가 약하다. 모든 허손虛損(예컨대 심부전)과 습사(濕邪)가 혈관을 막고 있는 병변(예컨대 열병에 의한 실신)에서 볼 수 있다.

8) 활맥(滑脈)

맥파(脈波)가 충실하고 나타났다 없어졌다 하는 것이 매끄러우며, 원활한 느낌이 드는 것을 활맥(滑脈)이라고 한다. 대부분 담음(痰飮)·식체(食滯)·실열증(實熱證)이며, 메니에르병 그리고 내분비 기능부전에 의한 월경전긴장과 기능성 자궁출혈에 보인다. 그러나 건강한 사람과 임부에게서도 볼 수 있다. 임부의 활맥(滑脈)은 일반적으로 촌부(寸部)가 비교적 뚜렷하고, 월경정지 병력이 있다.

9) 홍맥(洪脈)

맥박이 크고 세며, 갑자기 나타났다 없어졌다 하는 것을 홍맥(洪脈)이라고 한다. 대개 실증(實證)·열증(熱證)에 속하며, 각종 열병의 열성기(熱盛期)에 보인다.

10) 삽맥(澀脈)

나타났다 없어졌다 하는 것이 매끄럽지 못하며, 나타나려 하면서도 나타나지 않고 없어지려 하면서도 없어지지 않는 느낌이 드는 것을 삽맥이라고 한다. 대체로 혈액이 부족한 병변·기체(氣滯)·혈어(血瘀)에 속하며, 관상 동맥성 심장병·중풍에 의한 반신마비·빈혈과 각블록(bundlebranch block)에 보인다.

11) 현맥(弦脈)

혈관의 장력이 증가하여 거문고 줄을 누르는 것 같은 느낌이 있다. 대부분 통증(痛證)·풍증(風證) — 예컨대 고혈압증·월경불순 — 간양(肝陽)의 활동이 과도하게 항진된 병변·간신불화(肝腎不和) — 예컨대 궤양·간담(肝膽)의 질환에 속한다.

12) 긴맥(緊脈)

팽팽한 줄을 누르는 것 같이 맥박이 팽팽하여 손가락에 힘이 들어간다. 한증(寒證)·통증(痛證)을 예시하며, 동맥경화증·사지 관절의 격렬한 동통에 보인다.

13) 결대맥(結代脈)

맥박이 간헐적으로 멈추며, 일정한 규칙이 없는 것을 결맥(結脈)이라고 한다. 조기수축(premature beat)·심방세동에 보이며, 대개 한적(寒積)이다. 맥박이 간헐적으로 멈추지만 일정한 규칙이 있는 것을 대맥(代脈)이라고 일컫는다. 대부분 심양(心陽)이 부족한 것이며, 2도방실블록과 이단맥(bigeminy)·삼단맥(trigeminy)에 보인다.

2. 안진

안진(按診)을 또 촉진(觸診)이라고도 일컬으며, 양의의 촉진과 같다.

비록 양의처럼 꼼꼼하고 상세하지 않더라도 한의만의 특색이 있으며, 피부 촉진·복부 촉진·수혈(兪穴) 촉진으로 나눈다.

안진

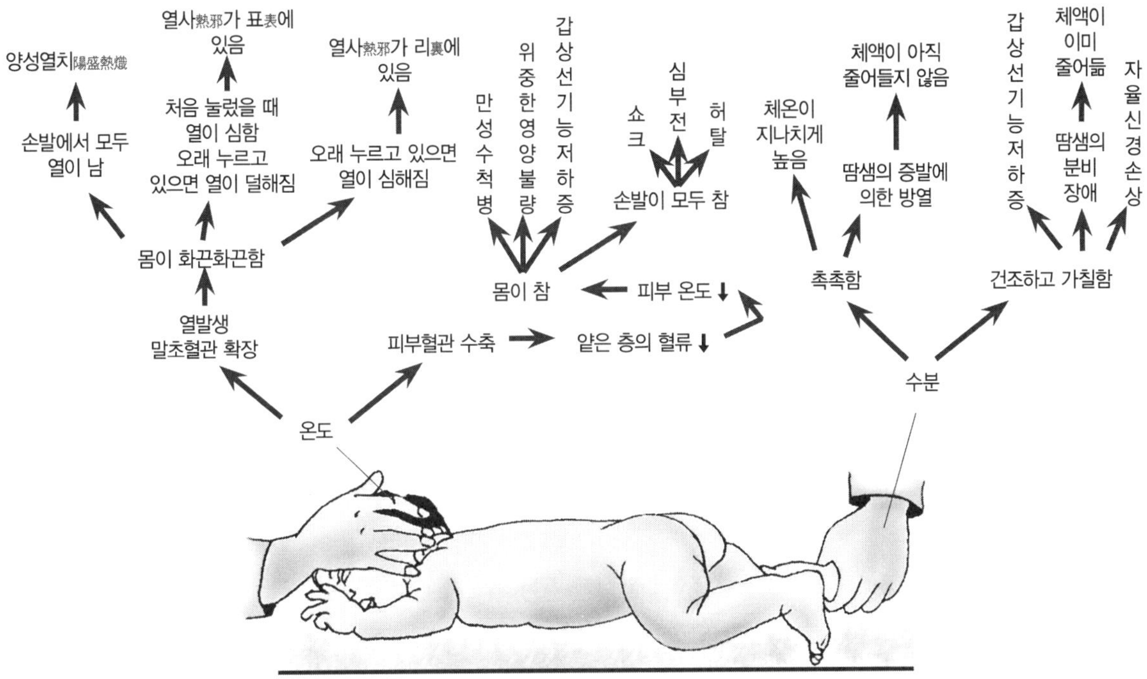

양성열치陽盛熱熾
열사熱邪가 표表에 있음
처음 눌렀을 때 열이 심함 오래 누르고 있으면 열이 덜해짐
열사熱邪가 리裏에 있음
오래 누르고 있으면 열이 심해짐
손발에서 모두 열이 남
몸이 화끈화끈함
열발생 말초혈관 확장
만성수척병
위중한 영양불량
갑상선기능저하증
쇼크
심부전
허탈
손발이 모두 참
몸이 참
피부 온도↓
피부혈관 수축
얕은 층의 혈류↓
온도
체온이 지나치게 높음
체액이 아직 줄어들지 않음
땀샘의 증발에 의한 방열
촉촉함
갑상선기능저하증
체액이 이미 줄어듦
땀샘의 분비 장애
자율신경손상
건조하고 가칠함
수분

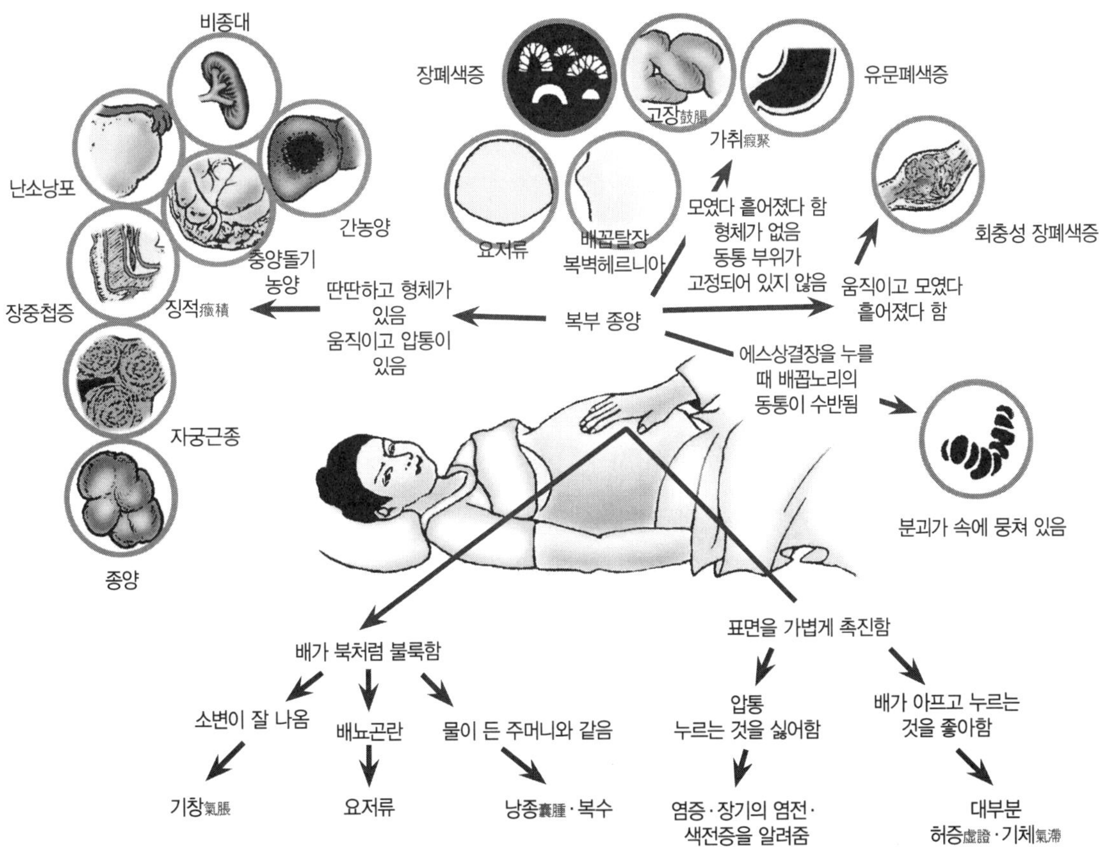

비종대
난소낭포
간농양
종양돌기 농양
장중첩증
징적癥積
자궁근종
종양
장폐색증
고장鼓脹
유문폐색증
가취瘕聚
요저류
배꼽탈장 복벽헤르니아
모였다 흩어졌다 함 형체가 없음 동통 부위가 고정되어 있지 않음
회충성 장폐색증
딴딴하고 형체가 있음 움직이고 압통이 있음
복부 종양
움직이고 모였다 흩어졌다 함
에스상결장을 누를 때 배꼽노리의 동통이 수반됨
분괴가 속에 뭉쳐 있음
배가 북처럼 불룩함
표면을 가볍게 촉진함
소변이 잘 나옴
배뇨곤란
물이 든 주머니와 같음
압통 누르는 것을 싫어함
배가 아프고 누르는 것을 좋아함
기창氣脹
요저류
낭종囊腫·복수
염증·장기의 염전·색전증을 알려줌
대부분 허증虛證·기체氣滯

피부 촉진

손으로 직접 환자의 체표를 만져서 체표의 온도·수분과 종창 등을 자세히 살핀다.

1) **피부의 온도:** 피부가 화끈거리고 체온이 높아지는 것은 대체로 열증(熱證)·실증(實證)이며, 각종 열병에서 발열이 심할 때 볼 수 있다. 처음 만졌을 때는 열이 심하다가 오랫동안 만지고 있으면 오히려 열이 내려가는 것은 열사(熱邪)가 표(表)에 있는 것이며, 만약 오랫동안 만지고 있는데 더욱 심해지면 열사(熱邪)가 리(裏)에 있는 것이다. 만일 체온은 비록 높지만 팔다리가 오히려 차면 '열궐(熱厥)'이라고 일컫는데 고열경궐과 감염성 쇼크에서 볼 수 있다. 피부가 촉촉하고 차가우며 체온이 떨어지는 것은 대개 허증(虛證)·한증(寒證)이며, 갑상선기능부전증·만성 수척병·위중한 영양불량에서 볼 수 있다. 만약 이와 함께 팔다리가 차고 손톱이 검푸르면 '냉궐(冷厥)'이라고 일컬으며, 순환혈액량 감소성 쇼크·외상성 쇼크와 심부전·허탈(虛脫)에 보인다. 만약 손·발바닥의 한가운데에 발열 감각이 있고 오후에 체온이 높아지면 대체로 음허(陰虛)에 의하여 일어나는 조열(潮熱)이며, 폐결핵 등 소모성 질환에서 볼 수 있다.

2) **피부의 수분:** 피부가 부드럽고 촉촉한 것은 대개 체액이 아직 줄어들지 않은 것이다. 피부가 건조하고 거친 것은 대부분 체액이 이미 줄어든 것에 속하며, 땀샘의 분비기능 장애 또는 갑상선기능저하증과 자율 신경 손상에 보인다.

3) **피부의 창양(瘡瘍):** 한의 외과 피부 질환을 총칭하며, 절癤(furuncle)·옹癰(carbuncle)·정(nail-like boil)·창瘡(sore)·개疥(sarcoptidosis)·선癬(tinea)·궤양(ulcus) 등을 포괄한다. 무릇 창양(瘡瘍)으로 붓고 아프며, 누르는 것을 싫어하는 것은 대부분 양증(陽證)에 속한다. 종기 끝이 평평하고 눌러 주면 동통이 덜해지는 것은 대개 음증(陰證)에 속한다. 눌러 보아 움직이지 않고 딴딴하면 국부에 열이 있든지 없든지 상관없이 고름이 없으며, 눌러 보아 둘레가 딴딴하고 끝이 말랑말랑하면 대부분 고름이 있다.

복부 촉진

검상돌기 아래의 부위를 한의에서 완부(脘部)라고 일컫는데, 곧 양의의 상복부이다.

1) 상복부의 표면을 가볍게 만져 본다. 만약 눌러 보아 국부가 딴딴하고 압통이 있으며, 누르는 것을 싫어하면 대부분 실증(實證)과 어혈(瘀血)에 속한다. 복부에 염증·장기(臟器) 염전·색전증이 있는 경우에 보인다.

2) 배가 불룩하여 북처럼 두드릴 수 있고, 만약 소변이 잘 나오면 기창(氣脹)이다. 위장기능부전에 의한 고창(flatulence)에 보인다. 만약 배뇨가 곤란하면, 이것은 요저류에 보인다. 만약 물이 든 주머니와 같으면, 이것은 복수 또는 낭종(囊腫)에 보인다.

3) 배 속에 종양이 있고, 만약 그것이 단단하고 형체가 있으며, 움직일 뿐만 아니라 압통도 있으면 한의에서 '징적(積)'이라고 일컫는다. 간농양·비종대·충양돌기농양·난소낭포·장중첩증·자궁근종과 종양에 보인다. 만약 눌러 보아 형체가 없고 동통 부위가 고정되어 있지 않으며, 모였다 흩어졌다 하면 한의에서 '가취(聚)'라고 일컫는다. 장폐색증·유문폐색증·고장(鼓腸)(intestinal tympanites)·요저류·배꼽탈장·복벽헤르니아에서 볼 수 있다. 만약 에스상결장 부위를 누를 때 배꼽노리의 동통이 수반되면 대개 분괴(stercoroma)가 속에 뭉쳐 있는 것이며, 만약 배 속의 덩어리가 움직이고 모였다 흩어졌다 하면 대부분 충적(蟲積)이다. 회충성 장폐색증에 보인다.

수혈(兪穴) 촉진

수혈(兪穴)은 경락의 기혈(氣血)이 신체 표면에서 순환하거나 지나가는 중요한 부위일뿐더러 오장 육부의 기(氣)가 수송되는 곳이다. 그러므로 수혈 촉진도 내장 질환을 진찰하는 근거로 삼을 수 있다.

방법: 경락이 순행하는 통로 위나 경기(經氣)가 모여드는 혈위(穴位)에서 촉진한다. 만약 뚜렷한 압통이나 민감한 반응이 있고, 심지어 결절

모양·끈 모양의 반응물이 만져지면 소재하는 수혈 부위에 근거하여 오장 육부의 질병을 알려줄 수 있다.

1) 폐수혈(肺俞穴)에서 결절이 만져지거나 중부혈(中府穴)에 압통이 있으면, 폐에 병이 있음을 알려준다.
2) 간수혈(肝俞穴)과 기문혈(期門穴)에 압통이 있으면, 간에 병이 있음을 알려준다.
3) 위수혈(胃俞穴)과 족삼리혈(足三里穴)에 압통이 있으면, 위(胃)에 병이 있음을 알려준다.
4) 난미혈(闌尾穴)에 압통이 있으면 급성 충수염임을 알려준다.

06

병인변증(病因辨證)

육음(六淫)

풍(風)·한(寒)·서(暑)·습(濕)·조(燥)·화(火)는 자연계의 여섯 가지 기후이다.

여섯 가지 기후의 비정상적인 변화가 만약 태과(太過)하게 또는 갑자기 발생하면, 저항력이나 적응력이 떨어지는 사람은 병에 걸리게 되며, 따라서 질병을 일으키는 병인이 된다. 한의 문헌에서는 이러한 "비정상적인 기후를 사기(邪氣)라고 일컫는다." 그 때문에 또 풍사(風邪)·한사(寒邪) 등 여섯 가지 邪氣의 명칭이 있다. 과다하고 지나친 것을 '음(淫)'이라고 하므로 또 육음(六淫)이라는 명칭도 있다.

> 한의 문헌에서는 이러한 "비정상적인 기후를 사기(邪氣)라고 일컫는다."

육음(六淫)은 한의의 임상 진단·치료 방면에서 상당히 중요한 위치를 차지하고 있다. 그것의 의미에 두 가지 방면이 있다. 첫째, 질병을 일으키는 직접적 자극을 가리킨다. 둘째는, 증후의 분류 방법을 가리킨다.

1. 풍사(風邪)

풍(風)은 봄철의 주기(主氣)이지만 네 철에 모두 발생할 수 있다.

풍사에 외풍(外風)·내풍(內風)의 구분이 있다. 외풍은 풍사가 직접 인체에 침범하여 병에 걸리게 하는 것을 가리키는데 예컨대 상풍(傷風)이다.

풍(風)은 움직이는 특성을 가지고 있다. 그러므로 생물학적 병원체와 알레르기성 질병을 옮기는 매개물로 전염병의 유행과 알레르기성 질병의 발작을 쉽게 일으킨다. 한의학에서는 이러한 특성을 다음과 같이 꼼꼼하게 개괄하였다. "풍사는 각종 질병을 일으키는 가장 중요한 인자이다. 「고풍자백병지장야(故風者百病之長也。)」" 내풍은 간부전에 의하여 생긴다. 발병이 빠르고 변화가 일정하지 않는 증후군, 예컨대 급작스런 실신·떨림·전신 경련·현기증·머리 흔들림 등을 모두 내풍의 범주에 포함시킨다. 그 때문에《소문·지진요대론》에 "각종 풍증(風症)에 의하여 발생하는 떨림·흔들림·어지럼 현상은 모두 간경(肝經)에 속한다."라는 견해가 있다.

풍(風)은 움직이는 특성을 가지고 있다. 그러므로 생물학적 병원체와 알레르기성 질병을 옮기는 매개물로 전염병의 유행과 알레르기성 질병의 발작을 쉽게 일으킨다.

성질과 특징

1) 풍사는 각종 질병을 일으키는 가장 중요한 인자이고 병을 일으키는 외사(外邪)의 선도이며, 한(寒)·조(燥)·습(濕)·열(熱) 등 사기(邪氣)는 대개 풍(風)에 의지하여 인체에 침입한다. 예컨대 풍한(風寒)·풍열(風熱)·풍습(風濕)·풍조(風燥) 등이다.

2) 풍(風)은 양사(陽邪)에 속하며, 그것의 성질은 체액 따위를 빠져나가게 하고 잘 움직인다. 상승하는 특징을 가지고 있기에 인체의 위쪽 부분에 잘 침입한다. 두통·안면 부종 등 증상이 나타나는 것은 모두 풍사와 관계가 있다.

3) 풍사는 대개 체표에 침범하거나 입과 코를 통해 침입하여 체표와 땀구멍으로 체액이 빠져나가게 한다. 바람을 싫어함·발열·발한·기침·객담·인두통 등 '표증(表證)' 증후를 나타낸다.

4) 풍(風)은 잘 돌아다니고 자주 변하는 특징이 있다. 그러므로 한의학에서는 유주성 관절통인 류머티즘·류머티스성 관절염을 '풍(風)·한(寒)·습(濕)' 세 가지 사기가 일으키는 '비증(痺證)'에 넣었다. 피부가려움증·발작이 일정하지 않는 것·이곳에서 발작하면 저곳에

육음 1

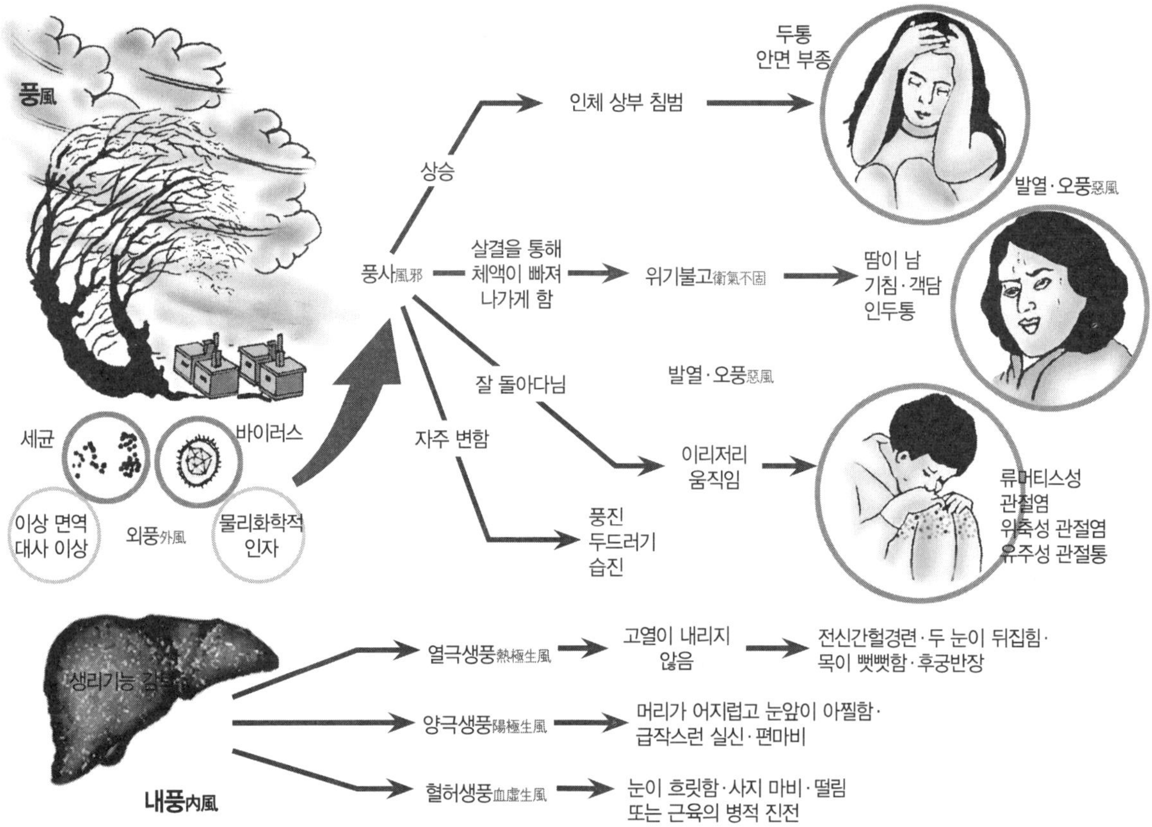
풍風
세균
바이러스
이상 면역
대사 이상
외풍外風
물리화학적
인자
풍사風邪
상승
인체 상부 침범
두통
안면 부종
발열·오풍惡風
살결을 통해
체액이 빠져
나가게 함
위기불고衛氣不固
땀이 남
기침·객담
인두통
잘 돌아다님
발열·오풍惡風
이리저리
움직임
류머티스성
관절염
위축성 관절염
유주성 관절통
자주 변함
풍진
두드러기
습진
내풍內風
열극생풍熱極生風
고열이 내리지
않음
전신간헐경련·두 눈이 뒤집힘·
목이 뻣뻣함·후궁반장
양극생풍陽極生風
머리가 어지럽고 눈앞이 아찔함·
급작스런 실신·편마비
혈허생풍血虛生風
눈이 흐릿함·사지 마비·떨림
또는 근육의 병적 진전

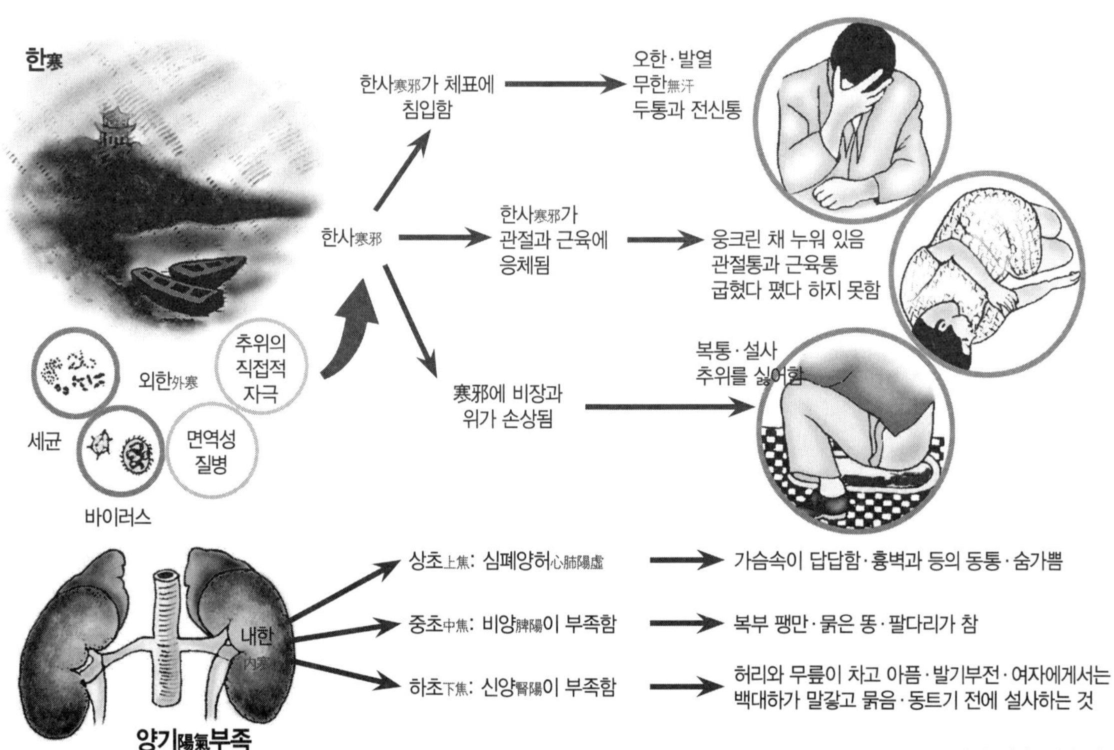
한寒
세균
바이러스
외한外寒
추위의
직접적
자극
면역성
질병
한사寒邪
한사寒邪가 체표에
침입함
오한·발열
무한無汗
두통과 전신통
한사寒邪가
관절과 근육에
응체됨
웅크린 채 누워 있음
관절통과 근육통
굽혔다 폈다 하지 못함
寒邪에 비장과
위가 손상됨
복통·설사
추위를 싫어함
양기陽氣부족
내한
內寒
상초上焦: 심폐양허心肺陽虛
가슴속이 답답함·흉벽과 등의 동통·숨가쁨
중초中焦: 비양脾陽이 부족함
복부 팽만·묽은 똥·팔다리가 참
하초下焦: 신양腎陽이 부족함
허리와 무릎이 차고 아픔·발기부전·여자에게서는
백대하가 말갛고 묽음·동트기 전에 설사하는 것

서 잠복하는 과민성 피진 — 예컨대 풍진·두드러기·습진은 모두 풍사의 범주에 속한다.

5) 풍(風)의 성질은 움직이는 것을 근본으로 한다. '움직이는 것'은 이리저리 흔들리는 특징을 가지고 있다. 그러므로 경련·목이 뻣뻣함·두 눈이 뒤집힘·후궁반장 등 여러 증상은 간부전(간기능부전)에 의하여 생기는 '열극생풍(熱極生風)'에 속하고, 머리가 어지럽고 눈이 아찔함·갑작스런 실신·편마비·양의의 뇌혈관발작·안면신경마비 등은 간장의 '양극생풍(陽極生風)'에 속하고, 눈이 흐릿함·사지 마비·떨림 또는 근육의 병적 진전은 '혈허생풍(血虛生風)'에 속한다. 내풍이란 실제로 증후학의 분류임을 알 수 있다.

흔한 병증

외풍에 상풍(傷風)·풍한(風寒)·풍열(風熱)·풍습(風濕)·풍비(風痺)·풍수(風水)·풍진(風疹) 등이 있다. 내풍은 이미 위에서 언급하였기 때문에 더이상 논하지 않겠다.

2. 한사(寒邪)

한(寒)은 겨울철의 주기(主氣)이나 다른 계절에서도 볼 수 있다.

한사(寒邪)에도 외한(外寒)·내한(內寒)의 구분이 있다. 외한은 한사가 인체에 직접 침입하는 것을 가리키며, 깊이에 따라 또 상한(傷寒)과 중한(中寒)의 구분이 있다.

상한(양의의 장티푸스가 결코 아니다)은 한사가 체표에 손상을 입히는 것을 가리키며, 생물학적 병원체의 침입도 포괄한다. 중한은 유기체의 양기(陽氣)가 부족한 것을 가리키는데 기능감퇴를 나타내며, 대체로 신양(腎陽)과 관계가 있다.

성질과 특징

1) 한(寒)은 음사(陰邪)이고, 양기(陽氣)를 쉽게 손상한다.

양기는 주로 원기(元氣)를 가리킨다. 그것은 삼초(三焦)를 통로로 하여 온몸을 운행하며, 오장 육부·경락·신체를 흥분시키고 따뜻하게 하고 자양하고 촉진하는 기능을 가지고 있다. 양기가 손상되면 반드시 기능 감퇴의 한증(寒證)이 나타난다.

예컨대 한사가 체표에 침입하면 발열·오한·무한증(無汗症)·두통과 전신통 등 '위기(衛氣)가 정체된' 증후가 나타난다. 만약 비장과 위가 손상되면(날것과 찬 것을 무절제하게 먹어서 생기는 '(빙상증箱症') 복통·설사가 발생한다. 또는 불결한 음식을 먹으면 심한 구토와 설사가 나타나서 탈수와 순환혈액량감소성 쇼크를 초래한다.

이것들은 모두 '중한(中寒)'이며, 곽란(亂)·급성 위장염에 의한 심한 탈수에서 볼 수 있다.

2) 한(寒)의 성질은 응체(凝滯)이다.

응체란 바로 막혀 통하지 않다라는 뜻이다. 만약 경락(혈관) 바깥쪽에 머물러 있어 혈류의 공급을 감소시키면 환자는 보통 웅크린 채 누워 있는다. 경락 속에 머물러 있으면 氣가 통하지 못하게 되어 관절통과 근육통·팔다리를 마음대로 굴신하지 못하는 증상이 생긴다.

3) 내한(內寒)에 의해 상초(上焦)의 심장과 폐의 양기(陽氣)가 모두 부족하면 가슴속이 답답함·흉벽과 등의 동통·숨가쁜 증세가 나타나고, 중초(中焦)의 비양(脾陽)이 부족하면 '중한(中寒)'과 같은 증상이 나타나고, 하초(下焦)의 신양(腎陽)이 부족하면 허리와 무릎이 차고 아픔·음위(impotence)·여자에게서는 백대하가 말갛고 묽음·동트기 전에 설사하는 등의 증세가 나타난다.

흔한 병증

외한(外寒)에 풍한(風寒)·한비(寒痺·통비痛痺)·한상비위(寒傷脾胃)가 있다.

내한(內寒)에는 주로 양기(陽氣) 부족·기능 감퇴의 증상이 있다.

3. 서사(暑邪)

서(暑)는 여름철의 무더운 기후이며, 여름철의 주기(主氣)이다.

사람이 이러한 무더운 환경 속에서 만약 적응하지 못하면 바로 서사에 감수되어 병이 나는데, 생물학적 병원체에 의하여 일어나는 장관 전염병도 포괄한다. 예컨대 바이러스성 간염·회백수염·세균성 식중독·콜레라·세균성 이질·아메바성 이질 등 뚜렷한 계절성이 있는 질병이다. 서사는 순전히 외사(外邪)에 속하며, 내서(內暑)라는 말은 없다.

성질과 특징

1) 서(暑)는 양사(陽邪)이고, 그것의 성질은 무덥다.

인체의 체온은 비교적 일정한데 유기체의 열생성과 방열 과정에 의하여 동적 평형이 유지되는 결과이다. 인체는 방사(radiation)·전도(conduction)·대류(convection)와 피부 발한에 의한 증발 등 네 가지 방식의 방열에 의지하며, 외계 온도가 피부 온도(>32℃)를 초과할 때 방사·전도와 대류 방식의 방열은 섭씨 영도로 떨어뜨리기에 오직 피부 발한에 의한 증발에 의지하여 방열된다.

만약 발한으로도 신체에 발생하는 열을 증발하여 없애지 못하면 고열·갈증·발한과다·맥박이 홍(洪)한 등 증세가 나타난다.

2) 서사는 氣와 체액을 쉽게 감손시킨다.

여름철에 체온이 높아지고 산소 소모량이 많아지며, 대량의 발한으로 체액을 상실하면 숨가쁨·혈액농축·나른함·구순건조증·핍뇨·변비 등 증세가 나타난다. 한의에서는 이것을 '모기상진(耗氣傷津)'이라고 일컫는다.

3) 서사는 대개 습사(濕邪)와 섞인다.

첫째는, 여름철에 비가 많이 내리기 때문이다.

둘째는, 여름날에 더위를 피하여 서늘한 곳에서 한뎃잠을 자고 무절제하게 날것과 찬 것을 먹기 때문이다. 이로 인하여 비장과 위가 손상되어 체내에 수습(水濕)이 정체되면, 욕지기·토할 것 같은 느낌·식욕부진·가슴 답답함·설사 등이 나타난다.

육음 2

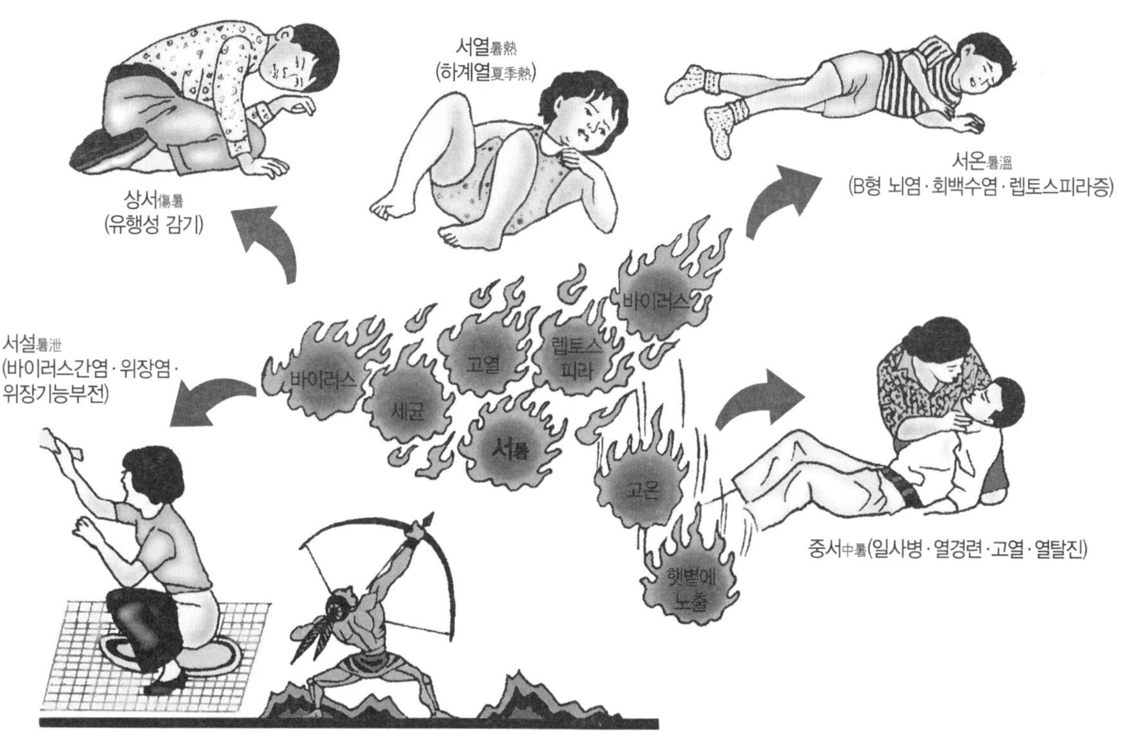

상서傷暑
(유행성 감기)
서열暑熱
(하계열夏季熱)
서온暑溫
(B형 뇌염·회백수염·렙토스피라증)
서설暑泄
(바이러스간염·위장염·
위장기능부전)
바이러스
세균
고열
렙토스
피라
서暑
바이러스
고온
햇볕에
노출
중서中暑(일사병·열경련·고열·열탈진)

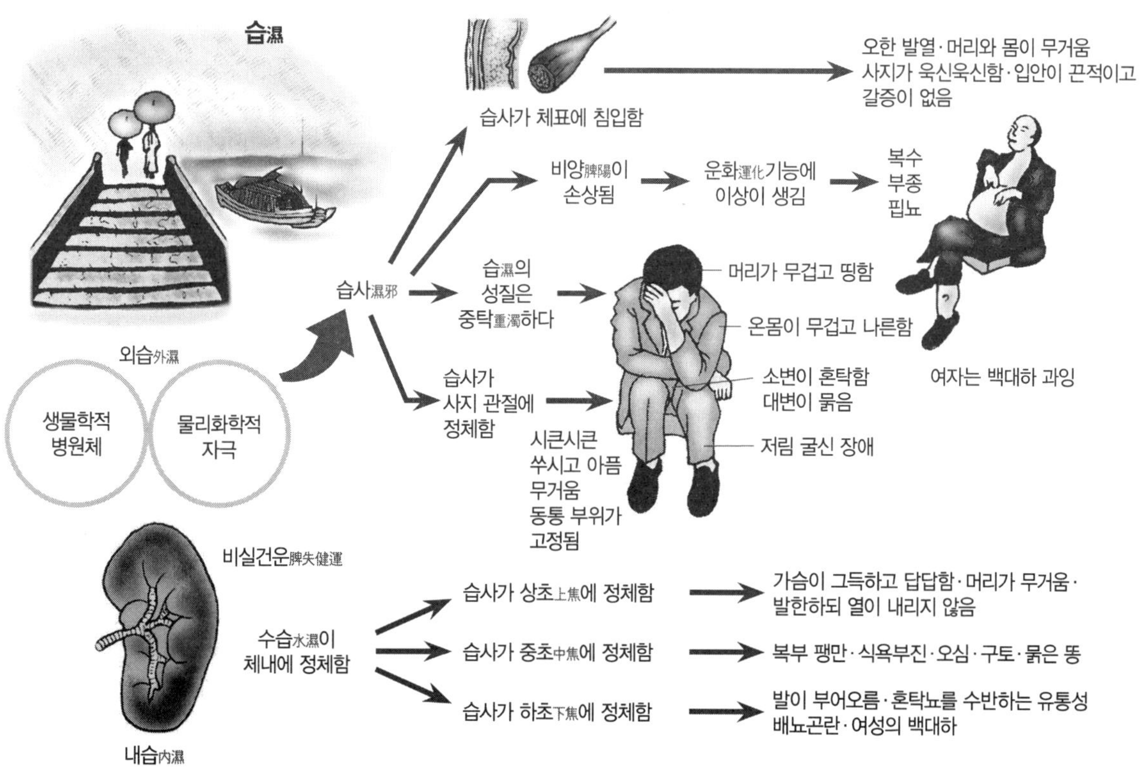

습濕
외습外濕
생물학적
병원체
물리화학적
자극
습사濕邪
습사가 체표에 침입함
오한 발열·머리와 몸이 무거움
사지가 욱신욱신함·입안이 끈적이고
갈증이 없음
비양脾陽이
손상됨
운화運化기능에
이상이 생김
복수
부종
핍뇨
습濕의
성질은
중탁重濁하다
머리가 무겁고 띵함
온몸이 무겁고 나른함
소변이 혼탁함
대변이 묽음
여자는 백대하 과잉
습사가
사지 관절에
정체함
시큰시큰
쑤시고 아픔
무거움
동통 부위가
고정됨
저림 굴신 장애
비실건운脾失健運
수습水濕이
체내에 정체함
습사가 상초上焦에 정체함
가슴이 그득하고 답답함·머리가 무거움·
발한하되 열이 내리지 않음
습사가 중초中焦에 정체함
복부 팽만·식욕부진·오심·구토·묽은 똥
습사가 하초下焦에 정체함
발이 부어오름·혼탁뇨를 수반하는 유통성
배뇨곤란·여성의 백대하
내습內濕

흔한 병증

1) 상서(傷暑)는 여름철 유행성 감기(인플루엔자)에서 흔히 볼 수 있다.

2) 서열(暑熱)은 지속적인 저열을 주요한 특징으로 하며, 서늘한 가을철이 되면 체온이 보통 저절로 정상으로 회복된다. 대부분 소아에게서 볼 수 있다.

3) 서온(暑溫)은 B형 뇌염·회백수염·렙토스피라병 등에서 흔히 볼 수 있다.

4) 서설(暑泄)은 바이러스성 간염·장티푸스·세균성 이질·아메바성 이질 등에 보인다.

5) 중서(中暑)를 일사병·열경련·고열 일사병(heat hyperpyrexia)·열탈진(heat exhaustion)으로 나눌 수 있다.

4. 습사(濕邪)

습(濕)은 음력 6월의 주기(主氣)이다.

공기 중에 수분이 과다하게 함유되어 있는데, 곧 습사이다. 습사는 생물학적 병원체를 포괄할뿐더러 외습(外濕)·내습(內濕)의 구분이 있다.

외습은 질병이 계절·환경과 관계가 있다. 장마철이면 비가 많이 내려 땅이 축축하고 물체에 곰팡이가 쉽게 피며, 아침 안개가 자욱하고 지내는 곳이 눅눅하며, 장기간 빗속에서 일을 하고 걸어서 물을 건너며 비에 젖는다. 사람들은 이때 병에 쉽게 걸린다.

내습은 비기(脾氣)가 허약하여 운반·변형 기능이 감퇴된 병리기전에 의하여 일어나며, 한의에 "비장은 습토(濕土)를 관장하므로 무릇 습사가 과다하여 나타나는, 피부가 붓고 배가 부풀어 그득해지는 증세는 모두 비경(脾經)에 속한다'라는 견해가 있다. 현대 의학의 만성 장염·만성 세균성 이질·만성 신염과 간성 수종·신성 수종·영양성 수종 때 나타나는 안색 창백·식욕부진·욕지기·구토·복부팽만·설사·핍뇨·부종 등은 모두 비실건운(脾失健運)에 속하며, 수습(水濕)이 체내에 정체되어 일어난다.

성질과 특징

1) 습(濕)의 성질은 끈적끈적하기 때문에 병의 경과가 비교적 길고 질질 끌며, 잘 낫지 않는다.

2) 습(濕)은 음사(陰邪)이다. 비장은 수습(水濕)을 운반하고 변형시키는 주요한 장기로, 성질은 건조한 것을 좋아하고 축축한 것을 싫어한다. 만약 습사가 정체하면 흔히 비양(脾陽)이 손상되어 水濕이 체내에 정체하게 된다. 따라서 복수·핍뇨·부종·설사 등 증세가 나타난다.

3) 습(濕)의 성질은 중탁(重濁)하다. '중(重)'이란 무겁다라는 뜻이며, 머리가 무겁고 띵함·온몸이 무겁고 나른한 것을 가리킨다. 만약 습사가 체표에 침범하면 오한·발열·팔다리가 욱신욱신함·입안이 끈적이고 목이 마르지 않는 증세가 나타난다. 만약 습사가 관절·사지에 정체하면 사지가 시큰시큰 쑤시고 아픔·온몸이 부어오름·동통부위가 고정되어 있거나 사지 무감각·굴신 장애 등이 나타난다. '탁(濁)'이란 곧 더럽고 흐리다라는 뜻이다. 예컨대 얼굴이 꾀죄죄함·눈곱이 많이 낌·대변이 묽음·소변이 혼탁함·여자의 백대하과잉·습진에서 고름이 흘러나오는 것 등이다.

4) 습열사(濕熱邪)가 하초(下焦)로 흘러들면 흔히 요의빈삭·요의긴박·배뇨 때 동통이 있고 곤란함·종기에서 고름이 흘러나오는 등의 증세가 생긴다.

흔한 병증

외습(外濕)에 습사가 체표에 침범한 병변·습사가 관절에 정체되어 있는 병변이 있다. 내습(內濕)의 흔한 병증 유형에 세 가지가 있다.

1) 습사가 상초(上焦)에 정체하면 가슴이 그득하고 답답함·머리가 무거움·어지럼증·발한하되 열이 내리지 않는 증상을 볼 수 있다.

2) 습사가 중초(中焦)에 정체하면 복부 팽만·식욕부진·구역·구토·묽은 똥·사지가 무거운 증세를 볼 수 있다.

3) 습사가 상초(下焦)로 흘러들면 발이 붓는 것·혼탁뇨를 수반하는 유통성 배뇨곤란·여자의 백대하 등 증세를 볼 수 있다.

5. 조사(燥邪)

이것은 가을철의 주기(主氣)이며, 습(濕)의 의미와 반대된다.

공기 중에 수분이 감소하고 습도가 낮아져서 형성되는 건조한 현상을 가리킨다. 조(燥)에 외조(外燥)·내조(內燥)의 구분이 있다.

인체가 외계의 조사(燥邪)를 받아(생물학적 병원체를 포괄함) 발병하는 것을 외조(外燥)라고 일컫는다. 外燥에 의한 병을 대개 기후가 건조한 가을철에 볼 수 있기 때문에 한의에 '추조(秋燥)'라는 이름이 있다. 조사는 대체로 입과 코를 통해 침입하며, 그 병은 보통 폐(肺)에서 시작한다.

외조(外燥)에 또 온조(溫燥)·양조(凉燥)의 구분이 있다. 초가을은 기온이 높고 건조한데 이것이 바로 온조(溫燥)이며, 늦가을은 기온이 서늘하고 건조한데 양조(凉燥)에 잘 감수된다. 내조(內燥)는 체액 또는 정혈(精血)이 부족하여 나타나는 증후를 가리킨다.

성질과 특징

1) 조사는 건조하고, 진액(津液)을 쉽게 감손시킨다.

외조·내조를 막론하고 모두 체표의 피부와 체내의 오장 육부에 체액이 부족한 증상이 나타난다. 예컨대 입과 콧구멍이 건조함·인후건조증과 갈증·피부가 건조하고 갈라짐·모발이 건조하고 윤기가 없음·변비·핍뇨 등이다. 그 때문에 《소문현기원병식(素問玄機原病式)》에 말하였다. "피부가 가칠하고 건조하고 갈라지는 것은 모두 조사에 속한다."[1]

2) 조사는 폐장을 쉽게 손상시킨다.

폐는 연약한 장기이고 피부·모발과 밀접하게 관련되어 있기 때문에, 외계의 조사를 받으면 폐가 가장 쉽게 손상되어 폐가 氣를 맑게 하고 아래로 내려가게 하는 기능을 잃게 된다.

따라서 마른기침을 하고 가래가 적거나 가래가 걸쭉하여 뱉어내기 힘들며, 가래 속에 피가 섞여 나오고 천식·흉통 등 증세가 나타난다. 급성 인두염·디프테리아·기도 감염증·흉막염·폐결핵 등 기도 질환에 보인다.

육음 3

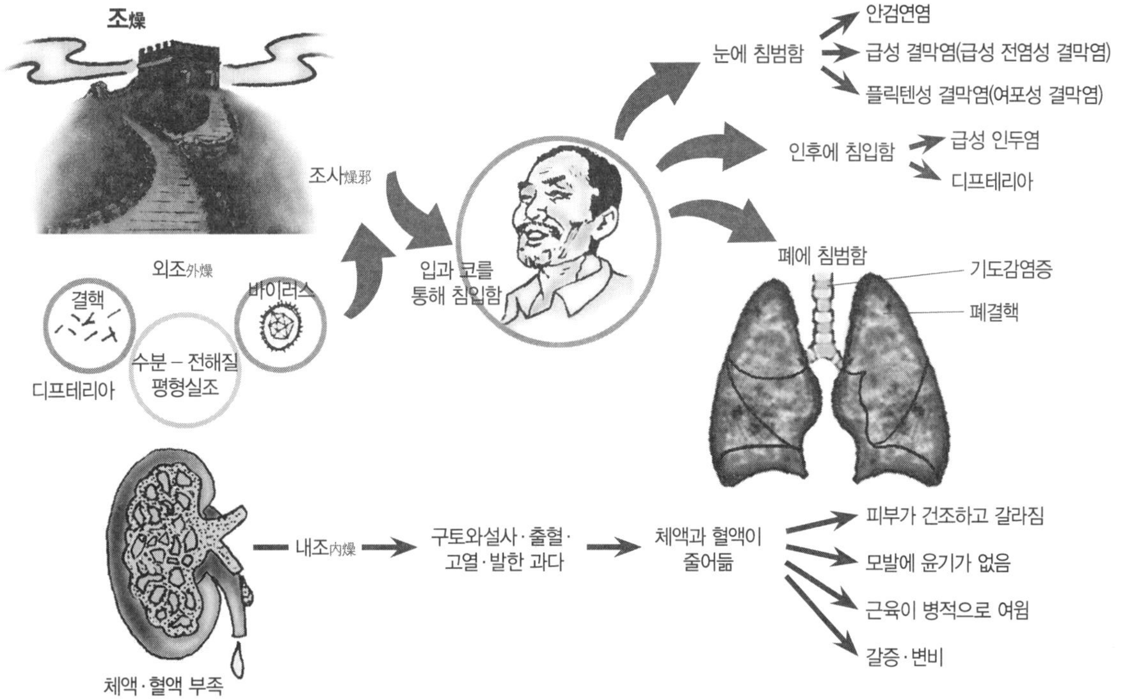
조燥
조사燥邪
외조外燥
결핵
수분 – 전해질 평형실조
바이러스
디프테리아
입과 코를 통해 침입함
눈에 침범함
안검연염
급성 결막염(급성 전염성 결막염)
플릭텐성 결막염(여포성 결막염)
인후에 침입함
급성 인두염
디프테리아
폐에 침범함
기도감염증
폐결핵
체액·혈액 부족
내조內燥
구토와설사·출혈·고열·발한 과다
체액과 혈액이 줄어듦
피부가 건조하고 갈라짐
모발에 윤기가 없음
근육이 병적으로 여윔
갈증·변비

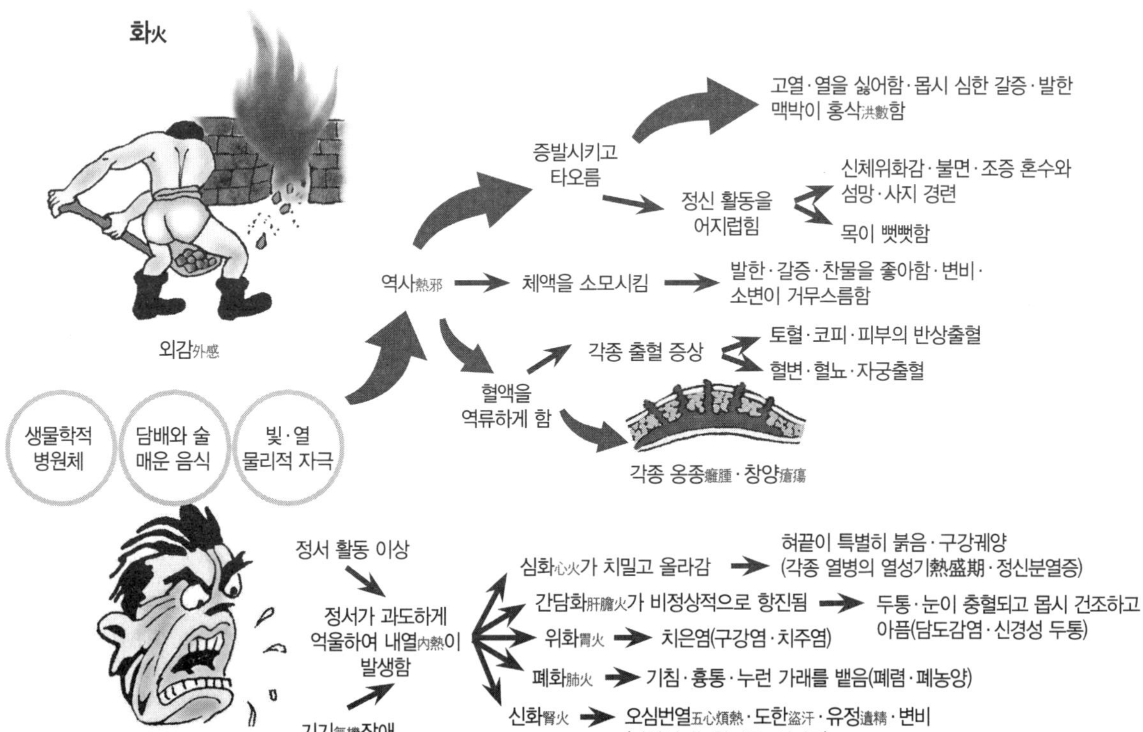
화火
외감外感
생물학적 병원체
담배와 술 매운 음식
빛·열 물리적 자극
역사熱邪
증발시키고 타오름
고열·열을 싫어함·몹시 심한 갈증·발한 맥박이 홍삭洪數함
정신 활동을 어지럽힘
신체위화감·불면·조증 혼수와 섬망·사지 경련
목이 뻣뻣함
체액을 소모시킴
발한·갈증·찬물을 좋아함·변비·소변이 거무스름함
혈액을 역류하게 함
각종 출혈 증상
토혈·코피·피부의 반상출혈
혈변·혈뇨·자궁출혈
각종 옹종癰腫·창양瘡瘍
정서 활동 이상
기기氣機장애
정서가 과도하게 억울하여 내열內熱이 발생함
심화心火가 치밀고 올라감
혀끝이 특별히 붉음·구강궤양 (각종 열병의 열성기熱盛期·정신분열증)
간담화肝膽火가 비정상적으로 항진됨
두통·눈이 충혈되고 몹시 건조하고 아픔(담도감염·신경성 두통)
위화胃火
치은염(구강염·치주염)
폐화肺火
기침·흉통·누런 가래를 뱉음(폐렴·폐농양)
신화腎火
오심번열五心煩熱·도한盜汗·유정遺精·변비 (갑상선기능항진증·신경증)

흔한 병증

외조(外燥)에 다음과 같은 것이 있다.

1) 조사가 눈에 침입한 병변. 흔히 안검연염·급성 결막염·플릭텐성 결막염에서 볼 수 있다.
2) 조사가 인후에 침입한 병변. 흔히 급성 인두염과 디프테리아에서 볼 수 있다.
3) 조사가 폐에 침입한 병변. 가을철의 상기도감염과 폐결핵의 반복적 발작에 보인다. 내조(內燥)는 격렬한 구토와 설사·출혈·고열·발한과다로 조성된 수분전해질평형실조와 노인의 기능감퇴 등에서 볼 수 있으며, 체액과 혈액의 소모로 인하여 나타난다.

6. 화사(火邪)

또 '열사(熱邪)'라고도 일컬으며, 빛과 열의 물리적 자극을 가리킨다.

그러나 매우 큰 정도 상에서는 외감(外感) 열병(생물학적 병원체를 포괄함)의 열성기(熱盛期) 증후군을 가리킨다.

화(火)와 열(熱)은 늘 병칭된다.

화사에 외감(外感)과 내생(內生)의 구분이 있다. 인체에 직접 침입하여 병으로 변하는 것은 外感에 속한다. 정서 활동 이상 또는 氣의 기능 활동 장애로 인하여 정서가 과도하게 억울하여 내열(內熱)이 발생하는 것, 그리고 음액(陰液)이 줄어들어 음허화왕(陰虛火旺)이 형성되는 것은 모두 내생(內生)에 속한다.

성질과 특징

1) 열사는 증발시키고 타오르기 때문에 화열(火熱)에 의하여 일어나는 병에서, 고열·더위를 싫어함·몹시 심한 갈증·땀이 나는 것을 볼 수 있다. 만약 정신 활동을 어지럽히면 신체위화감과 불면·조증(mania)·혼수와 섬망·사지 경련·목이 뻣뻣함 등의 증상, 그리고 오관(五官) 부위의 염증과 작열통(causalgia) — 예컨대 치은염·눈이 벌

겋게 충혈되고 몹시 건조하고 아픔·혀끝이 특별히 붉음·인후통 등 증상이 나타난다.

2) 체액을 소모시킨다. 화열사(火熱邪)는 체액을 가장 쉽게 감손시키기 때문에 상술한 증발열(蒸發熱) 증후군 외에, 또한 갈증·찬물을 좋아함·변비·요량이 적고 붉은 증세를 볼 수 있다.

3) 혈액을 역류하게 한다. 화열사는 혈류를 빠르게 하고, 심지어 혈액을 역류하게 하여 각종 출혈을 일으킨다. 예컨대 코피·토혈·혈변·혈뇨·피부의 포도색 반점·여성의 월경과다·자궁출혈 등이다. 또한 국부에 모이게 하여 혈액과 살을 썩게 하므로 옹종(癰腫)과 창양(瘡瘍)이 발생한다.

흔한 병증

외인성 화열증(火熱證)을 온열병(溫熱病)에서 흔히 볼 수 있다. 초기에 발열·열을 싫어함·갈증·두통·목구멍이 붓고 아픈 등의 감염성 발열과 비감염성 발열이 나타난다.

고열에 의하여 신경기능 장애가 일어나면 발열 초기에는 신경 흥분성이 높아져 불안·불면·환각과 섬망이 나타나며, 극도의 발열 때에는 대뇌피질이 억제되고 피질 아래가 흥분되어 열성 혼수·경련이 나타난다.

'혈액을 역류하게 한다'라는 것은 생물학적 병원체와 그 독소(toxinum)의 혈관내피 손상에 의하여 각종 출혈 증상이 나타나는 것이다.

내인성 화열증(火熱證)에는 주로 다음과 같은 것이 있다.

1) 심화(心火). 일부 열병의 열성기(熱盛期)·정신분열증에서 흔히 볼 수 있다.
2) 간담화(肝膽火). 담도감염·신경성 두통·결막염·중이염에 보인다.
3) 비위화(脾胃火). 구내염(구강염)·치주염에서 흔히 볼 수 있다.
4) 폐화(肺火). 급성 기관지염·대엽성 폐렴·폐농양에서 흔히 볼 수 있다.
5) 신화(腎火). 신경증(neurosis)·갑상선기능항진증에서 흔히 볼 수 있다.

문헌소개

❶ 《素問玄機原病式》: "諸枯·乾勁揭, 皆屬於燥。"

칠정(七情)

개술

한의에서 말하는 '정지(情志)'는 현대 의학에서 말하는 정서 반응이다.

칠정은 곧 기쁨(喜)·노여움(怒)·우울(憂)·걱정(思)·슬픔(悲)·두려움(恐)·놀라움(驚)을 통틀어 일컫는 말이다. 한의에서 말하는 '정지(情志)'는 현대 의학에서 말하는 정서 반응이다. 보통 일상적 사건(예컨대 가정·연애·결혼 문제, 친척의 죽음 또는 질병, 자녀의 학업 성적이 나쁨 또는 가출, 천재 지변과 정국 불안이 가져온 손해, 어떤 억울한 일을 당함, 포부 또는 재능을 실현하거나 발휘할 수 없음, 직장 생활이 순조롭지 않음, 대인 관계가 안 좋음 등등)에 의해서 일어난다. 사람들은 일상생활 속에서 이러한 일상적 사건을 절대 피할 수 없다.

일반적으로 말해서 정서상의 불유쾌, 심지어 고통 또는 분노·슬픔·두려움을 느끼더라도 지속 시간이 길지 않으면 인체에 영향을 주어 질병을 일으킬 가능성이 없다.

만일 이러한 정서 반응이 과도하거나 지속적이면, 인체의 생리 활동이 조절할 수 있는 범위를 넘어 인체 내분비기능 장애와 자율 신경 기능 장애를 가져올 수 있으며, 상응하는 내장 기관에 기질성 질환을 일으키는데 현대 의학에서는 심신질환이라고 일컫는다.

20세기에 들어서야 비로소 심신의학이 서서히 형성되고 건립되었다. 그러나 일찍이 2000여 년 전 고대 한의학은 심신(心身)의 개념 및 몸과 마음의 관계에 대하여 치밀한 논술을 많이 하였다. 이를테면 '몸과 마음은 하나이다'라는 심신 통일 학설은 사람의 심리 현상과 생리 현상은 나누려야 나눌 수 없는 통일체라 생각하고, 정서(감정)가 질병을 일으킬 수 있다고 제기하였다.

《소문·음양응상대론》 속에서 다음과 같이 총괄하였다. '지나친 노여움은 간을 손상시킨다(노상간怒傷肝)'·'지나친 기쁨은 심장을 손상시킨다(희상심喜傷心)'·'지나친 걱정은 비장을 손상시킨다(사상비思傷脾)'·'지나친 슬픔은 폐를 손상시킨다(비상폐悲傷肺)'·'지나친 두려움은 신장을 손상시킨다(공상신恐傷腎)'.

그리고 정서로도 질병을 치료할 수 있음을 강조하였다. 곧, '지나친 정서 활동에 의하여 일어난 질병을 감정 조절로 치료한다.' 예컨대 '노여

칠정

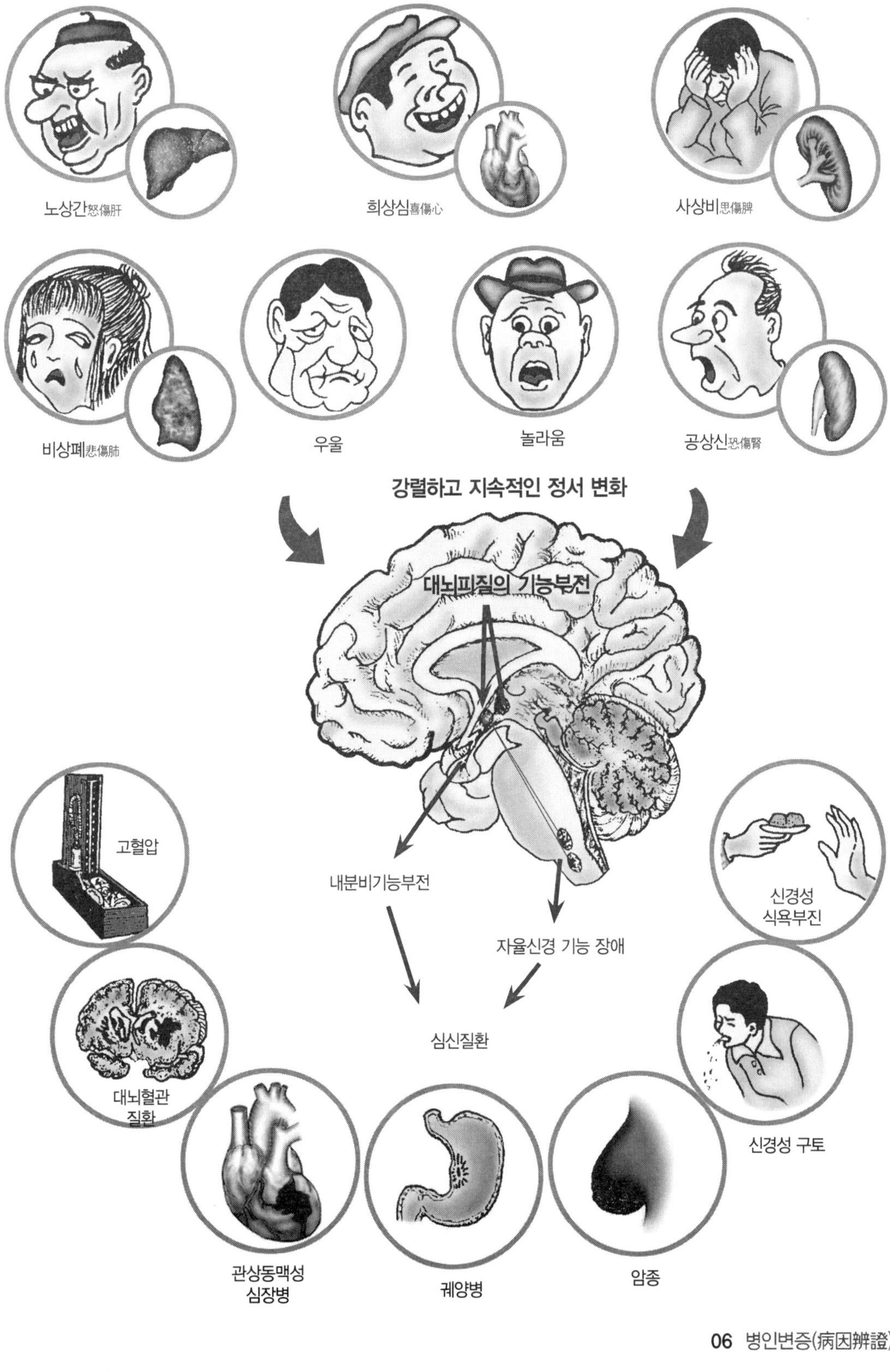

노상간怒傷肝
희상심喜傷心
사상비思傷脾
비상폐悲傷肺
우울
놀라움
공상신恐傷腎
강렬하고 지속적인 정서 변화
대뇌피질의 기능부전
내분비기능부전
자율신경 기능 장애
심신질환
고혈압
대뇌혈관 질환
관상동맥성 심장병
궤양병
암종
신경성 구토
신경성 식욕부진

움은 간을 해치는데 슬픔은 노여움을 억제한다'·'지나친 기쁨은 심장을 해치는데 두려움은 기쁨을 억제한다'·'걱정은 비장을 해치는데 노여움은 걱정을 억제시킨다' 등이다.

이러한 육체와 정신은 하나이다·몸과 마음은 통일체이다라는 관념은 현대 심신의학에 이론적 근거를 맨 처음으로 제공하였다.

칠정과 내장의 관계

일상적 사건에 의하여 일어나는 정서 반응은 다르다.

예컨대 진급·결혼·새집으로의 이사는 모두 즐거운 감정을 일으키지만, 모함을 받거나 재해성(災害性) 사건을 당하면 근심·슬픔·분노 심지어 놀람·두려움을 일으킨다. 주의할 것은 유쾌한 또는 불유쾌한 정서 반응에 관계없이 일어나는 스트레스 반응에는 모두 차이가 없다.

이 두 가지 완전히 상반된 감수는 신체에 똑같은 영향을 발생시키는데 이렇게 볼 것 같으면 모순인 것 같다. 그런데 연구 결과도 이와 같은 것으로 밝혀졌다. 현실 생활 속에서도 이러한 사례는 적잖다.

예컨대 한 집안의 가장이 자기 자녀가 사납고 못된 범인을 만나 달아나다 죽었다는 소식을 갑자기 들은 뒤, 느닷없이 땅에 쓰러져 이내 기절하였는데 사체 검안 결과 뇌출혈이었다. 이것은 분노에 뒤섞인 슬픔의 감정이 가져온 비극이다.

또 다른 예를 들면, 중학교 역사 선생이 1979년에 사전에 아무런 통지도 없는 상황하에서 23년 동안이나 따라다니던 '좌익 분자'라는 딱지를 떼어 주고 좋은 데로 전근을 시켜주며 임금도 올려준다는 등, 그야말로 아주 많은 '기쁜 일'들을 갑자기 듣고는 집으로 돌아가는 길에 뇌출혈이 발생하여 병원으로 후송 도중 죽었다. 이것을 '지나친 기쁨은 심장을 손상시킨다'는 전형적인 예로 삼을 만하다.

한의학에서는 정서의 이상 변화가 내장을 손상시킨다고 생각하였다. 주로 내장의 기기(氣機)의 오르내림에 장애가 발생하고, 기혈(氣血) 기능이 장애를 일으킨다. 이것은 또한 현대 의학의 심신질환 발병 기전 가설의 기초이다.

한의학에서는 정서의 이상 변화가 내장을 손상시킨다고 생각하였다. 주로 내장의 기기(氣機)의 오르내림에 장애가 발생하고, 기혈(氣血) 기능이 장애를 일으킨다. 이것은 또한 현대 의학의 심신질환 발병 기전 가설의 기초이다.

곧, 심리적 인자 → 대뇌피질의 기능 변화 → 자율 신경의 기능 변화 → 내장 기능 부전 → 내장 형태학 변화이다.

자율 신경의 기능에 변화가 생기면, 예컨대 안색이 창백하거나 붉어지고(혈액이 새로 분포함) 호흡이 빨라지며 혈압이 높아진다. 상술한 증례(case)는 뇌혈관을 파열하여 출혈시키는 원인이다. 정서 반응 때 내분비 변화는 전면적이다.

한의학에서 말하는 기기(氣機)의 오르내림 장애·기혈(氣血)의 기능 장애의 원인이다.

연구에 의하여 정서가 변화할 때 부신피질호르몬·아드레날린·노르아드레날린·티록신·성장호르몬·항이뇨호르몬은 모두 높아지지만, 인슐린·안드로겐·에스트로겐 수준은 내려간다는 것이 밝혀졌다. 이러한 내분비 호르몬의 변화는 또 내장 기능 활동의 변화를 일으킨다. 곧, 한의학에서 말하는 기기(氣機)의 오르내림 장애·기혈(氣血)의 기능 장애의 원인이다.

음식·노고와 안일

개술

음식과 노동은 사람이 생존을 의지하고 건강을 유지하는 데 필요한 조건이다.

음식은 인체에 영양물질을 공급하는 원천으로, 인체의 성장·발육을 유지하고 각종 생리 기능을 완성하며, 인체의 정상적인 생명 활동을 보증하는 가장 기본적인 조건이다.

일찍이 서주(西周) 시대에, 사람들은 음식과 건강 둘 사이의 관계에 대하여 제법 과학적인 인식을 가지고 있었다. 다음과 같은 경험담을 내놓았다. '배가 고프기 전에 먹고, 배가 부르기 전에 숟가락을 놓는다'·'음식을 알맞게 먹는다.'

사람들에게 음식은 마땅히 일정한 시간에 일정한 분량을 먹어야 하며, 배를 곯아도 안 되고 너무 배부르게 먹어도 안 되며, 너무 차게 해서 먹어도 안 되고 뜨겁게 해서 먹어도 안 되며, 한꺼번에 많이 먹고 마셔서도 안 된다고 경고하였다. 음식물의 종류는 마땅히 다양해야 하고, 배합도 합리적이어야 하지 편식 등을 해서는 안 된다. 만약 음식을 알맞게 먹지 못하면 병에 걸릴 수 있다.

노동은 사람의 생계 수단일뿐더러 소유와 자아 실현에도 필요하다.

특히 이러한 고차원적인 필요는 늘 사람으로 하여금 잠자는 일과 먹는 일조차 잊게 하고, 모든 것을 잊어버리게 한다. 일상생활 중에 수면·육체노동·공부·정신노동 따위는 규칙적이어야 한다.

《황제내경(黃帝內經)》 속에서 '육체노동과 정신노동을 지나치게 해서는 안 된다'라는 주장을 내놓아, 사람들에게 지나치게 일을 해서도 안 되고 너무 쉬어서도 안 된다고 하였다. 정상적인 노동은 기혈(氣血)을 소통시키고 체질을 강화하는 데에 도움이 된다.

다만 육체노동·정신노동을 과도하게 하거나 안락함을 넘치도록 누리거나 성생활을 무절제하게 하거나 일상생활을 불규칙적으로 하거나 과로하거나 지나치게 안일해져야 비로소 발병 인자가 된다.

음식·노고와 안일

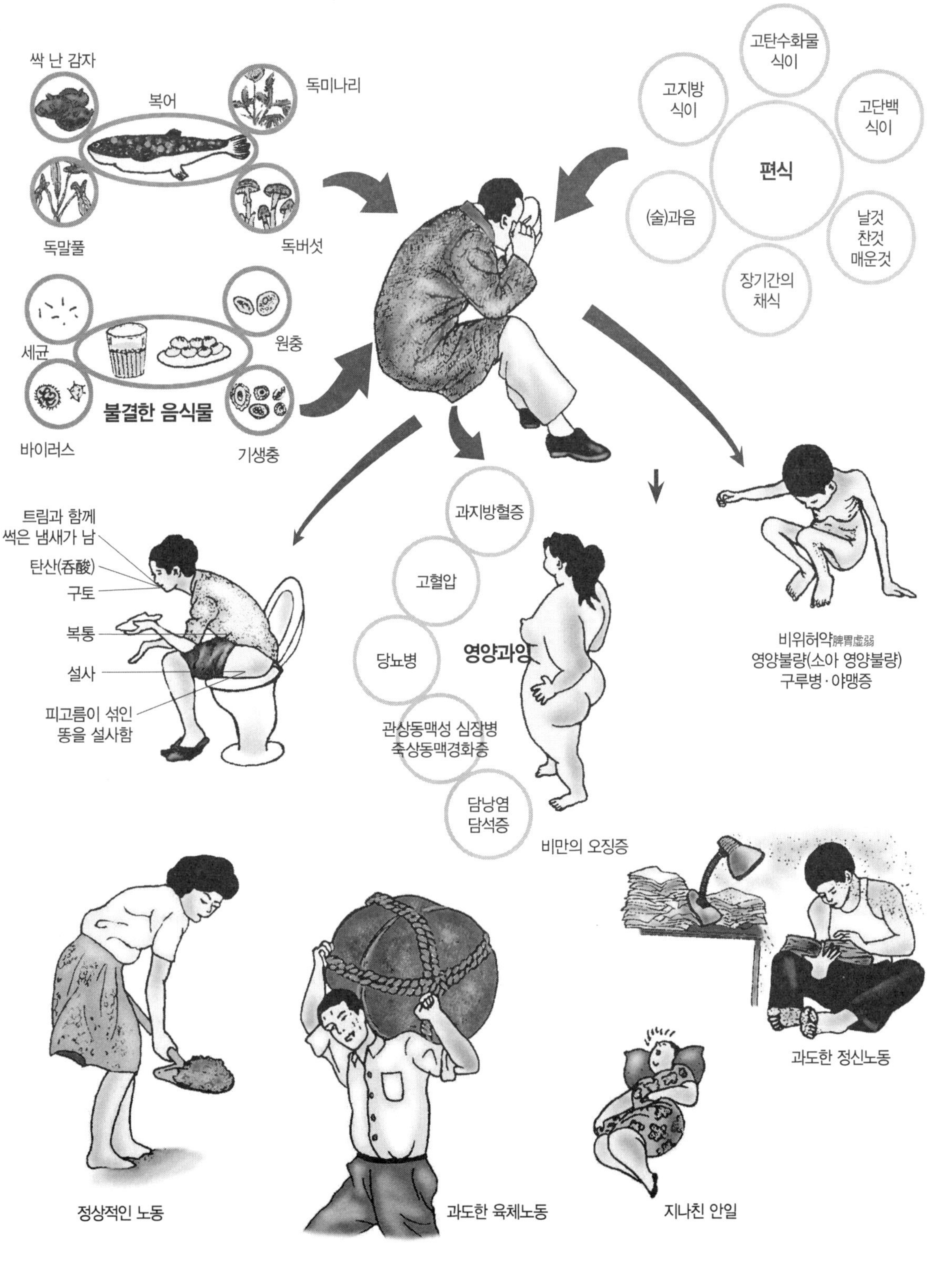
싹 난 감자
복어
독미나리
독말풀
독버섯
세균
원충
바이러스
불결한 음식물
기생충
고탄수화물 식이
고지방 식이
고단백 식이
편식
(술)과음
날것 찬것 매운것
장기간의 채식
트림과 함께 썩은 냄새가 남
탄산(呑酸)
구토
복통
설사
피고름이 섞인 똥을 설사함
과지방혈증
고혈압
당뇨병
영양과잉
관상동맥성 심장병
죽상동맥경화증
담낭염
담석증
비만의 오징증
비위허약脾胃虛弱
영양불량(소아 영양불량)
구루병·야맹증
과도한 정신노동
정상적인 노동
과도한 육체노동
지나친 안일

흔한 병증

1 음식에 의한 발병

1) 불결한 음식

'병은 입으로 들어온다'라는 말은 불결한 음식을 가장 잘 개괄하여 나타낸 것이다. 장티푸스·콜레라·바이러스성 간염·이질·급성 위장염 등 각종 장관 전염병과 회충 등 장기생충증은 모두 불결한 음식물이나 음료를 먹고 마셔서 일어난다. 만일 썩고 변질된 음식물을 먹거나 독이 들어 있는 음식을 잘못 먹으면 식중독을 일으킬 수 있다.

임상에서 복통·구토와 설사·피고름이 섞인 똥을 설사하는 증세와 수분전해질 평형실조·발열 증세가 나타날 수 있으며 심지어 생명이 위태로워진다.

2) 편식

인체는 충분한 영양을 필요로 하고, 영양은 생명 활동을 유지하는 데 꼭 필요하다.

한의에 '다섯 가지 곡물·다섯 가지 육류·다섯 가지 과일·다섯 종류의 채소를 골고루 섭취해야 한다'라는 견해가 있다. 곡물·육류·채소·과일을 합리적으로 배합하여 먹으라는 말이다. 편식은 대개 다음과 같은 것을 가리킨다.

> 한의에 '다섯 가지 곡물·다섯 가지 육류·다섯 가지 과일·다섯 종류의 채소를 골고루 섭취해야 한다'라는 견해가 있다.

(1) 날것과 찬 것을 과식하면 소화기능 장애가 일어난다. 비양(脾陽)이 손상되고 한습사(寒濕邪)가 체내에 형성되면 복통·설사 등 증세가 생기는데 급성 위장염 같은 것에 속한다.

(2) 술을 무절제하게 즐기고 생강·파·매운 음식·튀김·구이 등 자극적인 식품을 즐겨 먹으면 위장에 사열(邪熱)이 쌓이게 되어 체액이 줄어들므로, 변비 또는 치질에 의한 혈변 등 증세가 야기된다.

(3) 기름지고 맛있는 음식을 과식하면, 예컨대 고지방식이·고탄수화물식이·고단백식이를 자주 먹거나 지나치게 많이 먹으면 비위(脾胃)의 운반·변형 기능에 무리를 주어, 습사(濕邪)가 모이고 담(痰)이 생기고 열(熱)이 속으로 들어가거나 종양(腫瘍)이 생긴다. 흔히 당뇨병·고혈압·뇌혈관 발작 등 질환에서 볼 수 있다.

3) 무절제한 음식 섭취

일반적으로 영양부족과 영양과잉을 가리킨다. 오늘날 사회도 여전히 일부 사람들은 의복과 음식 문제를 해결하지 못하여 영양불량·신체쇠약에 의한 잦은 병치레를 겪는다.

설령 부유한 가정에서 생활하더라도 양육 지식이 부족하거나 맹목적으로 '건강미'를 추구하여 다이어트를 한다면, 만성 소화관 질환에 걸릴 수 있고 영양 부족도 심심찮게 볼 수 있다. 얼굴이 누르스름하고 몸이 마르며, 피부가 건조해지고 여러 가지 비타민 부족·철결핍성 빈혈·구루병과 소아 영양불량 등이 나타난다. 영양과잉은 비만을 일으키는데, 그 섭취량이 소모량을 초과하고 남은 열에너지가 지방으로 전환하여 체내에 축적되기 때문이다.

이 밖에 지나친 휴식·운동 부족, 유전인자(유전 경향이 있는 질병을 포괄함), 내분비기능부전과 대사성 질환도 모두 비만을 일으킬 수 있다. 비만에 흔히 과지방혈증·고혈압·당뇨병·죽상동맥경화증과 담낭염·담석증이 수반되는데 일반적으로 비만의 오징증(pentalogy)이라고 일컫는다.

2 노고와 안일에 의한 발병

1) 과로

과도한 육체노동과 정신노동 및 무절제한 성생활을 포괄한다.

한의학에서는 육체노동을 과도하게 하면 기가 소모되고 비장의 운반·변형기능이 감퇴되며 폐 기능 활동에 이상이 생겨, 피로·식욕부진·호흡곤란·얼굴이 누르스름하고 몸이 마르는 증세와 자한(自汗)·발열 등 증상이 생긴다고 생각하였다.

(1) 한의학에서는 육체노동을 과도하게 하면 기가 소모되고 비장의 운반·변형기능이 감퇴되며 폐 기능 활동에 이상이 생겨, 피로·식욕부진·호흡곤란·얼굴이 누르스름하고 몸이 마르는 증세와 자한(自汗)·발열 등 증상이 생긴다고 생각하였다.

(2) 지나친 걱정·과도한 정신노동은 흔히 혈액을 은연중에 소모시키고 마음과 정신을 자양하지 못하게 하여, 심계항진·건망증·불면증·꿈 많음 등을 일으킬 수 있다.

(3) 무절제한 성생활은 신기(腎氣)를 소모시켜 허리와 무릎이 욱신욱신 쑤시고 약함, 정신 피로와 무기력, 현기증과 귀울음, 남자에게서는 유정과 조루, 여자에게서는 월경불순·백대하 등 증상이 나타난다.

2) 지나친 안일

육체노동과 신체운동을 하지 않으면, 기혈(氣血)의 운행이 순조롭지 못하고 비장과 위의 기능에 이상이 발생하며, 유기체의 저항력이 떨어질 수 있다. 비만을 일으키는 것 외에 흔히 식욕부진·무기력·움직이기 싫어함·의기소침 등의 증세가 나타난다.

역려(疫癘)

개술

'역(疫)'은 온역(瘟疫)의 준말이며, 급성·유행성 전염병을 가리킨다. '려(癘)'에는 몹시 악랄하다라는 뜻이 있다. 역려는 바로 현대 의학의 전염병이다.

한의 문헌에는 일찍이 2700년 전에 이미 역려의 기록이 있으며, 또 '온역(瘟疫)'·'여기(癘氣)'·'여기(戾氣)'·'이기(異氣)'·'독기(毒氣)'·'괴려지기(乖戾之氣)' 등 이름도 보인다.

전염병은 발병이 빠르고 병세가 위독하며, 전염성이 강한 특징을 가지고 있다. 예컨대 《소문유편·자법론(素問遺篇·刺法論)》에 말하였다. "오역(五疫)이 발병하면 모두 전염성을 가질뿐더러 어른과 어린이를 막론하고 무릇 이런 병에 감염되면 나타나는 증상이 다 비슷비슷하다."❶

《제병원후론(諸病源候論)》에 말하였다. "사람이 전염병을 일으키는 인자를 받아 병에 걸리면 병균이 다른 사람에게 쉽게 전염되어, 마침내는 온 집안을 쑥대밭으로 만들어 버린다."❷

고대 중국이 역려의 전염성·위해성·위험성에 대하여 심각하게 인식하고 관찰하였음을 명백히 설명하여 준다. 서기 196~204년 사이에 동한(東漢)의 이름난 의학자 장중경(張仲景)은 여러 가지 급성 전염병의 증후 변화와 치료 경험을 총괄하여 《상한잡병론(傷寒雜病論)》을 완성하였는데 후세에 《상한론(傷寒論)》과 《금궤요략(金匱要略)》 두 책으로 정리되었으며, 오늘날까지도 여전히 전염병 연구에 중요한 문헌으로 쓰이고 있다. 진대(晉代) 갈홍(葛洪)이 지은 《주후비급방(肘後備急方)》에 말하였다. "상한(傷寒)·시행(時行)·온역(瘟疫)은 이름은 다르지만 같은 종류이다."❸

수대(隋代) 소원방(巢元方)(서기 7세기 초)의 《제병원후론(諸病源候論)》에 말하였다. "계절병은 봄철에는 마땅히 따뜻해야 하는데 오히려 춥고, 여름철에는 무더워야 하는데 오히려 쌀쌀하고, 가을철에는 서늘해야 하는데 오히려 무덥고, 겨울철에는 모름지기 추워야 하는데 오히려 따뜻하면 발생한다. 제철에 맞지 않는 비정상적인 날씨가 오면 일년 내내 생길 수 있으며, 어른 아이 할 것 없이 모두 전염될 수 있다. 이것은 강한 유행성 병원체 때문이다."[4] 역려의 발생과 유행은 자연계 기후의 이상과 관계가 있음을 지적하였다. 계속하여 명대(明代) 오유성(吳有性)은 《온역론(溫疫論)》을 지었는데 중국 전염병의 전문서이다. 청대(淸代) 오국통(吳鞠通)의 《온병조변(溫病條辨)》·왕사웅(王士雄)의 《온열경위화곽란론(溫熱經緯和霍亂論)》·나지원(羅芝園)의 《서역약편(鼠疫約編)》 등 전염병과 관계있는 기록이 너무 많아서 일일이 다 들 수 없다.

한의학의 전염병에 대한 변증론치(辨證論治)는 위(衛)·기(氣)·영(營)·혈(血)을 온병(溫病)의 변증(辨證) 강요로 삼는다. 온병의 범위는 대부분의 급성 전염병을 포괄한다. 곧 산발적으로 일어나는 것은 온열(溫熱)이고, 발병이 매우 빠르고 크게 유행하는 것은 온역(溫疫)이다. 한의학의 전염병에 대한 예방 의식은 멀리 2000여 년 전에 이미 다져졌다.

《황제내경·소문》에서 제기하였다. "지혜가 뛰어나고 인품과 덕성이 고상한 사람은 질병이 이미 발생한 때에 이른 연후에 치료를 하자고 주장하지 않고, 질병이 발생하기 전에 양생(養生)을 꾸준히 행하여 질병의 발생을 예방할 것을 강조한다."[5]·"병원체는 무조건 멀리 해야 한다."·"한 해 사계절 동안 사람 신체의 건강에 영향을 줄 수 있는 모든 기후 변화를 조심하고 제때에 피해야 한다."[6]

당대(唐代)에는 이미 전염병 격리의 중요성을 알고, '여인방(癘人坊)'을 설치하여 나병 환자들을 격리하였다. 송(宋) 왕조 시대에는 인두접종(variolization)을 발명하여 두창(variola)을 예방하였는데 17세기에 이미 유럽 주에 전파되었으며, 영국인 제너(Jenner)가 발명한 두창백신(vaccinum vacciniae)으로 두창을 예방하는 것 보다 200여 년 빠르다.

요컨대 한의학의 전염병 방면과 관계있는 풍부한 이론과 경험은, 전염병의 진단·치료·예방과 세계 의학의 발전에 대하여 모두 뛰어난 이바지를 하였다.

한의학과 서양의학의 결합

한의학과 서양의학의 결합은 중국 의료·위생 사업의 독창적인 것이다.

40여 년 동안 한의학과 서양의학은 전염병 영역 내에서 B형 유행성 뇌염·유행성 출혈열·바이러스성 간염·회백수염·홍역·폐렴 등 많은 질병에 대한 치료에 서로간의 장점을 취하여 단점을 보충하였다.

역려(전염병)

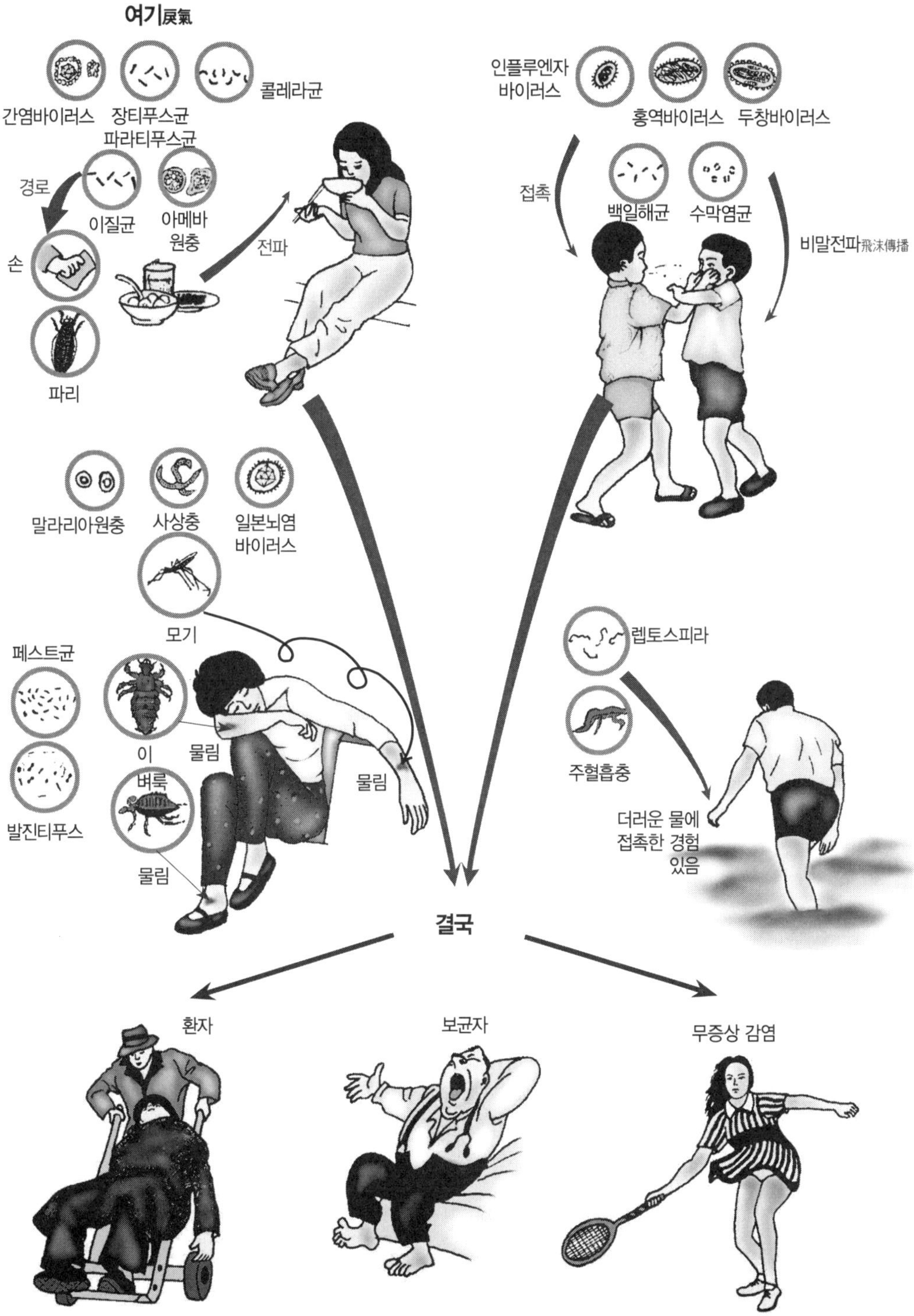
여기戾氣
간염바이러스
장티푸스균
파라티푸스균
콜레라균
경로
이질균
아메바
원충
손
파리
전파
인플루엔자
바이러스
홍역바이러스
두창바이러스
접촉
백일해균
수막염균
비말전파飛沫傳播
말라리아원충
사상충
일본뇌염
바이러스
모기
페스트균
이
물림
벼룩
물림
발진티푸스
물림
렙토스피라
주혈흡충
더러운 물에
접촉한 경험
있음
결국
환자
보균자
무증상 감염

한의약의 특징과 우수성을 발휘하고 현대 의학의 선진적 과학 방법을 이용하였으며, 과학성을 강화하고 방법을 엄밀하게 한 적잖은 임상 관찰과 실천 연구를 진행하여 임상 치료 효과를 거두었다.

전염병 영역 내의 한의학과 서양의학의 결합은 앞으로 무한히 발전할 가능성을 가지고 있다

1) 임상 연구에서, 질환 판별과 증상 판별을 서로 결합하여 질환 판별의 기초 위에서 증상 판별을 진행하면 진단 표준을 통일화·규범화할 수 있다.

2) 이론 연구에서, 기초와 임상을 서로 중점적으로 결합하여 '증(證)'의 실질적 연구를 진행하면 한의학과 서양의학의 이론상 합치점을 찾을 수 있다.

3) 한약 연구를 강화하고 의약을 결합하면, 확실한 치료 효과를 얻을 수 있는 방제와 약물에 대한 메커니즘 연구와 유효 성분의 추출을 진행할 수 있다.

문헌소개

❶ 《素問遺篇·刺法論》: "五疫之至, 皆相染易, 無問大小, 病狀相似."

❷ 《諸病源候論》: "人感乖戾之氣而生病, 則病氣轉相染易, 乃至滅門."

❸ 《肘後備急方》: "傷寒·時行·瘟疫, 三名同一種耳."

❹ 《諸病源候論》: "時行病者是春時應暖而反寒, 夏時應熱而反冷, 秋時應涼而反熱, 冬時應寒而反溫, 非其時而有其氣, 是以一歲之中, 病無長少率相似者, 此則時行之氣也."

❺ 《素問·四氣調神大論》: "聖人不治已病治未病."

❻ 《素問·上古天眞論》: "虛邪賊風, 避之有時."

외상과 곤충 또는 동물에 물린 상처

개술

손상을 가져오는 물체가 인체에 작용하여 조직 파괴와 기능 부전이 일어나는 것을 외상이라고 일컫는다. 그 성질에 따라 다음과 같이 구분할 수 있다

1) 기계적 손상

2) 물리적 손상

3) 화학적 손상

4) 생물학적 손상

한의학은 생물학적 손상에 단지 곤충이나 동물에 물린 상처만 포함시켰으며, 그 이론과 실천도 양의에 부화뇌동하였다.

한의학은 생물학적 손상에 단지 곤충이나 동물에 물린 상처만 포함시켰으며, 그 이론과 실천도 양의에 부화뇌동하였다.

흔한 병증

1 기계적 손상

손상을 가져오는 물체가 외계 환경으로부터 오며, 대부분 싸움·전쟁·산업 재해·교통 사고와 자연 재해에 나타난다. 그것의 이환율·불구가 될 수 있는 비율·사망률이 모두 비교적 높다.

1) 손상을 가져오는 물체의 성질에 따라 다음과 같이 나눌 수 있다

(1) 날카로운 도구와 둔기의 타격,

(2) 폭발과 실물의 충격,

(3) 인체가 높은 곳에서 낮은 곳으로 떨어짐,

(4) 강력한 잡아당김과 내리누름. 기계력(機械力)의 성질·강도·작용 부위와 범위의 다름에 의하여 좌상·절상(切傷)·천공창(穿

孔創)과 자창(刺創)·열상(裂傷)·염좌·골절·탈구 등이 일어날 수 있다.

2) 손상 부위의 피부와 점막이 온전한지 아닌지에 따라 다음과 같이 나눌 수 있다

(1) 폐합성(閉合性) 손상(closed wound): 손상 부위의 피부와 점막이 여전히 온전함을 유지하고 있지만 심층 조직 또는 장기에 심각한 손상이 나타난다. 흔한 병증에 좌상이 있다. 육중하고 무딘 외력에 의하여 일어나며, 상처 부위에 청색증·반상출혈·붓고 아픈 증세가 나타난다. 만약 장기에 손상이 발생하면 객혈·토혈·혈뇨·쇼크(예컨대 간장 파열·비장 파열)가 나타날 수 있다. 염좌: 관절 인대·힘줄과 관절낭이 손상되는 것이다. 관절의 과도한 굴신·회전과 이동에 의하여 일어나며, 국부 피부에 청색증과 종창이 생기고 활동에 제한을 받는다. 제압상(擠壓傷)(crush injury): 대체로 건물 붕괴·지진·교통 사고 등에서 무거운 물체가 장시간 인체를 내리눌러 광범한 근육 조직이 손상된 데서 볼 수 있으며, 마이오글로빈뇨증·과칼륨혈증과 급성 신부전이 나타난다.

(2) 개방성(開放性) 손상(open injury): 외상 부위의 피부·점막이 파괴되며, 흔히 외출혈과 이차감염이 나타난다. 흔한 병증에 다음과 같은 것들이 있다. 찰과상·절상·열상·자상(刺傷)과 시탈상(撕脫傷)(avulsed wound). 흔히 출혈과다로 인하여 안색이 창백함·머리가 아찔하고 눈이 침침함 또는 맥박이 세미(細微)한 등의 허탈(虛脫)·쇼크 징후와 증상이 일어난다.

❷ 물리적 손상

손상을 가져오는 물체가 화상과 동상에서 온다.

1) 화상

화염·뜨거운 김·뜨거운 물·몹시 뜨거운 고체 등의 열에너지에 의하여 일어나는 손상으로, 피부에 국한될 뿐만 아니라 근육·골격에까지 미치며, 범위가 광범한 경우에는 쇼크·감염을 초래하여 생명을 위협한다.

한의학의 화상에 대한 구분(양의와 같음)은 제1도 홍반, 제2도 수포, 제3도 괴사로 나눈다. 심한 경우에는 화독(火毒)이 오장 육부에 손상을

외상과 곤충 또는 동물에 물린 상처

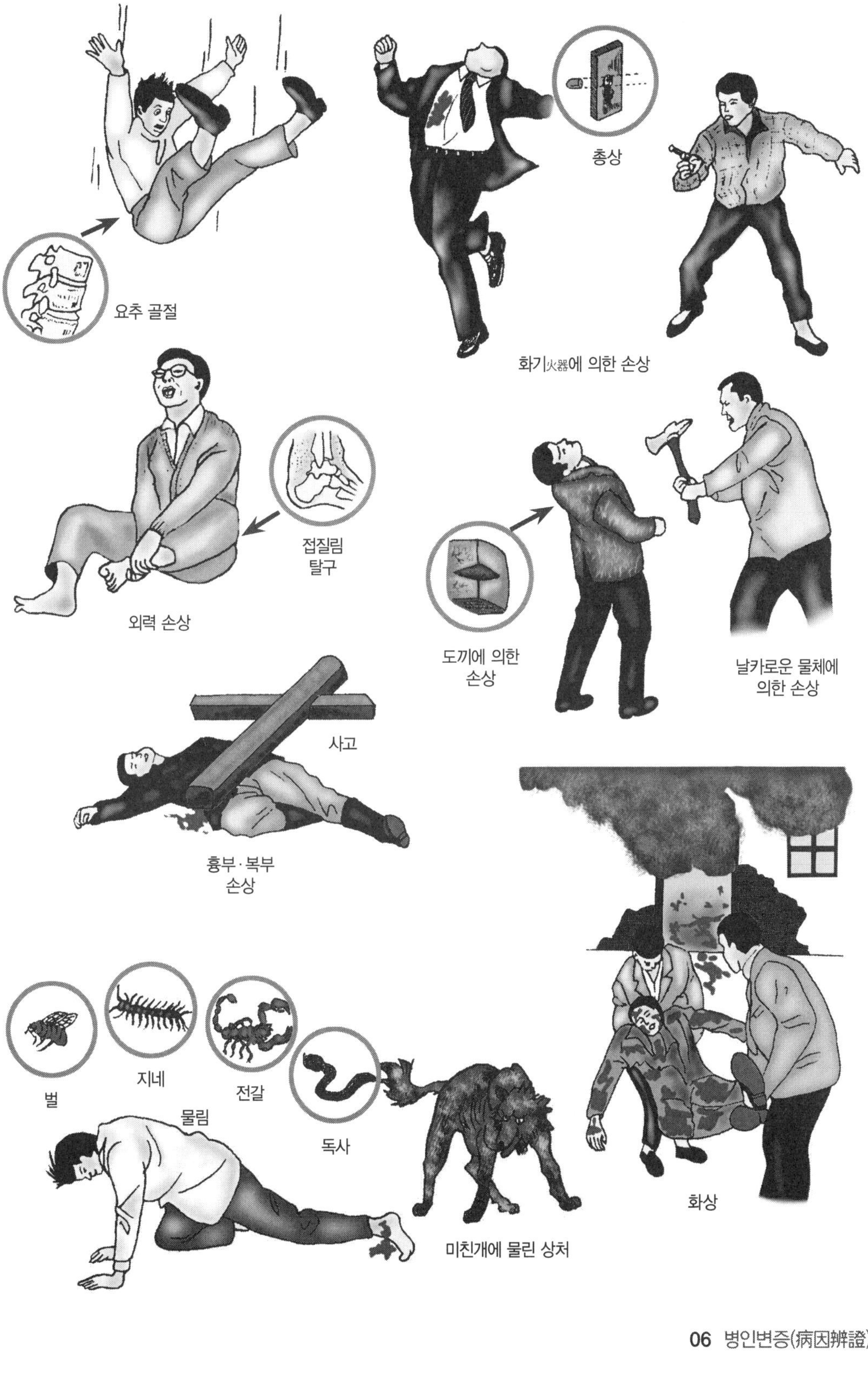

주어 초기에 불쾌감·구역질·맥박이 세삭(細數)하거나 잠복하여 끊어지려 함·팔다리가 차가움·핍뇨·요폐가 나타나는데, 곧 양의의 쇼크기이다. 후기에는 화독이 체내에 깊숙이 침범할 수 있으며, 고열·인사불성·섬망·복부팽만·몹시 심한 갈증·요량이 적고 붉음·이와 혀가 건조해지고 벗겨짐 심지어 비출혈 등 증상이 발생하는 데, 곧 임상에서 나타나는 이차감염과 급성 신부전이다.

2) 동상

손·발·귓불·코끝이 장기간 저온과 축축한 상태에 노출되면 조직이 얼게 되어, 언 부위에 반상출혈·종창·무감각·가렵고 아픔·수포·괴저 등이 나타난다.

3 생물학적 손상

한의학에서는 주로 곤충 또는 동물에 물린 상처를 가리킨다.

1) 뱀에게 물린 상처

동아시아에는 40여 종류의 독사가 있으며, 분포 지역도 광범하다. 흔히 볼 수 있는 독사에 살무사·죽엽청(竹葉靑)·은환사(銀環蛇)·오보사(五步蛇)·코브라·러셀살무사 등이 있다. 주로 두 가지 독소를 분비한다.

(1) 신경독: 가벼운 경우에는 쉰 목소리·혼동발음·유연(流涎)에 이어서 어지럼증·눈이 침침함·눈이 흐릿함·복시(複視)를 일으키며, 심한 경우에는 호흡·순환이 정지되면서 죽게 된다.

(2) 혈액독: 가벼운 경우에는 물린 자리가 빨갛게 붓고 화끈화끈 아프며, 빠르게 팔다리 또는 몸의 끝으로 퍼지게 되어 오래지 않아 피부에 포도색 반점·수포·혈포와 궤양화가 나타나며, 심한 경우에는 고열·신체위화감·황달·핍뇨·전신 출혈이 나타난다. 맨 마지막에는 쇼크·심부전·간성 혼수·급성 신부전으로 죽게 된다.

2) 미친개에 물린 상처

광견병에 걸리면 교창(咬創) 초기에는 특별한 증상이 없고, 다만 물린 자리가 쑤시고 아프거나 물린 자국이 없어진 후에 발병한다(10일 내지 1년 이상). 발병한 후에는 주로 흥분과 조증(mania)·물을 두려워하고 바람을 싫어함·인두근 경련과 진행성 마비가 나타난다. 병세의 발전이 매우 빠르며, 대부분 3~6일 안에 순환부전과 호흡부전으로 죽게 되는데 치사율이 거의 100%에 가깝다.

3) 지네에게 물린 상처

물린 데가 약간 붓고 몹시 아프며, 온몸이 무감각해지는 경우도 있다.

4) 벌에 쏘인 상처

일벌의 배 끝에 한 개의 침이 있는데 독선(毒腺)과 연결되어 있다. 독선은 독액을 분비할 수 있다. 벌에 쏘인 뒤 그곳이 몹시 아프고 빨갛게 부으며, 심한 경우에는 기절·두드러기가 나타날 수 있다. 또, 벌에 쏘여 죽었다는 보도도 있다.

5) 전갈에 물린 상처

전갈에 물려서 상처를 입은 뒤에 국부가 빨갛게 붓고 몹시 아프며, 어지럼증·두통·오심·구토·두드러기 등 증상이 나타날 수 있다.

담음(痰飮)

담(痰)과 음(飮)은 오장 육부의 기능 부전에 의한 두 가지 병적 산물이다.

그러나 동시에 또 병인이 되어 직접 또는 간접적으로 몇몇 오장 육부에 작용하여 각종 질병을 일으킨다.

원인은 결과를 낳고, 결과는 일정한 조건 하에서 또 원인으로 바뀐다. 이와 같이 원인과 결과가 서로 연관되고 서로 작용하여 이리저리 뒤섞여 엇갈리기 때문에, 진단하기 어렵거나 치료가 힘든 적잖은 병의 변증(辨證)은 흔히 痰과 관계가 있다.

담(痰)과 음(飮)은 모두 체액 대사의 국부 장애로 인하여 생기는 병적 산물로, 형태에 따라 유형과 무형 두 종류로 나눈다.

1) 유형의 담음은 눈으로 볼 수 있고 만질 수 있고 소리를 들을 수 있는 담(痰) 또는 음(飮)을 가리킨다. 농도에 따라 흐리고 걸쭉한 것을 담(痰), 맑고 묽은 것을 음(飮)이라고 하며, '담음'이라고 병칭한다.
2) 무형의 담음이란 일부 특별한 증상을 가리킨다. 예컨대 머리가 아찔하고 눈이 침침함·오심·구토·호흡곤란·심계항진·정신착란·인사불성·갑작스런 실신·의식불명 등을 한의에서는 모두 담음에 의하여 일어난다고 생각하였다. 이러한 병증을 만약 담음에 의거하여 치료하면 흔히 효력이 나타났다.

담음의 형성

담음은 인체의 체액이 응집하여 형성된 것으로, 폐·비장·신장 세 장기의 기화(氣化) 기능 부전 또는 삼초(三焦)의 수도(水道)가 장애를 일으켜 체액의 정상적인 산포(散布)와 배설에 영향을 주어 수습(水濕)이 정체되면서 형성된다.

1) 폐장에 외사(外邪)가 침입하여 폐가 기를 맑게 하고 아래로 내려가게 하는 기능을 상실하면 체액이 순조롭게 산포되지 못하고 정체되

담음

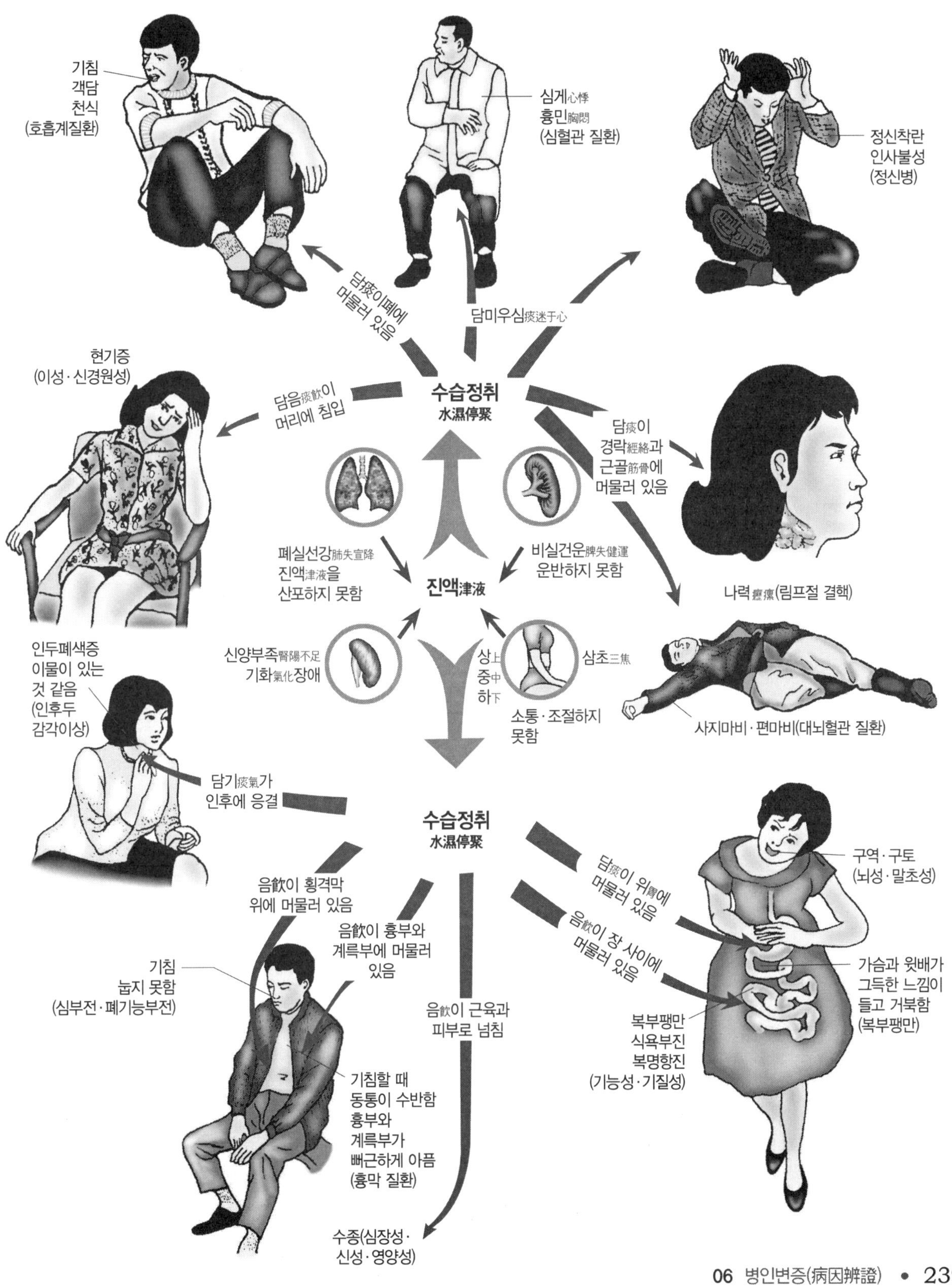
기침
객담
천식
(호흡계질환)
심계心悸
흉민胸悶
(심혈관 질환)
정신착란
인사불성
(정신병)
담痰이 폐에 머물러 있음
담미우심痰迷于心
현기증
(이성·신경원성)
담음痰飮이 머리에 침입
수습정취
水濕停聚
담痰이 경락經絡과 근골筋骨에 머물러 있음
폐실선강肺失宣降 진액津液을 산포하지 못함
비실건운脾失健運 운반하지 못함
진액津液
나력瘰癧(림프절 결핵)
신양부족腎陽不足 기화氣化장애
상上
중中
하下
삼초三焦
소통·조절하지 못함
사지마비·편마비(대뇌혈관 질환)
인두폐색증
이물이 있는
것 같음
(인후두
감각이상)
담기痰氣가 인후에 응결
수습정취
水濕停聚
담痰이 위胃에 머물러 있음
구역·구토
(뇌성·말초성)
음飮이 횡격막 위에 머물러 있음
음飮이 흉부와 계륵부에 머물러 있음
음飮이 장 사이에 머물러 있음
기침
눕지 못함
(심부전·폐기능부전)
가슴과 윗배가
그득한 느낌이
들고 거북함
(복부팽만)
음飮이 근육과 피부로 넘침
복부팽만
식욕부진
복명항진
(기능성·기질성)
기침할 때
동통이 수반함
흉부와
계륵부가
빼근하게 아픔
(흉막 질환)
수종(심장성·
신성·영양성)

어서 담음이 형성된다.

2) 비장에 병이 들거나 비장의 기능이 본래부터 허약하여 운반·변형 기능이 감퇴되면 체액이 정상적으로 산포되지 못하고 수습(水濕)이 정체되어서 담음이 형성된다.

3) 신장은 수액(水液)을 기체로 바꾸는 것을 맡아본다. 신양(腎陽)이 부족하면 기체로 변화시키는 기능에 이상이 생겨 수액(水液)이 기체로 바뀌지 못하고 정체되어서 담음이 형성된다.

4) 삼초(三焦)는 체액과 기(氣)가 운행하는 길이다. 만약 삼초의 수도(水道)를 소통시키는 기능이 장애가 되면 기와 체액이 정체되고, 기와 체액이 서로 뒤섞여 담음이 형성된다. 담음은 삼초의 각 부위에 정체되어 있는데 밖으로는 피부·근육과 관절에까지 미치며, 안으로는 오장 육부에까지 다다르고 이르지 않는 데가 없다. 상술한 인과관계로 인하여 각종 담음 병변이 형성된다.

담음병(痰飮病)의 범위와 증후 특징

담음으로 일어나는 임상 병증은 매우 많다. 특히 '痰'은 상당히 광범한데, 그것은 기도를 통해 객출되는 유형의 담을 가리킬 뿐만 아니라 또 일부 특별한 증상의 질병 속에 있는 것도 포괄한다.

그러므로 '많은 질환은 대부분 담으로 말미암는다'라는 견해가 있다. 담음은 정체된 부위의 다름에 따라 보통 다른 증상을 나타낸다.

1) 담이 폐에 머물러 있으면 기침·객담·천식(호흡계 질환·순환계 질환을 나타낸다)을 볼 수 있다.

2) 담이 심규(心竅)를 막으면 심계항진·가슴 답답함(심혈관 질환)·정신착란·인사불성(정신병)을 볼 수 있다.

3) 담이 경락(經絡)과 근골(筋骨)에 머물러 있으면 경부림프절결절과 피하결절(림프절결핵·피양낭포·건초낭포)과 사지마비 또는 편마비(뇌혈관발작)가 일어날 수 있다.

4) 담음(痰飮)이 치밀고 올라가서 머리에 침입하면 현기증(이성 현기증·신경원성 현기증)이 일어난다.

5) 담이 위(胃)에 머물러 있으면 구역과 구토를 볼 수 있다.

6) 담이 인후에 응결되어 있으면 인두폐색증을 일으킬 수 있는데 이물이 있는 것 같다(인후두 감각이상·신경증 증상).

7) 담음이 횡격막 위쪽에 머물러 있으면 흔히 해천(咳喘)·반듯이 눕지 못하는 증세를 볼 수 있다(심부전·폐기능부전).

8) 음(飮)이 흉부와 계륵부에 머물러 있으면 기침할 때 동통이 수반하고 흉부와 계륵부가 뻐근하게 아픈 증세를 볼 수 있다(흉막 질환).

9) 음(飮)이 근육과 피부로 넘치면 수종이 나타난다(심장성·신성·영양성 수종 등을 포괄한다).

10) 음(飮)이 장(腸) 사이에 머물러 있으면 복부팽만·식욕부진·복명항진·대변이 묽어지는 증세가 나타난다(장관의 기능성 질환 또는 기질성 질환).

흔한 담음 병증

❶ 흔한 담증(痰證)

1) 풍담(風痰): 뇌혈관발작과 대발작을 나타낸다.

2) 열담(熱痰): 기도와 폐의 세균감염을 나타낸다.

3) 한담(寒痰): 만성 기관지염·폐울혈을 나타낸다.

4) 담핵(痰核)과 나력(瘰癧): 림프절결핵·건초낭포를 나타낸다.

5) 히스테리구: 신경증을 나타낸다.

❷ 흔한 음증(飮證)

1) 현음(懸飮): 삼출성 흉막염을 나타낸다.

2) 일음(溢飮): 우심부전·신성 수종·영양성 수종을 나타낸다.

3) 지음(支飮): 폐울혈과 기도 질환·폐기능 부전을 나타낸다.

어혈(瘀血)

온몸의 혈액 운행이 순조롭지 못하거나 국부 혈액이 경맥(經脈) 내·기관 내에 정체하거나 경맥 밖으로 흘러나와서 조직간극에 모여 있는 것을 모두 어혈이라고 일컫는다.

어혈이 형성된 후에는 경맥이 막힐 수 있으며, 또는 경맥 밖에서 경맥을 압박하고 기혈(氣血)의 운행에 영향을 주어 오장 육부가 제대로 영양 공급을 받지 못하는 상태를 초래하여 기능부전이 나타나고, 많은 질병이 생긴다. 그러므로 어혈도 중요한 발병인자의 하나이다.

어혈의 형성

어혈의 형성을 아래의 원인에서 볼 수 있다.

1) 외상 출혈로 혈액이 혈관 밖으로 흘러나와서 체강 또는 조직간극에 몰려 있기 때문이다. 예컨대 혈산(血疝)(외상성 음낭혈종)·반상 출혈이다.

2) 기혈(氣血)이 정체하여 형성된다. 기는 혈액의 통솔자이므로 기가 운행하면 혈액도 정상적으로 순환하고, 기가 정체하면 혈액도 정체된다. 예를 들어 음기(陰氣)가 허약하고 심박동이 무력하면 혈액의 운행이 이 때문에 느려진다(예컨대 승모판 질환과 고혈압 때 좌심부전이 일어나면 폐울혈이 야기된다. 폐성심에 의하여 우심부전이 일어날 때 체순환충혈이 초래될 수 있다).

3) 한사(寒邪)가 혈관에 침입하여 혈액이 정체되어도 형성된다. 한사가 경맥에 침입하면 경맥이 오므라들고 연축된다(예컨대 쇼크성 폐렴 모세관 수축기).

4) 사열(邪熱)이 몹시 왕성하여 혈액이 역류하여도 어혈이 형성된다(예컨대 유행성 뇌척수막염·패혈증 등에 고열·피부와 점막에 점상출혈·반상출혈이 나타난다).

5) 사열(邪熱)이 몹시 왕성하면 진음(眞陰)과 혈액이 줄어들고, 혈액과 사열이 한데 엉기어 뭉쳐서 어혈이 형성된다(예컨대 백혈병·골

어혈

공통 특징

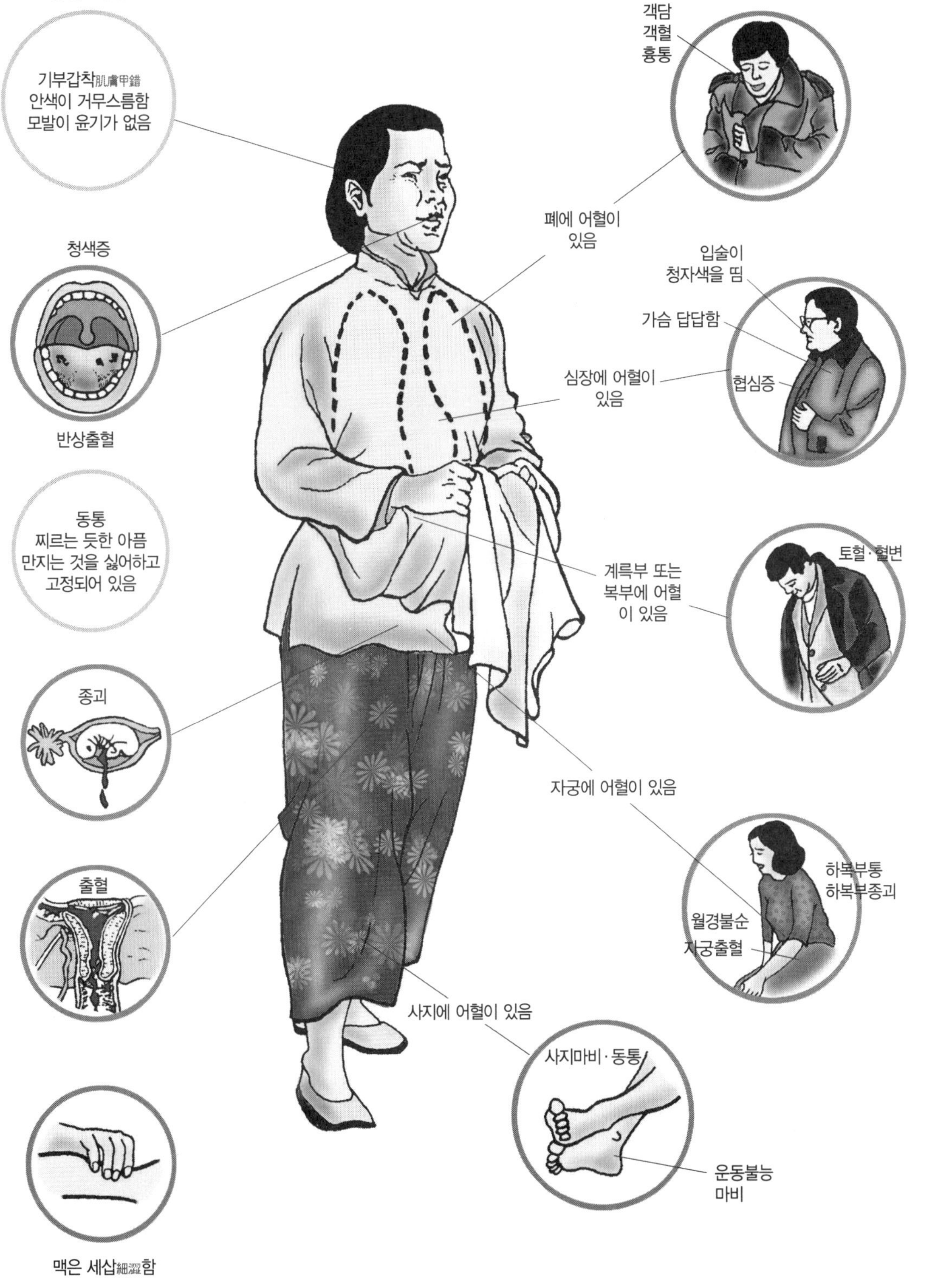
기부갑착肌膚甲錯
안색이 거무스름함
모발이 윤기가 없음
청색증
반상출혈
동통
찌르는 듯한 아픔
만지는 것을 싫어하고
고정되어 있음
종괴
출혈
맥은 세삽細澀함
객담
객혈
흉통
폐에 어혈이 있음
입술이 청자색을 띰
가슴 답답함
심장에 어혈이 있음
협심증
토혈·혈변
계륵부 또는 복부에 어혈이 있음
자궁에 어혈이 있음
하복부통
하복부종괴
월경불순
자궁출혈
사지에 어혈이 있음
사지마비·동통
운동불능
마비

수 무형성 발증·악성 망상증 때 고열·혈구 이상과 함께 다발성 출혈이 나타난다).

6) 간기(肝氣)가 정체하고, 간의 소설(疏泄) 기능에 장애가 있어도 어혈이 형성된다(중증 간염·간경변 때 간장의 프로트롬빈·피브리노겐 등 응고인자 합성이 감소한다). 비출혈·치은출혈·반상출혈이 나타난다.

어혈의 흔한 병증

어혈의 병증은 어혈이 정체되어 있는 부위의 다름에 따라 다른 증상이 발생한다.

1) 폐에 어혈이 있으면 객담·객혈·흉통을 볼 수 있으며, 대엽성 폐렴·폐농양·기관지확장증 이차감염·폐결핵·폐암·폐경색 등을 나타낸다.

2) 심장에 어혈이 있으면 입술이 청자색(青紫色)을 띠고 가슴이 답답하고 아픈 증세를 볼 수 있으며, 관상 동맥성 심장병·협심증·심근경색을 나타낸다.

3) 간에 어혈이 있으면 계륵부 동통·복부 종괴를 볼 수 있으며, 문맥성 간경변·괴사후성 간경변·주혈흡충성 간경변·원발성 담즙성 간경변·간암 등을 나타낸다.

4) 장위(腸胃)에 어혈이 있으면 토혈·혈변을 볼 수 있으며, 위십이지장궤양·위암·혈액담즙증·간경변·식도정맥류와 위저정맥류의 파열·복부알레르기성 자반병 등을 나타낸다.

5) 자궁에 어혈이 있으면 하복부통·월경불순·월경곤란·무월경·월경의 색이 검은 자줏빛이고 덩어리가 있거나 자궁출혈을 볼 수 있으며, 기능부전성 자궁출혈·무월경·월경곤란증·자궁근종·자궁경암·자궁체암·자궁내막증 등을 나타낸다.

6) 사지의 국부에 어혈이 있으면 사지마비·동통 또는 운동불능·마비 등을 볼 수 있으며, 중추신경계와 말초신경계의 염증·종양·출혈·색전증과 폐색성 혈전혈관염·레이노병 등을 나타낸다.

어혈 병증의 공통 특징

어혈 병증은 매우 많지만 임상 증상에 다음과 같은 공통적인 특징이 있다.

1) 어혈로 인하여 피부의 경맥이 영양공급을 제대로 받지 못하여, 환자의 피부가 건조하고 물고기 비늘처럼 갈라짐·안색이 거무스름해짐·모발에 윤기가 없음·맥박이 세삽(細澀) 또는 결대(結代)한 등 증세를 볼 수 있다.

2) 어혈이 경맥에 머물러 있으면 혈액순환이 장애가 되어(혈중 산화헤모글로빈은 낮아지고, 환원헤모글로빈 농도가 높아진다) 청색증을 볼 수 있다. 예컨대 입술과 손톱이 청자색을 띠고, 혀의 색깔이 암자색을 나타낸다. 혈액이 흘러나오는 혈관벽에서는 자색의 점상출혈을 볼 수 있다.

3) 어혈이 경맥을 막으면 기혈이 순조롭게 돌지 못하게 되고, 돌지 못하면 동통이 생기게 된다. 어혈이 일으키는 동통의 특징은 대개 콕콕 쑤시거나 찌르는 듯하며, 동통 부위가 고정되어 있고 동통 부위를 만지지 못하게 한다.

4) 종양을 복부와 사지 등에서 볼 수 있는데, 밀어도 움직이지 않고 누르면 동통이 더 심해진다. 외상에 의한 혈종·일부 병인에 의하여 일어나는 간비종대·충양돌기농양·자궁외임신의 파열에 의하여 형성된 종괴와 장염전·장중첩증 등에서 볼 수 있다.

5) 출혈이 있다. 어혈이 혈관을 막으면 혈류가 비정상적으로 되어 혈관 밖으로 혈액이 넘쳐흘러서 각종 어혈성 출혈이 일어나게 된다. 예컨대 객혈·토혈·혈뇨·혈변·비출혈·치은출혈·월경과다·산후의 오로과다이다.

6) 맥박이 세삽(細澀)하거나 결대(結代)하다.

07

팔강변증(八綱辨證)

표증(表證)과 이증(裏證)

팔강(八綱)은 한의 변증(辨證)의 여덟 가지 기본 강령이다.

《의학심오(醫學心悟)》에 말하였다. "병증을 총괄하면 한(寒)·열(熱)·허(虛)·실(實)·표(表)·리(裏)·음(陰)·양(陽) 여덟 글자뿐이다."❶ 음양(陰陽)·표리(表裏)·한열(寒熱)·허실(虛實)의 여덟 가지 기본 강령을 사진(四診)에 이용하여 수집한 병력·증상·신체적 징후 등 자료를 귀납·분석·종합해야 비로소 정확한 진단을 내릴 수 있다. 이 과정을 변증(辨證)이라고 한다.

표리(表裏)는 질환 부위의 깊이를 구분하고, 한열(寒熱)은 병증의 성질을 구별하고, 허실(虛實)은 정기(正氣)와 사기(邪氣)의 성쇠를 분별하고, 음양(陰陽)은 기타 여섯 가지 기본 강령을 총괄하는 벼리이다.

표(表)·열(熱)·실(實)은 양(陽)에 속하고, 이(裏)·한(寒)·허(虛)는 음(陰)에 속한다. 팔강 변증은 각종 변증의 기초이다. 아래에서 여덟 가지 기본 강령을 네 묶음으로 구분하고, 대비하여 설명하겠다.

표증(表證)

표증은 질환 부위가 피부·근육·경락의 얕은 곳에 있는 일종의 증후이다.

일반적으로 육음(六淫)의 사기(邪氣)가 피부·입과 코를 통해 인체에 침입하여 외감병(外感病)을 일으키는 초기 단계를 가리키며, 발병이 빠르고 병의 경과가 짧은 특징을 가지고 있다.

다음과 같은 증후를 나타낸다. 발열·오한·설태(舌苔)가 얇고 흰색을 띰·맥박이 부(浮)한 것을 위주로 하고, 보통 코 막힘·기침·두통·사지가 쑤시고 아픈 증세를 동반한다.

그 가운데 발열·오한·맥박이 부(浮)한 것은 표증의 특징으로, 여러 가지 열병에서 볼 수 있다. 예컨대 상기도감염과 인플루엔자·홍역·유행성 뇌염 등 질환의 초기이다. 표증에는 표열(表熱)과 표한(表寒)의 구분이 있다.

❶ 표열: 열사(熱邪)를 감수하는 것.

1) **주요 증후:** 발열, 오한, 발열이 심하고 오한은 가볍다, 땀이 나지 않거나 땀이 순조롭지 않다, 가벼운 갈증, 인두통, 목이 가렵다, 기침, 숨이 가쁘다, 혀끝이 붉다, 설태가 얇고 희거나 얇고 누렇다, 맥박은 부삭(浮數)하다.

2) **치료 참고:** 신량해표(辛凉解表). 약물을 예로 들면 국화(菊花)·박하(薄荷)·상엽(桑葉)·갈근(葛根)·우방(牛蒡)·연교(連翹)·길경(桔梗) 등이다.

❷ 표한: 한사(寒邪)를 감수하는 것.

1) **주요 증후:** 발열, 오한, 오한이 심하고 발열은 가볍다, 두통, 땀이 나지 않거나 땀이 적게 난다, 관절이 욱신욱신 쑤신다, 설태가 희다, 맥박은 부완(浮緩)하거나 부긴(浮緊)하다.

2) **치료 참고:** 신온해표(辛溫解表). 약물을 예로 들면 마황(麻黃)·계지(桂枝)·형개(荊芥)·방풍(防風)·행인(杏仁) 등이다.

팔강 변증 1

표증(양陽)

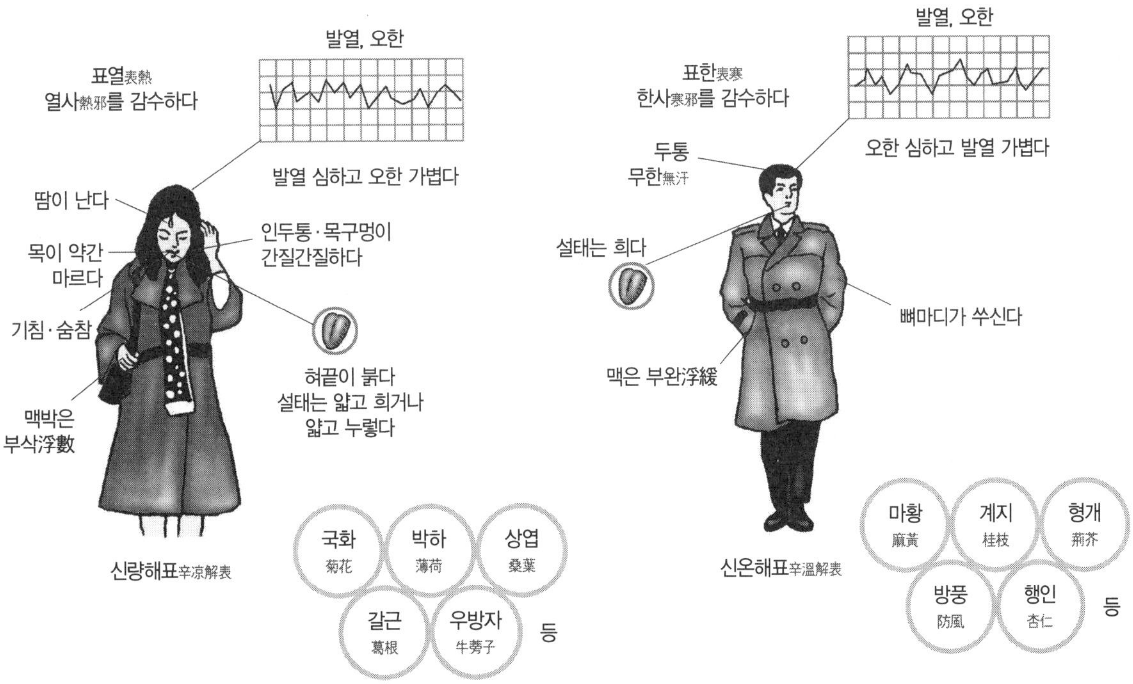

이증(음陰)

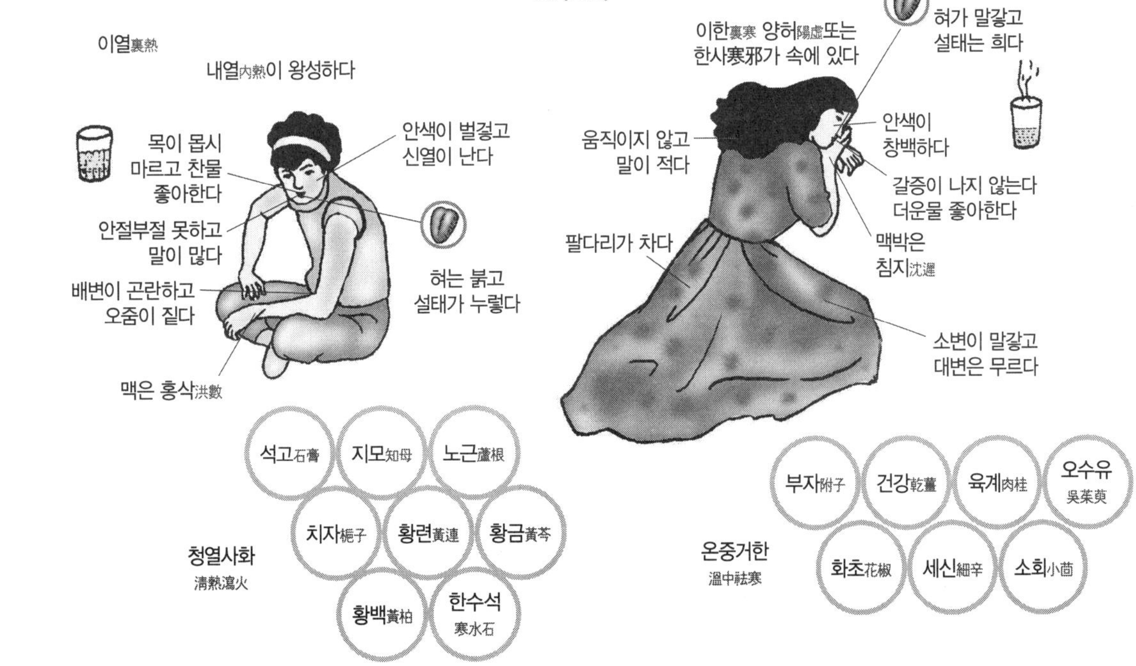

이증(裏證)

이증은 병사(病邪)가 표(表)에서 리(裏)로 들어가 오장 육부에 영향을 준 것을 가리킨다.

이때 표증은 이미 풀려 오한 증상은 없으나 고열 또는 조열(潮熱), 인사불성, 신체위화감, 갈증, 복부 팽만 또는 복통, 설사나 변비, 요량이 적고 색깔이 짙거나 배뇨곤란, 설태가 누렇다, 맥박이 침삭(沈數)한 등의 증세가 나타난다. 다른 방면으로 말하면 각종 내상 질환도 모두 이증이다. 예컨대 간장병의 현기·계륵부 동통, 심장병의 심계항진·정충(), 비장병의 복부 팽만·설사이다. 이증의 임상 증상은 다양하다.

한(寒)·열(熱)·허(虛)·실(實)의 구분이 있을 뿐만 아니라 오장 육부에 따라 다르다. 이증은 일반적으로 바람과 추위를 싫어하지 않고 맥박이 침(沈)하며, 혀의 색깔이 대부분 변하고 설태는 대개 노랗거나 검다.

열병의 중·후기와 내장 질환에서 볼 수 있는데, 예컨대 궤양병·만성 간염·만성 장염 등이다.

❶ 이열(裏熱): 내열(內熱)이 왕성한 것

1) **주요 증후:** 얼굴이 벌게지고 신열이 난다, 목이 몹시 마르고 찬물을 좋아한다, 안절부절못하고 말이 많다, 배변이 곤란하고 오줌 색깔이 짙다, 혀의 빛깔이 붉고 설태는 누르스름하다, 맥박은 홍삭(洪數)하거나 현삭(弦數)하고 힘있는 등이다.
2) **치료 참고:** 청열사화(淸熱瀉火). 약물을 예로 들면 석고(石膏)·지모(知母)·노근(蘆根)·치자(梔子)·황련(黃連)·황금(黃芩)·황백(黃柏)·한수석(寒水石) 등이다.

❷ 이한(裏寒): 양기(陽氣)가 부족하거나 한사(寒邪)가 속에 있는 것

1) **주요 증후:** 안색이 창백하다, 갈증이 나지 않거나 갈증이 난다, 더운 물을 좋아한다, 움직이지 않고 말을 거의 하지 않는다, 팔다리가 차다, 오줌이 맑고 대변은 묽다, 혀의 색깔이 엷고 설태는 희다, 맥박은 침지(沈遲)한 등이다.
2) **치료 참고:** 온중거한(溫中祛寒). 약물을 예로 들면 부자(附子)·건강(乾薑)·육계(肉桂)·오수유(吳茱萸)·화초(花椒)·세신(細辛)·소회(小茴) 등이다.

한증(寒證)과 열증(熱證)

열(寒)·증(熱)은 질병의 성질을 가리킨다.

《소문·음양응상대론(素問·陰陽應象大論)》에 말하기를 "양기(陽氣)가 비정상적으로 항진되면 열증(熱證)이 발생하고 음기(陰氣)가 과도하면 한증(寒證)이 발생한다."라고 하였다.

열(寒)·증(熱)을 분명히 판별하는 것은 실제로 음양의 성쇠를 판별하는 것이다. 무릇 한사(寒邪)에 의하여 일어나거나 양기가 부족하여 발생되는 기능감퇴는 음기가 과도해진 증상으로서 한증이며, 열사(熱邪)에 의하여 일어나거나 기타 병변에 의해 발생하는 기능항진은 양기가 과도해진 증상으로서 열증이다.

한증·열증을 분명히 구별하는 것은 임상에서 성질이 따뜻하고 더운 약 또는 성질이 차고 시원한 약을 사용할 것인지를 확정하는 중요한 근거이기 때문이다.

한증

한증은 한사(寒邪)를 받거나 오랜 내상질환(예를 들면 만성 기관지염·만성 설사·만성 신염 등 비장·폐·신장의 기능감퇴)에 의하여 양기가 손상되고 음사(陰邪)가 왕성해져서 나타나는 증상이다.

1) **주요 증후:** 추위를 싫어하고 따뜻한 것을 좋아함·발열은 없음·입안이 싱겁고 맛없는 느낌·갈증이 나지 않음·복통과 더운 물체로 문질러 주는 것을 좋아함·안색이 창백함·팔다리가 차갑고 몸을 웅크림·대변이 묽음·요량이 많고 맑음·혀의 색깔은 엷고 설태는 희끄무레하면서 반들반들함·맥박 상태는 침지(沈遲)하고 힘이 없음.
2) **치료 참고:** 성질이 따뜻한 것은 한사를 몰아낼 수 있으므로 성질이 따뜻하고 더운 약물을 사용한다. 예컨대 부자(附子)·건강(乾薑)·육계(肉桂)·오수유(吳茱萸)·호로파(胡蘆巴) 등이다.

열증

열증은 대부분 화열사(火熱邪)를 받거나(예를 들면 급성 편도염·폐렴·급성 폐농양 또는 외과감염) 또는 과격한 정서활동이 오랜 기간 억눌려 화(火)로 변하거나 무절제한 음식 섭취로 속에 열이 쌓여서(예를 들면 급성 위장염·세균성 이질 또는 아메바성 이질) 생긴다.

1) **주요 증후:** 고열·신체위화감(dysphoria)·섬망(delirium)·발한과다(hyperhidrosis)·갈증과 찬물 마시는 것을 더 좋아함·기침과 누르스름한 담(yellowish sputum)·숨이 찰 때 숨소리가 큼·복통과 누르는 것을 싫어함·요량이 적고 색이 짙음·배뇨시작열통(ardor urine)·변비·혀의 색이 붉음·설태는 누르스름하고 건조함·맥박상태는 삭(數)한 등의 증상.
2) **치료 참고:** 청열사화(淸熱瀉火). 일반적으로 성질이 시원하고 찬 약물을 사용하는데, 예를 들면 석고(石膏)·지모(知母)·황금(黃芩)·은화(銀花)·대청엽(大靑葉)·대황(大黃)·황련(黃連)·황백(黃柏)·판람근(板藍根)·산치(山梔)·포공영(蒲公英)·연교(連翹).

한증과 열증의 감별

한증과 열증을 판별할 때 반드시 구체적인 병세에 근거하여 전면적으로 분석해야지 어느 한 증상에만 매달려 판단해서는 안 된다.

주요한 근거는 다음과 같다. 오한과 오열(aversion to heat)·갈증과 갈감결여(adipsia)·안색의 조홍(flushing)과 창백·팔다리의 차가움과 화끈거림 및 대소변·설태(tongue coating)·맥박상태(pulse condition)를 종합하여 판단해야 비로소 정확한 결론을 얻을 수 있다.

	오한과 오열	갈증과 갈감결여	안색	사지	소변	대변	설태	맥박상태
한증(寒證)	더위 싫어하고 추위 좋아함	입안 싱겁고 갈증 느끼지 않음	창백함	팔다리 차가움	요량 많고 맑음	대변 묽음	혀의 색 엷고 설태 흰색	맥 침지(沈遲)함
열증(熱證)	더위 싫어하고 추위 좋아함	갈증과 마시는 것 몹시 바람	붉어짐	팔다리 화끈거림	요량이 적고 색 짙음	변비	혀의 색 붉고 설태 누르스름함	맥 삭활(數滑)함

팔강 변증 2

한증寒證(음陰)

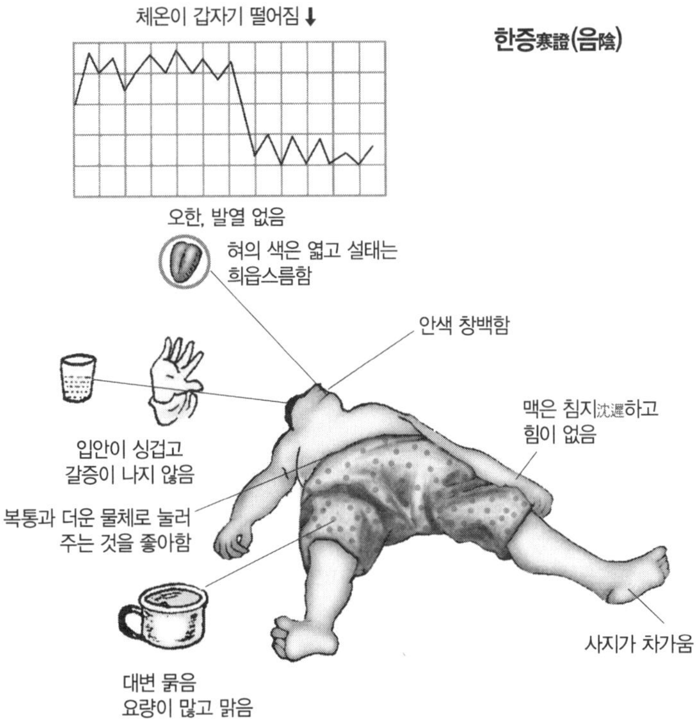

병인: 한사에 감수됨, 오랜 내상질환

병기病機: ↓ 양기陽氣손상됨 ↓ 음사陰邪(한사寒邪) 과도해짐

치료방법: 성질이 따뜻한 약물은 한사를 몰아냄
성질이 따뜻하고 더운 약물 사용함
예를 들면

부자, 건강, 육계, 오수유, 호로파 등

열증熱證(양陽)

병인:

- 화열사火熱邪에 감수됨
- 과격한 정서 활동이 오랜 기간 억눌려 화火로 변함
- 무절제한 음식 섭취로 열이 속에 쌓임
- 과도한 성생활로 음정陰精이 고갈됨

병기病機: 음정의 부족으로 양기의 활동이 비정상적으로 항진됨

치료방법: 청열사화淸熱瀉火

성질이 시원하고 찬 약물을 사용함

예를 들면:

석고, 지모, 황금, 은화, 대청엽, 대황, 황련, 황백, 판람근, 산치, 포공영, 연교

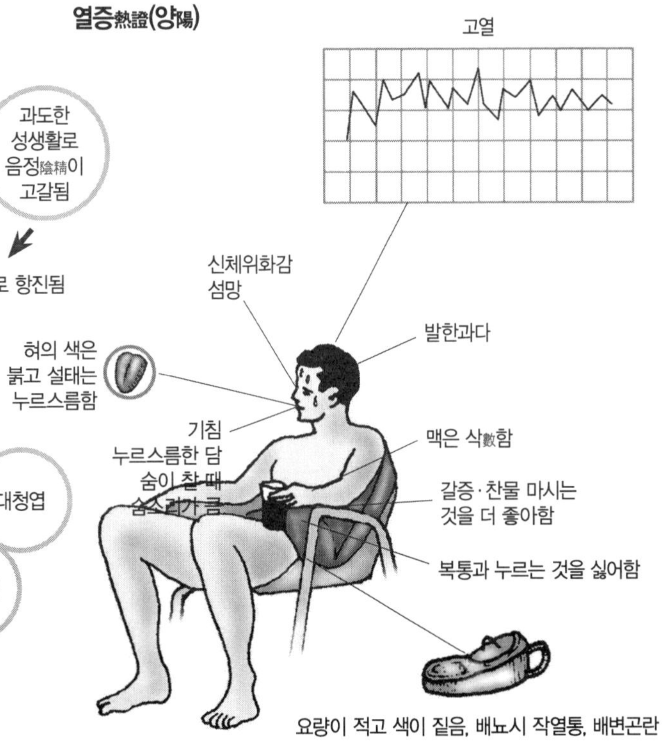

한증과 열증은 인체의 온몸에서 반응할 수 있을 뿐만 아니라 국부에서 반응할 수도 있다. 예컨대 열사가 위쪽 부분에 있으면 흔히 두통·결막충혈·목구멍이 붓고 아픔·목마름·찬물 마시는 것을 더 좋아하는 증상이 나타난다. 열사가 아래쪽 부분에 있으면 흔히 배변곤란·배뇨시작열통·배뇨통(urodynia)이 나타난다.

한사가 위에 있으면 흔히 소화불량·은은한 상복부통(epigastralgia)·타액분비과다(salivation)가 나타나며, 한사가 아래에 있으면 다리가 차가움·대변이 묽음·요량이 많고 맑은 증상이 나타난다.

국부의 한증과 열증은 단독으로 출현할 수도 있고 또 뒤섞여 나타날 수도 있는데, 예를 들면 상열하한(上熱下寒)과 상한하열(上寒下熱)이다. 이것은 인체의 각 국부 기관이 동일한 발병인자에 대하여 각기 다른 반응을 생성시키는 것과 관계 있으며, 한열착잡(寒熱錯雜)을 형성한다.

이따금 표한이열(表寒裏熱)(한증은 표(表)에서, 열증은 이(裏)에서 표현됨) 또는 표열이한(表熱裏寒)의 한열착잡 증상이 나타난다. 혹은 여러 가지 가성 증후군(pseudosyndrome)이 나타나는데, 예컨대 열증에 한성(寒性) 증후군이 나타나거나 한증에 열성(熱性) 증후군이 나타나며, 진열가한(眞熱假寒) 또는 진한가열(眞寒假熱)의 한열착잡 증상이 나타나므로 진지하고 꼼꼼하게 진단해야 한다.

문헌소개

❶ 《素問·陰陽應象大論》: "陽勝則熱, 陰勝則寒。"

허증(虛證)과 실증(實證)

허(虛)·실(實)은 정기(正氣)와 사기(邪氣)(pathogenic factor)의 성쇠를 가리킨다.

虛는 인체의 정기(병과 싸우는 능력)가 부족한 것을 가리키고, 實은 사기(발병인자)가 과도한 것을 가리킨다. '정기'와 '사기'의 성쇠는 상호 관련되는데, 예컨대 정기가 충분하면 사기를 구축할 수 있고 사기가 과도하면 정기가 소모된다.

따라서 허증과 실증의 상호 성쇠는 정기와 사기의 힘의 강약에 의해 결정된다. 허실을 판별하는 것은 임상 치료에서 부정(扶正) 또는 거사(祛邪)를 채용하는 근거이기 때문이다.

허증

허증은 흔히 중병·오랜 병을 앓고 난 뒤 신체가 허약해지고 정기가 부족해져서 생기며, 생리기능이 감퇴된 증상이 많이 나타난다.

예컨대 안색이 창백함·나른함·병적 여윔과 무기력·식욕부진과 저절로 땀이 많이 남·의기소침·움직이면 심장 고동이 빨라짐·혀의 색이 엷고 설태가 없음·맥박상태는 세약(細弱)하고 무력한 등인데, 여러 가지 만성 질환에서 볼 수 있다.

예컨대 만성 기관지염·폐결핵·폐성심(cor pulmonale)·내장하수증(splanchnoptosis)·간경변과 각종 원인의 빈혈 및 열병 후기(예컨대 상한(傷寒)·출혈열의 회복기)이다. 허증에는 또한 음허(陰虛)(허열虛熱)·양허(陽虛)(허한虛寒)·기허(氣虛)·혈허(血虛) 및 오장허(五臟虛)의 구분이 있는데, 그 임상증상이 똑같지 않고 대략적으로 설명하기도 어렵다. 그러므로 여기에서는 기허와 혈허만 설명하겠다.

❶ 기허(氣虛)

1) **주요 증후:** 나른함, 움직이기만 하면 저절로 땀이 남, 안색이 안 좋음, 목소리가 낮음, 숨이 가쁨, 또는 식욕부진, 또는 식후에 상복부가 팽창해짐, 항문탈출, 설태는 희읍스름함, 맥박상태는 약(弱)하거나 허대(虛大)함.

2) **치료 참고:** 원기를 북돋운다. 약물을 예로 들면 황기(黃芪)·당삼(黨參)·백출(白朮)·감초(甘草)이다.

❷ 혈허(血虛)

1) **주요 증후:** 안색이 창백함, 입술이 창백함, 손톱이 백지장 같음, 심계항진, 어지럼증, 팔다리가 저림, 혀의 색깔은 엷고 설태가 없음, 맥박상태는 규()하거나 침세(沈細)함.

2) **치료 참고:** 혈액을 자양한다. 약물을 예로 들면 당귀(當歸)·숙지(熟地)·아교(阿膠)·백작(白芍) 등이다.

실증

실증은 대부분 질환 초기에 발생하며 병세가 비교적 나쁘다.

과도한 발병인자에 의한 유기체의 기능항진과 대사항진 및 일부 기질적 병변에 의하여 나타나는 병증이다.

그 증상은 다음과 같다. 형체가 매우 튼튼함, 흥분성, 목소리가 크고 숨이 찰 때 숨소리가 큼, 상복부가 팽창해짐, 아프며 누르는 것을 싫어함, 또는 복부종괴(abdominal mass), 변비, 설태는 비교적 두꺼움, 맥박상태는 크고 힘이 있는 등이다.

여러 가지 열병(예컨대 대엽성 폐렴·흉막염)과 종양·위확장(gastrectasis)·장염전(volvulus)·난소낭포(oophoritic cyst)·월경곤란(dysmenorrhea) 등에서 볼 수 있다.

실증은 또한 寒·熱로 나누어진다. 예컨대 폐농양에 발열·갈증·호흡곤란과 기침·흉통(pectoralgia)·과다한 농성 담(purulent sputum)·혀가 붉고 설태는 누르스름하고 두꺼움·맥박상태가 힘있는 것은 이열실증(裏熱實證)이며, 장염전에 발작성 복부산통(colicky pain)·전전반측과 앓는 소리·안색이 창백하고 팔다리가 차가움·설태는 희끄무

팔강 변증 3

허증虛證(음陰)

기허氣虛

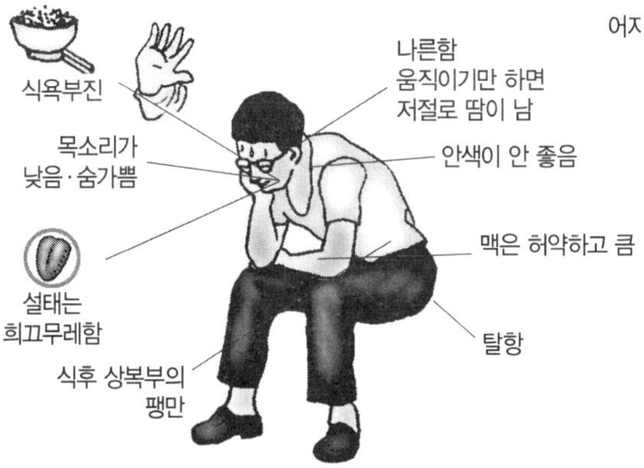

보기 補氣: 황기 · 당삼 · 백출 · 감초

혈허血虛

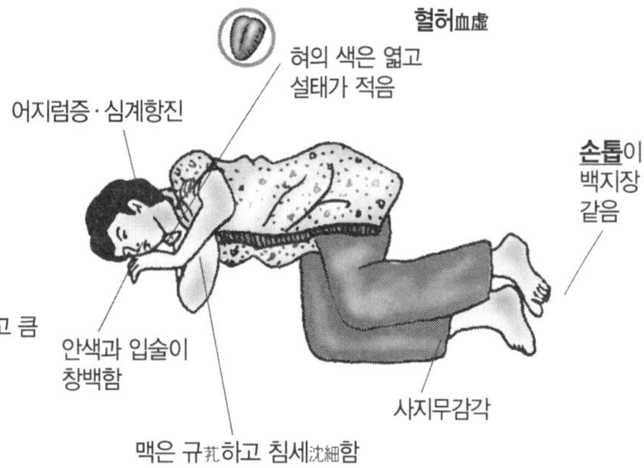

양혈 養血: 당귀 · 숙지 · 아교 · 백작

실증實證(양陽)

기체氣滞

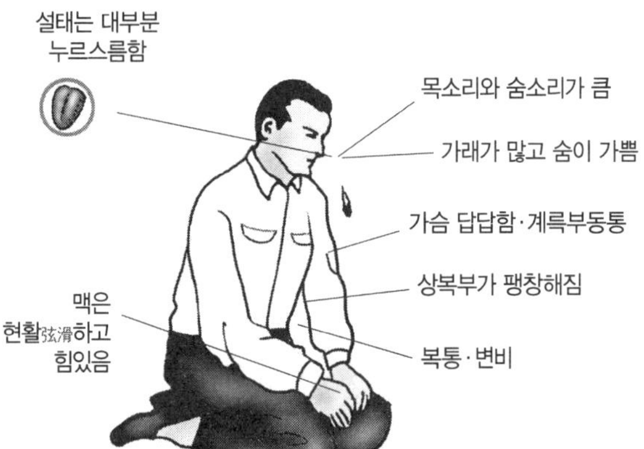

행기도체 行氣導滯: 울금 · 지실 · 반하 · 후박 · 귤홍 · 소자

혈허血瘀

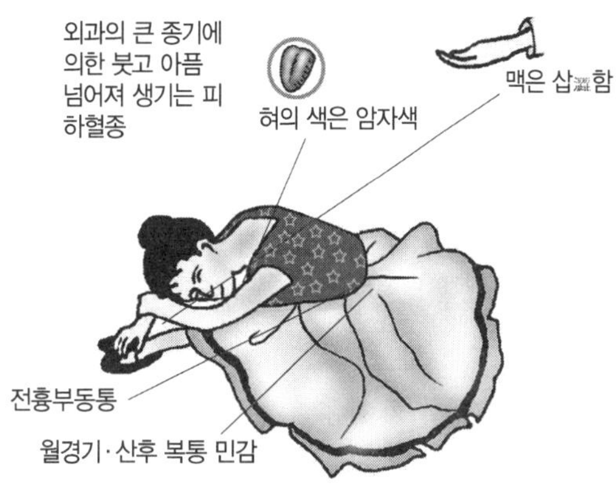

활혈거어 活血祛瘀: 도인 · 홍화 · 적작 · 당귀 · 단삼 · 포황 · 오령지 · 천궁

레하고 두꺼움·맥박상태가 침긴(沈緊)하고 힘있는 것은 아한실증(裏寒實證)에 속한다.

아래에서 기체(氣滯)와 혈어(血瘀)를 설명하겠다.

❶ 기체(氣滯)

1) **주요 증후:** 목소리가 크고 숨이 찰 때 숨소리가 큼, 가슴 답답함, 계륵부동통, 가래가 많고 숨이 가쁨, 상복부가 팽만함, 복통과 변비, 설태는 대부분 누르스름함, 맥박상태는 弦滑하고 힘있음.

2) **치료 참고:** 행기도체(行氣導滯)한다. 약물을 예로 들면 울금(鬱金)·지실(枳實)·반하(半夏)·후박(厚朴)·귤홍(橘紅)·소자(蘇子) 등.

❷ 혈어(血瘀)

1) **주요 증후:** 외과적인 큰 종기에 의한 붓고 아픔, 넘어져 생기는 피하혈종 및 전흉부동통(precordialgia), 월경기·산후 복통 민감, 얼굴과 입술이 칙칙함, 혀의 색은 암자색, 맥박상태는 삽()한 등이다.

2) **치료 참고:** 혈액순환을 촉진하여 어혈을 없앤다. 약물을 예로 들면 도인(桃仁)·홍화(紅花)·적작(赤芍)·당귀(當歸)·단삼(丹參)·포황(蒲黃)·오령지(五靈脂)·천궁(川芎) 등이다. 허증·실증을 판별할 때 주로 환자 형체의 강약, 정신의 좋고 나쁨, 목소리와 숨소리의 강약, 동통 부위의 민감 여부, 그리고 설태·맥박상태 등을 본다.

음증(陰證)과 양증(陽證)

음양(陰陽)은 병증의 종류를 개괄하는 한 쌍의 강령으로 그것을 운용하여 크게는 온 병세를 개괄할 수 있고, 적게는 한 가지 증상을 분석하는 데 사용할 수 있다. 음양은 또 팔강변증의 벼리로서, 그것은 다른 여섯 가지 기본 강령을 개괄한다.

곧 이증(裏證)·한증(寒證)·허증(虛證)은 음증에 속하고, 표증(表證)·열증(熱證)·실증(實證)은 양증에 속한다. 또한 인체의 음액(陰液) 부족과 양기(陽氣) 부족의 증상을 포괄한다.

임상에서 팔강변증을 응용하는 일반적인 순서는 다음과 같다. 맨 먼저 표(表)·리(裏)를 판별함(병변 부위를 찾아냄) ⇒ 그리고 나서 한(寒)·열(熱)·허(虛)·실(實)을 분별함(병변의 성질과 정기와 사기의 성쇠를 분명히 밝힘) ⇒ 맨 나중에 음·양으로 다시 한번 총괄한다.

음증과 양증

❶ 음증

체내 양기(陽氣) 부족과 한사(寒邪) 정체의 병변과 증상을 가리키는데, 곧 허증(虛證)·한증(寒證) 표현이다.

1) **주요 증후:** 의기소침, 안색이 창백하고 어두움, 사지가 따뜻하지 않음, 눕기를 좋아하고 몸을 웅크림, 숨이 가쁘고 무기력함, 말소리가 낮고 미약함, 가만히 있기를 좋아함, 갈증이 없거나 더운물 마시는 것을 더 좋아함, 복통과 눌러 주는 것을 좋아함, 대변이 묽음, 요량이 많고 맑음, 혀가 말랑말랑하고 빛깔이 엷음, 설태는 반들반들함, 맥박상태는 대부분 침지(沈遲)하고 세약(細弱)함. 그리고 외과감염(surgical infection)에서의 충혈되지 않음·붓지 않음·화끈거리지 않음·아프지 않음 혹은 옴폭 들어감.
2) **치료 참고:** 음증은 한증·허증·이증을 포괄하기 때문에 치료에 있어서도 각각 산한(散寒)·보허(補虛)·화리(和裏) 등의 약물을 사용해야 한다.

2 양증

체내에 열사(熱邪)가 과도하고 양기가 비정상적으로 항진된 병변과 증상을 가리키는 데, 곧 실증(實證)·열증(熱證) 표현이다.

1) **주요 증후:** 정신흥분과도(hyperphrenia), 얼굴이 붉어짐, 발열이 나고 팔다리가 따뜻함, 눕기를 좋아하고 몸을 쭉 폄, 숨소리가 크고 말이 많음, 말소리가 크고 움직이기를 좋아함, 갈증과 찬물 마시기를 더 좋아함, 복통과 누르는 것을 싫어함, 변비, 요량이 적고 색이 짙음, 혀는 진홍색, 설태는 누르스름하고 건조함, 맥박상태는 대부분 홍삭(洪數)하고 힘있음. 그리고 외과감염에서의 충혈·부어오름·화끈거림·동통.
2) **치료 참고:** 양증은 열증·실증과 표증을 포괄하기 때문에 치료에 있어서도 각각 청열(清熱)·사하(瀉下)·해표(解表) 등의 약물을 써야 한다.

음허(陰虛)와 양허(陽虛)

음허는 음액(陰液)이 부족한 것을 가리킨다.

'음액이 부족하면 내열증(內熱證)이 생긴다'는 것은 흔히 허열(虛熱)을 두고 하는 말이다. 양허는 양기가 부족한 것을 가리키며, 양기가 부족하면 한증(寒證)이 생긴다는 것은 보통 허한(虛寒)을 두고 하는 말이다. 이 두 가지 허증(虛證) 감별은 아래 표와 같다.

음허와 양허와 오장육부는 나누려야 나눌 수 없다. 왜냐하면 각기 다른 오장육부의 음허·양허는 또한 일정한 증상을 반영하기 때문이다(臟腑辨證을 보라).

유형	임상증상	혀의 상태	맥박상태
음허	오후에 조열(tidal fever)이 남, 양 뺨이 붉어짐, 손·열이 나는 느낌이 듦, 가슴이 답답함, 불면, 식은땀, 인후건조증과 목마름, 요량이 적고 색이 누르스름함, 변비(교감신경기능이 과도해진 표현)	혀가 붉고 설태가 적음	세삭(細數)함
양허	추위를 싫어함, 안색이 어두움, 피로하고 무기력함, 자한, 갈감결여(adipsia), 요량이 많고 맑음, 대변이 묽음(부교감 신경기능이 과도해진 표현)	혀의 색이 옅고 설태는 희끄무레함	약(弱)함

팔강 변증 4

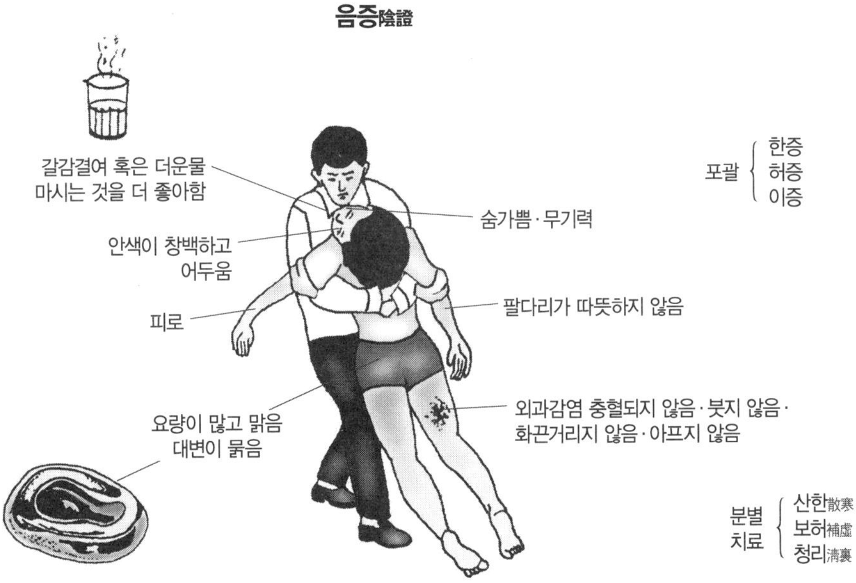

음증陰證
갈감결여 혹은 더운물
마시는 것을 더 좋아함
숨가쁨·무기력
안색이 창백하고
어두움
팔다리가 따뜻하지 않음
피로
외과감염 충혈되지 않음·붓지 않음·
화끈거리지 않음·아프지 않음
요량이 많고 맑음
대변이 묽음
포괄
한증
허증
이증
분별
치료
산한散寒
보허補虛
청리淸裏

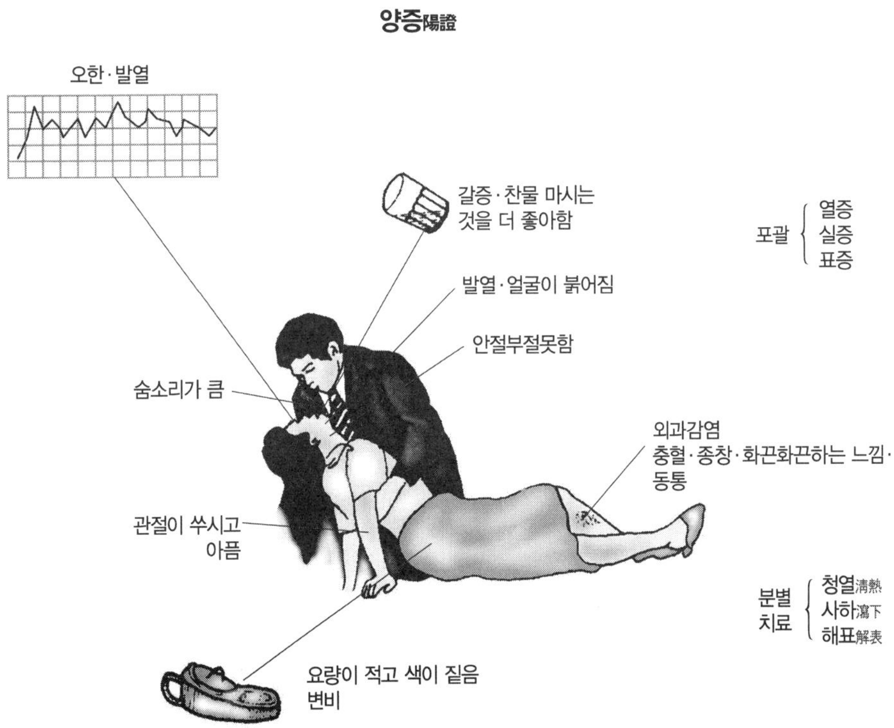

양증陽證
오한·발열
갈증·찬물 마시는
것을 더 좋아함
포괄
열증
실증
표증
발열·얼굴이 붉어짐
안절부절못함
숨소리가 큼
외과감염
충혈·종창·화끈화끈하는 느낌·
동통
관절이 쑤시고
아픔
분별
치료
청열淸熱
사하瀉下
해표解表
요량이 적고 색이 짙음
변비

유형	임상증상	혀의 상태	맥박상태	양의 증상과 기전
망음 (열쇼크)	땀이 끈적끈적함, 숨이 가쁨, 더위를 싫어함, 손발이 따뜻함, 안절부절못함, 찬물 마시는것을 더 좋아함 혹은 안색이 붉어짐	혀가 붉고 건조함	세삭(細數)하고 힘없음	세삭(細數)함
망양 (냉쇼크)	땀이 차고 구슬처럼 방울방울 맺힘, 호흡이 미약함, 추위를 싫어함, 사지가 차가움, 의기소침, 안색이 창백함, 더운물 마시는 것을 더 좋아함	혀의 색이 엷고 촉촉함	맥이 미(微)하여 끊어지려 함	약(弱)함

망음(亡陰)·망양(亡陽)

망음(亡陰)·망양증(亡陽證)은 질환 과정 중의 위중한 증상이다.

망음은 체액이 대량으로 소모되어 나타나는 병변과 증상이기 때문이다. 곧, 현대의학의 열쇼크(熱shock) 증상이다. 망양은 체내의 양기가 심하게 소모되어 나타나는 병변과 증상을 가리킨다. 곧, 현대의학의 냉쇼크(冷shock) 증상이다. 이 둘의 감별은 위의 표와 같다.

08

기혈진액변증(氣血津液辨證)

기혈진액변증은 중요한 여섯 가지 한의 진단의 하나로, 주로 기(氣)·혈(血)·진액(津液)의 병변 분석을 통하여 그것이 반영하는 각기 다른 증상을 진단하는 것이다. 기혈진액은 오장 육부 활동의 산물일 뿐만 아니라 오장 육부의 기능 활동의 물질적 기초이다.

그러므로 오장 육부에 병변이 발생하면 기혈진액의 변화에 영향을 줄 수 있다. 이와 반대로 기혈진액의 병변은 반드시 오장 육부의 기능에 영향을 준다.

기병(氣病)의 진단

한의학에서의 '기(氣)'는 일반적으로 온갖 무형의 물질을 가리킨다.

한의학에서의 '기(氣)'는 일반적으로 온갖 무형의 물질을 가리킨다. 예컨대 외인성 발병인자인 육음(六淫)과 그 밖의 발병인자를 사기(邪氣)라 하고 음식물 속의 영양성분을 곡기(穀氣)라고 하며, 위장관에서 생성되는 가스를 방기(放氣)라고 하는 등등인데, 이것들은 모두 여기에서 토론할 내용이 아니다.

여기에서 말하는 '기'는 주로 인체 생명 활동의 동력(예컨대 원기元氣·진기眞氣)과 오장 육부의 기능 활동(종기宗氣·영기營氣·위기衛氣·신기腎氣·간기肝氣)을 가리킨다. 기의 병변(pathologic change)은 매우 많은

데, 보통 기허(氣虛)·기함(氣陷)·기체(氣滯)·기역(氣逆) 네 가지로 개괄할 수 있다.

기허증(氣虛證)

> 한의에서는 그 병기(病機)를 주로 원기(元氣) 부족으로 오장 육부의 기능이 감퇴되어 일어나는 것으로 보았다.

기허증은 온몸 오장 육부의 기능이 감퇴되어 나타나는 증상이다.

흔히 늙고 쇠약함·만성 질환과 급성 질환 중증 회복기에 볼 수 있으며, 한의에서는 그 병기(病機·pathogenesis)를 주로 원기(元氣) 부족으로 오장 육부의 기능이 감퇴되어 일어나는 것으로 보았다. 현대 의학에서는 신경체온조절 기능이 노화 또는 발병인자에 손상되어 감퇴된 것에 상당한다.

1) **주요 증후:** 머리가 아찔하고 눈이 침침함, 무기력, 게으름, 저절로 땀이 많이 남, 움직일 때 모든 증상이 더 심해짐, 혀의 색은 엷고 맥박 형상은 허(虛)하고 힘없음.
2) **치료 참고:** 원기를 북돋운다. 방제를 예로 들면 사군자탕(四君子湯)이다.

기함증(氣陷證)

> 한의에서는 기허(氣虛)로 기능이 감퇴되어 끌어올리는 기능이 약해진 것을 주요한 특징으로 한다고 생각하였다.

기함은 보통 기허증의 하나로, 한의에서는 기허(氣虛)로 기능이 감퇴되어 끌어올리는 기능이 약해진 것을 주요한 특징으로 한다고 생각하였다. 내장하수, 예컨대 위하수·자궁하수와 항문하수증을 주요 증상으로 한다. 현대 의학에서는 선천성 발육부전, 예컨대 위벽 근육·골반강 근육의 연약·이완 또는 인대의 과도한 연장·복막반사(peritoneal reflection)의 과도한 저하·천골 만곡의 과도한 신전과 복강신경 혹은 골반강 근육의 손상에 의해 발생한다고 생각하였다.

1) **주요 증후:** 머리가 아찔하고 눈이 침침함, 나른함, 복부에 처진 느낌과 징건한 느낌이 있음, 그리고 위하수·자궁하수·항문하수증이 있음, 혀의 색은 엷고 설태는 희끄무레함, 맥박 형상은 약(弱)함.
2) **치료 참고:** 익기제승(益氣提升)한다. 방제를 예로 들면 보중익기탕(補中益氣湯)이다.

기병의 진단

기허(氣虛)

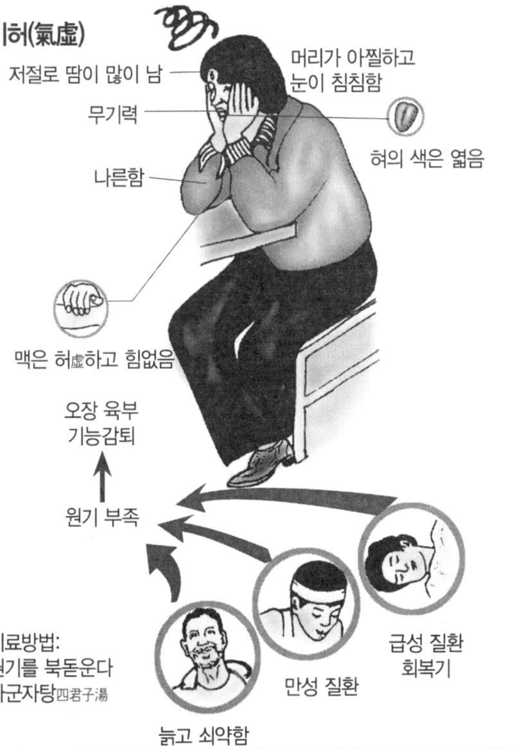

치료방법:
원기를 북돋운다
사군자탕四君子湯

기함(氣陷)

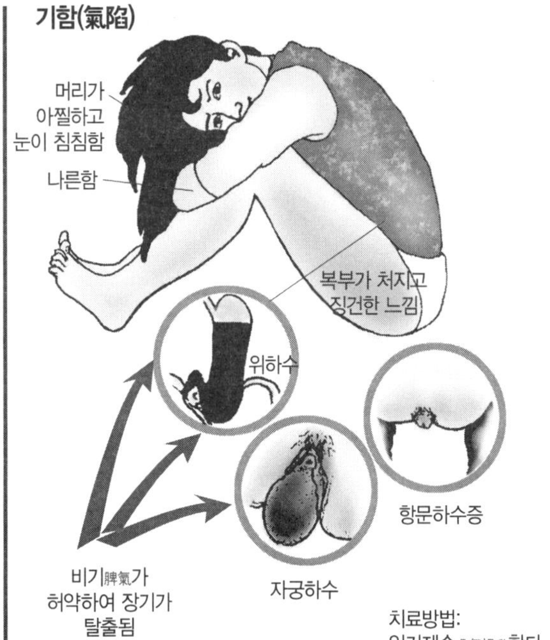

치료방법:
익기제승益氣提升한다
보중익기탕補中益氣湯

기체(氣滯)

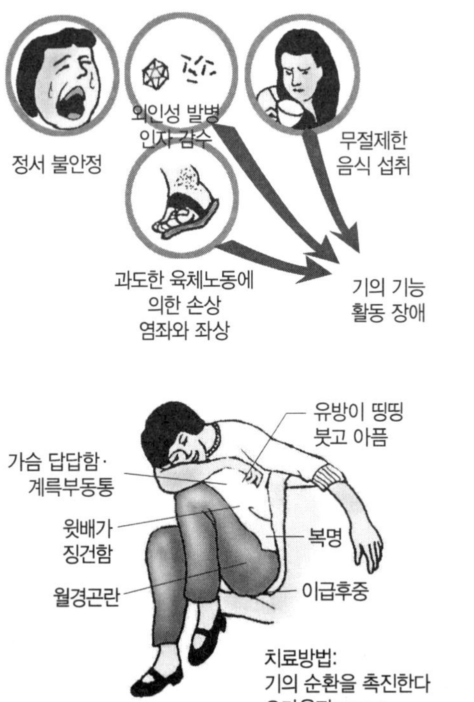

치료방법:
기의 순환을 촉진한다
오마음자五磨飮子·
금령자산金鈴子散

기역(氣逆)

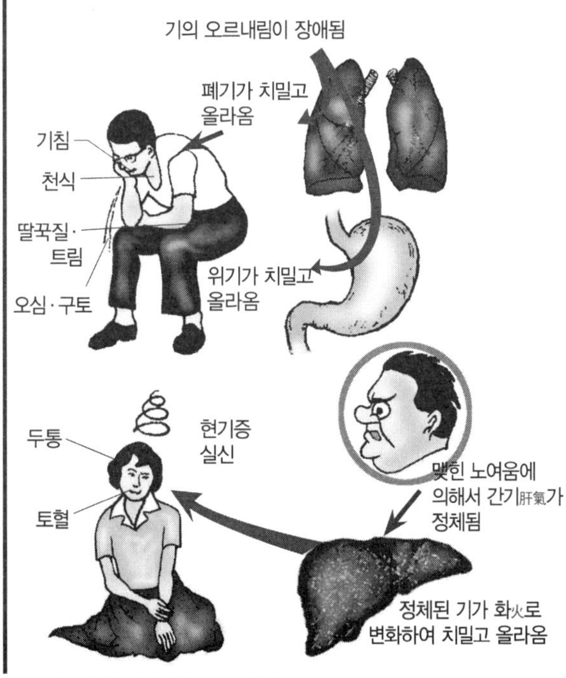

치료방법: 강기진역降氣鎭逆한다.
소자강기탕蘇子降氣湯·선복대자탕旋覆代赭湯

기체증(氣滯證)

기체증은 인체의 어느 한 부분 혹은 어느 한 오장 육부의 기의 기능 활동에 이상이 생기고 운행이 순조롭지 못하여 나타나는 증상이다.

한의에서는 기체(氣滯)를 보통 정신적 인자(psychic factor)·무절제한 음식 섭취·외인성 발병인자(exogenous pathogenic factors)의 감수 혹은 과도한 육체노동에 의한 손상·염좌와 좌상 등 인자에 의하여 기의 기능 활동에 장애가 발생한다고 생각하였다.

한의에서는 기체(氣滯)를 보통 정신적 인자(psychic factor)·무절제한 음식 섭취·외인성 발병인자(exogenous pathogenic factors)의 감수 혹은 과도한 육체노동에 의한 손상·염좌와 좌상 등 인자에 의하여 기의 기능 활동에 장애가 발생한다고 생각하였다.

정체된 부위의 다름에 따라 나타나는 증상 또한 다르다. 예컨대 정신적 인자·한형(寒邪) 감수 또는 무절제한 음식 섭취에 의하여 일어나는 장경련 등에서는 산통(colic)·복명(borborygmus)이 비정상적으로 항진되는 증상이 나타나며, 이질균·아메바 등 외인성 발병인자에 의하여 발생하는 이질에서는 또 복통·복명·이급후중 증상이 나타나며, 혈액과 자궁내막 속의 프로스타글란딘(prostaglandin) F2가 높아져 일어나는 월경곤란 또는 복통·복부팽창은 모두 기체에 넣을 수 있다.

1) **주요 증후:** 답답하고 징건함, 동통.
2) **치료 참고:** 기를 잘 돌게 한다. 방제를 예로 들면 오마음자(五磨飮子)·금령자산(金鈴子散) 등이다.

기역증(氣逆證)

기역은 기의 오르내림이 비정상적으로 되고 치밀고 올라오는 것을 가리킨다.

일반적으로 폐기(肺氣)와 위기(胃氣)가 치밀고 올라오는 것과 간기(肝氣)의 상승이 과도한 것, 간화(肝火)가 치밀고 올라와 생기는 것을 가리킨다.

대부분 외인성 발병인자의 감수 혹은 담습(痰濕)의 정체에(기관지·폐肺 감염을 가리킴) 의하여 폐기(肺氣)가 아래로 내려가지 못하게 되며, 혹은 위에 한음(寒飮)·소화되지 않은 음식물의 정체에 의하여 기의 기능 활동이 비정상적으로 되거나(예컨대 유문폐색) 외인성 발병인자가 위에 침범하여 위기가 아래로 내려가지 못하게 되며(예컨대 위장염), 맺힌 노여움에 의해서(정신적 인자) 간기(肝氣)가 정체되고 정체된 기가 火로 변화하여 치밀고 올라온다.

1) **주요 증후:** 폐기가 치밀고 올라오면 기침, 천식이 나타난다. 위기가 치밀고 올라오면 딸꾹질, 트림, 구역, 구토가 나타난다. 간기의 상승이 과도하면 두통, 어지럼증, 실신, 토혈이 나타난다.

2) **치료 참고:** 강기(降氣)·진역(鎭逆)한다. 방제를 예로 들면 소자강기탕(蘇子降氣湯)·선복대자탕(旋覆代赭湯)이다.

혈병(血病)의 진단

혈(血)의 병증은 아주 흔하며, 임상에서는 주로 혈허(血虛)·혈열(血熱)·혈어(血瘀) 세 가지가 있다.

혈허증(血虛證)

한의학에서는 혈허의 병인에 대하여 다음의 세 가지로 개괄하였다.

혈허는 체내 혈분(血分 · blood system)의 부족으로 오장 육부 · 경맥을 자양하지 못하여 나타나는 증상을 가리킨다.

한의학에서는 혈허의 병인에 대하여 다음의 세 가지로 개괄하였다.

1) 출혈과다

2) 비위헐약(脾胃虛弱)

3) 음혈(陰血)이 은연중에 소모됨

혈허를 현대 의학에서는 빈혈이라고 부르며, 그 병인 분류는 한의와 약속이나 한 듯이 똑같이 세 종류로 분류한다.

a. 출혈성 빈혈(hemorrhagic anemia): 임상에서는 각종 원인의 급성·만성 출혈에서 볼 수 있다. 예컨대 외상·폐결핵에 의한 객혈·궤양 질환에 의한 토혈·간경변·식도정맥류와 위저정맥류 파열에 의한 출혈·자궁외임신·월경과다와 치질에 의한 출혈 등이다.

b. 조혈이상성 빈혈: 조혈 원료의 부족에 의하여 일어날 수 있다. 예컨대 철결핍성 빈혈(irondeficiency anemia)·거대적아구성 빈혈(당연히 '비위허약'과 관계 있음)과 골수의 조혈기능 장애이다.

c. 용혈성 빈혈(hemolytic anemia): 적혈구에 내재하는 결함 혹은 적혈구 외부에 존재하는 용혈소(hemolysin)에 의하여 적혈구 수명이 단축된다. 곧, 이른바 '음혈이 은연중에 소모되어' 빈혈을 조성하는 것이다.

(1) 주요 증후: 안색이 창백 또는 헬쑥함, 입술이 희끄무레함, 머리가 아찔하고 눈이 침침함, 심계항진, 숨가쁨, 사지무감각, 여성에게

혈병의 진단

혈허증血虛證

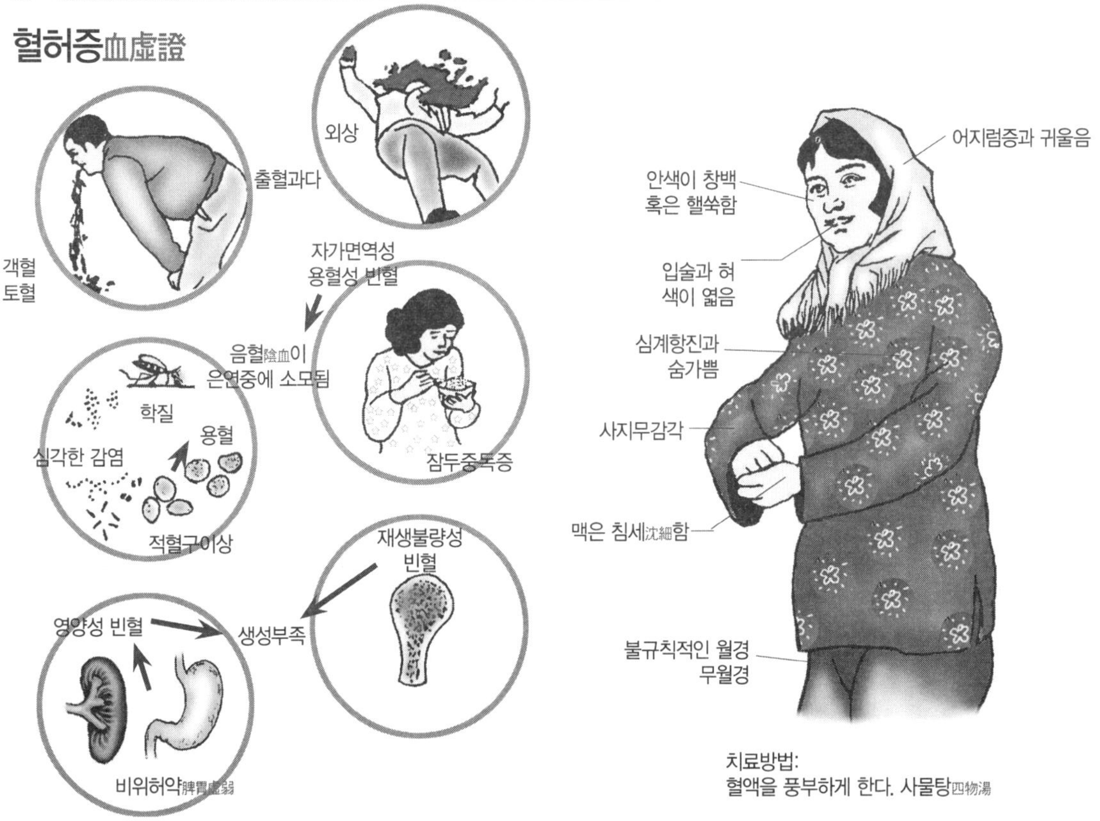

혈열증血熱證

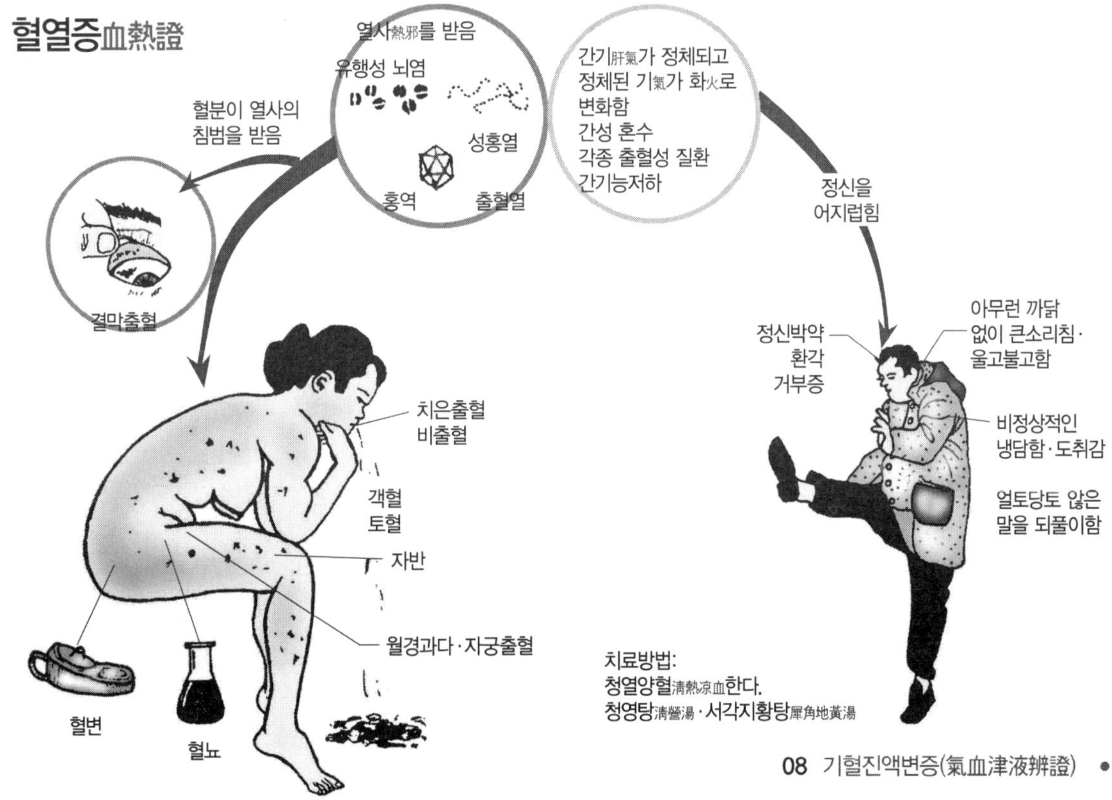

서는 월경량 감소·월경 주기를 벗어나거나 심지어 무월경, 혀의 색이 엷고 맥박 형상은 세(細)하고 힘이 없음.

(2) 치료 참고 : 혈액을 풍부하게 한다. 방제를 예로 들면 사물탕(四物湯)이다.

혈열증(血熱證)

혈열은 혈분에 열사(熱邪)가 있거나 열사가 혈분에 침범한 증상을 가리킨다. 한의학에서는 혈열증의 병인에 두 가지가 있다고 여겼다.

1) 열사의 감수

혈열(血熱)(bloodheat)이 과도하여 정신을 어지럽히면 신체위화감이 발생하며, 심하면 조증(mania)이 일어난다.

또는 혈분이 열사의 침입을 받으면 혈락(血絡·superficial venules)이 쉽게 손상되어 여러 가지 출혈 증상이 나타난다. 이른바 열사를 받는다는 것은 일반적으로 생물학적 병원체가 유기체에 침입한 것을 가리키며, 감염성 정신병(infective psychosis)을 일으킬 수 있다. 흔히 볼 수 있는 것을 예로 들면 인플루엔자·패혈증·급성 류머티스열·폐렴·장티푸스·뇌염 등에 나타나는 정신적 증상이다.

환자는 다른 정도의 발열, 착란상태, 안절부절못함을 나타내며 잠꼬대·착각·환각과 이에 상응하는 정서와 행동 이상을 나타낸다. 증상이 낮에는 비교적 가볍고(또 낮에는 정상인에 가까움) 밤에는 비교적 심하다.

이밖에 감염성 질환, 예컨대 유행성 뇌염·출혈열(hemorrhagic fever)·렙토스피라병(leptospirosis)·홍역·페스트(plague) 등 중증 환자에게서 패혈증·바이러스혈증(viremia)에 의하여 혈관벽이 손상되어 투과성·취약성 증가와 미만성 혈관내응고(DIC) 등의 병변이 일어나 피부와 점막의 반상출혈·객혈·토혈·치은출혈·비출혈·혈뇨·혈변과 월경과다 등 출혈 증상이 나타날 수 있다.

2) 간기(肝氣)가 정체되고 정체된 氣가 火로 변화함

임상에서는 각종 원인의 간질환에서 볼 수 있는데, 예컨대 주혈흡충성 간경변(schistosomial cirrhosis)·간염후성 간경변(posthepatitic cirrhosis)·중증 간염·간암·중독성 간염(toxipathic hepatitis)·장기간의 담관폐색에 의해 간기능이 심하게 손상되었을 때 마찬가지로 출혈 증상과 정신적 증상이 나타난다.

출혈의 원인은 간기능감퇴(hypohepatia)에 의해 프로트롬빈(prothrombin)·피브리노겐(fibrinogen)과, 그 밖의 응고인자(coagulation factors)의 합성이 영향을 받았기 때문이다. 흔히 볼 수 있는 것은 치은 출혈·비출혈·자반(purpura)과 위장관출혈이다.

정신적 증상(mental symptom)이 나타나는 원인은 비교적 복잡한데, 과암모니아혈증(hyperammonemia)·대사장애(metabolic disturbance)와 가성 신경전달물질(false neurotransmitter) 형성 등의 인자에 의해 대뇌의 기능 장애가 일어나 혼수 전기(precoma stage)에 성격 변화가 나타날 수 있다.

예컨대 비정상적인 도취감·우울·정신박약·낮에는 졸음이 오고 밤에는 흥분함·아무런 까닭 없이 큰소리침·엳토당토않은 말을 되풀이함, 그리고 착각·환각이 점차 발전하여 혼수(coma)·기면상태(lethargy)로 된다.

(1) **주요 증후:** 신체위화감(dysphoria), 혹은 조증, 목이 마르나 마시는 것을 좋아하지 않음, 발열, 밤에 더욱 심함, 맥박 형상은 세삭(細數)함, 혀는 새빨갛고 혹은 각종 출혈 증상이 나타남, 여성에게서는 월경전기에 양이 많음 등.

(2) **치료 참고:** 청열양혈(淸熱凉血)한다. 방제를 예로 들면 청영탕(淸營湯)·서각지황탕(犀角地黃湯)이다.

혈어증(血瘀證)

혈어(blood stasis) 병증은 이미 병인 변증 '어혈(瘀血·blood stasis)' 부분에서 논술하였기 때문에 여기에서는 되풀이하여 논술하지 않는다.

기혈동병(氣血同病)의 진단

기(氣)는 양(陽)이고 혈(血)은 음(陰)이다.

기와 혈은 음양이 서로 의존하는 관계에 있듯이 혈(혈액)은 수곡지기(水穀之氣)(음식의 영양물질)에서 생겨나고, 심혈(心血)(심장이 주관하는 혈액)의 운행은 심기(心氣)의 촉진과 혈어(肺氣)의 산포와 간기(肝氣)의 소통·조절에 의지하며, 기가 운행하면 혈액도 운행한다. 기체(氣滯)·기허(氣虛)는 보통 혈어(血瘀)를 일으킨다.

기는 혈액의 운행을 촉진할 수 있고 혈은 기를 실어 나를 수 있으며, 혈은 기의 근원이다. 기와 혈의 관계를 개괄하여 말하면 통일적인 총체(entirety)이다. 그러므로 기혈(氣血) 변화의 상호 영향을 임상에서 흔히 볼 수 있다.

기체혈어증(氣滯血瘀證)

기체혈어증은 기 운행의 정체로 인하여 혈액순환이 비정상적으로 되고 혈어(血瘀·blood stasis) 증후가 나타나는 것을 가리킨다.

곧 기체증(氣滯證)·혈어증(血瘀證)이 병존하는 것이며, 흉부·계륵부·복부가 팽창해지고 아플 뿐만 아니라 외상을 입은 경우에는 국부 근육과 관절이 아픈 기체(氣滯) 증후가 나타나며, 또 기의 정체로 혈액순환이 정체되어 혈어 증후도 나타난다.

혈어의 부위가 다르면 그 증후도 각기 다르지만(상세한 것은 병인변증病因辨證 '어혈瘀血' 부분을 보라) 공통적인 특징은 변하지 않는다.

예컨대 몸을 찌르는 것 같은 동통, 동통 부위를 누르는 것을 싫어함, 동통 부위가 고정되어 있음, 종괴(mass)가 만져짐, 출혈, 혀는 어두운 자줏빛이고 점상출혈(petechia)이 나타남, 그리고 치아노오제(cyanosis) 혹은 부어오름. 한의학에서는 기체혈어증의 원인에 두 가지가 있다.

기혈동병의 진단

기체혈어증氣滯血瘀證

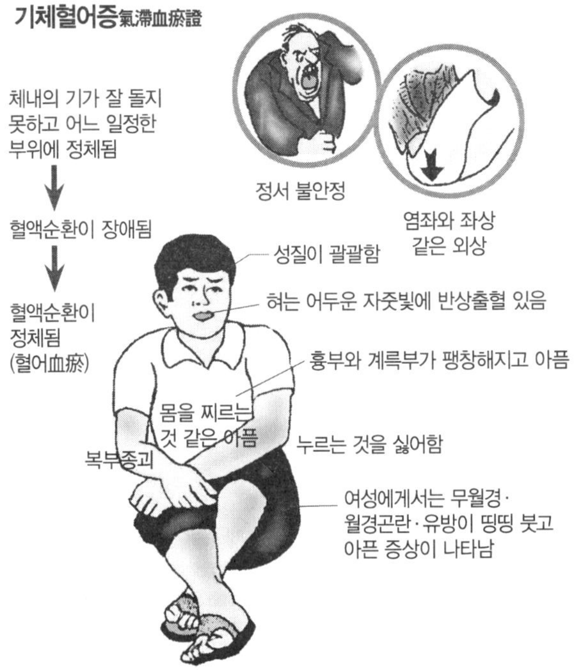

치료방법: 행기활혈行氣活血
소요산에 도인·홍화·소목·삼릉을 더 넣음

기허실혈증氣虛失血證

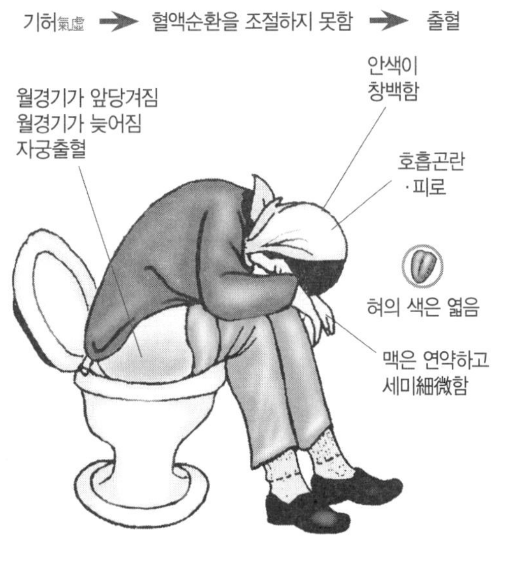

치료방법:
보기補氣·인혈귀경引血歸經·귀비탕歸脾湯

기혈양허증氣血兩虛證

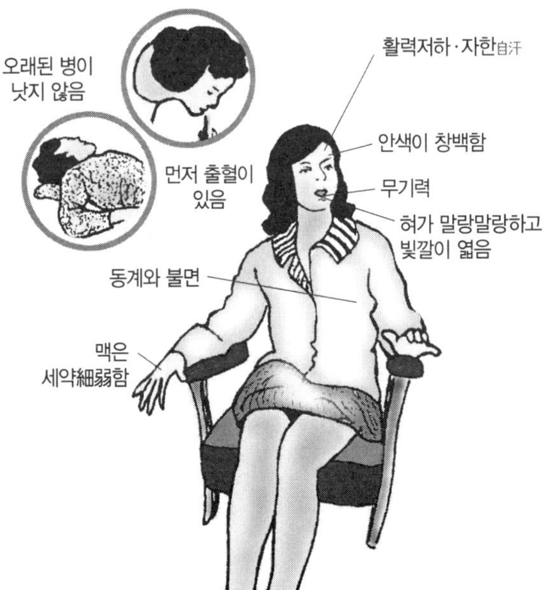

료방법: 기혈양보氣血兩補
진탕八珍湯·당귀보혈탕當歸補血湯

기수혈탈증氣隨血脫證

치료방법: 익기고탈益氣固脫
독삼탕獨參湯·삼부탕參附湯

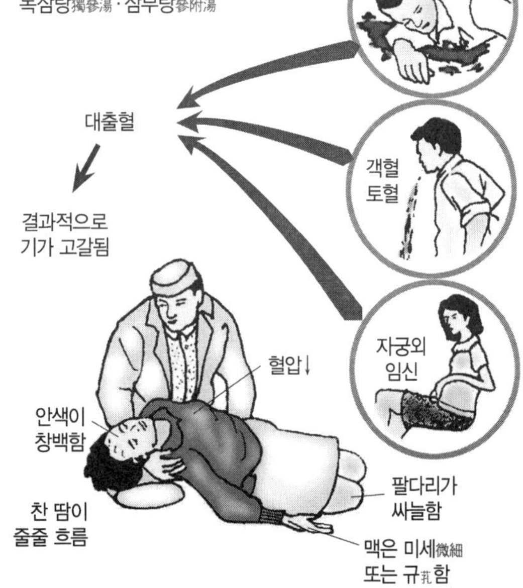

1) 염좌와 좌상 같은 외상

2) 정서 불안정으로 간의 기혈 운행을 소통하고 조절하는 기능이 장애됨.

(1) 주요 증후: 흉부·계륵부가 팽창해지고 아픔, 성질이 괄괄함, 아울러 복부종괴·몸을 찌르는 것 같은 동통·누르는 것을 싫어하는 증상이 수반됨, 혀는 어두운 자줏빛 혹은 반상출혈이 나타남 등. 여자에게서는 또한 월경곤란·무월경·자궁출혈 또는 월경불순과 유방이 띵띵 붓고 아픈 등의 증상을 볼 수 있다.

(2) 치료 참고: 행기활혈(行氣活血)한다. 방제를 예로 들면 소요산(逍遙散)에 도인(桃仁)·홍화(紅花)·소목(蘇木)·삼릉(三棱)을 더 넣는 등이다.

기허실혈증(氣虛失血證)

기허실혈증은 기의 부족으로 혈액을 조절하지 못하여 출혈 증상이 나타나는 것을 가리킨다.

기가 돌아야 혈액이 정상적으로 순환하는 데, 기가 부족하고 쇠약하면 혈액이 아래쪽으로 넘쳐흘러 여자에게서는 자궁출혈이 일어나게 된다. 이것을 기의 고갈에 의하여 출혈이 일어난다고 한다. 기허(氣虛)는 보통 오장의 기능이 저하된 것을 가리키며, 폐와 비장의 기능이 저하되는 것을 많이 볼 수 있다.

(1) 주요 증후: 객혈·토혈·여자에게서는 월경과다 혹은 연속월경(continuous menstruation) 등 출혈 증상이 나타남, 동시에 또한 호흡곤란·피로와 무기력·어지럼증과 자한(spontaneous perspiration)·목소리가 낮고 께느른함·안색이 창백함·혀의 색이 엷음·맥박이 연약하고 세미(細微)한 등의 기허(氣虛) 증상도 나타난다.

(2) 치료 참고: 보기(補氣)·인혈귀경(引血歸經)한다. 방제를 예로 들면 귀비탕(歸脾湯)이다.

기혈양허증(氣血兩虛證)

기혈양허증은 기허(氣虛)와 혈허(血虛)가 동시에 존재하는 증상을 가리키며, 그 원인은 다음의 세 가지가 있다.

1) 오래된 병이 낫지 않아 기혈이 모두 소모되어 일어난다. 만성 질환, 예컨대 만성 간염·재생불량성 빈혈 등에서 볼 수 있다.
2) 먼저 출혈이 있고 나서 기 또한 혈액의 유실에 따라 소모되는 것이다.
3) 먼저 기 부족으로 인하여 혈액 생성이 비정상적으로 되고 이어서 혈액 부족이 나타나는 것이다.
   (1) 주요 증후: 무기력과 자한, 안색이 창백하거나 핼쑥함, 피로, 동계와 불면증, 혀가 말랑말랑하고 빛깔이 엷음, 맥박 형상은 세약(細弱)한 등.
   (2) 치료 참고: 기와 혈액을 보충한다. 방제를 예로 들면 팔진탕(八珍湯) 또는 당귀보혈탕(當歸補血湯)이다.

기수혈탈증(氣隨血脫證)

기수혈탈증은 대량 출혈로 인하여 기가 고갈되는 증상을 가리키는데, 곧 현대 의학의 출혈성 쇼크(hemorrhagic shock)이다.

임상에서 볼 수 있는 경우는 다음과 같다.

1) 외상, 예컨대 개방성 두개대뇌손상(open craniocerebral injury)·외상성 간장파열(traumatic rupture of liver)·외상성 비장파열(traumatic rupture of spleen)과 개방골절(open fracture) 등.
2) 대량의 객혈·토혈: 예컨대 궤양질환에 의한 대출혈·식도정맥류와 위저정맥류 파열에 의한 출혈과 중증 폐결핵에 의한 대량 객혈.
3) 자궁외임신. 상술한 급성 출혈이 온몸 혈액량의 20%를 초과하면 곧바로 기수혈탈증이 나타날 수 있다.
   (1) 주요 증후: 안색이 창백 혹은 핼쑥함, 찬 땀이 줄줄 흐름, 팔다리가 차가움, 혈압이 내려감, 실신·맥박이 미세(微細) 또는 규(芤)한 등의 증후가 나타날 수 있음.
   (2) 치료 참고: 익기고탈(益氣固脫)한다. 방제를 예로 들면 독삼탕(獨參湯)·삼부탕(參附湯)이다.

진액병(津液病)의 진단

1. 진액(津液) 부족·흔한 담증(痰證)

체액의 병변은 매우 많은데, 체액 부족과 체내에 체액이 정체된 두 방면으로 나눌 수 있다.

체액 부족

체액이 부족한 것을 또 진휴(津虧)·진상(津傷)이라고도 부르며, 대부분 다음과 같은 원인에 의하여 일어난다.

1) 발한과다(hyperhidrosis)

인체는 매일 약 300~600ml씩 드러나지 않게 땀을 흘리는 데, 추운 계절에도 마찬가지다. 속옷과 속바지가 땀에 흠뻑 젖을 정도면 탈수는 약 1000ml쯤 되며, 땀방울이 뚝뚝 떨어질 정도면 1시간마다 약 3000ml씩 수분을 상실하게 된다. 무더운 환경에서 대량으로 발한하면 매일 약 14000ml가량 수분을 상실할 수 있다.

2) 격렬한 구토와 설사

3) 대량출혈(massive hemorrhage)

4) 다뇨(polyuria)

5) 열도(degree of heat)가 지나치게 높아도 체액이 소모된다.

(1) 주요 증후: 갈증과 인후건조증, 입술이 바싹 마르고 혀가 건조함, 피부건조증·피부탄력 상실, 변비, 요량이 감소하고 색이 짙음, 맥박 형상은 세삭(細數)함.

(2) 치료 참고: 체액을 보충한다. 방제를 예로 들면 증액탕(增液湯)이다.

진액병의 진단 1

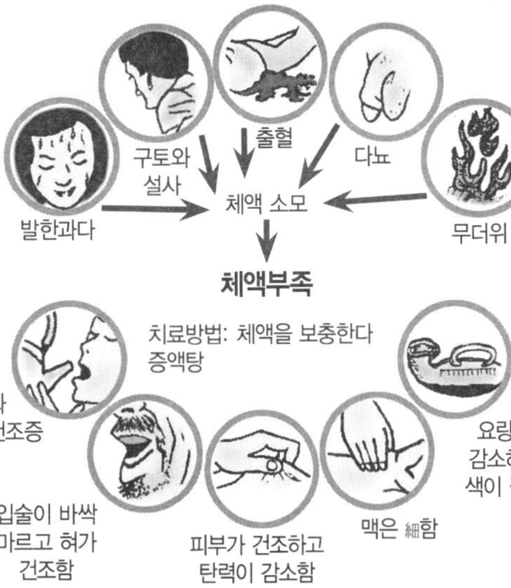

치료방법: 체액을 보충한다
증액탕

풍담風痰(담이 과도하면서 풍風이 동함)

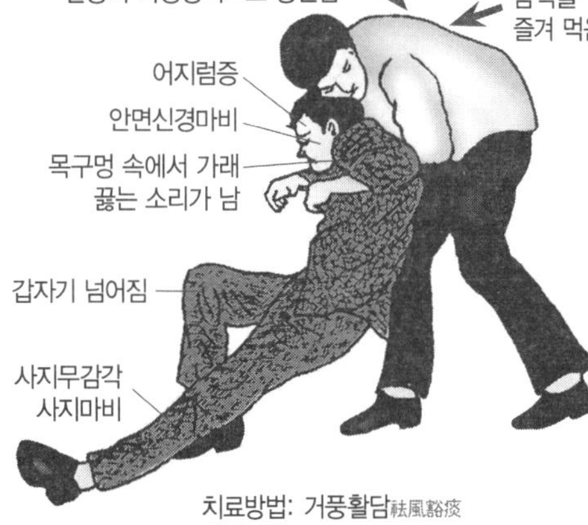

치료방법: 거풍활담祛風豁痰
대진교탕

열담熱痰(담과 열사熱邪가 서로 결합함)

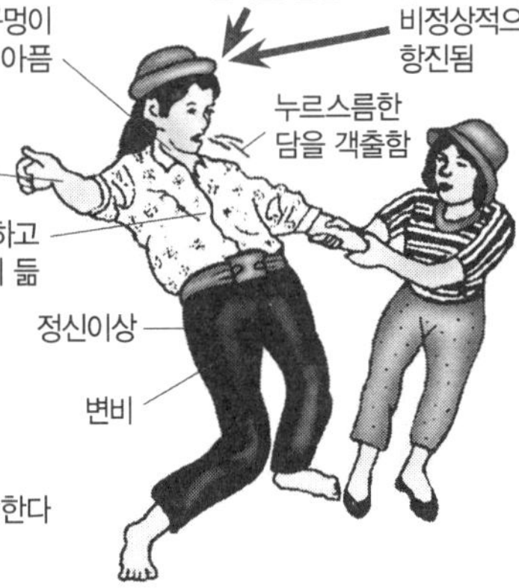

열사를 받음
양기의 활동이 비정상적으로 항진됨
목구멍이 붓고 아픔
누르스름한 담을 객출함
맥은 삭數함
가슴속이 조마조마하고 달아오르는 느낌이 듦
정신이상
변비

치료방법: 사열활담瀉熱豁痰한다
청기화담환·몽석곤담환

한담寒痰(한사寒邪와 담이 서로 응결됨)

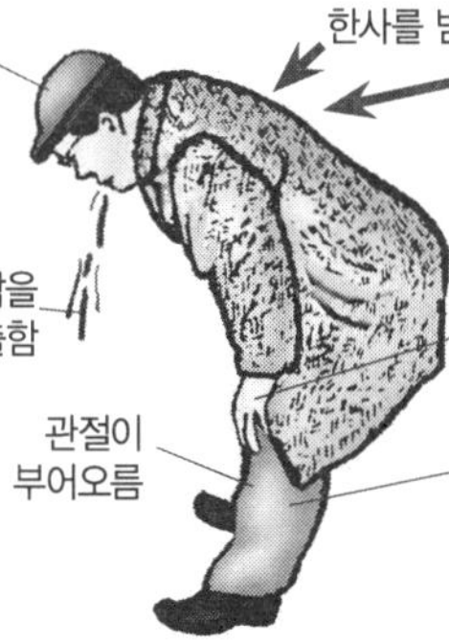

한사를 받음
추위를 싫어하고 팔다리가 싸늘함
음한陰寒이 체내에 과도하여 결과적으로 양기陽氣가 쇠약해짐
희멀건 담을 객출함
맥은 침지沈遲함
관절이 부어오름
팔다리를 움직이지 못함

치료방법: 온화한담溫化寒痰
삼자양친탕
이진탕에 건강·세신·오미자를 더 넣음

습담濕痰(습濕이 쌓여서 담으로 됨)

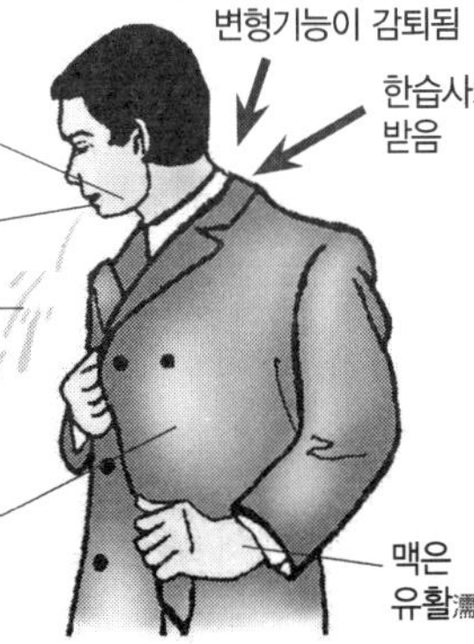

비기脾氣가 허약하여 운반·변형기능이 감퇴됨
설태는 두껍고 반들반들함
한습사寒濕邪를 받음
식욕부진
오심 구토
담이 많음
가슴 답답함
맥은 유활濡滑함

치료방법: 조습화담燥濕化痰이진탕

조담燥痰(담증痰證에 조성燥性증후군이 수반됨)

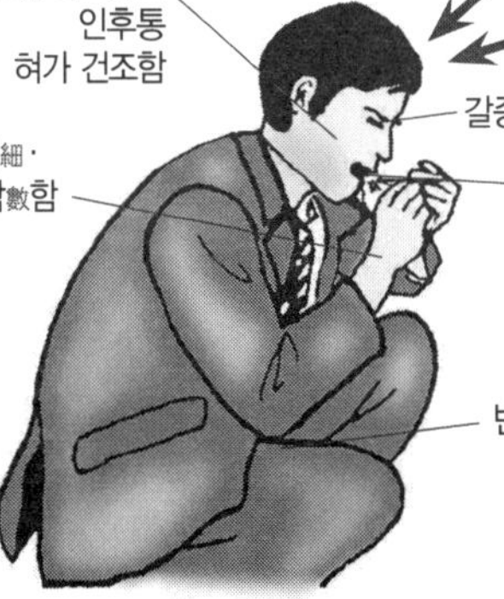

조사燥邪를 받음
인후건조증과 인후통 혀가 건조함
체액이 손상됨
갈증과 비점막건조증
맥은 세細·활滑·삭數함
점조한 담의 객출
객출하기 곤란함 또는 담 중에 피가 섞여 있음
변비

청조구폐탕
백합고금탕

치료방법: 윤조화담潤燥化痰

체내에 체액이 정체됨

체내의 체액은 일정한 대사과정(metabolic process)을 가지고 있으며, 그것은 혈액과 같이 끊임없이 운행하면서 온몸을 자양한다.

만일 오장육부의 기능이 장애되어 체액의 대사에 영향을 끼치면 체액은 정체되어 인체의 어느 부위에 모여 인체에 쓸모없는 물질로 되는데, 이것을 담(痰)과 음(飮)이라고 부른다. 아래에서 임상에서 흔히 볼 수 있는 담증(痰證)을 설명하겠다.

1 풍담(風痰)

풍(風)이 동한 증상이 있고 또 담증의 증상이 있는 것을 풍담이라고 한다.

1) 주요 증후

머리가 아찔하고 눈이 침침함, 급작스런 실신, 목구멍에서 수포음(rale)이 들림, 입과 눈이 한쪽으로 틀어짐, 혀가 뻣뻣해져 말을 못함, 사지무감각, 편마비 등. 일반적으로 중풍(apoplexy)이라고 부르며, 양의의 뇌출혈·뇌혈전증에서 볼 수 있다. 또한 갑자기 넘어짐, 혼수, 경련, 타액분비과다의 대발작(grand mal epilepsy)도 나타나는데, 이 또한 풍담병변에 속한다.

2) 치료 참고

거풍활담(祛風豁痰)한다. 방제를 예로 들면 대진교탄(大秦艽湯)이다.

2 열담(熱痰)

열사(熱邪)와 담이 서로 결합한 것이다.

1) 주요 증후

인후통, 누르스름한 담의 객출, 가슴속이 조마조마하고 달아오르는 느낌이 듦, 변비, 맥박 형상은 삭(數)함, 설태가 누르스름하고 반들반들함. 양의의 급성 기관지염·폐렴·폐농양에서 볼 수 있다.

또 전광(癲狂) 발작(양의의 정신병에서 볼 수 있음)도 한의에서는 '담'이 일으킨다고 생각하였다.

> 한의에서는 '담'이 일으킨다고 생각하였다.

2) 치료 참고

사열활담(瀉熱豁痰)한다. 방제로는 청기화담환(淸氣化痰丸)·몽석곤담환(礞石滾痰丸)을 사용한다.

3 한담(寒痰)

한사(寒邪)와 담이 서로 결합하거나 또는 담이 과도하고 또 한성(寒性) 증후군이 있는 증상을 가리킨다.

1) 주요 증후

추위를 싫어하고 팔다리가 차가움, 기침할 때 희멀건 담의 객출, 또는 골관절이 부어오름, 몸을 찌르는 것 같은 동통, 팔다리를 움직이지 못함, 맥박 형상이 침지(沈遲)함, 설태는 희끄무레하고 촉촉함. 만성 기관지염·기관지 천식에서 볼 수 있다.

2) 치료 참고

온화한담(溫化寒痰)한다. 방제로는 삼자양친탕(三子養親湯) 또는 이진탕(二陳湯)에 건강(乾薑)·세신(細辛)·오미자(五味子)를 더 넣어 쓴다.

4 습담(濕痰)

습(濕)이 쌓여서 담으로 된 것이다. 담이 과도하고 습성(濕性) 증후군을 수반하는 증상도 습담이라고 한다.

1) 주요 증후

가슴과 배가 징건하고 답답함, 담이 많되 쉽게 객출됨, 담의 빛깔이 희읍스름하고 끈적끈적함, 또는 현기증, 식욕부진, 오심, 구토, 나른하고 졸음이 옴, 설태는 두껍고 반들반들함, 맥박 형상이 유활(濡滑)함. 메니에르병(Meniere's disease)·만성 위장기능부전에서 볼 수 있다.

2) 치료 참고

조습화담(燥濕化痰)한다. 방제를 예로 들면 이진탕(二陳湯)이다.

5 조담(燥痰)

담증에 조성(燥性) 증후군이 수반되는 것이다.

1) 주요 증후

갈증과 비점막건조증, 인후건조증과 인후통, 점조한 담의 객출, 객출하기 곤란하거나 담 중에 피가 섞여 있음, 변비, 혀가 건조함, 맥박 형상이 세(細)·활(滑)·삭(數)함. 가을철 감기·급성 기관지염·폐렴과 홍역·백일해에서 볼 수 있다.

2) 치료 참고

윤조화담(潤燥化痰)한다. 방제를 예로 들면 청조구폐탕(淸燥救肺湯)·백합고금탕(百合固金湯)이다.

> 한의에서의 '痰'의 개념은 폐부에서 기침할 때 객출되는 유형의 담 외에 또 기타 오장 육부의 몇몇 증상도 포괄한다. 따라서 한의에 "각종 질환은 대부분 痰에 속하고 괴질도 대부분 담에 속한다"는 견해가 있다.

상술한 것을 종합하여 볼 것 같으면 한의에서의 '痰'의 개념은 폐부에서 기침할 때 객출되는 유형의 담 외에 또 기타 오장 육부의 몇몇 증상도 포괄한다. 따라서 한의에 "각종 질환은 대부분 痰에 속하고 괴질도 대부분 담에 속한다."는 견해가 있다.

2. 흔한 음증(飮證)

음(飮)의 성질은 물과 비슷하기 때문에 또 수음(水飮)이라고도 부른다.

수음의 증상은 비(脾)·폐(肺)·신(腎) 세 장기와의 관계가 가장 밀접하다. 그것의 임상증상은 다음과 같다.

1) 기침·천식·백색의 거품 같은 담을 객출한다. 만성 기관지염·기관지천식발작 정지 전, 심장병에 폐울혈(pulmonary congestion)이 있을 때, 과민성 기관지폐부질환·미만성 폐포세포암에서 볼 수 있다.

2) 타액분비, 심와부 불쾌, 복명(borborygmus), 설사. 급성 소화관감염, 예컨대 살모넬라증(salmonellosis)·포도상구균식중독과 심부전·간경변 때 장간막정맥(mesenteric vein)과 문맥(portal vein) 충

진액병의 진단 2

담음痰飮
(음사飮邪가 장위腸胃에 정체되어 있음)

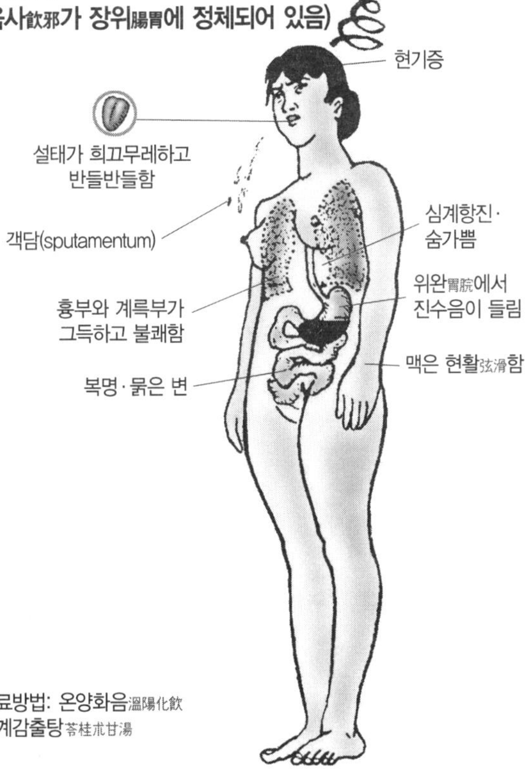

치료방법: 온양화음溫陽化飮
영계감출탕苓桂朮甘湯

현음懸飮
(수음이 계륵부에 정체되어 있음)

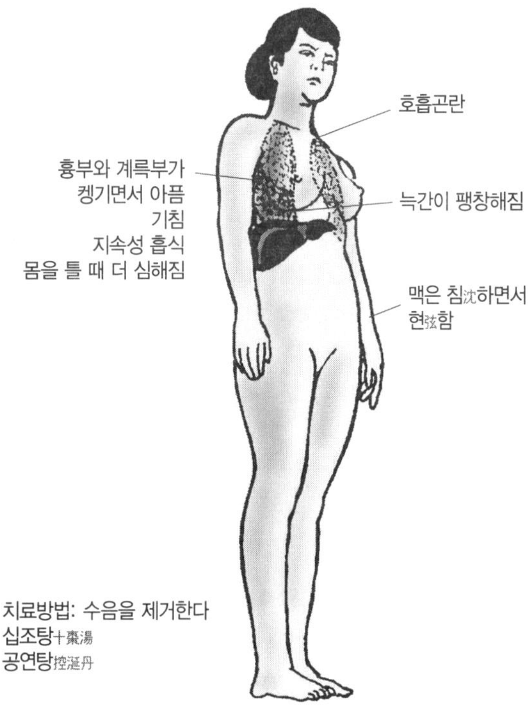

치료방법: 수음을 제거한다
십조탕十棗湯
공연탕控涎丹

익음溢飮
(수음이 사지 근육에 정체되어 있음)

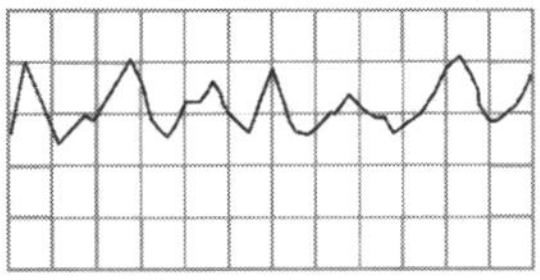

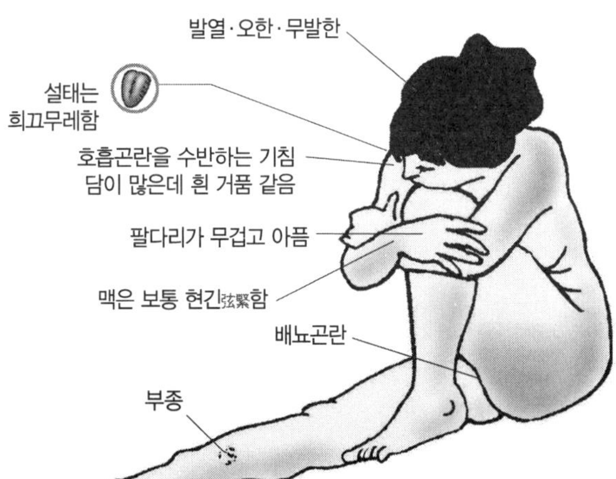

치료방법: 온양이수溫陽利水 또는
해표화음解表化飮

오령산합오피음五散合五皮飮
소청룡탕小靑龍湯

지음支飮
(수음이 횡격막·위완胃脘에 정체되어 있음)

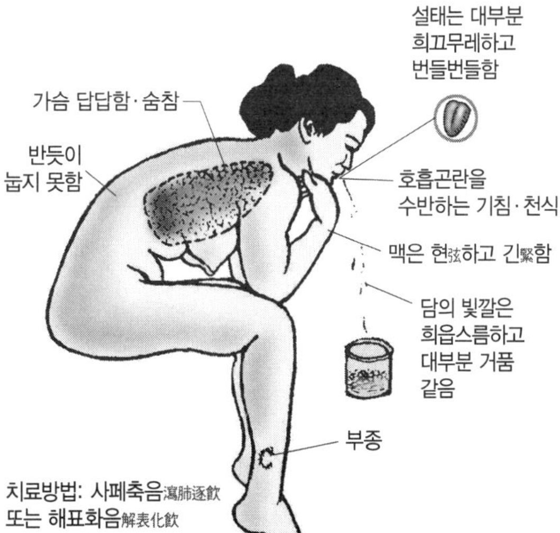

치료방법: 사폐축음瀉肺逐飮
또는 해표화음解表化飮

정력대조사폐탕葶藶大棗瀉肺湯
소청룡탕小靑龍湯

혈에 의하여 위장의 연동·분비·흡수기능에 이상이 생긴 등에서 볼 수 있다. 이밖에, 수음 형성의 기전(mechanism)은 대부분 오장 육부 한증(寒證)의 기초 위에서 생성되므로 상술한 증상 외에 일반적으로 한증 현상도 수반될 수 있는데, 예컨대 추위를 싫어함·팔다리가 차가움·안색이 창백함·혀의 색이 엷음·설태가 희끄무레하고 반들반들함·맥박 형상이 침(沈)한 등이다. 수음(excessive fluid)과 습(濕)의 성질 또한 아주 비슷하므로 임상상 몇몇 증상, 예컨대 부종·설사는 수음이라고 생각할 수 있을 뿐만 아니라 또 습증(濕證)이라고 생각할 수도 있다. 그러므로 임상에서 습과 관계있는 몇몇 치료 방법·약물·방제를 수음의 치료에 통용할 수 있다. 수음이 정체되어 있는 부위의 다름에 근거하여 담음(痰飮)·현음(懸飮)·익음(溢飮)·지음(支飮) 등으로 구분할 수 있는데, 아래에서 설명하겠다.

담음(痰飮)

수음이 위완(胃脘·gastric cavity)에 정체되어 있는 것이다.

1) 주요 증후

현기증, 희멀건 담의 객출, 흉부와 계륵부가 그득하고 불쾌함, 위완(胃脘)에서 진수음(splashing sound)이 들림, 갈감결여(adipsia), 갈증이 나더라도 마시려고 하지 않음, 심계항진과 숨참, 설태는 희끄무레하고 반들반들함, 맥박 형상은 현활(弦滑)함 등. 급성 위저류(acute gastric retention)·급성 소화관감염과 급성 식중독에서 볼 수 있다.

2) 치료 참고

온양화음(溫陽化飮)한다. 방제를 예로 들면 영계출감탕(苓桂朮甘湯)이다.

현음(懸飮)

수음이 계륵부에 정체된 것이다.

1) 임상증상

흉부와 계륵부가 켕기면서 아픔, 기침, 지속성 흡식(apneusis), 몸을 틀 때 더욱 심해짐, 호흡곤란, 늑간이 팽창해짐, 맥박 형상은 침(沈)하면서 현(弦)함. 늑간신경통·흉막염·티체증후군(비화농성 늑연골염)에서 볼 수 있다.

2) 치료 참고

수음을 없앤다. 방제를 예로 들면 십조탕(十棗湯)·공연단(控涎丹)이다.

일음(溢飮)

수음이 사지 근육에 정체되어 있는 것이다.

1) 임상증상

발열, 오한, 무발한(anhidrosis), 호흡곤란을 수반하는 기침, 담이 많은데 흰 거품 같음, 또는 팔다리가 아프고 무거움, 심하면 사지 부종(edema of limbs)이 일어남, 배뇨곤란, 설태는 희끄무레함, 맥박 형상이 현(弦)하고 긴(緊)함.

감염증 합병과 심부전증(cardiac insufficiency)을 수반하는 만성 폐성심(chronic cor pulmonale), 영양불량을 수반하는 만성 기관지염, 기도감염증(respiratory tract infection)을 합병한 심장성 부종(cardiac edema)·신성 부종(renal edema)·영양성 부종(nutritional edema) 환자 등에서 볼 수 있다.

2) 치료 참고

온양이수(溫陽利水)하고, 또 외한(外寒)에는 해표화음(解表化飮)한다. 방제를 예로 들면 오령산합오피음(五散合五皮飮)·소청룡탕(小青龍湯) 등이다.

지음(支飮)

수음이 횡격막·위완(胃脘)에 정체되어 있는 것이다.

1) 임상증상

호흡곤란을 수반하는 기침, 천식, 가슴 답답함, 숨참, 반듯이 눕지 못함, 부종이 있는데 대부분 얼굴 부분에 나타남, 담의 빛깔이 희읍스름하고 대부분 거품 같음, 설태는 대부분 희끄무레하고 반들반들함, 맥박 형상은 보통 현긴(弦緊)함. 심낭염(pericarditis)·백일해·비타민B_1결핍증(습성 각기)·만성 기관지염·영양불량을 수반하는 기관지천식과 만성 폐성심 등에서 볼 수 있다.

2) 치료 참고

사폐축음(瀉肺逐飮)하고, 또 표증(表證)에는 해표화음(解表化飮)한다. 방제를 예로 들면 정력대조사폐탕(葶藶大棗瀉肺湯)·소청룡탕(小青龍湯)이다.

09

장부변증(臟腑辨證)

심장병의 진단

1. 허증(虛證)

심기허(心氣虛)·심양허(心陽虛)·심양허탈(心陽虛脫)

1) 주요 증후

심기허·심양허의 공통적인 주요 증상은 심계항진·숨가쁨인데 활동할 때 더욱 심해짐, 자한, 혀의 색이 옅고 설태는 희끄무레함이다.

(1) 심기허: 안색 창백, 피로, 맥박상태는 세약(細弱)함, 혀가 똥똥하고 말랑말랑해지는 증상이 수반한다.

(2) 심양허: 팔다리가 참, 안색이 거무스름함, 자줏빛 혀, 가슴 답답함, 전흉부동통, 맥박상태는 세(細) 혹은 결대(結代)한 증상이 수반된다.

(3) 심양허탈: 안색이 창백하거나 진한 잿빛, 대량의 발한, 사지가 차가움, 호흡이 미약함, 맥박상태가 매우 약하고 가까스로 뛰, 심지어 혼

란과 혼수가 수반된다.

2) 병인·병기(病機·pathogenesis)

병인에 네 가지가 있다.

(1) 고령에 의한 내장의 기능 장애(예컨대 노화·관상동맥성 심장병).

(2) 풍습사(風濕邪)에 의하여 심기(心氣)가 손상됨(風心病).

(3) 기타 질환의 전환(폐성심·심근염).

(4) 선천적으로 타고난 것이 부족함(선천성 심장병).

주요 원인은 심기(心氣) 또는 심양(心陽)의 부족으로(심근수축력 감약) 혈액순환 촉진이 떨어지고 심박출량이 감소하며 동맥의 혈액공급이 부족해져 심계항진과 숨가쁨이 발생하는 데, 활동할 때 심근수축력이 신체의 요구에 적응하지 못하고 강화되기 때문에 증상이 더욱 심해진다.

심박출량의 감소로 혈액순환이 순조롭지 못하기 때문에 안색 창백·피로·맥박이 세약(細弱)함과 혀의 색이 엷고 설태가 희읍스름한 등의 심기허 증후가 나타난다.

심양허는 주로 교감신경부신계(sympathoadrenal system)의 흥분에 의하여 카테콜아민(catecholamine)이 대량으로 분비되어 피부·점막과 내장 소동맥의 수축이 일어나고 또 부정맥(arrhythmia)이 일어날 수 있기 때문에 임상에서 사지가 차가움·맥이 결대(結代)함·가슴 답답함·전흉부동통이 나타난다.

혈액순환이 비정상적으로 되면(혈류가 완만하고 환원헤모글로빈농도가 높아져 5g%를 넘을 때) 입술과 혀가 청자색을 띠고 안색이 거무스름해지는 등의 심양허 증상이 나타난다.

심양허탈은 주로 소동맥 수축에 의해서 미소순환관류 불량이 일어나 온몸의 조직기관에 산소가 결핍되면 안색이 창백하거나 진한 잿빛을 띰·대량의 발한(外液의 체외배설)·사지가 차가움·맥이 매우 약하고 가까스로 뜀·혼란, 심지어 혼수 등 쇼크 증상이 나타나는데, 한의에서는 또 망양(亡陽)이라고 일컫는다.

한의에서는 또 망양(亡陽)이라고 일컫는다.

3) 치료 참고

심기허는 심기(心氣)를 강화하는 방법으로 치료해야 하며, 방제를 예로 들면 양심탕(養心湯)이다. 심양허는 심양(心陽)을 따뜻하게 하면서 북돋우는 방법으로 치료해야 하며, 방제를 예로 들면 보원탕(保元湯)이

심장병 진단 1

심기허心氣虛

풍습사風濕邪에 의해 심기心氣가 손상됨 (풍심병風心病)
기타 질환 (심근염·폐성심)
고령에 의한 내장의 기능 장애 (관상동맥성 심장병)
선천적으로 타고 난 것이 부족함 (선천성 심장병)

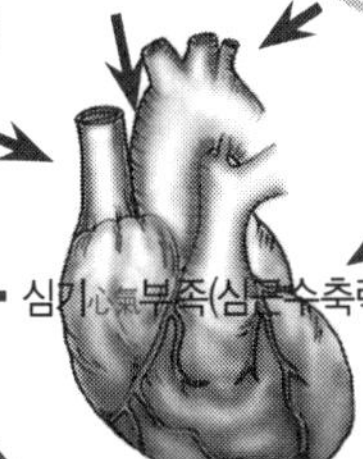

심기心氣부족(심근수축력) → 혈액순환 촉진↓ → 심장박출량↓ → 동맥의 혈액공급 부족

동맥의 혈액공급 부족 →
- 안색이 창백함
- 혀의 색이 엷고 설태는 희읍스름함
- 피로
- 맥은 세약細弱함
- 숨참·심계항진

치료방법: 심기心氣를 강화한다
양심탕養心湯

심양허心陽虛

교감신경부신계 흥분 →
- 심박수↑
- 부정맥 → 맥은 결대結代함
- 정서 긴장성 발한 → 자한
- 사지가 차가움 – 말초혈관 수축

혈류가 완만하고 정지됨 →
- 안색이 거무스름함 혀가 어두운 자줏빛을 띰
- 가슴 답답함·전흉부동통

치료방법: 심양心陽을 따뜻하게 하면서 북돋운다
보원탕保元湯

심양허탈心陽虛脫

과도한 발한

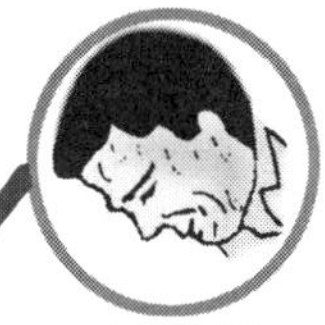

순환혈량↓

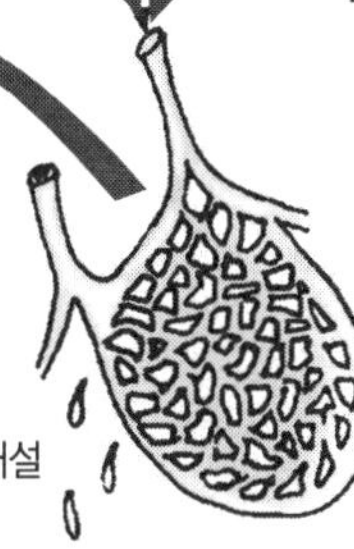

미소순환관류불량
음액陰液의 체외배설

조직기관 허혈 산소결핍 → 가슴 답답함·전흉부동통

심양허탈心陽虛脫 각종 쇼크 →
- 안색이 창백하거나 진한 잿빛을 띰
- 대량의 발한
- 사지가 차가움
- 호흡이 미약함
- 맥이 매우 약하고 가까스로 뜀
- 혼란 → 혼수

치료방법: 고갈된 양기를 회복시키고 환자를 허탈 상태에서 구출한다
삼부탕參附湯

심혈허心血虛

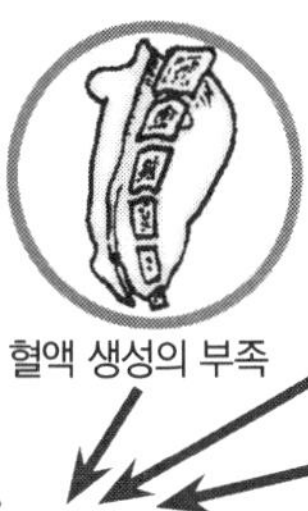

혈액 생성의 부족

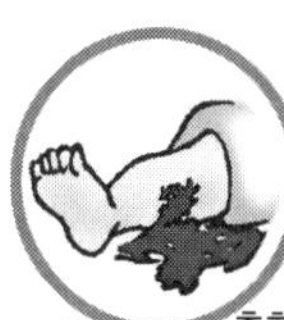

출혈한 뒤에 속발함

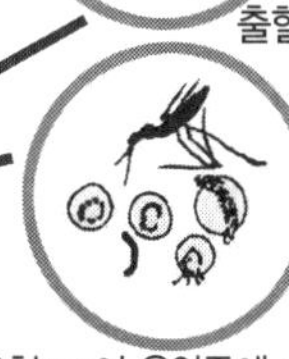

용혈
음혈陰血이 은연중에 손상됨

심혈허心血虛 각종 원인에 의한 빈혈 → 윗부분을 자양하지 못함 →
- 정신장애 → 현기증·건망증, 불면증·꿈 많음
- 안색 창백
- 입술과 혀의 색이 엷음

심혈허心血虛 → 혈관이 충실하지 못함 →
- 심계항진
- 맥은 세쾌細快함

치료방법: 혈액을 풍부하게 하고 정신을 안정시킨다.
사물탕가복신四物湯加茯神·조인棗仁·백자인柏子仁

심음허心陰虛

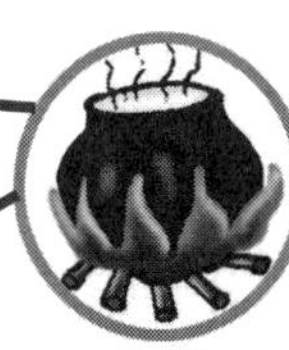

열병에 의해서 진음眞陰이 줄어듦

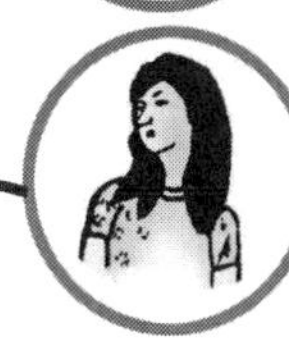

체질이 본래부터 허약함

세포외액↓ →
- 갈증과 인후건조증
- 혀가 붉고 건조함
- 맥은 세삭細數함

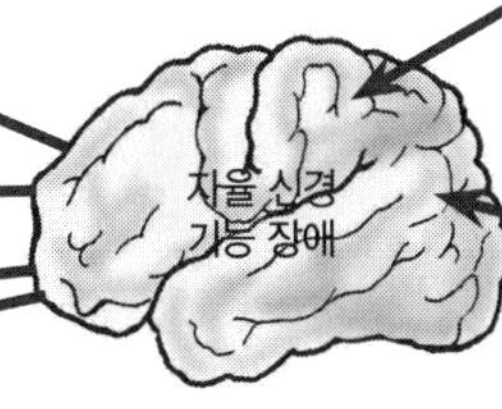

자율 신경 기능 장애 →
- 가슴속에 열이 나는 느낌이 있으면서 신체위화감을 느낌
- 맥은 세삭細數함
- 손바닥과 발바닥에서 열이 나는 느낌
- 저열·도한

치료방법: 음정陰精을 보충하고 정신을 안정시킨다
보심단補心丹

다. 심양허탈은 고갈된 양기를 회복시키고 환자를 허탈 상태에서 구출하는 방법으로 치료해야 하며, 방제를 예로 들면 삼부탕(參附湯)이다.

심혈허(心血虛)·심음허(心陰虛)

1) 주요 증후

심혈허·심음허의 공통적인 주요 증상은 심계항진·건망증·불면증·꿈 많음이다.

(1) 심혈허: 현기증, 안색 창백, 입술과 혀의 색이 엷음, 맥박 형상이 세쾌(細快)한 증상이 수반된다.

(2) 심음허: 갈증과 인후건조증, 혀가 붉고 건조함, 맥박이 세삭(細數)함, 오심번열(五心煩熱), 도한, 저열 증상이 수반된다.

2) 병인·병기

(1) 심혈허: 대부분의 원인은 다음과 같다.

① 혈액 생성의 부족: 철결핍성 빈혈·거대적아구성 빈혈·재생불량성 빈혈에서 볼 수 있다.

② 출혈한 뒤에 속발함. 각종 급만성 출혈에서 볼 수 있다.

③ 음혈(陰血)의 은연중 소모: 각종 용혈성 빈혈에서 볼 수 있다. 음혈 부족으로 혈액이 심장을 자양하지 못해 정신장애가 되므로 현기증·건망증·불면증·꿈 많음 등 신경쇠약 증상이 나타나며, 혈액 부족으로 윗부분을 자양하지 못하므로(적혈구감소·헤모글로빈농도 하강) 안색 창백·입술과 혀의 색이 엷은 증상이 나타난다. 심혈허에 의해서 혈관이 충실하지 못하면(허혈·산소결핍 반응성에 의해 심박수가 촉진됨) 심계항진·맥이 세쾌(細快)한 증상이 나타난다.

(2) 심음허: 대부분의 원인은 다음과 같다.

① 열병에 의해 진음(陰)이 줄어들고 체액이 소모됨.

② 체질이 본래부터 허약함.

③ 허화(虛火)가 체내에 왕성함. 체액이 줄어들어 세포외액(extracellular fluid)을 감소시키므로 갈증과 인후건조증·혀가 붉고 건조함·맥이 세삭(細數)한 증상이 나타난다. 심음(心陰)이 부족

심장병 진단 2

심화상염心火上炎

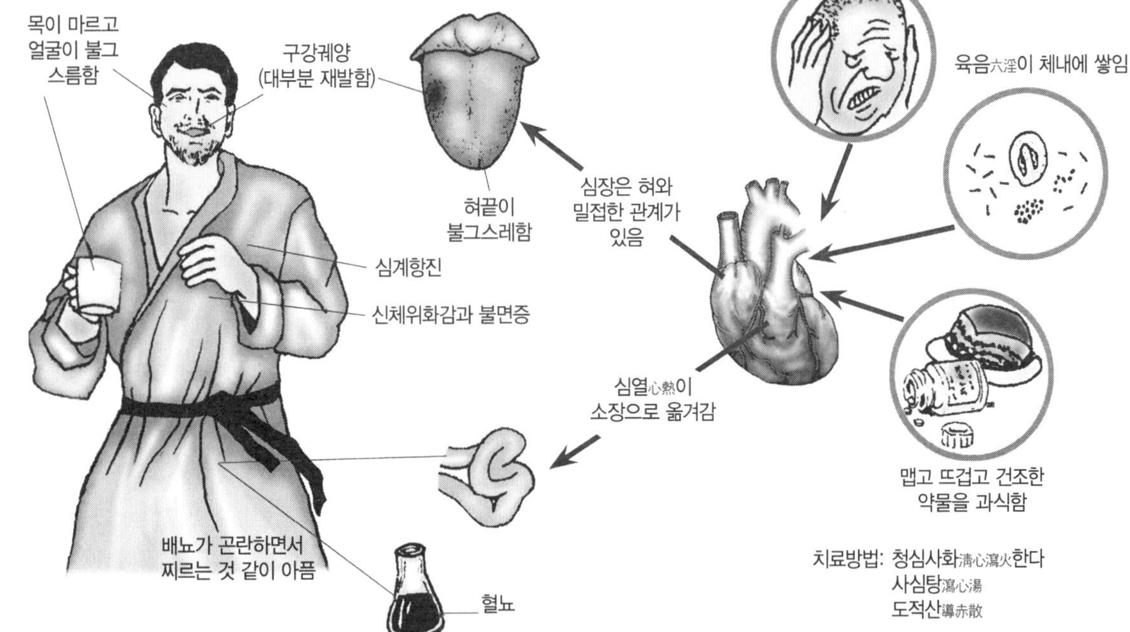

재발성 구내염·비뇨기감염·
비뇨기결석에서 볼 수 있음

치료방법: 청심사화淸心瀉火한다
사심탕瀉心湯
도적산導赤散

심혈어조心血瘀阻

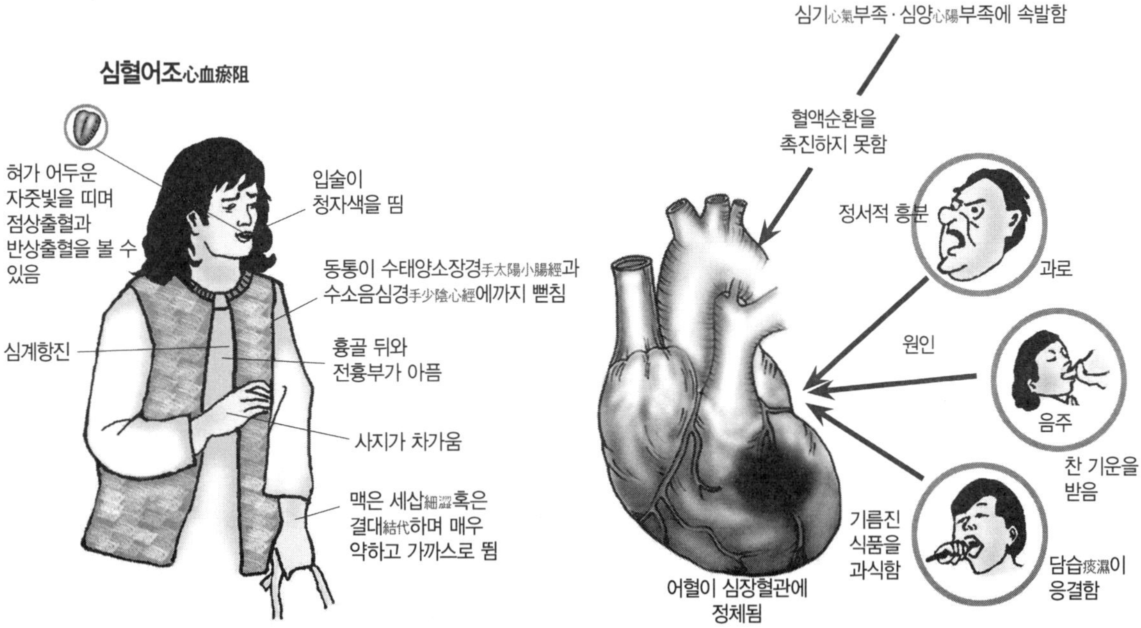

협심증·심근경색·A형 성격에 속하는 관상
동맥성 심장병에서 볼 수 있음

치료방법: 양기를 활성화시키고 어혈을 없앤다
과루해백반하탕瓜蔞薤白半夏湯
통규활혈탕通竅活血湯
삼부탕參附湯

하면 심양(心陽)이 과도해져 오심번열(五心煩熱)·도한·저열 증상이 나타난다.

3) 치료 참고

심음허는 음정(陰精)을 보충하고 정신을 안정시키는 방법으로 치료해야 하며, 방제를 예로 들면 보심단(補心丹)이다.

심혈허는 혈액을 풍부하게 하고 정신을 안정시키는 방법으로 치료해야 하며, 방제를 예로 들면 사물탕가조인(四物湯加棗仁)·백자인(柏子仁)·복신(茯神) 등이다.

2. 실증(實證)

심장병의 주요 증상: 심계항진, 전흉부동통, 건망증, 불면증, 꿈 많음, 기면(somnolence), 혼수, 섬망(delirium), 노둔(moronism), 경간(驚癎), 구강궤양, 오줌이 진함, 동통성 배뇨곤란 등이다.

심화상염(心火上炎)

또 심화치성(心火熾盛)이라고도 부르며, 실증(實證)에 속한다.

1) 주요 증상

구강궤양, 혀끝이 불그스레함, 얼굴이 불그스름함, 갈증, 심계항진, 신체위화감, 불면증, 맥박이 삭(數)함. 심하면 조증(mania)·섬망 또는 오줌이 붉고 누기 힘들며 찌르는 것 같이 아픔·혈뇨 등이 수반된다.

2) 병인·병기

심장에는 하나의 별락(別絡)이 있어 혀와 직접 연결되어 있다. 심장의 기혈(氣血)이 혀에 통해 있으므로 심화(心火)가 과도하면 혀가 붉어지거나 혓몸이 짓무른다.

심장은 소장과 서로 표리관계에 있으며, 소장의 생리 기능은 찌끼에서 영양물질을 분리해낸다. 정제된 체액은 방광으로 스며들기 때문에 심장질환은 현대 의학의 비뇨계 질환과 관련이 있다.

심장병 진단 3

담화요심痰火擾心

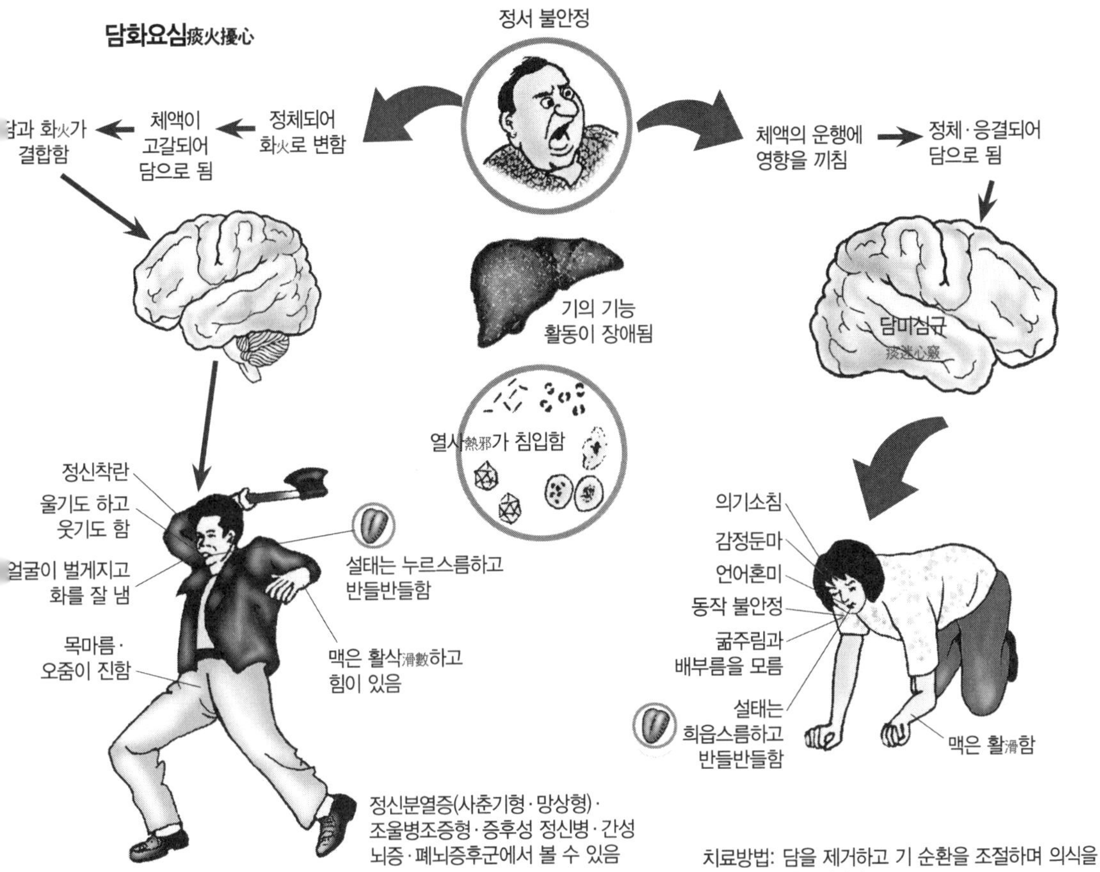

치료방법: 담을 제거하고 화사火邪를 없앤다
몽석곤담환礞石滾痰丸·생철락음가감生鐵落飮加減

치료방법: 담을 제거하고 기 순환을 조절하며 의식을 회복시킨다
도담탕導痰湯·척담탕滌痰湯·공연단控涎丹

열요심신熱擾心神

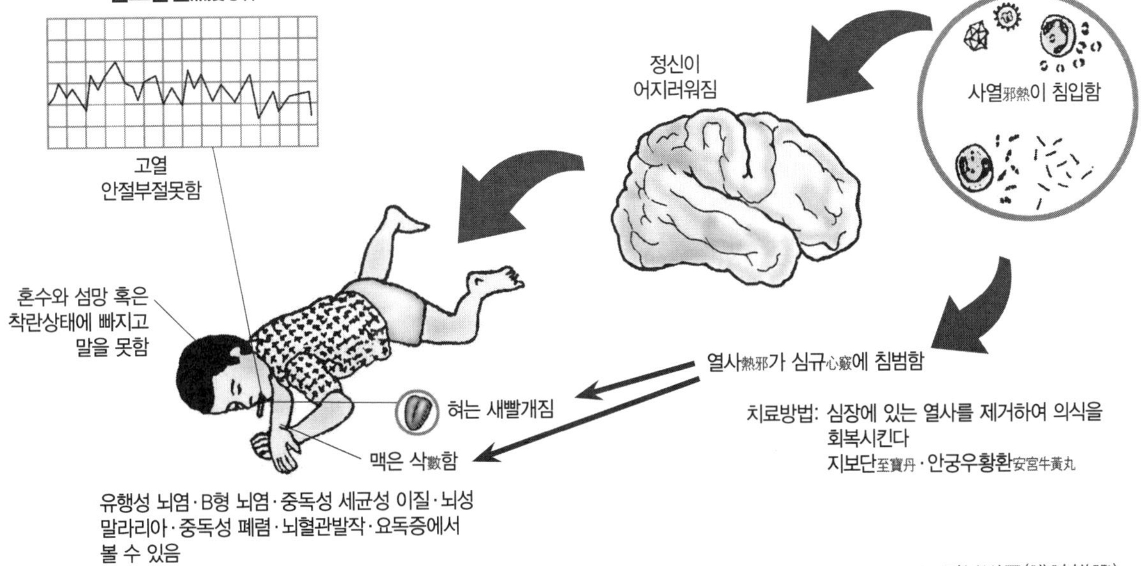

치료방법: 심장에 있는 열사를 제거하여 의식을 회복시킨다
지보단至寶丹·안궁우황환安宮牛黃丸

한의에서는 심화상염의 병인에 세 가지가 있다고 생각하였다.

한의에서는 심화상염의 병인에 세 가지가 있다고 생각하였다.

(1) 정서가 과도하게 억울되어 화(火)로 변하는 것이다. 곧 정신적 인자와 관계가 있다.

(2) 육음(六淫)이 체내에 쌓여 있는 것이다. 비뇨기감염(urinary infection)·재발성 구내염·장사방형설염 증후군은 모두 생물학적 병원체에 의해 일어나며, 비뇨기결석은 비뇨기감염과 관계가 있고 서로 인과 관계가 된다.

(3) 맵고 따뜻하고 건조한 약물을 먹는 것이다. 구강궤양은 반복적으로 발작하는 특성을 가지고 있으며 병인이 명백하지 않은데, 아마도 콕삭키바이러스감염과 관계가 있을 것이다.

장사방형설염 증후군의 병인 또한 명백하지 않다. 그러나 자극적인 음식물을 섭취할 때마다 설배(dorsum linguae)가 화끈화끈하고 또 잘 낫지 않는 궤양, 구강점막건조, 악하림프절종대가 나타난다. 비뇨기결석은 음식·음료·기후와 어느 정도 관계가 있다.

혈뇨는 임상상 비뇨기결석·비뇨기결핵·비뇨기종양에서 볼 수 있다. 감염 혹은 이물은 보통 결석의 핵심을 구성하며, 결석은 요로폐색(urinary obstruction)을 형성하거나 요로점막을 손상시키며, 또 비뇨기감염을 쉽게 조성한다.

이 두 가지에서 모두 요의빈삭(frequent micturition)·요의긴박(precipitant urination)·배뇨통(urodynia)이 표현될 수 있는데, 곧 이른바 배뇨곤란이 있으면서 찌르는 것 같이 아픈 것이다.

3) 치료 참고

심화(心火)를 제거하는 방법으로 치료하며, 방제를 예로 들면 사심탕(瀉心湯)이다. 심열(心熱)이 소장으로 옮겨가면 청심도적(淸心導赤) 방법으로 치료해야 하며, 방제를 예로 들면 도적산(導赤散)이다.

심혈어조(心血瘀阻)

1) 주요 증상

가슴이 답답하거나 찌르는 것 같이 아픈데(위치는 흉골 뒤 또는 전흉부) 그 통증이 어깨와 등에까지 뻗치며, 왼팔 척골 쪽이 아팠다 멎었다 함, 혀는 어두운 자줏빛을 띠거나 점상출혈(petechia)·반상출혈(ecchymosis)이 나타남, 맥박 형상은 세삽(細澀) 또는 결대(結代)함.

심한 경우에는 갑작스런 동통에 의해 까무러침, 입술이 청자색을 띰, 팔다리가 참, 혼수, 맥박 형상이 매우 약하고 가까스로 뜀(심원성 쇼크 증상).

2) 병인·병기

심혈어조는 곧 관상동맥 혈류 정지이다. 그 주요 증상은 현대 의학의 협심증·심근경색에 속한다. 그것의 병인을 한의에서는 다음과 같이 생각하였다.

① 심기(心氣) 부족 혹은 심양(心陽) 부족에 속발한다. 심기(심근수축력)가 부족하면 관상동맥관류를 감소시킬 수 있으며, 심양이 부족해도(교감신경 흥분이 증강되어 관상동맥이 수축 또는 경련을 일으키는 것을 가리킴) 심근의 혈액공급이 감소될 수 있는데, 모두 기혈(氣血) 운행의 장애를 초래하므로 심계항진·전흉부동통(어혈이 있는 경우에는 몸을 찌르는 것 같이 아프고, 담습(痰濕)이 있는 경우에는 가슴이 답답하면서 아픔)이 나타난다.

② 정서에 의한 내상(內傷) 혹은 과로·한사(寒邪)를 받는 것이다. 현대 연구에 의하여 정서적 흥분과 정서 불안정은 발작시키는 원인일 뿐만 아니라 또한 병인의 하나임을 밝혀냈다. 관상 동맥성 심장병 환자는 대부분 성질이 조급하고 승벽이 강한 이른바 'A형 성격'에 속한다. 과로는 심근의 혈액공급 부족을 초래할 뿐만 아니라 심근경색의 원인이기도 하다.

③ 기름진 식품을 과도하게 섭취하는 것이다. 고지방식이(high fat diet)를 과도하게 먹으면 혈장 중에 지질의 농도가 높아지고 콜레스테롤·트라이글리세라이드(triglyceride)가 관상동맥에 침적(deposit sludging)하여 '담습(痰濕) 응결'(동맥죽상의 반괴斑塊)을 형성하는 중요한 원인으로 된다. 심양이 부족하여 혈류가 정체되면 심장박동이 비정상적으로 되므로 맥이 삽()하거나 결대(結代)하며(발생률은 75%~95%에 달하며, 심실성 부정맥이 가장 흔하고 그 다음이 방실블록과 각블록이다), 혀는 어두운 자줏빛을 띠고 반상출혈·점상출혈이 나타나는데 기체혈어증(氣滯血瘀證)이라고 한다. 심양이 갑자기 없어지려는 것은 심원성 쇼크 때의 증상인데 심근경색 20%의 병례에서 볼 수 있으며, 대부분 발병 후 몇 시간 또는 1주일 내에 발생한다. 그 증상은 안색 창백, 입술이 청자색을 띰, 신체위화

감(dysphoria), 피부가 축축하고 차가움, 대량의 발한, 혈압 하강, 맥박이 세쾌(細快)하고 가까스로 뜀, 정신기능감퇴(hyponoia)이며, 심한 경우에는 실신한다.

3) 치료 참고

양기를 활성화시키고 어혈을 없애는 방법으로 치료하며, 방제를 예로 들면 지실해백계지탕합통규활혈탕(枳實薤白桂枝湯合通竅活血湯) 또는 과루해백반하탕합혈부축어탕(瓜蔞薤白半夏湯合血府逐瘀湯)이다. 심양이 갑자기 없어지려 하면 삼부탕(參附湯)을 써서 고갈된 양기를 급히 회복시켜야 한다.

한의학에서는 '정신활동은 심장에서 주관한다'·'심장은 정신활동을 맡아본다'고 생각하였다.

심장은 생명활동의 중심이며, 오장육부 중 가장 중요한 기관이다. 한의학에서는 '정신활동은 심장에서 주관한다'·'심장은 정신활동을 맡아본다'고 생각하였다. 한의의 '심(心)'은 인체 대뇌의 기능활동을 포괄한다. 심장에 병이 있으면 대뇌기능이 장애된 행위, 지각·사고·감정 및 지능 등 방면의 이상이 나타난다.

아래에서 논술하려는 심장병 실증(實證)은 한의학에도 정신병의 병인·분류·임상증상과 치료 등 방면에 풍부한 기록이 있음을 증명하였다.

담화요심(痰火擾心)

1) 주요 증상

정신착란, 울기도 하고 웃기도 함, 미친 듯이 날뜀, 심하면 사람을 때리고 욕함, 얼굴이 벌게지고 화를 잘 냄, 목마름, 오줌이 진함, 혀가 붉고 설태는 누르스름하고 반들반들함, 맥박 형상은 활삭(滑數)하고 힘이 있음.

2) 병인·병기

한의학에서는 이 병증의 병인에 세 가지가 있다고 생각하였다.

한의학에서는 이 병증의 병인에 세 가지가 있다고 생각하였다.

① 정서 불안정. 현대 의학은 정신분열병·조울병(manicdepressive psychosis)에 대한 연구에서 끝끝내 환자 뇌 부위에 나타나는 기질적 변화를 찾아내지 못하고 기능성 정신병에 포함시켰다. 정신적 인자는 발병에 대하여 틀림없이 영향을 주는데, 조울병이 맨 처음 발

병하기 전에 약 반수 이상에서 정신적 인자가 발생하였다.

② 기(氣)의 기능 활동이 비정상적으로 되고 정체된 기(氣)가 화(火)로 변하여 체액을 고갈시키면 담(痰)이 형성된다. 현대 의학의 연구로 정신분열병 환자의 혈액 중에 유독물질(toxic substance)이 함유되어 있음을 밝혀냈으며, 이것을 동물에 접종하면 몇몇 정신분열병 증상을 일으킬 수 있는데 일종의 '자가중독(autointoxication)'으로 추측된다. 조울병은 뇌내 모노아민(monoamine) 물질의 이상과 관계가 있다(예컨대 조증상태의 환자 뇌내에 노르아드레날린 혹은 5하이드록시트립타민 농도가 비정상적으로 높아지는데, 우울상태에서는 이와 반대이다). 폐뇌증후군의 정신적 증상은 일산화탄소혈증(carbohemia)과 대뇌무산소(cerebral anoxia)에 의하여 일어나며, 간뇌증후군 발병은 고암모니아혈증(hyperammonemia)·저급 지방산 축적과 가성 신경전달물질(false neurotransmitter)의 존재와 관계가 있다. 이상의 여러 가지 인자들을 모두 한의학의 '담탁사기(痰濁邪氣)' 혹은 '담(痰)'의 탓으로 이해할 수 있을 것 같다.

③ 외사(外邪)(exopanthogen)에 의한 유행성 열병은 곧 현대 의학의 감염성 정신병(infective psychosis)이다. 흔히 인플루엔자·폐렴·장티푸스·세균성 이질·뇌염·패혈증 등 감염성 질환에 의해서 일어나는 섬망상태(delirious state) 또는 정신분열병유사증의 증상에서 볼 수 있는데, 한의에서는 이상의 병인은 모두 체액이 고갈되어 담(痰)이 형성되고 담이 화(火)와 결합하여 정신장애를 일으킬 수 있다고 보았다. 임상에서는 정신운동성 흥분을 특징으로 하는 데, 예컨대 정서가 불안정하고 동작·말이 많아지며 흥분에 의한 충동적 행위와 환각·망상이 있다. 병인이 담에 있으므로 설태가 반들반들하고 맥박 형상은 활(滑)하며, 병인이 화(火)에 있으므로 혀가 붉고 설태는 누르스름하며 얼굴이 벌게지고 화를 잘 내며 목이 마르고 오줌이 진하다. 사춘기형 정신분열병·망상형 정신분열병·조울병조증형(manicdepressive psychosis manic type)·증후성 정신병 중의 감염성 정신병·폐뇌증후군·간뇌증후군 등에서 볼 수 있다.

한의에서는 이상의 병인은 모두 체액이 고갈되어 담(痰)이 형성되고 담이 화(火)와 결합하여 정신장애를 일으킬 수 있다고 보았다.

3) 치료 참고

담을 제거하고 화사(火邪)를 없애는 방법으로 치료하며, 방제를 예로 들면 몽석곤담환(礞石滾痰丸)·생철락음가감(生鐵落飮加減)이다.

담미심규(痰迷心竅)

1) 주요 증상

의기소침, 감정둔마(apathy), 언어혼미(divagation) 또는 혼자서 중얼중얼함, 굶주림과 배부름을 알지 못함, 동작이 불안정함, 설태는 희끄무레하고 반들반들함, 맥박 형상은 활(滑)함.

2) 병인·병기

이 병증은 대부분 정신적 손상에 의하여 기(氣)의 기능 활동이 비정상적으로 되고 체액 운행에 영향을 주어 정체·응결되어서 담으로 되며, 담이 심규(心竅)를 침범하여 의식장애를 일으키는 것이다.

임상에서 정신운동성 억제(psychomotor inhibition)를 특징으로 하는데, 감정이 우울하고 무관심하며 동작과 말이 현저히 감소하고 생각이 느려지며, 항상 멍하니 앉아 있고 몸을 웅크리며 먹지도 않고 움직이지도 않으며, 담에 의한 것이기 때문에 설태는 희끄무레하고 반들반들하며 맥박 형상은 활(滑)하다.

만약 담미심규(痰迷心竅)하면 인사불성이 되고 목구멍에서 가래 끓는 소리가 나며 혀가 뻣뻣해지고 말을 못하는 증상이 나타난다. 긴장형 분열병(catatonic schizophrenia)·조울병우울형(manicdepressive psychosis depressed type)·반응성 울병(reactive depression)·뇌혈관발작과 간성 뇌증(hepatic encephalopathy)에서 볼 수 있다.

3) 치료 참고

담을 제거하고 기 순환을 조절하며 의식을 회복시키는 방법으로 치료하며, 방제를 예로 들면 도담탕(導痰湯)·척담탕(滌痰湯)·공연단가감(控涎丹加減) 등이다.

열요심신(熱擾心神)

1) 주요 증후

고열, 안절부절못함, 혼수, 섬망 혹은 착란상태에 빠지고 말을 못함, 횡설수설함, 잠꼬대, 혀는 새빨갛고 맥박 형상은 삭(數)함.

2) 병인·병기

열요심신은 현대 의학의 감염성 정신병을 포괄한다. 예컨대 유행성 뇌염·B형 뇌염·중독성 세균성 이질·폐렴·뇌성 말라리아 등 감염성 질환에 의한 정신장애와 내장질환 때의 정신착란, 요독증(urinaemia)·뇌동맥경화·뇌혈관발작에 의해서 일어나는 정신박약·감정변화와 의식장애이다. 한의에서는 사열(邪熱)이 침범하여 정신이 장애가 된 증상이라고 생각하였다.

3) 치료 참고

심장에 있는 사열(邪熱)을 제거하여 의식을 회복시키는 방법으로 치료하며, 방제는 지보단(至寶丹) 혹은 안궁우황환가감(安宮牛黃丸加減)을 사용한다.

소장병(小腸病)의 진단

소장은 위로부터 옮겨오는 반쯤 소화된 음식물을 받아들여, 주로 찌끼에서 영양물질을 분리해내는 작업을 진행한다.

영양물질은 흡수하여 체내에 저장해 두었다가 이용하고, 남아도는 수분은 오줌으로 형성되어 방광을 통해 배출된다. 음식물 찌끼는 대장으로 보내져 대변으로 형성되어 체외로 배출된다.

> 한의학의 소장은 인체의 소장을 가리키는 외에 또 현대의학의 요산생계(urinary system)도 포함한다.

한의학의 소장은 인체의 소장을 가리키는 외에 또 현대의학의 요산생계(urinary system)도 포함한다. 소장과 심장은 경락(經絡)으로 연결되어 있고, 서로 표리를 이루는 장부 관계이다.

심장병 때 소장에 영향을 미치는데, 예컨대 심화상염(心火上炎) 때 소장을 통해 사열(邪熱)이 방광으로 옮겨가 배뇨통(urodynia), 요량이 적고 색이 짙음 또는 혈뇨가 나타난다. 소장병 진단에서 허증(虛證)에 속하는 것에는 소장허한(小腸虛寒)이 있고, 실증(實證)에 속하는 것에는 소장실열(小腸實熱)과 소장산통(小腸疝痛)이 있다.

소장허한(小腸虛寒)

1) 주요 증상

소장 부위가 은은히 아픔, 아플 때 눌러 주는 것을 좋아함, 복명(borborygmus)과 설사, 배뇨곤란, 설태는 엷고 희끄무레함, 맥박 형상은 완(緩)함.

2) 병인·병기

이 병증은 대부분 무절제한 음식 섭취가 원인이다. 날것과 찬 것을 과식하거나 차고 시원한 약물을 과도하게 복용하여 위·소장의 분비와 연동기능이 장애가 된 것이다. 소장의 연동에 의해 장내용물이 이동할 때 생성되는 가스가 통과하면서 나는 물소리를 복명이라고 한다.

상술한 병인이 연동(peristalsis)을 항진시키면 장평활근이 강렬하게 수축하여 배꼽주위의 발작성 동통이 나타나고, 복명 또한 더욱 세고

소장병 진단

소장허한小腸虛寒

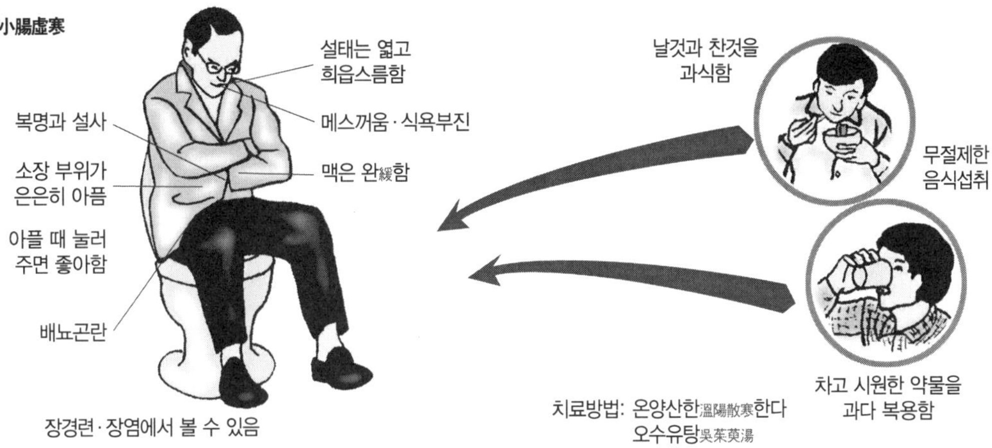

소장실열小腸實熱

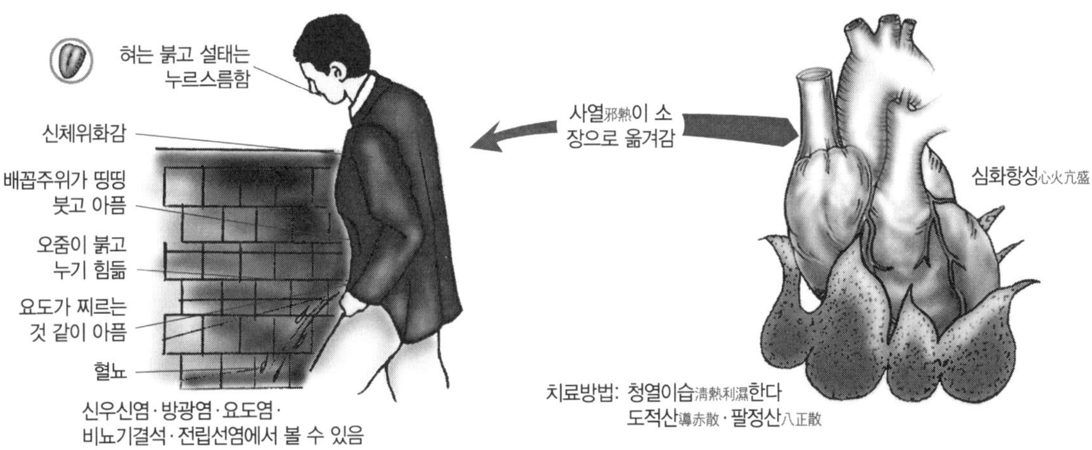

소장기통小腸氣痛

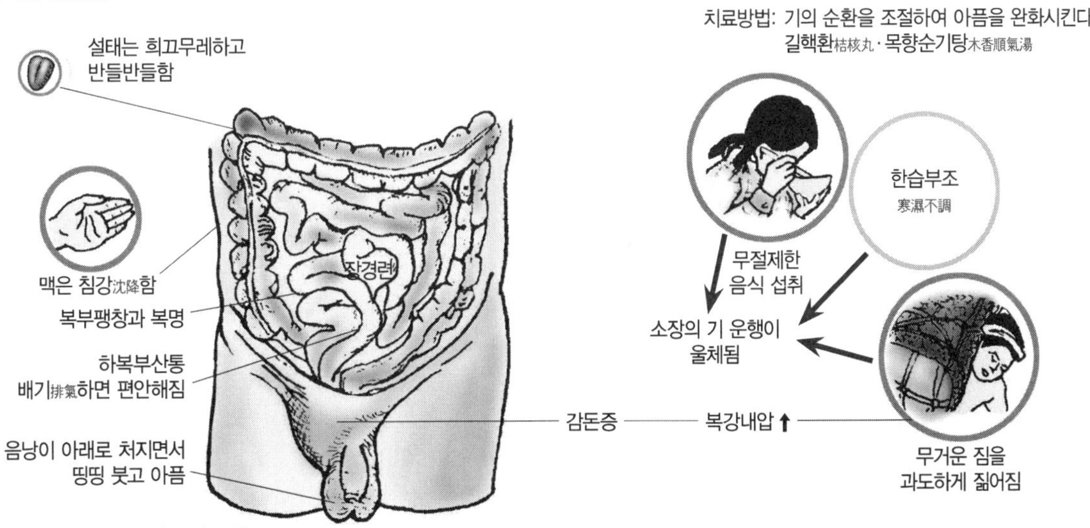

장경련·헤르니아에서 볼 수 있음

높아지며, 복부팽만과 설사가 있고 분변이 풀 또는 물 모양을 나타낸다. 임상상 급만성 장염(바이러스성 장염을 포함)·장결핵·흡수불량증후군·황색포도상구균장염과 정서성 설사(장경련) 등에서 볼 수 있다.

3) 치료 참고

온양산한(溫陽散寒)한다. 방제를 예로 들면 오수유탕(吳茱萸湯)이다.

소장실열(小腸實熱)

1) 주요 증상

신체위화감, 오줌이 붉고 누기 힘듦, 또는 음경이 아픔(요의빈삭·요의긴박·배뇨통), 혈뇨, 배꼽주위가 띵띵 붓고 아픔, 혀가 붉고 설태는 누르스름함, 맥박 형상은 삭(數)함.

2) 병인·병기

소장은 심장과 서로 표리이며, 소장의 생리 기능은 인체의 중요한 배설계(excretory system)를 포괄한다. 한의의 방광과민상태징후, 요의빈삭(frequent micturition)·요의긴박(precipitant urination)·배뇨통과 혈뇨 등은 모두 심화(心火)가 비정상적으로 항진되어 소장을 통해 사열이 방광으로 옮겨간 증후에 속한다.

> 한의의 방광과민상태징후, 요의빈삭(frequent micturition)·요의긴박(precipitant urination)·배뇨통과 혈뇨 등은 모두 심화(心火)가 비정상적으로 항진되어 소장을 통해 사열이 방광으로 옮겨간 증후에 속한다.

방광과 요도가 염증 혹은 기계적 자극(예컨대 결석·종양)을 받아 방광 긴장도를 증가시키면 오줌이 붉고 누기 힘듦·요도가 찌르는 것 같이 아픈 증상이 나타난다. 임상상 요로감염·전립선염·신장결핵·방광결석과 방광종양에서 볼 수 있다.

3) 치료 참고

청열이습(淸熱利濕)한다. 방제를 예로 들면 도적산(導赤散)·팔정산(八正散)이다.

소장기통(小腸氣痛)

1) 주요 증상

하복부산통, 복부팽만, 복명, 배기하면 편안해짐, 또는 음낭산통, 설태는 희끄무레함, 맥박 형상은 침현(沈弦)하거나 침긴(沈緊)함.

2) 병인·병기

소장기통은 한의학에서 일반적으로 체강 내용물이 밖으로 돌출하는 병증을 가리킨다. 예컨대 복벽·서혜부에 돌출하거나 아래로 음낭에 돌입하는 것이다.

곧, 현대 의학의 백선헤르니아(hernia linea alba)·배꼽탈장·직접 서혜헤르니아(direct inguinal hernia)와 간접 서혜헤르니아(indirect inguinal hernia)로 복내의 기관 혹은 조직이 복벽의 결손 또는 약한 곳을 통해 체표로 돌출하는 것이다.

> 한의학에서는 이 병증은 대부분 무절제한 음식 섭취·한습부조(寒濕不調) 또는 무거운 짐을 과도하게 짊어진 원인에 의하여 소장의 기 운행이 울체되어 일어난다고 보았다.

> 한의에서는 이것을 '기의 운행이 울체되었다'라고 한다.

한의학에서는 이 병증은 대부분 무절제한 음식 섭취·한습부조(寒濕不調) 또는 무거운 짐을 과도하게 짊어진 원인에 의하여 소장의 기 운행이 울체되어 일어난다고 보았다. 이 때문에 헤르니아함유물(hernia content) 가운데 소장을 가장 많이 볼 수 있으며, 소장의 헤르니아낭(hernial sac)과 복강이 서로 통해 있는 좁아진 부위에서 흔히 장관의 불완전 폐색이 일어나 장내용물 통과가 장애가 되는데, 한의에서는 이것을 '기의 운행이 울체되었다'라고 한다.

폐색된 위쪽의 장평활근 연동이 증강하면 소장기통·복명이 나타나는데, 배기하면 편안해진다. 무거운 짐을 짊어지면 복강내압(intra-abdominal pressure)이 높아질 수 있는데, 복강내압이 소장의 헤르니아낭을 아래로 밀어 넣어 감돈증(incarceration)을 일으키면 음낭이 아래로 처지면서 띵띵 붓고 아픈 증상이 나타난다.

3) 치료 참고

기의 순환을 조절하여 아픔을 완화시키는 방법으로 치료하며, 방제를 예로 들면 길핵환(桔核丸)·목향순기탕(木香順氣湯)이다.

간담병(肝膽病)의 진단

1. 허증(虛證)

간은 혈액을 저장하고 조절하는 기능을 가지고 있으며, 또 정서(간은 기혈의 운행을 소통하고 조절하는 기능을 한다·간은 거침없이 쑥쑥 뻗어 나가기를 좋아한다)·운동(간은 온몸의 근막을 주관한다)·눈(肝開竅于目)·여자의 월경과 관계가 있다.

간장병의 허증(虛證)에는 간혈부족(肝血不足)·음허간왕(陰虛肝旺) 등이 있고, 실증(實證)에는 간담습열(肝膽濕熱)·간기울결(肝氣鬱結)·간양화풍(肝陽化風)·열극생풍(熱極生風)·혈허생풍(血虛生風)·간화상염(肝火上炎)·한체간맥(寒滯肝脈) 등이 있다.

담은 담즙을 저장하고 생각에 참여하며, 판단능력과 용기와 관계가 있다. 담에 병이 있을 때 무서움·두려움·잘 놀람 등의 증상이 나타난다.

간과 담은 서로 표리이고 관계가 긴밀하므로 병이 있으면 서로 영향을 미치고 증상도 비슷하다. 치료 또한 비슷하여 임상에서 대부분 간장병으로 진단과 치료를 진행한다. 실증에는 담울담요(膽鬱痰擾)가 있다.

간혈부족(肝血不足)

1) 주요 증상

현기증, 안색이 창백함, 눈이 흐릿함, 눈 속이 건조하고 거북하며 이물감(foreign body sensation)이 있음, 야맹증, 사지마비 혹은 감각이상, 근육경련(근긴장과도로 굴신을 마음대로 하지 못하는 것을 가리킴), 월경량 감소 혹은 무월경, 혀의 색이 엷음, 맥박 형상은 세(細)함, 우울하고 두려워함.

2) 병인·병기

간혈부족 병인에 세 가지가 있다.

① 출혈: 혈액을 과다 상실하는 것이다. 예컨대 급성 출혈성 빈혈과 만

간담병 진단 1

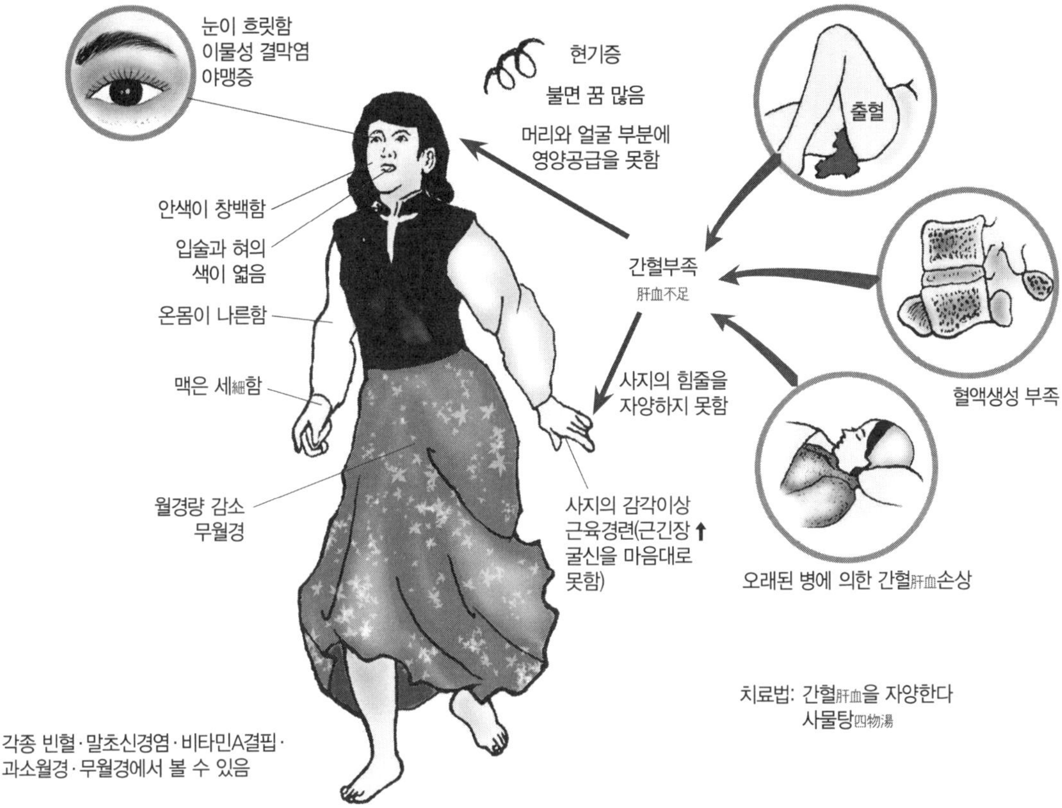
눈이 흐릿함
이물성 결막염
야맹증
현기증
불면 꿈 많음
머리와 얼굴 부분에
영양공급을 못함
출혈
안색이 창백함
입술과 혀의
색이 엷음
간혈부족
肝血不足
온몸이 나른함
혈액생성 부족
맥은 세細함
사지의 힘줄을
자양하지 못함
월경량 감소
무월경
사지의 감각이상
근육경련(근긴장 ↑
굴신을 마음대로
못함)
오래된 병에 의한 간혈肝血손상
치료법: 간혈肝血을 자양한다
사물탕四物湯
각종 빈혈·말초신경염·비타민A결핍·
과소월경·무월경에서 볼 수 있음

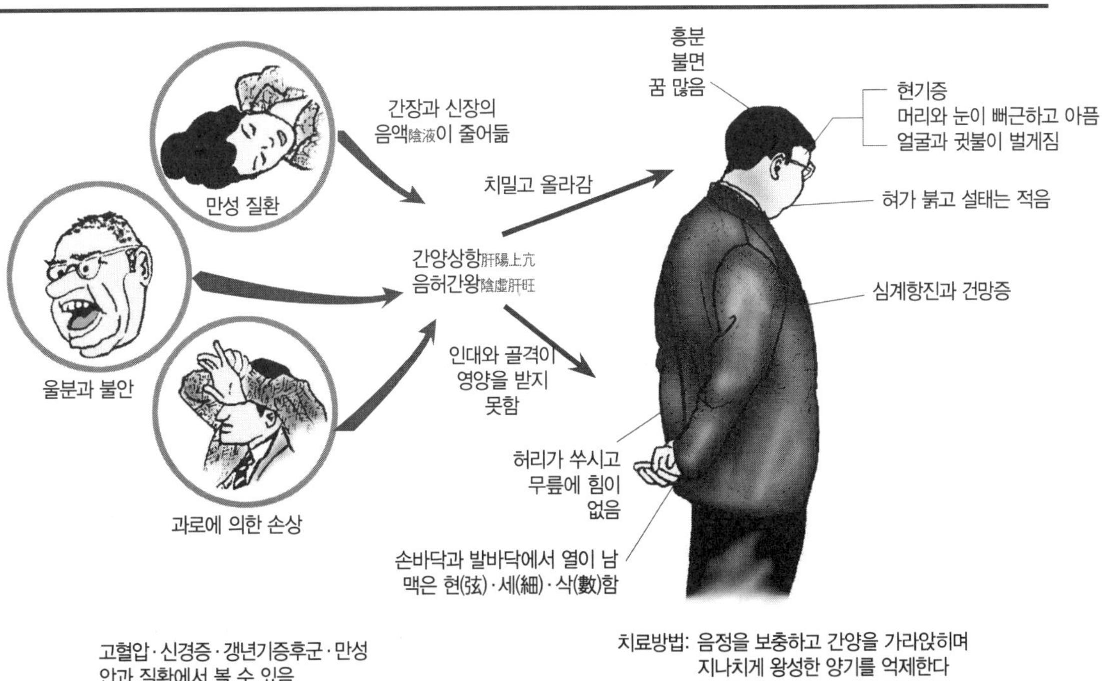
흥분
불면
꿈 많음
현기증
머리와 눈이 뻐근하고 아픔
얼굴과 귓불이 벌게짐
간장과 신장의
음액陰液이 줄어듦
치밀고 올라감
만성 질환
혀가 붉고 설태는 적음
간양상항肝陽上亢
음허간왕陰虛肝旺
심계항진과 건망증
인대와 골격이
영양을 받지
못함
울분과 불안
허리가 쑤시고
무릎에 힘이
없음
과로에 의한 손상
손바닥과 발바닥에서 열이 남
맥은 현(弦)·세(細)·삭(數)함
고혈압·신경증·갱년기증후군·만성
안과 질환에서 볼 수 있음
치료방법: 음정을 보충하고 간양을 가라앉히며
지나치게 왕성한 양기를 억제한다
기국지황환杞菊地黃丸·천마구등음天麻鉤藤飮

성 출혈성 빈혈이다.

② 혈액생성 부족: 예컨대 재생불량성 빈혈, 헤모글로빈 합성장애의 철결핍성 빈혈, 그리고 골수침윤성 빈혈(백혈병·골수종·전이암 등)이다.

③ 오래된 병에 의한 간혈(肝血) 손상: 대부분 만성 질환, 예컨대 만성신부전성 빈혈, 내분비기능부전성 빈혈, 만성 감염성 빈혈, 단백질영양성 빈혈이다. 상술한 만성 질환은 흔히 소화장애·흡수장애, 비타민의 흡수감소와 소모 증가를 동시에 수반한다. 예컨대 만성 감염성 빈혈에서 비타민 소모가 많아져 비타민A·B 등 여러 가지 비타민결핍이 매우 쉽게 나타난다. 비타민A결핍에 이물성 결막염(xen-ophthalmia)·야맹증이 나타난다. 비타민B_1결핍에 다발성 말초신경병변이 초래될 수 있는데, 초기에는 사지 감각이상이 나타나 사지가 띵띵 붓고 저리고 뜨끔뜨끔 아프거나 화끈화끈하는 느낌이 나타나며, 후기에는 족하수증(foot drop)·수근하수증(carpoptosis)이 발생하고 신경계 손상으로 피로·불면·꿈 많음·흥분 혹은 우울증이 쉽게 생긴다. 비타민B_6·B_{12}가 결핍되면 빈혈이 일어날 수 있고, 빈혈에 의해 난소의 혈액공급이 감소하여 성호르몬분비장애와 자궁내막의 혈액공급 감소가 초래될 수 있고 월경과다 혹은 무월경이 나타난다. 한의에서는 간혈부족으로 머리와 얼굴 부분에 영양을 공급하지 못하고 사지의 힘줄을 자양하지 못하는 것은 혈해(血海·간肝)가 불충분한 탓이라고 생각하였다.

한의에서는 간혈부족으로 머리와 얼굴 부분에 영양을 공급하지 못하고 사지의 힘줄을 자양하지 못하는 것은 혈해(血海·간肝)가 불충분한 탓이라고 생각하였다.

3) 치료 참고

간혈(肝血)을 자양하는 방법으로 치료하며, 방제를 예로 들면 사물탕(四物湯)·보간탕(補肝湯)이다.

간양상항(肝陽上亢)(음허간왕陰虛肝旺·간양항성肝陽亢盛)

1) 주요 증상

어지럼증, 머리와 눈이 머리가 빠근하고 아픔, 얼굴과 귓불이 벌게짐, 화를 잘 냄, 불면과 꿈 많음, 심계항진과 건망증, 허리가 쑤시고 무릎에 힘이 없음, 오심번열(五心煩熱)이 있으면서 불쾌감을 느낌, 혀는 붉고 설태는 적음, 맥박 형상은 현(弦)·세(細)·삭(數)함.

2) 병인·병기

간양상항의 병인에 세 가지가 있다.

① 만성 질환은 간과 신장의 음액(陰液)을 줄게 하며, 간음(肝陰)이 부족하면 간양(肝陽)의 활동이 항진된다. 간양상항은 하나의 증후군이다. 이 증후군을 현대 의학 관점에서 보면 자율 신경 기능 장애 증후군에 속한다. 심박수가 빨라짐, 심계항진, 혈압이 지나치게 높거나 지나치게 낮음, 현기증, 얼굴과 목의 피부가 붉어짐, 화끈거림, 손바닥과 발바닥에서 땀이 남, 숨참, 식욕부진, 복부팽창과 설사 혹은 변비, 요의빈삭, 월경불순 또는 발기부전, 조루, 몽정이 나타난다. 자율 신경 기능 장애는 만성 신체질환, 예컨대 감염·중독·영양불량·출혈 등에 의하여 신경계 기능상태가 감퇴될 수 있고 뒤이어 내장신경 기능의 불안정이 나타난다.

② 울분과 불안이다. 지속적인 정서적 긴장과 장기간의 모순된 마음 등 정신적 인자가 신경계의 견딜 수 있는 한계를 넘으면 대뇌피질기능부전이 발생한다. 이런 기능부전은 내분비와 자율 신경에까지 파급되어 기능부전이 나타난다. 예컨대 고혈압·신경증은 모두 정신적 인자와 관계가 있으며, 불면·꿈 많음·정서 불안정·흥분·피로·허리가 쑤시고 무릎에 힘이 없음·심계항진과 건망증 등이 나타난다.

③ 과로에 의해 손상되는 것인데, 과도한 정신노동을 가리킨다. 내분비기능부전 또한 자율 신경계의 활동 장애를 초래할 수 있다. 예컨대 갱년기증후군인데, 주로 45~55세의 여자들에게서 생식기가 위축되기 시작하여 난소기능이 감퇴되고 에스트로겐 수준이 하강하며, 반대로 시상하부의 부신피질자극호르몬 방출인자 분비가 증가하고 자율 신경 기능 장애가 일어난다. 한의학에서는 모두 '음허간왕'의 증후라고 여겼다.

한의학에서는 모두 '음허간왕'의 증후라고 여겼다.

3) 치료 참고

음정(陰精)을 보충하고 간양(肝陽)을 가라앉히며 지나치게 왕성한 양기(陽氣)를 억제하는 방법으로 치료하며, 방제는 기국지황환(杞菊地黃丸)·천마구등음(天麻鉤藤飮)을 사용한다.

2. 실증(實證)

간담습열(肝膽濕熱)

1) 주요 증상

하륵부동통, 얼굴과 온몸이 노래짐, 발열 혹은 발열과 오한이 번갈아 발작함, 입안이 씀, 식욕부진, 오심, 구토, 복부팽창, 대변실금, 오줌이 노랗고 적음, 설태는 누르스름하고 반들반들함, 맥박 형상은 현삭(弦數)함. 만약 음낭습진(eczema scroti) 혹은 고환이 종창되고 화끈거리며 아픔 혹은 백대하가 누르스름하고 고약한 냄새가 남, 외음소양증(pruritus vulvae)이 나타나면 간경습열(肝經濕熱)이다.

2) 병인·병기

이 병증에 병인이 두 가지가 있다.

① 습열사(濕熱邪)를 받는 것이다. 임상에서 간담습열을 관찰하면 현대 의학의 황달간염(간염바이러스에 의해 생김)·급성 담낭염·담석증합병감염·급성 고환부고환염·바르톨린선염(bartholinitis)·자궁경염(모두 세균에 의해 발생함)·트리코모나스성 질염(질트리코모나스에 의해 발생함)·사상균성 질염(칸디다 알비칸스에 의해 발생함) 등의 질환에서 볼 수 있는데, 그 생물학적 병원체는 모두 한의학의 '습열사'이다.

② 기름진 음식·술을 과도하게 먹는 것이다. 담석증은 대부분 중년의 비만 여성에게서 볼 수 있는데, 기름진 음식물에는 콜레스테롤이 많이 함유되어 있어 대사결석(metabolic stone)을 형성하는 원인의 하나이다. 과다한 음주는 간장을 손상시켜 중독성 간염을 초래할 수 있다. 간장과 담의 질환은 소화관 증상을 일으킬 수 있는데, 예컨대 식욕감퇴·식욕부진·입안이 씀·오심·구토·복부팽창·설사 또는 변비·오른쪽 계륵부동통과 간세포성 황달 혹은 폐색성 황달이다. 이때 피부와 점막이 노래지고 오줌이 적고 진한데, 한의학에서는 간담습열이 안에 쌓여 기혈의 운행을 소통하고 조절하는 간의 기능에 이상이 생기며 담즙이 정상적으로 운반되지 않고 피부로 넘쳐난 탓이라고 생각하였다. 음낭습진으로 말하면 현대 의학에서는 비타민B_2결핍이 피부손상과 변화를 일으킨다고 생각하였다. 급성 고환

한의학에서는 간담습열이 안에 쌓여 기혈의 운행을 소통하고 조절하는 간의 기능에 이상이 생기며 담즙이 정상적으로 운반되지 않고 피부로 넘쳐난 탓이라고 생각하였다.

간담병 진단 2

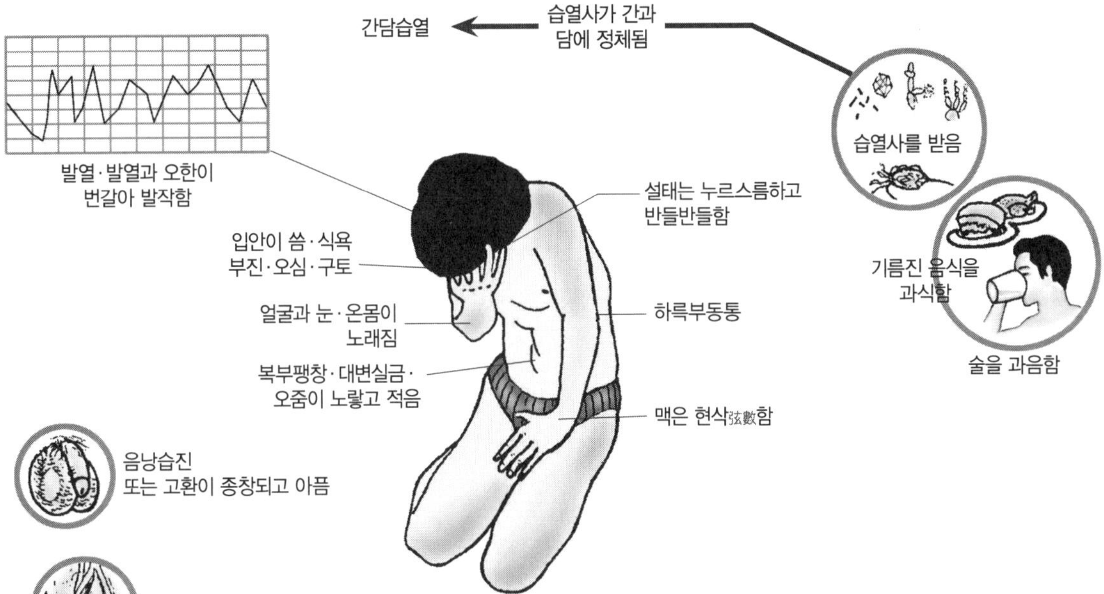

치료법: 습열사를 제거하고 소간이담疏肝利膽한다
용담사간탕龍膽瀉肝湯·인진호탕茵陳蒿湯

황달간염·급성 담낭염·담석증합병감염·음낭습진·급성 고환염·자궁경염·바르톨린선염·트리코모나스성 질염·사상균성 질염에서 볼 수 있음

간기울결

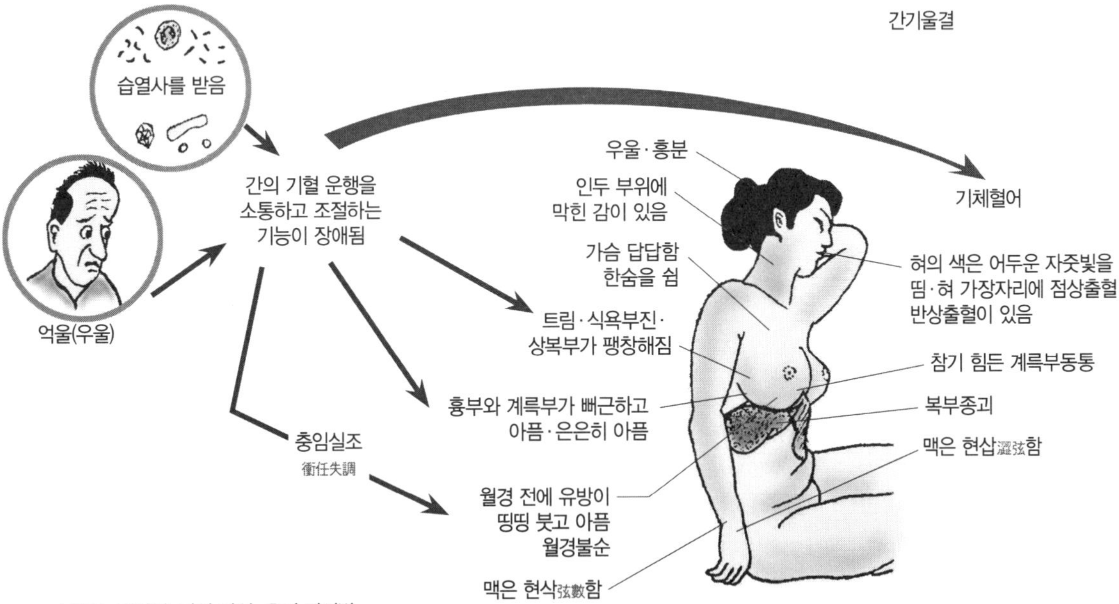

신경증·궤양병·만성 간염·초기 간경변·만성 담낭염·만성 위염·월경 불순에서 볼 수 있음

치료방법: 소간해울疏肝解鬱한다
시호소간산柴胡疏肝散

부고환염은 성인의 음낭 내에서 가장 흔히 볼 수 있는 감염성 질환으로, 대부분 요도염·전립선염 등의 파급에 의해서 생긴다. 발병이 매우 빠르고 화끈거리며, 부고환이 종창되고 아프다. 바르톨린선염은 흔히 임신령 여성에게서 볼 수 있는데, 대음순 한쪽 뒷부분의 바르톨린선(Bartholin's gland)에 화농성 세균감염이 생겨 국부가 충혈되고 붓고 화끈거리고 아프고 종기가 만져진다. 트리코모나스성 질염·사상균성 질염은 모두 성생활과 대중 목욕탕·함께 쓰는 목욕통·함께 쓰는 발수건 등을 통해 전파될 수 있으며, 주요 증상은 백대하가 많아지고 외음부가 몹시 가려우며 작열통(burning pain)이 있는 것이다. 트리코모나스성 질염에서 백대하는 누르스름한 회색을 띠고 거품 모양이며 고약한 냄새가 난다. 사상균성 질염에서 백대하는 콩비지와 같은 백색을 띠거나 또는 물 모양이나 고름 모양과 같다. 상술한 외음부 질환이 모두 족궐음간경(足厥陰肝經)의 순행 부위이기 때문에 한의에서 통틀어 '간담습열'에 넣은 것이다.

3) 치료 참고

습열사(濕熱邪)를 제거하고 소간이담(疏肝利膽)한다. 방제는 용담사간탕(龍膽瀉肝湯)·인진호탕가감(茵陳蒿湯加減)을 쓴다.

간기울결(肝氣鬱結)

1) 주요 증상

억울, 흥분, 계륵부가 빠근하고 아픔 혹은 은은히 아픔, 가슴 답답함, 한숨을 쉼, 식욕부진, 트림, 상복부가 팽창해짐, 대변실금(encopresis), 혹은 인두 부위에 막힌 감이 있음, 여성에게서는 월경불순·월경곤란 또는 월경 전에 유방이 띵띵 붓고 아픔, 설태는 엷고 희끄무레함, 맥박 형상은 弦함. 만일 기체혈어(氣滯血瘀)하면 송곳으로 찌르는 듯한 계륵부동통, 복부종괴(abdominal mass), 혀는 청자색을 띰, 혀 가장자리에 점상출혈(petechia) 혹은 반상출혈(ecchymosis)이 있음, 맥박 형상은 현삽(弦澀)하다.

2) 병인·병기

이 병증에 병인이 두 가지가 있다.

① 습열사(濕熱邪)를 받는 것이다. 이 병증은 임상상 만성 간염·초기 간경변·만성 담낭염·만성 위염 등에서 볼 수 있다. 그 '습열사'는 각각 간염바이러스·주혈흡충(schistosome)·대장균·심상변형균(proteus vulgaris)·혐기성간균(anaerobic bacillus) 또는 캄필로박터(Campylobacter) 등을 가리킨다.

② 억울: 긴장·근심·불안 등 정신적 자극이 지속적으로 존재하면 대뇌피질의 흥분·억제 불균형과 신경호르몬조절이상을 일으켜 우울·흥분, 인두 부위에 막힌 감이 느껴짐, 가슴 답답함, 월경불순 등 병적 심적 반응이 초래되며, 그리고 위산분비 과다로 위점막염(esogas-tritis), 궤양 변화가 야기된다. 한의학에서는 모두 기혈의 운행을 소통하고 조절하는 간(肝)의 기능이 장애가 되고 간기(肝氣)가 거침없이 쑥쑥 뻗어 나가지 못한 탓이라고 생각하였다. 만일 기체혈어(氣滯血瘀)가 있으면 혀의 색이 어두운 자줏빛을 띠고 혀 가장자리에 점상출혈·반상출혈이 있으며, 복부에 간비종대(hepatospleno-megaly)가 생기고 압통(tenderness) 혹은 덩어리가 만져지며 맥박 형상은 현삽(弦澀)한 등의 증상이 나타난다.

한의학에서는 모두 기혈의 운행을 소통하고 조절하는 간(肝)의 기능이 장애가 되고 간기(肝氣)가 거침없이 쑥쑥 뻗어 나가지 못한 탓이라고 생각하였다.

3) 치료 참고

간기울결에는 마땅히 소간해울(疏肝解鬱)해야 하며, 방제는 시호소간산가감(柴胡疏肝散加減)을 쓴다. 인두 부위에 이물이 막힌 감이 있으면 마땅히 이기화담(理氣化痰)해야 하며, 방제는 반하후박탕가감(半夏厚朴湯加減)을 쓴다.

기체혈어에는 마땅히 기 순환을 조절하고 어혈을 없애며 혈액순환을 촉진하는 방법으로 치료해야 하며, 방제는 격하축어탕가감(膈下逐瘀湯加減)을 쓴다.

간풍내동(肝風內動): 한의학에서는 질병 과정 중에 현기증·흔들림·경련(convulsion) 등의 증상이 나타나는 것을 모두 간풍(肝風)이라고 한다. 간풍내동의 주요 증상은 상술한 증상 외에 또 떨림·무감각(numb-ness)·반신불수 등이 있다. 흔히 볼 수 있는 병증으로는 간양화풍(肝陽化風)·열극생풍(熱極生風)·혈허생풍(血虛生風) 세 가지가 있다.

한의학에서는 질병 과정 중에 현기증·흔들림·경련(convulsion) 등의 증상이 나타나는 것을 모두 간풍(肝風)이라고 한다.

간양화풍(肝陽化風)

1) 주요 증상

현기증, 두통, 사지마비 혹은 진전, 혀 떨림, 혀가 붉음, 맥박 형상은 현삭(弦數)함. 심하면 급작스런 실신, 혀가 뻣뻣해지고 말을 못함, 입과 눈이 한쪽으로 틀어짐, 혹은 편마비.

2) 병인·병기

현기증은 한의 내풍(內風)의 중요한 증후의 하나이다. 《소문(素問)·지진요대론(至眞要大論)》에 이르기를 "각종 풍증(風症)에 의하여 발생하는 떨림·흔들림·어지럼 현상은 모두 간경(肝經)에 속한다."라고 하였으며, 간기능부전(hepatic dysfunction)에 의하여 발생한다고 생각하였다.

현기증은 또 현대 의학의 한 증상으로, 일종의 주관적 감각장애이다. 환자가 주위의 풍경이 일정한 방향으로 빙빙 돌거나 자기 자신이 빙빙 도는 것 같이 느끼는 이러한 현기증을 진성 현기증(true vertigo)이라고 하는 데, 임상상 말초성(다음 절節의 담울담요膽鬱痰擾를 보라)과 중추성(척추동맥뇌저동맥의 혈액공급 부족과 뇌동맥죽상경화증에서 가장 흔히 볼 수 있음)으로 나누며, 그 임상증상은 간양화풍에 속한다.

척추동맥뇌저동맥의 혈액공급 부족은 대부분 중년과 노년에게서 볼 수 있는데, 그 병증의 증상이 매우 복잡하다. 현기증은 초기에 나타나는데, 발작할 때 일측성 혹은 양측 이명·난청이 동반하며, 돌연한 약시 또는 실명이 올 수 있는데 몇 분 동안 지속되다 회복된다.

연수의 혈액공급 부족에서는 불명료 언어(slurred speech)가 발생할 수 있다. 뇌간의 혈액공급 부족에서는 안면신경마비, 사지의 단마비(monoplegia)·편마비(semisideration), 그리고 얼굴·입술·혀의 저림, 사지마비 혹은 감각감퇴가 나타날 수 있으며, 이따금 넘어지거나 머리를 돌릴 때 실신 내지 혼수가 발생한다.

뇌동맥죽상경화 또한 중년 이상에게서 많이 볼 수 있는데, 남성이 비교적 많고 발병이 완만하며, 아테롬성 반(atheromatous plaque)이 대부분 위이씨환(威爾氏環)과 중대뇌동맥(middle cerebral artery)에 위치하고 초기에 어지럼증(머리가 무겁고 발이 가벼움)·수면장애(somnipathy)·기억력감퇴·쉽게 흥분함·자제력 감약·두통이 나타나며, 고혈압이 수반될 수도 있고 수반되지 않을 수도 있다.

간담병 진단 3

간양화풍肝陽化風

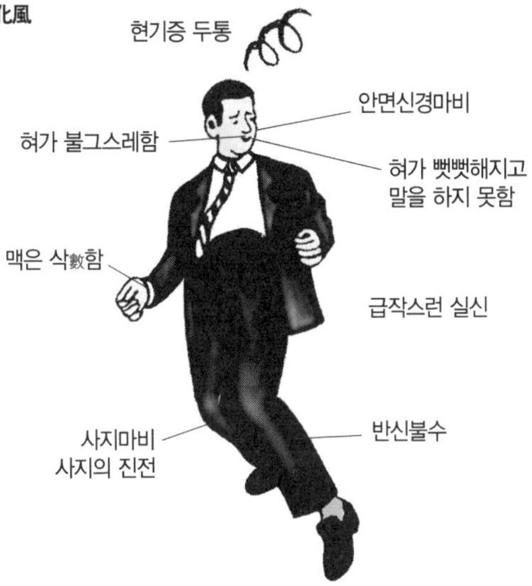
현기증 두통
안면신경마비
혀가 불그스레함
혀가 뻣뻣해지고
말을 하지 못함
맥은 삭數함
급작스런 실신
사지마비
사지의 진전
반신불수

고혈압·뇌혈관발작에서 볼 수 있음

치료법: 간양을 가라앉혀서 내풍을 멈추게 한다
천마구등음

열극생풍熱極生風

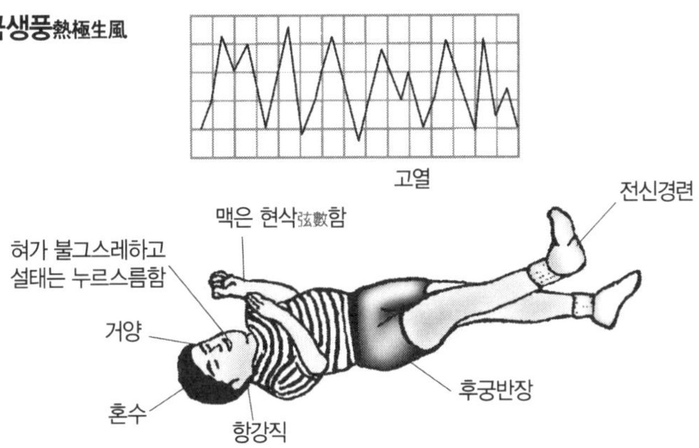

소아의 과발열물질혈증경련·유행성 뇌염·일본뇌염에서 볼 수 있음

치료법: 청열식풍淸熱熄風
영각구등탕

혈허생풍血虛生風

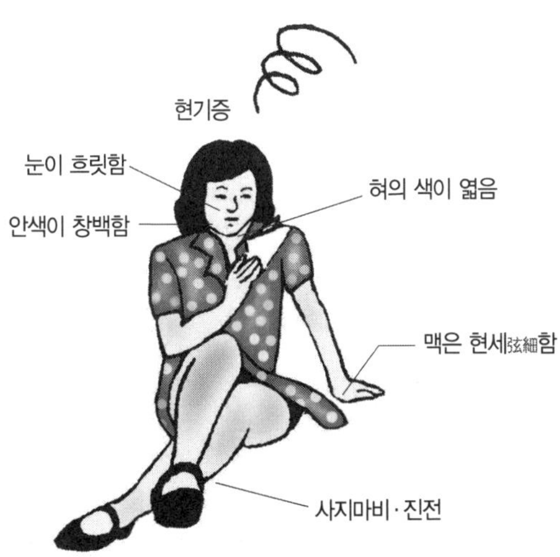

빈혈·출혈에서 볼 수 있음

치료방법: 혈액을 풍부하게 하여 내풍을 가라앉힌다
보간탕

추체로(pyramidal tract)의 손상에서는 사지근무력증·불완전마비(incomplete paralysis)가 나타날 수 있고 피질핵로(corticonuclear tract)의 손상에서는 불명료 언어가 나타날 수 있으며, 추체외로(extrapyramidal tract)가 손상되면 진전이 나타나는데, 손가락이 환약을 빚는 것 같이 떨리며 팔의 말단으로부터 시작하여 이후에 다리·턱·입술과 머리로까지 발전한다.

뇌동맥죽상경화에 만일 고혈압증이 합병하면 비교적 쉽게 소동맥류가 형성되어 혈압이 갑자기 상승할 때 매우 쉽게 파열되고 급작스런 실신이 나타나며, 생존자에게서 안면신경마비·반신불수가 발생한다. 상술한 질환의 임상증상을 한의에서는 통틀어 '양동화풍(陽動化風)'의 탓으로 돌렸다.

3) 치료 참고

간양(肝陽)을 가라앉혀서 내풍(內風)을 멈추게 하는 방법으로 치료하며, 방제는 천마구등음(天麻鉤藤飮) 또는 진간식풍탕가감(鎭肝熄風湯加減)을 쓴다.

열극생풍(熱極生風)

1) 주요 증상

고열, 항강직(neck rigidity), 전신경련(convulsion), 거양(superduction), 심하면 후궁반장(opisthotonus), 혼수, 혀가 불그스레하고 설태는 누르스름함, 맥박 형상은 현삭(弦數)함.

2) 병인·병기

과발열물질혈증경련(hyperpyretic convulsion)은 젖먹이·유아 시기에 가장 흔히 볼 수 있는 경련의 원인이다. 각종 비(非)중추신경계의 급성 감염은 모두 일으킬 수 있는데, 특히 상기도감염 때에 많이 볼 수 있다. 보통 급속한 고열(39℃)에서 발생하며, 12시간 내에 시작되고 경련의 지속 시간은 겨우 몇 초 내지 몇 분이다. 중추신경감염성 경련은 유행성 뇌염·B형 뇌염과 화농성 뇌염에서 볼 수 있으며, 경련은 대부분 반복적으로 발작하고 지속 시간 또한 비교적 길다. 상술한 질병을 한의에서는 모두 '고열에 의해서 간풍(肝風)이 동한' 탓으로 돌렸다.

3) 치료 참고

청열식풍(淸熱熄風)하며, 영각구등탕가감(羚角鉤藤湯加減)을 쓸 수 있다.

혈허생풍(血虛生風)

1) 주요 증상

현기증, 눈이 흐릿함, 안색이 창백함, 사지마비 혹은 진전, 근연축(muscular twitch), 혀의 색이 엷음, 맥박 형상은 현삭(弦數)함.

2) 병인·병기

심한 빈혈 환자에게서 대뇌의 혈액공급 부족에 의해서 현기증, 눈이 흐릿함, 안색이 창백함, 혀의 색이 엷음, 맥박이 세(細)한 증상이 나타날 수 있으며, 흔히 여러 가지 비타민결핍과 영양불량의 수반에 의해서 사지마비, 근연축, 무력 등의 증상이 나타날 수 있다. 한의학에서는 이를 '혈허생풍'이라고 한다.

3) 치료 참고

혈액을 풍부하게 하여 내풍(內風)을 가라앉히는 방법으로 치료하며, 보간탕가감(補肝湯加減)을 쓸 수 있다.

한체간맥(寒滯肝脈)

1) 주요 증상

아랫배가 팽창해지면서 아픔, 고환이 아래로 처지고 종창됨, 찬 기운을 만나면 더욱 심해지고 더운 기운을 만나면 경감됨, 혹은 음낭이 수축되고 동통이 아랫배까지 뻗침, 설태가 희끄무레하고 반들반들함, 맥박 형상은 침현(沈弦)함.

한의에서는 생식기·고환·음낭 부위의 질환 또한 간담(肝膽) 질환의 범주에 넣는데,

2) 병인·병기

족궐음간경(足厥陰肝經)은 외생식기를 빙 돌아 아랫배에 이르기 때문에 한의에서는 생식기·고환·음낭 부위의 질환 또한 간담(肝膽) 질환의 범주에 넣는데, 임상상 만성 고환염·만성 부고환염·부고환결핵·헤르니아·정삭정맥류(varicocele) 등에서 볼 수 있다.

만성 고환염·만성 부고환염은 대부분 요도염 또는 전립선염·정낭염 후에 정관(vas deferens)을 통한 역행감염에 의해서 생기며, 청장년 혹은 아동에게서 볼 수 있고 임상상 흔히 음낭의 동통·종창·하수 등 감각이 나타난다.

동통은 방사상으로 하복부와 동측의 대퇴 내측에까지 뻗칠 수 있으며, 촉진하면 부고환과 고환의 경계가 분명하지 않고 종창되며 비교적 단단하고 압통이 있으며, 정삭(spermatic cord)이 굵고 단단해지고 압통이 있다.

부고환결핵은 대부분 20~40세의 남성 청장년에게서 볼 수 있으며, 흔히 양측 질환으로 병세의 발전이 비교적 완만하고 부고환이 점점 종창되며, 경미한 은통(vague pain)이 있고 양쪽이 아래로 처지는 느낌이 들며, 일부는 돌연히 발작할 수 있고 음낭내 부고환 부위가 빨갛게 붓고 동통이 있으며 농양과 궤양이 형성될 수 있다.

촉진할 때 부고환이 종창되어 결절 모양을 띠고, 수정관은 더욱 굵어져 구슬꿰미 모양을 나타낸다. 초막낭내에 액체가 축적되면 고환초막강이 구형으로 증대되고 또 고환과 부고환을 둘러싸는데 대부분 일측성이며, 축적된 액체가 많을 때는 음낭이 아래로 처지고 종창되며 동통이 있게 된다.

만일 고환염·부고환염이 외상·종류(tumor) 혹은 사상충(filaria) 등의 원인에 의하여 일어난 속발성이면 동통이 비교적 심하다. 정삭정맥류는 음낭 정삭의 만상정맥총(pampiniform plexus)이 신장 (伸長)·확장·구불구불해지는 것으로 남성 청장년에게서 흔히 볼 수 있는 질환이며, 대부분 좌측에서 볼 수 있다.

주요 증상은 환측 음낭 부위가 아래로 처지고 동통이 있고 종창되며, 동통이 방사상으로 하복부 혹은 허리 부분에까지 뻗치고 너무 오래 서 있거나 힘든 육체노동을 한 후에 증상이 악화된다.

촉진하면 환측 음낭내에 지렁이 같은 정맥류가 있는데 반듯이 드러누울 때 축소되거나 소실될 수 있다. 상술한 질병을 한의에서는 대부분 외인성 발병인자인 한사(寒邪)가 간경(肝經)에 침범하여 기혈을 간맥(肝脈)에 정체시켜서 발병한다고 생각하였다.

간담병 진단 4

한체간맥寒滯肝脈

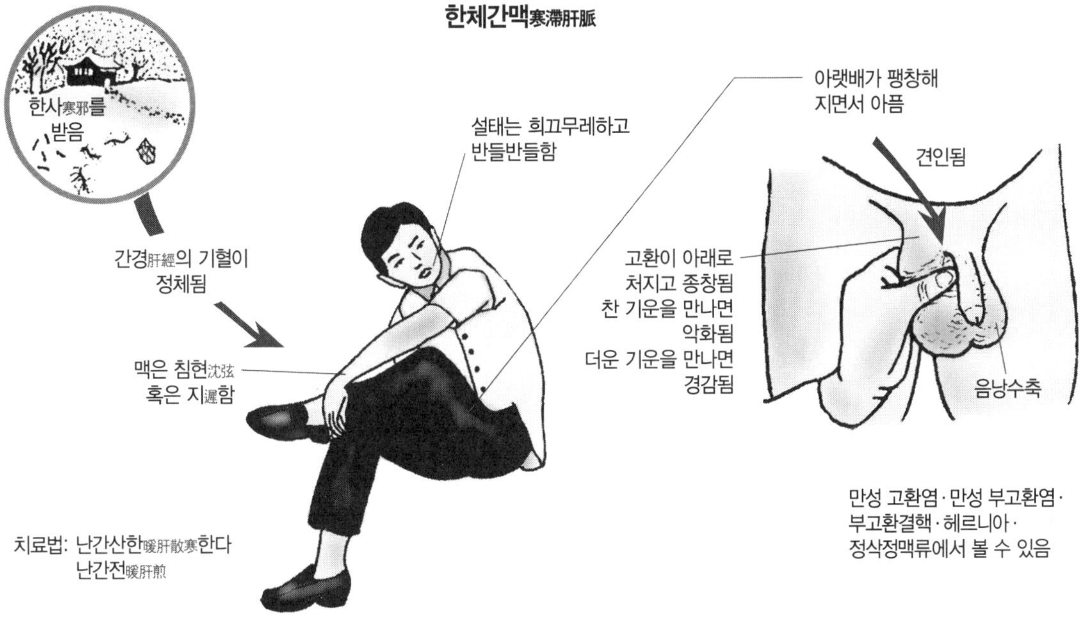

치료법: 난간산한暖肝散寒한다
난간전暖肝煎

만성 고환염·만성 부고환염·
부고환결핵·헤르니아·
정삭정맥류에서 볼 수 있음

담울담요膽鬱痰擾

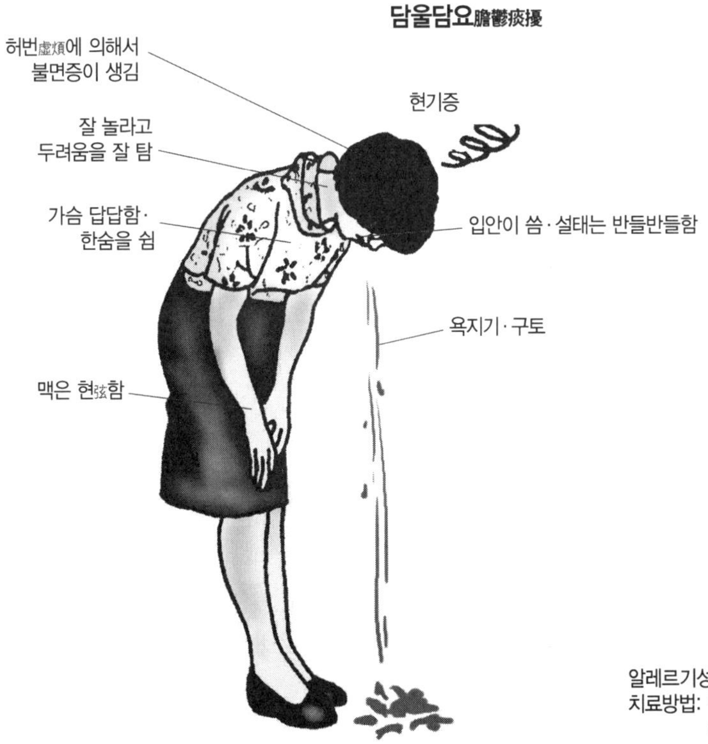

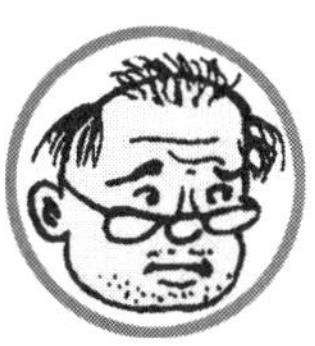

정서적 억울

↓

기의 기능 활동이
저하되어 담이 형성됨

↓

담열痰熱이 침범함

↓

담실소설 膽失疏泄 → 위실화강 胃失和降

알레르기성 미로수증·신경증에서 볼 수 있음
치료방법: 담을 제거하고 기 순환을 조절하며
화담강위和膽降胃한다
온담탕溫膽湯

3) 치료 참고

난간산한(暖肝散寒)하며, 방제는 난간전가감(暖肝煎加減)을 쓸 수 있다.

담울담요(膽鬱痰擾)

1) 주요 증상

머리가 아찔하고 눈이 침침함, 입안이 씀, 오심과 구토, 허번(虛煩)에 의해서 불면증이 생김, 잘 놀라고 두려움을 잘 탐, 가슴 답답함, 한숨을 쉼, 설태는 반들반들함, 맥박 형상은 현(弦)함.

2) 병인·병기

이 병증은 임상상 알레르기성 미로수증(Meniere's disease)·신경증(neurosis)에서 볼 수 있다. 알레르기성 미로수증은 현기증 발작·이명·난청을 주요 특징으로 하며 대부분 중년에게서 볼 수 있는데, 대다수는 한쪽 귀에 관련되며 발작과 재발하는 특징을 가지고 있다. 발작할 때의 상황은 매우 격렬한데, 눈을 뜨고 있을 때는 주위 풍경이 빙빙 도는 느낌이 들고 눈을 감으면 자기 자신이 빙빙 도는 느낌이 든다.

눈을 뜨고 있거나 머리 부분을 움직일 때 현기증이 악화되므로 대다수 환자들은 발작할 때 눈을 감고 편안히 누워서 머리와 몸을 움직이려고 하지 않는다. 또한 오심·구토·안색이 창백함·발한·맥박 형상이 빨라지거나 느려지는 등의 자율 신경 기능 장애 증상이 동반한다.

그 병변은 주로 내이(inner ear)의 림프대사장애이며, 림프분비과다 혹은 흡수장애로 미로수증이 일어난 탓이다. 신경증은 임상에서 흔히 볼 수 있는 질환으로 청장년에게서 많이 볼 수 있다.

발병은 각종 정신적 인자로 고급신경 활동이 과도한 긴장을 일으켜 대뇌가 일시적으로 비정상적으로 되어 일어난다. 임상상 현기증·머리가 무겁고 다리는 가벼운 느낌·쉽게 피로해짐·정서 불안정·불쾌감·화를 잘 냄·불면·불안·침울·우울 증상이 나타나며, 위신경증(gastric neurosis)에서는 입안이 씀·오심·구토와 가슴 답답함·한숨을 쉬는 등의 증상이 나타난다.

한의에서는 '담울기체(膽鬱氣滯), 담탁상요(痰濁上擾)' 혹은 정서적 억울에 의해 기의 기능 활동이 저하되어 담이 형성되고, 담열(痰熱)이 침범하여 '기혈의 운행을 소통하고 조절하는 담의 기능이 비정상적으로 되고 위기(胃氣)가 아래로 내려가지 못한' 탓이라고 생각하였다.

상술한 질환을 한의에서는 '담울기체(膽鬱氣滯), 담탁상요(痰濁上擾)' 혹은 정서적 억울에 의해 기의 기능 활동이 저하되어 담이 형성되고, 담열(痰熱)이 침범하여 '기혈의 운행을 소통하고 조절하는 담의 기능이 비정상적으로 되고 위기(胃氣)가 아래로 내려가지 못한' 탓이라고 생각하였다.

3) 치료 참고

담을 제거하고 기 순환을 조절하며 화담강위(和膽降胃)한다. 방제는 온담탕가감(溫膽湯加減)을 쓸 수 있다.

비병(脾病)의 진단

한의학은 비위(脾胃)의 생리 기능 상태를 매우 중시하여 '비위(脾胃)는 후천지본(後天之本)이다'라고 하였다.

한의학은 비위(脾胃)의 생리 기능 상태를 매우 중시하여 '비위(脾胃)는 후천지본(後天之本)이다'라고 하였다. 이것은 비위의 인체 생명 활동 방면에서의 중요성을 말해 준다. 위의 기능은 주로 음식물을 받아들이고 또 초보적으로 소화시키는 것이며, 비장의 기능은 초보적으로 소화된 음식물을 가일층 소화시켜 그 속의 영양물질과 수분(수곡정미(水穀精微))을 흡수하고 또 온몸 구석구석으로 운반하여 전신을 자양하는 것이다. 이와 같이 한층 더 음식을 소화시키고 영양물질을 운반하는 기능을 한의에서는 '운화(運化)'라고 일컫는다.

비장의 운화 기능이 장애가 되어 음식물을 운반·변형(소화)시키지 못하면 복부팽창·설사·상복부 팽만 등 소화불량 증상과 영양부족·기혈부족의 안색 창백·근육쇠약·사지가 차가움·무기력 징후가 야기된다.

수분을 운반하지 못하면 체내에 수습(水濕)이 정체되어 부종이 나타난다. 비병에는 허증(虛證)이 많으며, 비허증(脾虛證)에는 비기허약(脾氣虛弱)·비기하함(脾氣下陷)·비허수종(脾虛水腫)·비불통혈(脾不統血)이 있다.

비기허약(脾氣虛弱)

1) 주요 증상

식욕부진, 식욕감퇴, 식후 상복부 팽만, 대변이 묽음, 무기력, 안색이 창백함, 근육쇠약, 사지가 나른함, 혀의 색이 엷고 설태는 희끄무레함, 맥박 형상은 완약(緩弱)함.

2) 병인·병기

이 병증을 일으키는 병인은 네 가지가 있다.

① 무절제한 음식 섭취: 영유아에게서 가장 많이 볼 수 있는데, 부적당한 음식물을 먹여서 일어나는 가벼운 설사가 흔히 볼 수 있는 원인이다. 대부분 인공영양의 영유아에게서 볼 수 있는데, 영양을 과다

비병 진단 1

비기허약脾氣虛弱

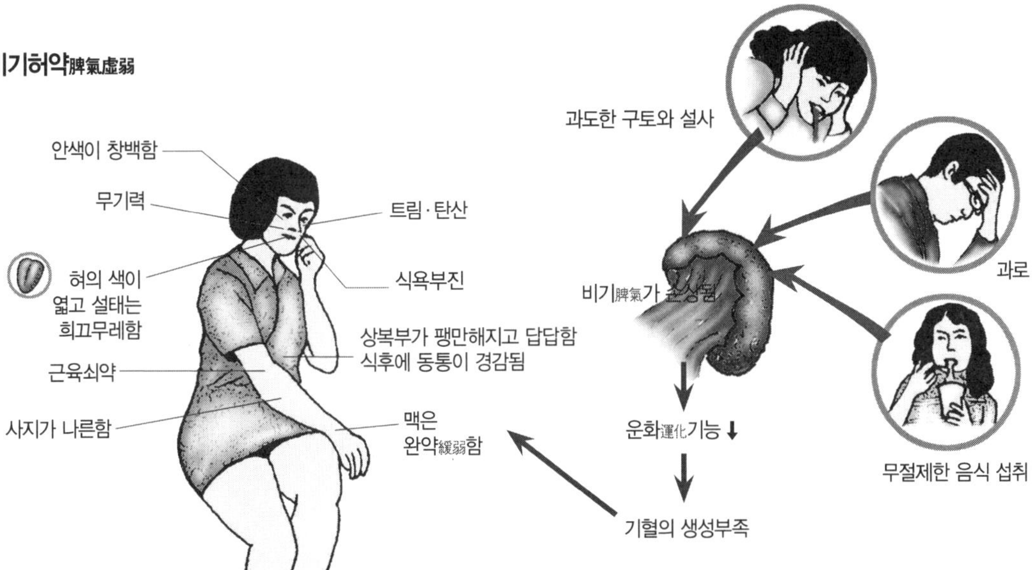

궤양병·만성 위염·만성 장염·위장기능 부전·위신경증·만성 간염·장결핵에서 볼 수 있음

치료법: 원기를 북돋우고 비장을 튼튼하게 한다
삼령백출산參苓白朮散

비기하함脾氣下陷

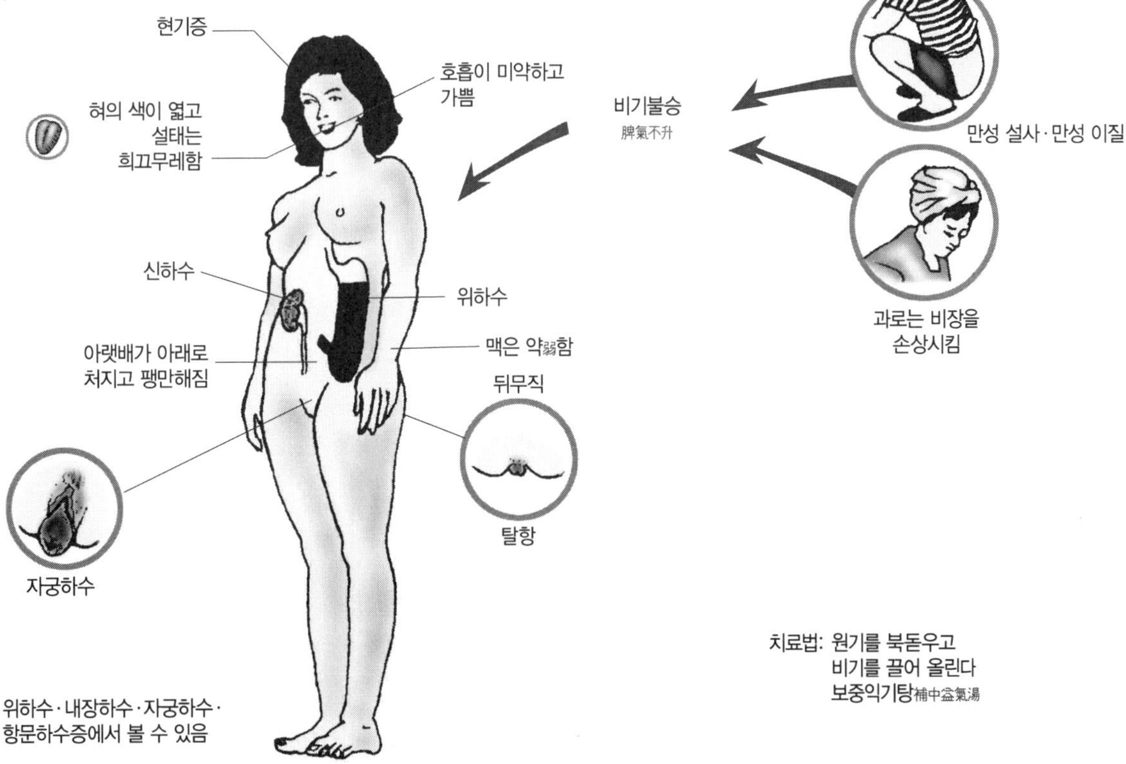

위하수·내장하수·자궁하수·항문하수증에서 볼 수 있음

치료법: 원기를 북돋우고 비기를 끌어 올린다
보중익기탕補中益氣湯

공급하고 너무 일찍 녹말과 지방질 음식을 대량으로 먹이거나 갑자기 음식물의 성질을 바꾸며, 아무 때나 먹이고 돌연히 젖떼기를 하는 등은 모두 소화기능 장애를 초래할 수 있다. 설사·열량공급 부족에 의해서 영양불량 증상이 나타나는 것을 또 기타 연령에서도 볼 수 있다. 과도한 음식 섭취 혹은 바이러스·세균·진균·원충에 의해서 장관내 감염이 일어나는 데, 예컨대 궤양병·만성 위염은 캄필로박터 제주니(campylobacter jejuni)와 관계가 있다. 만성 장관감염, 예컨대 만성 아메바성 이질·만성 세균성 이질·만성 주혈흡충증·장결핵은 모두 만성 설사와 영양불량 증상을 나타낸다.

② 과로, 정신적 혹은 육체적 과로를 가리킨다. 소화기계의 심신질환(psychosomatic disease)은 임상에서 흔히 볼 수 있는데, 종류가 매우 많다. 예컨대 궤양병·궤양성 대장염·일부 만성 위염·위신경증 등이다. 대다수 환자 개개의 특징은 긴장·성급·고집이며, 경쟁성·불량한 정서반응과 정신장애를 가지고 있다. 나쁜 정신적·사회적 인자의 자극을 받았을 때 보통 정서반응을 중개로 하여 욕지기·구토·트림·복통·복부팽창·설사 등의 신체증상이 일어난다.

③ 과도한 구토와 설사: 아마도 소화관폐색 혹은 소화관감염의 존재에 의한 것일지도 모르며, 시일이 경과해도 제거되지 않으면 영양불량 증상이 나타난다.

④ 기타 원인. 예컨대 간장병(hepatopathy)이 비위에 영향을 미치는 것인데, 만성 간염 때 상술한 여러 증후가 나타난다. 상술한 여러 병인은 모두 비기(脾氣)를 손상시킬 수 있으며, 운화기능이 감퇴되면 일련의 기혈 생성이 부족한 증상이 나타난다.

3) 치료 참고

원기를 북돋우고 비장을 튼튼하게 하는 방법으로 치료하며, 삼령백출산(參苓白朮散) 혹은 사군자탕가감(四君子湯加減)을 쓸 수 있다.

비기하함(脾氣下陷)

또 중기하함(中氣下陷)·기허하함(氣虛下陷)이라고도 한다.

1) 주요 증상

현기증, 호흡이 미약하고 가쁨, 윗배가 아래로 처지는 감, 식사를 하면 이내 복부가 팽창해짐, 변의빈삭(constant urgency of defecation), 말소리가 낮고 힘이 없음, 무기력 혹은 만성 설사에 의한 항문하수증·자궁하수증·위하수·신하수증 등.

2) 병인·병기

이 병증은 임상상 다음과 같은 질환에서 볼 수 있다.

① 탈항. 환자가 대변을 볼 때 항문직장이 항문으로 탈출하는 것으로 색깔이 선홍색이며, 가벼운 경우에는 대변을 본 뒤에 저절로 오므라들지만 심한 경우에는 반드시 손으로 밀어 넣어야 한다. 기침·재채기·걷기·배뇨 등의 동작을 할 때마다 모두 탈출될 수 있다. 몸이 약한 아동과 노인에게서 흔히 볼 수 있으며, 병인은 항문거근·골반격막근과 괄약근이 무력·이완되어 직장에 대한 지지(supporting)를 잃어버린 것과 천골 만곡이 과다 신전하여 전직장낭(prerectal pouch)의 복막반사(peritoneal reflection)가 과도하게 저하된 것과 관계가 있다.

② 자궁하수. 분만외상(birth trauma)은 자궁하수의 주요 원인으로 골반격막근, 특히 항문거근과 근막이 분만 때 과도하게 신전 혹은 열상(laceration)되는 것이다. 산후에 회복이 불완전하고 장기간의 수유기 또는 폐경기를 가짐으로써 에스트로겐 분비가 저하되고 조직이 위축되어 자궁이 지지를 잃어버리게 되면 일을 하거나 대변을 볼 때 탈출되는데, 누워서 쉰 뒤에 저절로 오므라들지만 심각한 경우에는 도로 밀어 넣을 방법이 없다. 환자는 아래로 처지고 등과 허리가 욱신욱신 쑤시는 감을 느낀다.

③ 위하수. 위횡격간막(gastrophrenic ligament)·위비간막(gastrosplenic ligament)의 무력과 이완이 원인으로 된다. 환자가 식사를 한 뒤 위소만의 호선(弧線)이 가장 낮은 지점인 장골릉 이음선 아래로 내려간다. 임상상 대부분 마른 여성에게서 볼 수 있으며, 특히 경산부(multipara)에게서는 만성 복통이 나타난다. 대부분 부적당한 음식을 섭취하거나 과식한 뒤에 나타나며, 복부팽만·트림·욕지기

등이 수반한다. 반듯하게 드러누운 뒤에 경감될 수 있다. 한의에서는 비기(脾氣)가 상승을 주관하기에 각 오장 육부를 끌어올리는 기능을 가지고 있으며, 오장 육부가 일정한 위치를 유지한 채 아래로 처져 내려가지 못하게 하는 데, 만일 비기(脾氣)가 허약하여 위쪽으로 올려 보내지 못하면 상술한 여러 증상이 나타난다고 생각하였다.

3) 치료 참고

원기를 북돋우고 비기(脾氣)를 끌어올리는 방법으로 치료하며, 보중익기탕가감(補中益氣湯加減)을 쓸 수 있다.

비허수종(脾虛水腫)

1) 주요 증상

전신부종(anasarca)이 나타나는데 허리 아래가 비교적 심함, 상복부가 팽창해짐, 식욕감퇴, 대변이 묽음, 배뇨곤란, 팔다리가 차가움, 설태는 희끄무레하고 반들반들함, 맥박 형상은 침완(沈緩)함.

2) 병인·병기

한의학에서는 체내 진액(津液)의 생성·순환과 배설이 현대 의학의 체액대사(water metabolism)와 같은 점도 있고 다른 점도 있다고 생각하였다. 다른 원인은 이론체계의 차이인데, 만일 현대 의학을 기초로 하는 ─ 서양의학을 '체(體)'로 하고 동양의학을 '용(用)'으로 하는 ─ 것으로 한의학의 관점 혹은 술어를 해석하다보면 알아낼 수 있다. 이런 다른 점은 사실 '술어'의 다름이다.

한의학에서는 체내 진액(津液)의 생성·순환과 배설이 현대 의학의 체액대사(water metabolism)와 같은 점도 있고 다른 점도 있다고 생각하였다.

한의의 진액은 위의 음식물을 받아들이는 기능, 소장의 찌꺼기에서 정제된 물질을 분리하는 기능, 비장의 운반하는 기능, 폐의 맑게 하고 내려가게 하는 기능, 신장의 기화(氣化)기능, 방광의 저장·배설과 삼초의 조절 기능에 의지하며 이들이 함께 완성해 가는데, 그 가운데 비장·신장·폐 세 장기와의 관계가 가장 중요하다.

현대 의학은 체액대사에 대하여 매우 철저하게 연구하였다. 인체는 날마다 약 1.5L 가량의 물을 마시는데, 위에서 받아들여 소장으로 들어간 뒤 장관의 각종 소화액, 예컨대 위액·담즙·췌액·장액이 분비하는 수분 총량이 8L 가량에 이를 수 있다.

비병 진단 2

비허수종脾虛水腫

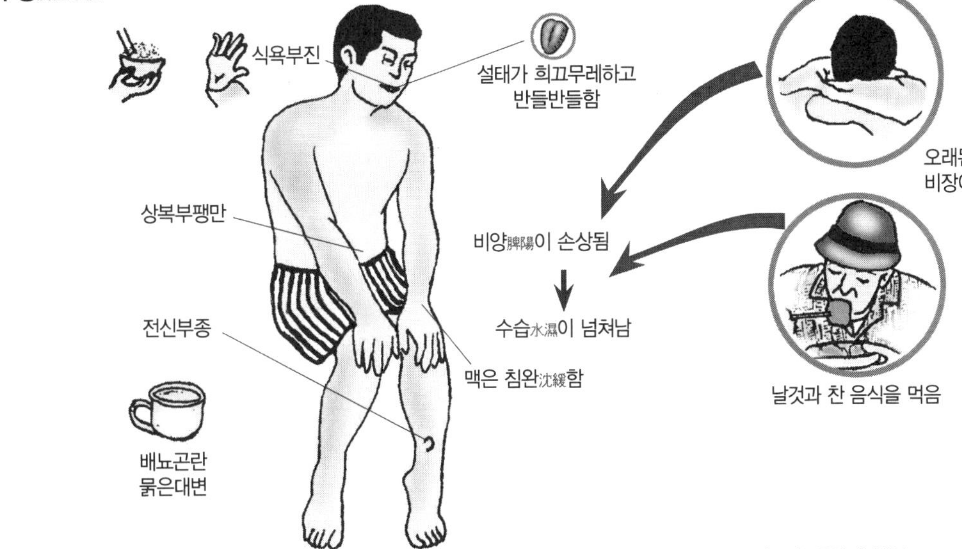

신성 부종 · 심장성 부종 · 영양성
부종에서 볼 수 있음

치료법: 온양건비행수溫陽健脾行水
실비음實脾飮

비불통혈脾不統血

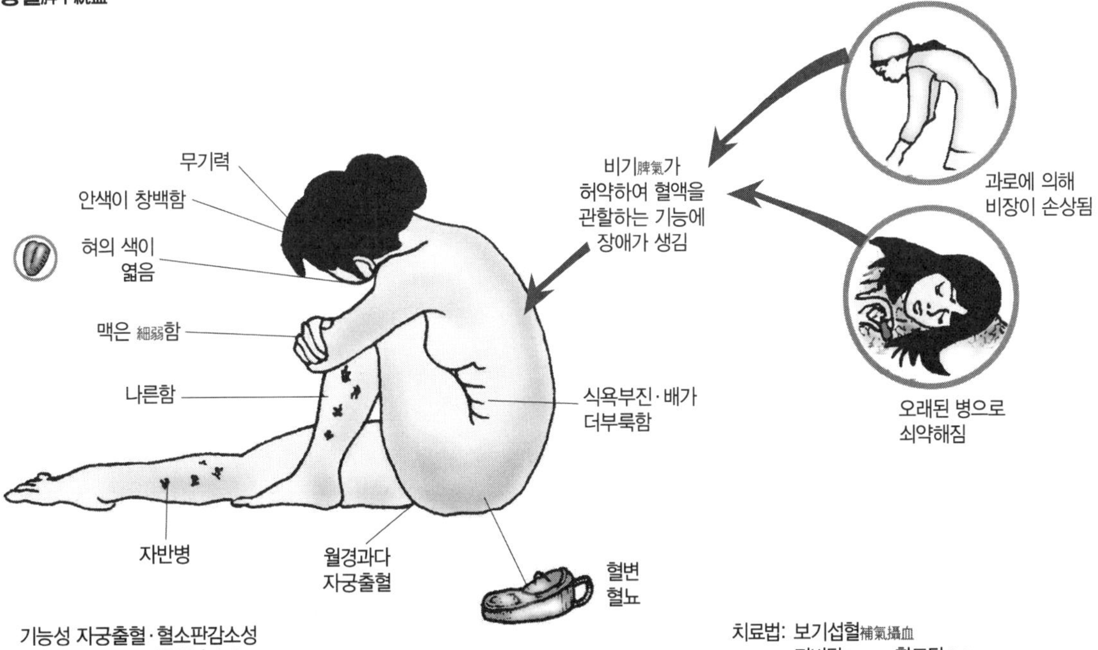

기능성 자궁출혈 · 혈소판감소성
자반병 · 혈우병 · 치출혈痔出血 ·
알레르기성 자반병에서 볼 수 있음

치료법: 보기섭혈補氣攝血
귀비탕歸脾湯 · 황토탕黃土湯

이런 대량의 수분은 분변(약 150ml의 소량을 함유함)을 따라 배출되는 것을 제외하고 거의 대부분은 모두 소화관에 흡수된다. 주요한 흡수 부위는 소장이며, 대장은 계속하여 남은 수분을 흡수한다. 소장이 수분을 흡수하는 주요 능력은 장상피세포이며, 기타 영양물질도 흡수하는데 특히 나트륨을 능동적으로 흡수하여(나트륨 펌프) 상피세포내 삼투압을 증가시킨다.

그리하여 수분의 전이(transfer)도 촉진한다. 이런 장상피(intestinal epithelium)의 영양물질과 수분에 대한 흡수를 한의에서는 '비장의 운화(運化)기능'이라고 하는데, 당연히 수분을 온몸 각 조직기관으로 운반하는 것도 포함한다.

한의에서는 비허수종을 일으키는 병인에 두 가지가 있다고 생각하였다.

그러므로 비장의 운반·변형기능이 감퇴되면 체내에 수습(水濕)이 정체되어 수종이 발생한다. 이런 비장의 운반하는 기능이 장애가 되어 일어나는 수종을 비허주종(脾虛水腫) 혹은 비허수범(脾虛水泛)이라고 한다. 한의에서는 비허수종을 일으키는 병인에 두 가지가 있다고 생각하였다.

① 오래된 병으로 비장이 손상된 것이다. 임상상 만성 신장질환·간장병(hepatopathy)·심장병·영양불량 등은 병의 경과가 길고 시간을 질질 끈다. 따라서 비양(脾陽)이 손상되고 비장의 기능 장애가 초래되어 수습(水濕)이 넘쳐남으로써 전신부종이 일어나는데, 허리 아래가 심하다. 현대 의학은 전신수종을 병인에 근거하여 심장성 수종·신성 수종·간성 수종·영양성 수종으로 나눈다. 심장성 수종(cardiac edema)은 각종 심장병에 의해 일어나는 우심부전(right heart failure)과 만성 수축성 심막염에서 볼 수 있고 신성 수종(renal edema)은 급·만성 신염과 신증후군(nephrotic syndrome)에서 볼 수 있으며, 간성 수종(hepatic edema)은 간경변에서 볼 수 있고 영양성 수종(nutritional edema)은 단백질과 비타민 B_1결핍에서 볼 수 있다. 또 기타 원인이 있는데, 예컨대 임신중독증, 원발성 알도스테론증(primary aldosteronism) 등에서도 수종을 볼 수 있다.

② 날것과 찬 음식을 먹는 것이다. 이것은 아마도 날것과 찬 음식을 먹으면 위장기능부전이 쉽게 나타나 상복부팽만·설사 증상이 일어나는 것을 가리키는 말일 것이다. 날것과 찬 음식을 먹는 것을 양의에서도 전신부종을 일으키는 병인으로 본다.

3) 치료 참고

온양건비행수(溫陽健脾行水)하며, 실비음가감(實脾飮加減)을 쓸 수 있다.

비불통혈(脾不統血)

1) 주요 증상

안색이 창백함, 나른함, 무기력, 식욕부진, 배가 더부룩함, 월경과다, 자궁출혈, 혈변, 혈뇨, 자반(purpura), 혀의 색이 엷음, 맥박 형상은 세약(細弱)함.

2) 병인·병기

한의학에서는 다음과 같이 생각하였다. 생리상태하에서 비장은 혈액을 조절하고 제약하여 혈액이 혈관 속으로 운행하고 혈관 밖으로 유출되지 못하게 하는 데, 이것을 비통혈(脾統血)이라고 한다.

만일 비장의 기능에 이상이 생기면 혈액이 혈관 밖으로 유출되어 출혈을 조성하는데, 곧 이른바 '비불통혈'이다.

현대 의학은 다음과 같이 생각하였다. 여러 장기출혈을 일으키는 원인에 세 가지가 있다.

① 혈관벽의 이상은 알레르기성 자반병·단순성 자반병·기계적 자반병·감염성 자반병(예컨대 유행성 뇌염·출혈열·패혈증) 등에서 볼 수 있는데, 모두 혈관벽 확장에 의하여 취약성·투과성이 증가하고 적혈구가 혈관 밖으로 유출된 탓이다.

② 혈소판이상은 혈소판파괴증가에서 볼 수 있는데, 예컨대 원발성 혈소판 감소성 자반병이다. 이것은 확실히 양의의 비장과 관계가 있는데, 비장은 항혈소판항체(antiplatelet antibody)를 생성하고 혈소판을 파괴하는 곳이다. 그밖에 혈소판생성감소에서도 볼 수 있는데, 예컨대 재생장애·백혈병 등이다. 혈소판은 혈관벽을 완전하게 보호하고 혈관벽의 취약성을 정상으로 유지하며, 제때에 혈관벽 손상을 치유하는 중요한 혈액성분이다. 마땅히 상술한 혈소판의 수량과 질량에 이상이 있을 때 여러 기관·조직에 출혈이 나타난다.

③ 응혈기능부전은 혈우병(제9·11·8인자결핍)과 심한 간장병, 비타민 K결핍증에 의해서 일어나는 피브리노겐(fibrinogen)과 기타 응고 인자형성장애로 말미암은 출혈에서 볼 수 있다. 월경과다·자궁출혈로 말하면 이 또한 내분비기능부전에 의해서 일어나는 자궁출혈에서 볼 수 있다. 병증 가운데 안색 창백·나른함·무기력·식욕부진·배가 그득함 등은 당연히 출혈의 결과이거나 혹은 동시에 나타난다.

3) 치료 참고

보기섭혈(補氣攝血)하며, 귀비탕(歸脾湯) 혹은 황토탕가감(黃土湯加減)을 쓸 수 있다.

위병(胃病)의 진단

'위는 수곡지해(水穀之海)이다'·'위는 음식물을 소화시켜 미즙(chyme)으로 만드는 작용을 주관한다'는 것은 위는 음식물을 받아들이고 소화시키는 기능이 있어서 음식물이 위에 들어온 뒤 위벽 근육의 기계적 소화와 위액의 화학적 소화를 거쳐 죽 같은 미즙을 형성하여 점차 소장으로 밀어 넣는 것을 말한다.

위에 병이 있을 때 음식물을 받아들이지 못할 뿐만 아니라 또 음식물을 변형시키지 못한다.

위에 병이 있을 때 음식물을 받아들이지 못할 뿐만 아니라 또 음식물을 변형시키지 못한다. 그러면 상복부팽만, 동통과 소화불량 등의 증상이 나타난다. 위(분문으로부터 시작하여 유문 방향으로 향함)의 연동을 거쳐 음식물이 십이지장으로 들어가는 것을 '위기주강(胃氣主降)'이라고 한다. 구토중추가 자극을 받거나 인두·혀뿌리·위·대소장·총담관과 복막이 비정상적인 자극을 받을 때 위벽에 역연동운동(antiperistalsis)이 나타날 수 있는데, 이것을 한의에서는 '위기불강(胃氣不降)'이라고 한다. 이때 욕지기·구토·트림과 함께 썩은 냄새가 남·트림·딸꾹질(횡격막경련임) 등의 증상이 나타난다.

열병 때 고열에 의해서 일어나는 목마름과 찬물 마시는 것을 더 좋아하는 것과 당뇨병 때 다음다갈증(polydipsia)이 나타나는 것을 한의에서는 모두 위 속에 있는 사열(邪熱)이 체액을 감소시킨 증상이라고 생각하였다. 만일 환자에게서 입내·구내염·궤양성 구내염·치통·잇몸출혈 또는 짓무름이 나타나면 한의에서는 '위화상염(胃火上炎)'의 증상이라고 생각하였다. 이때에는 위화(胃火)를 제거하고 위음(胃陰)을 보충해야 한다. 위병의 흔한 병증 유형은 다음과 같다.

위화치성(胃火熾盛)

1) 주요 증상

위 속이 화끈거리고 아픔, 번갈증과 찬물 마시는 것을 더 좋아함, 다식(polyorexia), 구토, 입내, 치은염 또는 잇몸의 짓무름과 출혈, 변비, 혀가 불그스레하고 설태는 누르스름함, 맥박 형상은 활삭(滑數)함.

2) 병인·병기

한의학에서는 병인에 세 가지가 있다고 생각하였다.

(1) 사열(邪熱)이 위를 침범한 것이다. 이 병증은 전염병의 고열기(hot stage)에서 볼 수 있다. 구내염·치주염·급성 위염 등 질환에서 병원성 미생물(pathogenic microorganism)이 고열을 일으키는데, 구내염·치주염·위점막염을 일으키는 것이 '사열(邪熱)'이다. 어떤 사람이 158례의 위장질환(만성 위염·위십이지장궤양)에 대해서 조사하였는데, 102례에서 구강병변(구강궤양·만성 비대성 치은염)이 발견되었고 당뇨병의 구강질환에서는 치주염·충치 등이 가장 흔했다.

(2) 정서적 우울이다. 궤양병은 심신질환(psychosomatic disease)에 속하고 그 발병은 정신적 인자(psychic factor)·신경인자(neural factor)와 밀접한 관계가 있다.

(3) 맵고 더운 음식을 과식하는 것이다. 궤양병의 발작, 급성 위염·당뇨병의 악화는 모두 식사인자와 관계가 있다.

상술한 병인은 모두 위 속에 사열이 쌓여서 체액을 고갈시키고 위화(胃火)를 상승시키며, 이에 상응하는 증후가 나타난다.

3) 치료 참고

청사위화(淸瀉胃火)하며, 청위산가감(淸胃散加減)을 쓸 수 있다.

위한증(胃寒證)

1) 주요 증상

상복부에 동통이 나타나는데 찬 기운을 받으면 악화되고 따뜻한 기운을 받으면 완화됨, 딸꾹질, 물 같은 액체를 토함, 설태가 희끄무레하고 반들반들함, 맥박 형상은 지(遲)함.

2) 병인·병기

병인에 두 가지가 있다.

(1) 무절제한 음식 섭취이다. 궤양병·만성 위염에서 무절제한 음식 섭취 때 상복부통(epigastralgia)이 나타나게 하거나 악화시킬 수 있

위병 진단

위화치성胃火熾盛

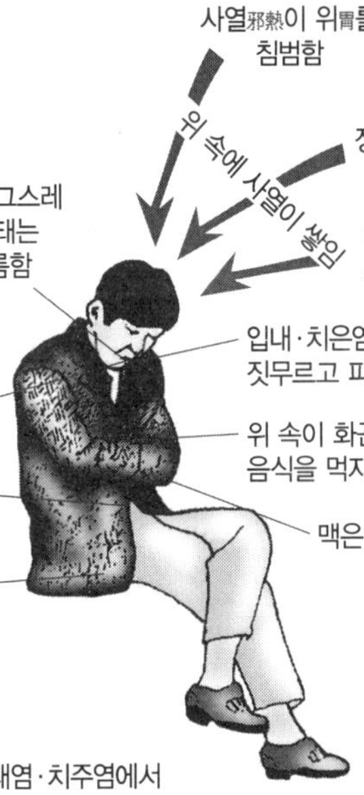

사열邪熱이 위胃를 침범함
위 속에 사열이 쌓임
정서적 억울
맵고 뜨거운 음식을 과식함
혀가 붉그스레하고 설태는 누르스름함
목마름과 찬물 마시는 것을 더 좋아함
입내·치은염 또는 잇몸이 짓무르고 피가 남
위 속이 화끈거리고 아픔 음식을 먹자마자 토함
다식 (polyorexia)
맥은 활삭滑數함
변비

급성 위염·구내염·치주염에서 볼 수 있음

치료법: 청사위화淸瀉胃火
청위산淸胃散

위한증胃寒證

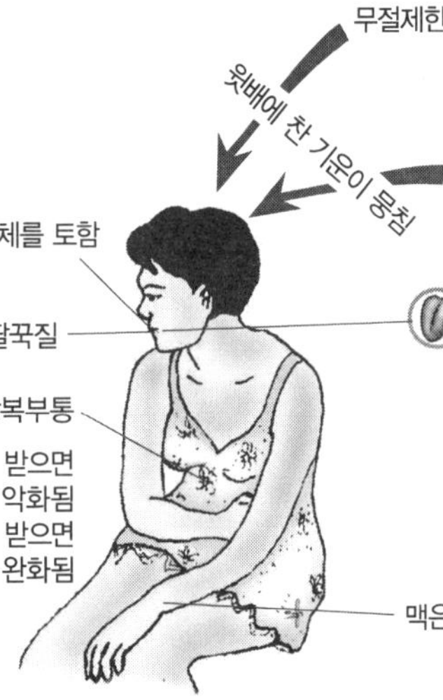

위염·궤양병·위하수·유문폐쇄에서 볼 수 있음

치료법: 온위산한溫胃散寒
고량강탕高良薑湯
후박온중탕厚朴溫中湯

위음부족胃陰不足

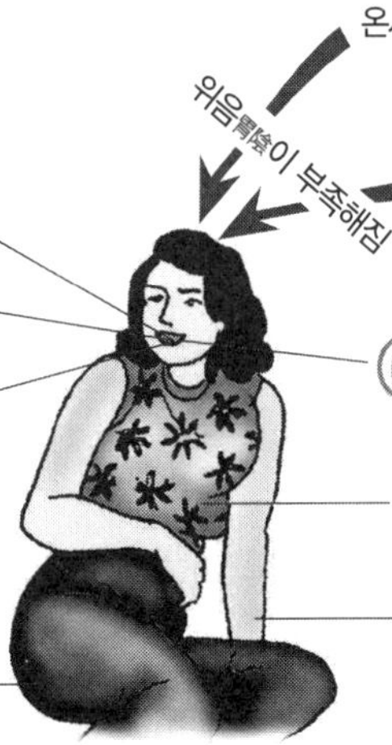

온사溫邪에 장기간 시달림
위음胃陰이 부족해짐
간화肝火가 위胃를 침범함
구순건조증
식욕부진
헛구역·딸꾹질
혀가 붉고 건조함
위통·조잡嘈雜
맥은 세삭細數함
변비

궤양병·만성 위염·위신경증·당뇨병·열병 회복기에서 볼 수 있음

치료법: 위음胃陰을 자양한다
익위탕益胃湯

식체위완食滯胃脘

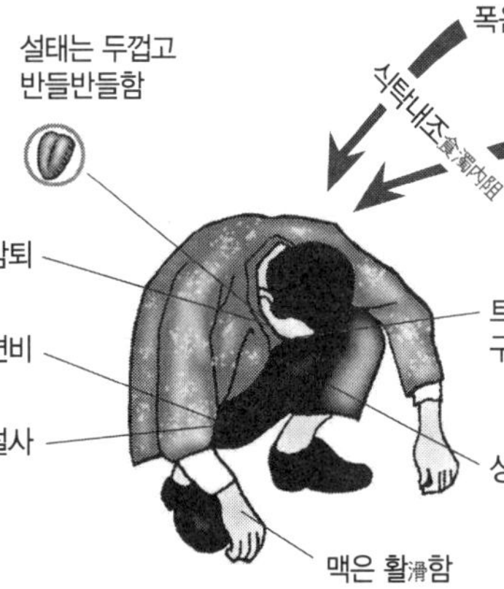

무절제한 음식 섭취 폭음폭식
식탁내조食濁內阻
쉽게 소화되지 않는 음식을 먹음
설태는 두껍고 반들반들함
식욕감퇴
트림 구토 시큼하고 고약한 냄새가 남
변비
설사
상복부의 팽창과 동통
맥은 활滑함

급성 위염·위확장·급성 위장염·유문폐색증·소화불량에서 볼 수 있음

치료법: 소식도체消食導滯
보화환保和丸

다. 그러나 앞의 경우에는 율동성(rhythmicity)이 있지만 뒤의 경우에는 율동성이 없다. 이 두 질환은 환절기 혹은 갑자기 추워질 때 보통 악화된다. 궤양병에 유문폐쇄증(pylorochesis)이 합병할 때 복통은 지속성으로 변하고 구토물(vomitus)은 대부분 전날에 먹은 음식물이다.

(2) 서늘한 것을 몹시 좋아하고 찬물을 많이 마시는 것이다. 상복부가 찬 기운을 받으면 한사(寒邪)가 상복부에 쌓여 상술한 증후가 일어난다.

3) 치료 참고

위를 따뜻하게 하고 한사를 몰아내는 방법으로 치료하며, 고량강탕(高良薑湯) 또는 후박온중탕가감(厚朴溫中湯加減)을 사용할 수 있다.

위음부족(胃陰不足)

1) 주요 증상

구순건조증(xerocheilia), 식욕감퇴, 혹은 헛구역과 딸꾹질, 위통과 조잡(嘈雜), 변비, 혀가 붉고 건조함, 맥박 형상은 세삭(細數)함.

2) 병인·병기

이 병증은 대부분 온사(溫邪)에 장기간 시달리거나 간화(肝火)가 위를 침범하고 내열(內熱)이 위음(胃陰)을 줄게 한 탓이다. 임상상 열병 회복기, 궤양병, 만성 위염, 위신경증에서 볼 수 있다.

3) 치료 참고

위음을 자양하는 방법으로 치료하며, 익위탕가감(益胃湯加減)을 쓸 수 있다.

식체위완(食滯胃脘)

1) 주요 증상

상복부의 팽창 혹은 동통, 트림과 함께 썩은 냄새가 남, 탄산(acid regurgitation), 오심, 구토, 변비 또는 설사, 설태는 두껍고 반들반들함, 맥박 형상은 활(滑)함.

2) 병인·병기

이 병증은 대부분 다음과 같은 병인에 의한다.

(1) 무절제한 음식 섭취이다. 예컨대 세균 혹은 세균독소(bacteriotoxin)에 오염된 음식물을 먹는 것인데, 흔히 볼 수 있는 것에 살모넬라·호염균(halophil)·대장균·장바이러스(enterovirus) 등이 있다.

(2) 폭음 폭식하는 것이다. 급성 위확장·급성 위장염에서 볼 수 있다. 급성 위확장은 초기에 상복부팽만과 오심이 나타나고 이후에 역류성 구토(내용물이 짙은 갈색이고 혼탁한 액체임)가 발생하며, 복부가 과도하게 융기하고 미만성 압통과 진수음(splashing sound)이 양성반응을 나타나며, 진행성 탈수와 요폐(urodialysis)가 나타날 수 있다. 만약 제때에 처리하지 못하면 죽음에 이를 수 있다. 유문폐색증은 십이지장궤양 때에 가장 흔히 볼 수 있는데, 쉰내가 나는 전날에 먹은 음식물을 토하고 상복부가 팽만하며 진수음이 들린다. 한의에서는 상술한 병인이 식탁내조(食濁內阻)를 일으키는 탓이라고 생각하였다.

3) 치료 참고

소식도체(消食導滯)하며, 보화환가감(保和丸加減)을 쓸 수 있다.

폐병(肺病)의 진단

1. 실증(實證)

폐는 기(氣)를 주관하고 호흡을 맡아보며, 기 순환을 촉진하고 영양물질과 체액을 운반하며 기를 맑게 하고 아래로 내려가게 하며, 체액의 산포·운반과 배설에 대하여 소통하고 조절하며, 피부와 밀접한 관계가 있고 코에 연결되어 있으며, 대장과 서로 표리 관계이다.

폐에 병이 있을 때 폐기(肺氣)가 아래로 내려가지 못하고 치밀고 올라오면 기침·숨가쁨이 나타난다. 폐에서 형성하는 종기(宗氣)가 부족한 것이 폐기허(肺氣虛)인데 이때 숨이 가쁘고 식은땀이 나며 감기에 잘 걸린다. 폐는 코에 연결되어 있으므로 폐에 병이 있으면 코 막힘·콧물 흘리기·콧구멍이 벌름거림 등 증상이 나타난다.

폐는 코에 연결되어 있으므로 폐에 병이 있으면 코 막힘·콧물 흘리기·콧구멍이 벌름거림 등 증상이 나타난다.

폐병에 허실(虛實)의 구분이 있는데, 실증에는 풍한속폐(風寒束肺)·담탁조폐(痰濁阻肺)·조사상폐(燥邪傷肺) 등이 있다. 허증에는 폐음허(肺陰虛)·폐기허(肺氣虛)가 있다.

풍한속폐(風寒束肺)

1) 주요 증상

기침, 숨가쁨, 담의 색깔이 묽고 희읍스름함, 목마르지 않음, 코 막힘, 맑은 콧물 흘리기, 혹은 오한과 발열을 동반함, 머리와 몸이 아픔, 설태는 얇고 희끄무레함, 맥박 형상은 부긴(浮緊)함.

2) 병인·병기

이 병증은 대부분 풍한사(風寒邪)가 폐계(肺系)를 침범하여 일어난다. 코 막힘·맑은 물 같은 콧물 흘리기·재채기·두통·신통(身痛)·가벼운 오한·저열·기침을 동반함·담이 없거나 소량의 끈적이는 담은 상기도 감염 때의 흔한 증상이다. 그 가운데 라이노바이러스 감염에 의한 경우에는 감기라고 한다. 만약 인플루엔자 바이러스에 의해서 일어나면

폐병 진단 1

풍한속폐風寒束肺

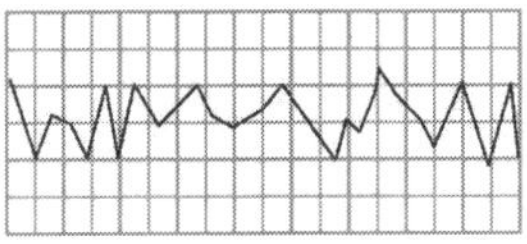

오한과 발열

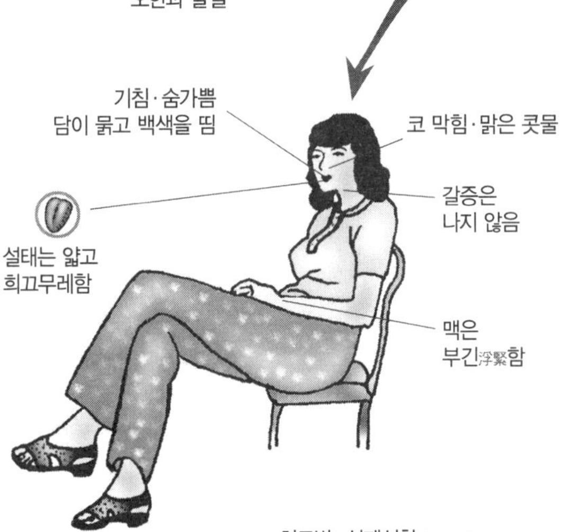

감기·유행성 감기·급만성
기관지염에서 볼 수 있음

치료법: 선폐신한宣肺散寒
행소산杏蘇散
화개산華蓋散

열사옹폐熱邪壅肺

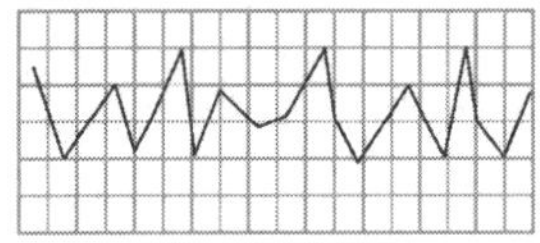

오한 발열

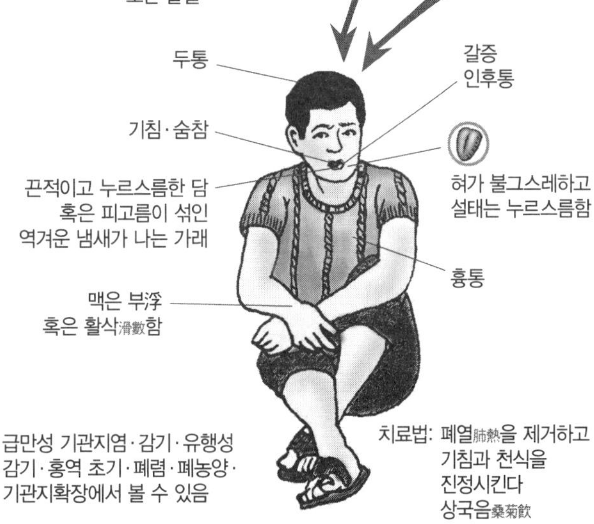

급만성 기관지염·감기·유행성
감기·홍역 초기·폐렴·폐농양·
기관지확장에서 볼 수 있음

치료법: 폐열肺熱을 제거하고
기침과 천식을
진정시킨다
상국음桑菊飮
마행석감탕麻杏石甘湯
천금위경탕千金葦莖湯

담탁조폐痰濁阻肺

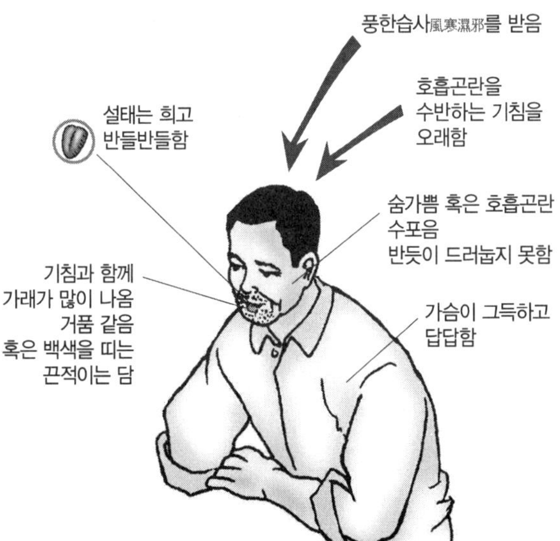

만성 천식성 기관지염·
기관지확장·폐기종·결핵성
흉막염에서 볼 수 있음

치료법: 습사濕邪를 제거하고
기를 잘 돌게 하며
담을 삭인다
이진탕二陳湯
삼자양친탕三子養親湯

조사상폐燥邪傷肺

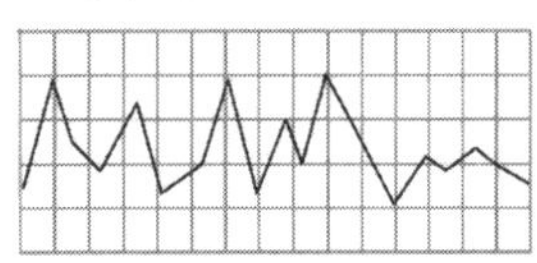

발열 바람과 추위를 싫어함

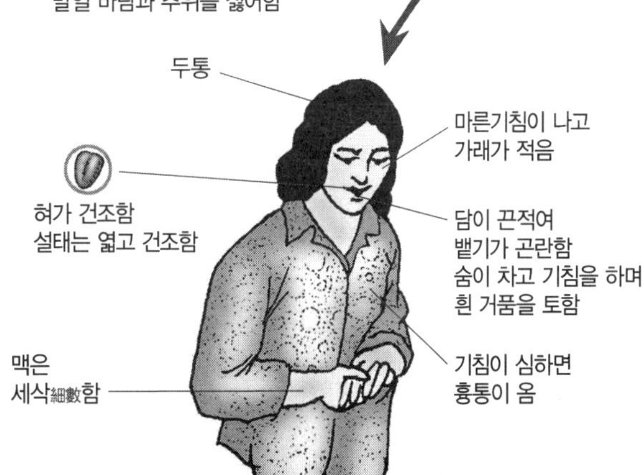

감기·급성 기관지염에서
볼 수 있음

치료방법: 폐열肺熱을 제거하고
촉촉하게 한다
상행탕桑杏湯
청조구폐탕淸燥救肺湯

발병이 비교적 급하고 증상이 비교적 심하며, 체온이 대부분 39℃ 이상이고 두통·무기력·전신근육이 쑤시고 아픈 증상이 뚜렷한데 유행성 감기라고 한다. 급성 기관지염의 발병 1~2일에 상기도감염 증상이 나타날 수 있지만 기침은 비교적 심하고 담은 희읍스름하고 끈적거린다.

만성 기관지염 환자는 유기체와 기도의 저항력 감퇴로 인하여 비교적 쉽게 감기에 걸린다. 환자는 만성 해수, 희읍스름하고 거품 같은 담을 객출하는 것을 주요 증상으로 한다. 감기를 합병할 때에도 코 막힘·콧물 흘리기·오한·발열·두통과 신통 등 증상이 나타난다.

3) 치료 참고

선폐산한(宣肺散寒)하며, 방제를 예로 들면 행소산(杏蘇散)·화개산가감(華蓋散加減)이다.

열사옹폐(熱邪壅肺)

1) 주요 증상

기침과 숨가쁨, 누르스름하고 끈적거리는 담을 객출함, 인두통, 갈증, 혹은 발열이 있고 바람과 추위를 조금 싫어함, 혹은 흉통이 있고 피고름이 섞인 비린내가 나는 담을 객출함, 배변곤란, 요량이 적고 색이 짙음, 혀가 붉고 설태는 누르스름함, 맥박 형상은 부(浮) 또는 활삭(滑數)함.

2) 병인·병기

오한과 발열·기침·숨가쁨·황색 농성 담을 객출하는 것은 화농성 편도염이며, 혹은 기관·기관지·폐부(肺部) 세균감염의 공동 증상이다. 또 급성 열병에서도 볼 수 있다. 예컨대 인플루엔자·홍역에 기관지폐렴이 합병할 때 이장열 또는 지속적인 고열이 나타나며, 병소가 흉막에까지 미치면 흉통이 나타난다. 기관지확장은 보통 장기간의 기침·반복적이고 대량적인 농성 담과 객혈을 주요 증상으로 한다.

급성 폐농양은 발병이 급하고 떨림과 고열을 나타내며, 시작하자마자 기침을 하고 소량의 점액성 또는 점액농성 담을 객출하며 흉통을 동반한다. 농양이 궤양화될 때 대량의 황록색 농성 담을 객출하는 데 매일 수백 밀리리터에 이를 수 있으며, 혐기성 세균(87%~94%를 차지함)

감염을 동반할 때에는 담에서 악취가 난다. 상술한 모든 질환의 병인을 한의에서는 온열사(溫熱邪) 혹은 풍한사(風寒邪)를 받아 체내에 쌓여 열로 변하거나 열이 성하여 살이 썩어 고름으로 되는 탓이라고 개술하였다.

3) 치료 참고

폐열(肺熱)을 제거하고 기침과 천식을 진정시키는 방법으로 치료하며, 방제를 예로 들면 상국음(桑菊飮)·마행석감탕(麻杏石甘湯)이다. 폐농양에는 열사(熱邪)와 유독한 물질을 없애고 고름을 뽑아내는 방법으로 치료해야 하며, 방제는 천금위경탕(千金葦莖湯)을 쓴다.

담탁조폐(痰濁阻肺)

1) 주요 증상

기침과 함께 가래가 많이 나옴, 가래는 거품 같거나 희읍스름하고 끈적임, 객출이 용이함, 가슴이 그득하고 답답함, 목구멍 속에서 수포음이 들림, 숨가쁨 혹은 호흡곤란, 심하면 반듯이 드러눕지 못함, 설태는 희고 반들반들함, 맥박 형상은 활(滑)함.

2) 병인·병기

만성 천식성 기관지염에는 기침·담·호흡곤란·염증 네 가지 증상이 나타난다. 담의 양은 많은데 거품 같거나 백색의 점액양 담이며, 천명을 들을 수 있고 가슴 답답함을 호소하며, 심한 경우에는 반듯이 드러눕지 못한다. 기관지확장에서는 보통 때에 기침, 객출을 하고 감염증이 합병하면 담의 양이 증가하는데 1일에 수백 밀리리터에 달한다.

폐색성 폐기종은 대부분 만성 기관지염·기관지천식 등에 의해서 일어나며, 원발성 질환은 모두 다년간의 기침·객출 혹은 천식 환자력을 가지고 있으며, 호흡곤란을 주요 증상으로 하는데 활동할 때 악화되고 심한 경우에는 반듯이 눕지 못한다.

이 병증을 한의에서는 장기간의 기침에 의해서 폐가 기를 맑게 하고 아래로 내려가게 하는 기능을 상실하고 폐진(肺津)이 정체하여 담즙(痰濕)으로 된 탓이라고 생각하였다.

3) 치료 참고

습사(濕邪)를 제거하고 기를 잘 돌게 하며 담을 없어지게 하는 방법으로 치료하며, 방제를 예로 들면 이진탕합삼자양친탕(二陳湯合三子養親湯)이다.

조사상폐(燥邪傷肺)

1) 주요 증상

마른기침을 하고 가래가 적음, 가래가 끈적여 뱉기가 곤란함, 또는 숨이 차고 기침을 하며 흰 거품을 토함, 비건조와 인후건조증, 기침이 심하면 흉통이 옴, 혀가 건조하고 설태는 엷고 건조함, 맥박 형상은 세삭(細數)함. 혹은 발열·바람과 추위를 싫어함·두통 등 표증(表證)을 동반함.

2) 병인·병기

감기와 급성 기관지염 초기에는 모두 추위를 싫어함·발열·두통·마른기침이 나고 가래가 적음, 혹은 담이 점조하여 객출하기 곤란한 증상이 나타나며, 급성 기관지염에서는 흉골후통(substernal pain)이 나타난다. 한의에서는 조사(燥邪)가 폐를 침범하여 폐음(肺陰)을 줄어들게 하므로 마른기침을 하고 담이 없음·담이 적고 끈적임·목마름·비건조·설건조 등 폐음이 고갈된 증상이 나타난다고 생각하였다.

3) 치료 참고

폐열(肺熱)을 제거하고 촉촉하게 하는 방법으로 치료하며, 방제를 예로 들면 상행탕(桑杏湯)·청조구폐탕가감(淸燥救肺湯加減)이다.

2. 허증(虛證)

폐음허(肺陰虛)

1) 주요 증상

마른기침, 호흡이 짧고 급하면서 이어지지 않음, 담이 적고 끈적임, 혹은 객출할 때 피가 섞여 나옴, 갈증과 인후건조증, 쉰 목소리(hoarseness), 몸이 여윔, 심하면 오후에 조열이 남, 오심번열(五心煩熱)이 있으면서 신체위화감을 느낌, 도한(night sweat), 광대뼈 부위가 붉어짐, 혀가 불그레하고 건조함, 맥박 형상이 세삭(細數)함.

2) 병인·병기

대부분 과로로 폐가 손상되거나 만성 해수로 폐음(肺陰)이 손상된 탓이라고 생각하였다.

한의학에서는 이 병증을 대부분 과로로 폐가 손상되거나 만성 해수로 폐음(肺陰)이 손상된 탓이라고 생각하였다. 조열, 도한, 오후에 관골부의 조홍, 손바닥과 발바닥에서 열이 나는 느낌, 신체가 여윔은 결핵증 활동기의 전신 중독증상의 발현이다.

환자는 지속적인 저열을 나타내며, 체온은 항상 정오 이후에 점차 상승하여 오후 4~8시에 최고로 상승하였다가 밤이나 새벽녘에 발한을 통하여 열이 내려가기 때문에 도한이라고 불렀다. 체온이 상승할 때에는 보통 양 관골부의 조홍·손바닥과 발바닥에서 열이 나는 느낌 등 자율 신경 기능 장애의 증상을 수반한다. 장기간의 발열에 의해서 소모된 데다가 소화기능 장애가 생겨 식욕부진·복부팽창·변비 증상을 나타내며, 위산분비가 현저히 감소하고 영양상태가 나빠져 지방소모·근육쇠약과 신체 여윔을 초래하여 폐결핵증 유형을 나타낸다.

환자는 또 권태·무기력·의심·불면·월경불순 등 여러 증상을 나타낼 수 있다. 폐에 결핵균이 침입하면 기도증상이 나타나는데, 기침·객담을 나타낸다. 보통 마른기침이 나고 담은 전연 없거나 담의 양이 아주 적다. 병변 부위가 모세혈관에까지 미치고 투과성이 높아지면 가래 속에 피가 섞여 나온다.

중증 개방성 폐결핵에서 결핵균은 보통 담을 따라 기관지내막과 후두로 침입하여 기관지내막결핵과 후두결핵을 일으킨다. 환자에게서는 쉰 목소리·마른기침이 나타나며, 인두에까지 미치면 인두부에 불쾌감이 있을 수 있다.

만약 인두결핵에서 궤양을 형성하면 인두통(pharyngodynia)과 연하통(odynophagia)이 나타난다. 규폐증(석수와 먼지투성이 환경에서 의 작업에 종사함) 환자에게 폐결핵이 합병할 발병률이 매우 높은데, 한의에서 말한 '과로로 폐가 손상된 것'은 아마도 이러한 직업력(occupational history)을 가리켜 말한 것일지도 모른다.

규폐증(silicosis)에 폐결핵이 합병할 때 폐결핵의 병변 발전이 때때로 빨라지고 병소가 쉽게 용해되어 공동(cavern)을 형성하며, 환자에게서는 기침·심한 객담·병적 여윔·조열·도한·객혈·헐떡임 등 중독증상 진행성이 더욱 심해진다. 결핵성 기관지확장증·만성 기관지염 또한 폐음허형(肺陰虛型)을 나타낼 수 있다.

상술한 증후를 한의에서는 폐의 음액(陰液)이 부족하고 기를 맑게 하고 아래로 내려가게 하는 기능을 상실한 것과 사열(邪熱)에 의해서 폐락(肺絡)이 손상된 것으로 호흡기계증상을 개괄하였으며, '음허(陰虛)로 인하여 영양분을 공급하지 못하고 허열(虛熱)이 체내에 왕성한 것'으로써 결핵의 중독증상을 설명하였다.

3) 치료 참고

음정(陰精)을 보충하고 폐를 촉촉하게 하거나 음정을 보충하여 화사(火邪)를 약하게 하는 방법으로 치료한다. 방제를 예로 들면 백합고금탕가감(百合固金湯加減)이다.

폐기허(肺氣虛)

1) 주요 증상

나른함, 호흡곤란을 수반하는 기침, 무기력, 움직이면 숨이 참, 목소리가 낮고 힘이 없음, 자한(spontaneous perspiration), 추위에 약함, 안색이 창백함, 혀의 색깔이 엷음, 설태는 엷고 희끄무레함, 맥박 형상은 허약(虛弱)함.

2) 병인·병기

이 병증은 대부분 만성 해수와 만성 천식에 의해서 폐기(肺氣)가 손상되거나, 또는 기의 생성 부족으로 인하여 폐의 기를 주관하는 기능이 감퇴된 탓이다. 한의학에서 폐의 호흡운동은 종기(宗氣)에 의해서 촉

폐병 진단 2

폐음허肺陰虛

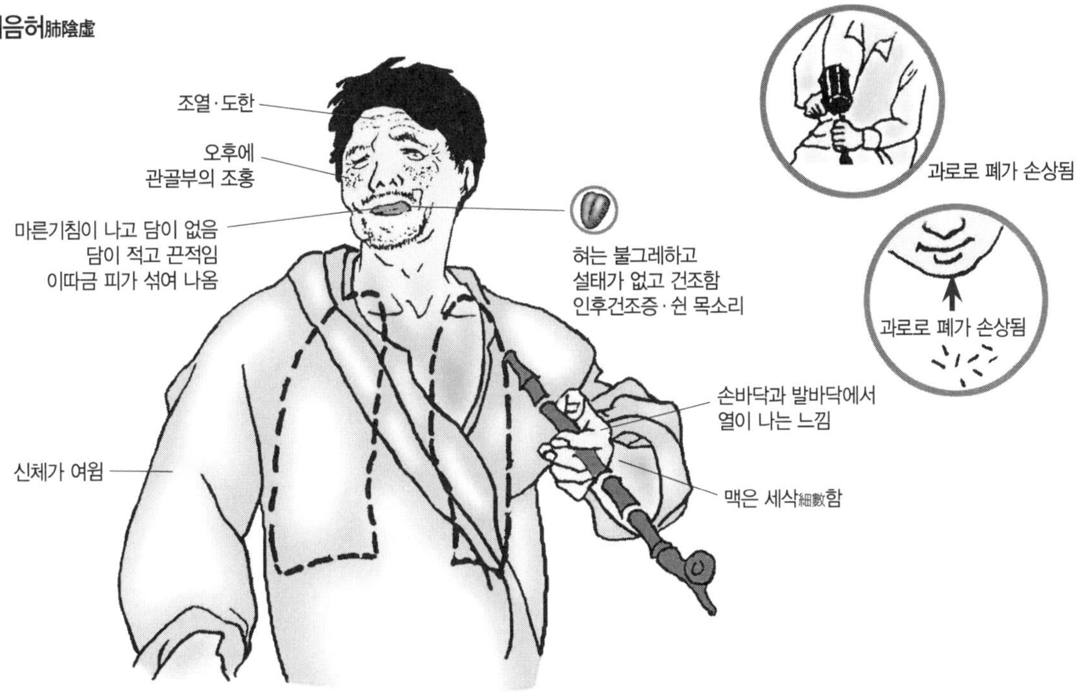

폐결핵증·기관지확장증·
만성 기관지염에서 볼 수 있음

치료법: 음정을 보충하고 폐를 촉촉하게 한다
백합고금탕百合固金湯

폐기허肺氣虛

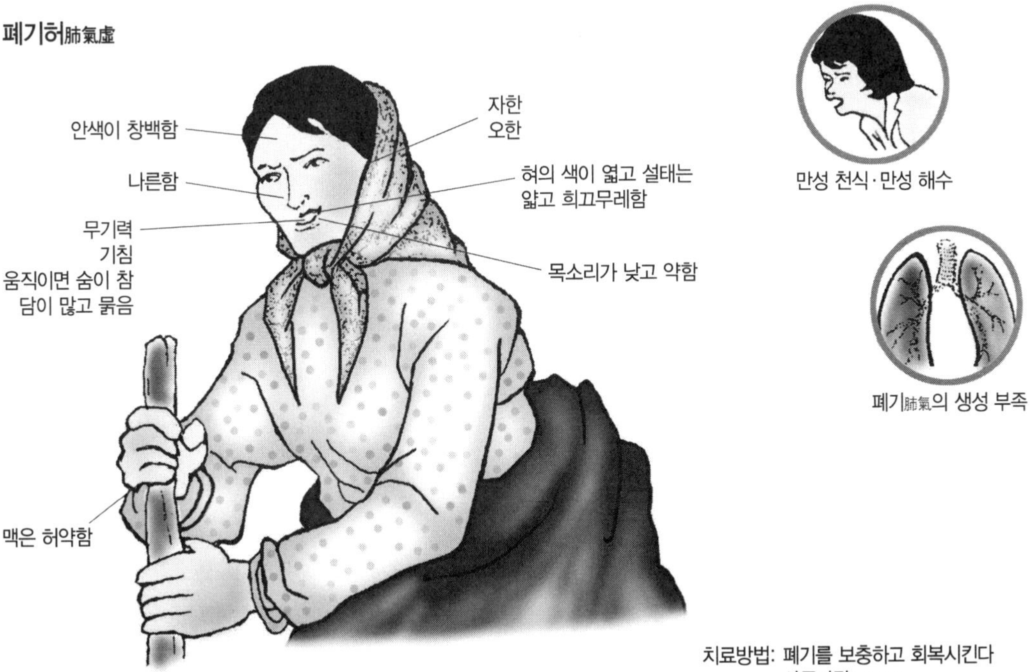

만성 기관지염·폐기종·폐결핵·
기관지천식에서 볼 수 있음

치료방법: 폐기를 보충하고 회복시킨다
사군자탕四君子湯
보폐탕補肺湯

진된다고 생각하였다. 종기는 폐에서 흡입한 맑은 공기와 비위의 운화(運化)에 의해 생성된 수곡지기(水穀之氣)가 결합하여 이루어진, 가슴속에 모인 것이다. 예컨대《영추(靈樞)·사객(邪客)》에 이르기를 "그러므로 종기(宗氣)는 가슴속에 모여 있고, 폐로부터 나와 인후를 돌며 심맥(心脈)을 관통하여 호흡하는 기를 완성한다"❶ 라고 하였다.

종기는 곧 이곳에서 언급하는 폐기로서 호흡운동의 원동력이다.

종기는 곧 이곳에서 언급하는 폐기로서 호흡운동의 원동력이다. 현대의학의 연구에 의하여 호흡운동은 횡격근(diaphragmatic muscle)과 늑간근의 수축과 이완운동에 의하여 이루어진다는 것을 밝혀냈다.

그것들의 수축과 이완은 모두 횡격신경(nervus phrenicus)과 늑간신경(nervi intercostales)의 지배와 통제에 의지한다. 횡격신경의 운동신경원(motor neuron)은 경수(cervical segment)에 있고 늑간신경의 신경원(neurone)은 흉수(thoracic segment)에 있다.

동물의 연수와 척수 연결을 절단하면 동물의 호흡은 곧바로 정지한다. 동물실험과 임상실천에 의하여 호흡중추는 연수와 뇌교에 위치하고 있으며, 사람의 호흡운동을 직접 조절하고 통제함과 동시에 대뇌피질의 고급 조절을 받는다는 것을 밝혀냈다. 신경의 조절·통제 외에 또 체액(혈액 중 CO_2·O_2의 함량과 pH의 변화)도 호흡기능 조절에 참여한다.

병적 상태하에서, 예컨대 폐기종 때 늑골이 위로 들리고 횡격막이 내려앉으며 흉곽이 확장상태에 처해 있는데다가 폐장의 탄성이 떨어져도 호흡운동이 뚜렷하게 제한을 받게 되는데, 상술한 여러 가지 인자를 한의에서는 모두 '폐기(肺氣)'두 자로 개괄하였다.

만성 기관지염에 폐색성 폐기종·중증 폐결핵과 기관지천식 등 호흡계 질환이 합병되면 호흡운동이 감약하게 된다. 종기(宗氣)가 부족하여 심장혈관을 촉진하는 힘이 없으면 권태·무기력·안색 창백·맥박 형상이허약한 증상이 나타난다. 폐기가 부족하여 흉곽의 호흡운동이 감약되면 숨이 차며 목소리가 낮고 힘없는 증상이 나타난다. 폐기는 본성이 맑고 아래로 내려가는데, 폐기가 부족하고 위로 치밀고 올라가면 기침·헐떡임이 나타난다.

3) 치료 참고

폐기를 보충하고 회복시키는 방법으로 치료하며, 방제를 예로 들면 사군자탕(四君子湯)·보폐탕가감(補肺湯加減)이다.

문헌소개

❶《靈樞·邪客》: "故宗氣積於胸中, 出於喉嚨, 以貫心脈, 而行呼吸焉。"

대장병(大腸病)의 진단

대장의 생리기능은 항상 폐의 영향을 받는다.

음식물이 위의 소화·비장의 운화(運化)·소장의 찌끼에서 영양물질을 분리해 내는 과정을 거쳐 맨 마지막으로 찌끼 부분이 대장까지 내려오면 대장 내에서 대변으로 형성되어 배출된다. 만일 대장에 병이 있으면 변비 또는 설사 등 증상이 발생한다.

대장과 폐는 서로 표리를 이루며, 대장의 생리기능은 항상 폐의 영향을 받는다. 폐와 대장은 경락을 통해 서로 연결되어 있는데, 영유아의 호흡기계감염 때 이따금 설사가 일어난다. 이밖에 몇몇 폐질환, 예컨대 천식 때도 이따금 변비를 일으킨다.

대장의 실증(實證)에는 대장습열(大腸濕熱)이 있고, 허증(虛證)에는 대장액휴(大腸液虧)·장허활탈(腸虛滑脫) 등이 있다.

대장습열(大腸濕熱)

1) 주요 증상

복통, 이급후중, 점액농혈변 혹은 잼모양의 변을 설사하거나 누런 물을 설사함, 항문이 화끈거림, 요량이 적고 색이 짙음. 혹은 발열, 갈증, 설태가 누르스름하고 번들번들함, 맥박 형상은 활삭(滑數)함.

2) 병인·병기

이 병증의 주요 증후는 복통, 설사, 발열이다. 설사는 배변 횟수가 많아지고 대변의 성상이 묽고 물 같으며 혹은 점액·농혈을 함유하는 것을 가리킨다.

발병의 완급에 근거하여 급성과 만성 두 종류로 나눌 수 있다. 급성 설사는 발병이 빠르고 설사가 매우 심하며, 혹은 집단적으로 발생하거나 유행병력을 나타내는데, 주로 장점막이 세균·바이러스·원충·엔테로톡신(enterotoxin) 혹은 기타 유독물질·고삼투압과 과부하를 받은 것과 급성 스트레스 작용 하에서 장점막에 기질성 혹은 기능성 급성 손상이 일어난 탓이다. 그 질병은 수백 종류에 이른다.

또한 복통이 발생하며, 발열이 나타나는 경우도 많다. 급성 세균성 이질·아메바성 이질과 바이러스성·세균독소성 위장염에서 가장 흔히 볼 수 있다. 만성 설사는 설사가 2개월을 넘거나 반복적으로 발작하는 것을 가리키는데, 만성 장관감염·장관내 질환(예컨대 직장암 증상과 흡사한 세균성 이질)과 전신성 질환에 의해서 일어날 수 있다. 그 가운데 적잖은 것에서 상술한 주요 증상을 나타내는데, 한의에서는 통틀어 대장습열이라고 한다.

3) 치료 참고

습열사(濕熱邪)를 제거하는 방법으로 치료하며, 방제를 예로 들면 갈근령연탕(葛根芩連湯) 혹은 백두옹탕가감(白頭翁湯加減)이다.

대장액휴(大腸液虧)

1) 주요 증상

변비, 심하면 염소 똥같이 되어 누기가 힘듦. 갈증과 인후건조증, 어지럼증, 입내, 혀가 붉고 건조함, 설태는 누르스름하고 건조함, 맥박 형상은 세(細)함.

2) 병인·병기

대장의 주요 기능은 수분을 흡수하고 음식물 찌끼(food residue)를 저장하며 대변을 형성하는 것이다.

대장의 주요 기능은 수분을 흡수하고 음식물 찌끼(food residue)를 저장하며 대변을 형성하는 것이다. 대장은 연동과 역연동을 나타낸다. 대장의 연동은 비교적 약한데, 그것은 회맹부(ileocecum)로부터 시작하여 우결장곡(flexura coli dextra)으로 연동한다.

이 부분에서 흔히 역연동이 발생하는데 '결장의 분절 운동(segmentation movement)'이라고 하며, 수분과 비타민B_1·K(대장에 의해 세균이 합성됨) 흡수에 유리하다. 대장은 또 일종의 수축이 강렬하고 추진이 비교적 빠른 연동을 하는 데, 이것을 집단연동(mass peristalsis)이라고 한다. 그것은 횡행결장 중간부로부터 시작하여 대변을 신속하게 에스상결장과 직장으로 밀어 보낸다.

직장 속은 평상시에는 대변이 없으며, 대변이 집단연동에 의하여 직장으로 들어온 뒤 직장벽의 수용기(receptor)가 자극을 받아 구심성 신경(afferent nerve)을 통해 척수천골부의 일차성 배변중추까지 전도하

대장병 진단

대장습열
大腸濕熱

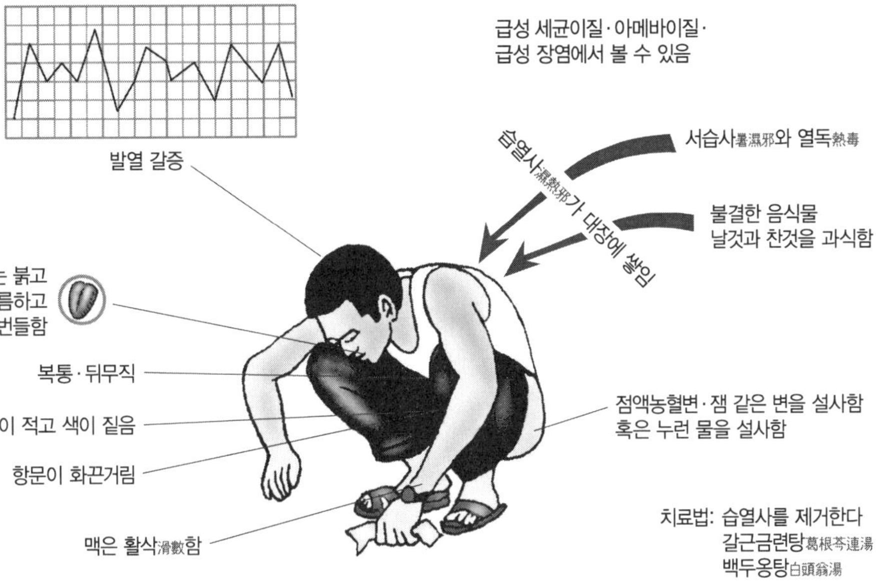

대장액휴
大腸液虧

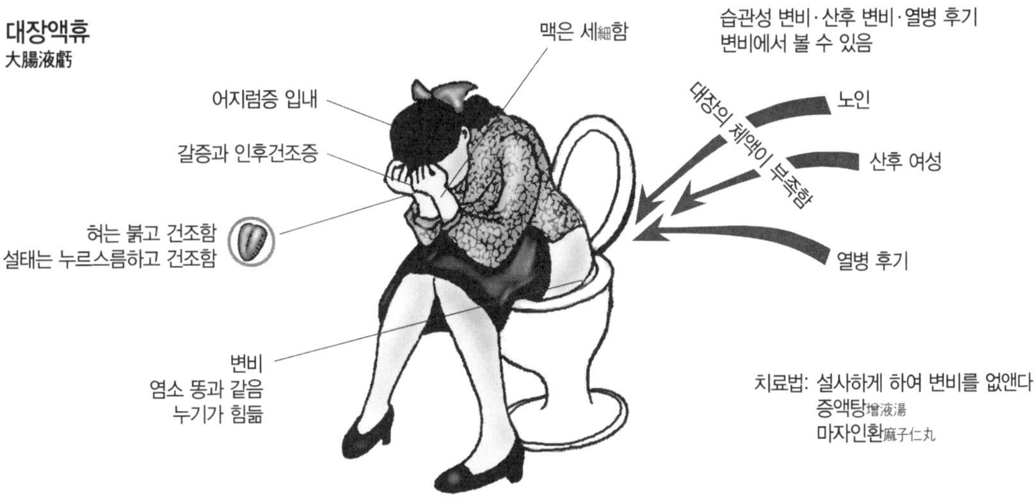

장허활탈
腸虛滑脫

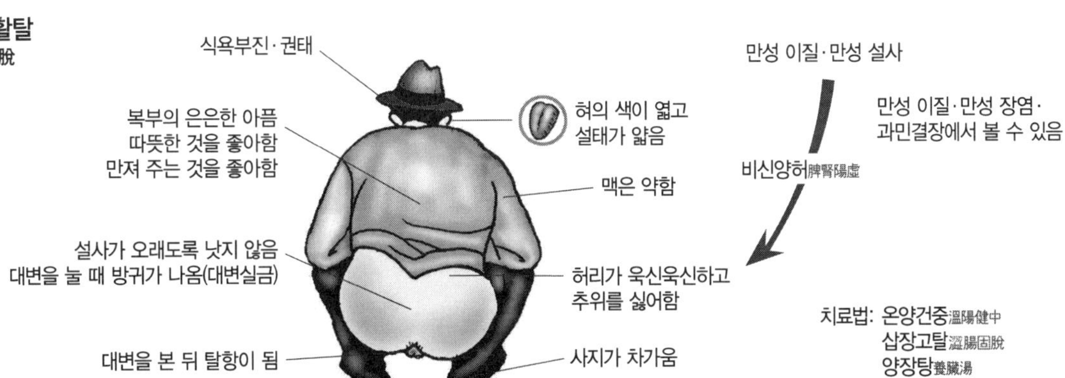

고, 동시에 또 대뇌피질까지 전도하여 변의를 일으킨다.

변비를 일으키는 원인은 매우 많은데, 예컨대 장폐색 혹은 장관의 연동운동 감약 혹은 배변동작에 참여하는 장벽근·횡격근·복근·골반격막근의 장력 감퇴로 대변을 앞으로 추진하는 힘이 부족해져 — 여러 차례의 임신·너무 적게 먹거나 음식물 찌끼가 적음·비만·노인·장기간의 병상 생활 등에서 볼 수 있음 — 변비가 야기되며, 그리고 급성 세균성 이질 회복기·장기간의 관장제 또는 설사약 남용·사정으로 인하여 늘 변의를 소홀히 함·배변동작을 억제해도 모두 변비를 일으킬 수 있다.

변비 때 장내 유독물질, 예컨대 페놀(phenol)·아민(amine)·인돌(indole) 등을 흡수하여 어지럼증·입내·혀가 붉음·설태가 누르스름하고 건조한 등의 증상을 일으킬 수 있다.

3) 치료 참고

설사하게 하여 변비를 없애는 방법으로 치료하며, 방제를 예로 들면 증액탕(增液湯) 혹은 마자인환(麻子仁丸)이다.

장허활탈(腸虛滑脫)

1) 주요 증상

설사가 오래도록 낫지 않음, 이따금 대변을 눌 때 방귀가 나옴, 심하면 배변실금이 됨, 배변 후 탈항이 생김, 식욕부진, 권태, 복부의 은은한 아픔, 따뜻한 것을 좋아하고 눌러 주는 것을 좋아함, 사지가 차가움, 허리가 욱신욱신 쑤시고 추위를 싫어함, 혀의 색이 엷고 설태는 얇음, 맥박 형상은 약함.

2) 병인·병기

대부분 만성 설사·만성 이질·만성 장염·과민성 결장(irritable colon) 등에서 볼 수 있다. 장기간의 설사로 인하여 직장점막의 병변이 직장의 배변반사를 감퇴시키고 내항문괄약근과 외항문괄약근의 이완 또는 장력이 감퇴되어 대변실금(encopresis)이 야기된다.

장벽점막 혹은 항문관·직장과 항문거근·골반격막근이 염증으로 약해지고 이완되어도 탈항이 초래된다. 한의에서는 대장기허증(大腸氣虛

證)이 오래되면 비장과 신장이 손상되어 비신양허(脾腎陽虛)가 초래되는데, 이로 말미암아 수렴하는 힘이 결여되고 기가 부족하고 쇠약해진 탓이라고 생각하였다.

3) 치료 참고

온양건중(溫陽健中)하고 삽장고탈(澀腸固脫)하며, 방제는 양장탕가감(養臟湯加減)을 쓴다.

신병(腎病)의 진단

신장은 선천지본(先天之本)으로서, 그것의 주요한 생리 기능은 정(精)을 저장하고 체액을 조절하고 뼈를 주관하고 흡식기능(inspiration function)과 관계가 있으며, 귀와 외생식기·항문에 통해 있고 그 상태는 머리털에 반영되며 방광과 표리 관계이다.

따라서 신장의 병변은 주로 신기(腎氣) 허약, 체액대사의 이상, 성장·발육·생식의 이상과 신정(腎精)의 부족 또는 늙어서 신기능부전 때 나타나는 숨가쁨, 조금만 움직여도 헐떡이는 '신불납기(腎不納氣)'현상과 귀울음·난청·허리와 무릎이 욱신욱신 쑤시고 약함·치아가 흔들리고 쉽게 빠지는 등 여러 증후에 반영된다. 신병은 대부분 허증(虛證)이며, 신음허(腎陰虛)·신양허(腎陽虛)·신기불고(腎氣不固)·신불납기(腎不納氣)·신허수범(腎虛水泛) 등 증형(證型)이 있다.

신음허(腎陰虛)

1) 주요 증상

어지럼증, 건망증, 불면증과 꿈 많은 수면, 귀울음과 난청, 허리와 무릎이 쑤시고 아픔, 발뒤꿈치의 동통, 머리털이 빠지고 이가 흔들림, 양쪽 관골부의 조홍, 오심번열(五心煩熱)이 있으면서 불쾌감을 느낌, 도한, 갈증과 인후건조증. 남자에게서는 유정(emission) 또는 생식불능(infertilitas feminis), 여자에게서는 자궁출혈 또는 무월경·불임증, 혀가 붉음, 맥박 형상은 세삭(細數)함.

2) 병인·병기

신음허를 또 신수부족(腎水不足)이라고도 한다. 신음(腎陰)은 온몸 음액(陰液)의 근본이며, 신체와 오장 육부를 자양하고 골수와 척수를 생산하며 뼈를 자양하고 뇌에 영양을 공급하며, 비정상적으로 항진된 양기(陽氣)와 심화(心火)를 억제하고 정상적인 성장 발육·생식 등의 기능 활동을 유지한다.

신음(腎陰)은 온몸 음액(陰液)의 근본이다.

신병 진단 1

신음허腎陰虛

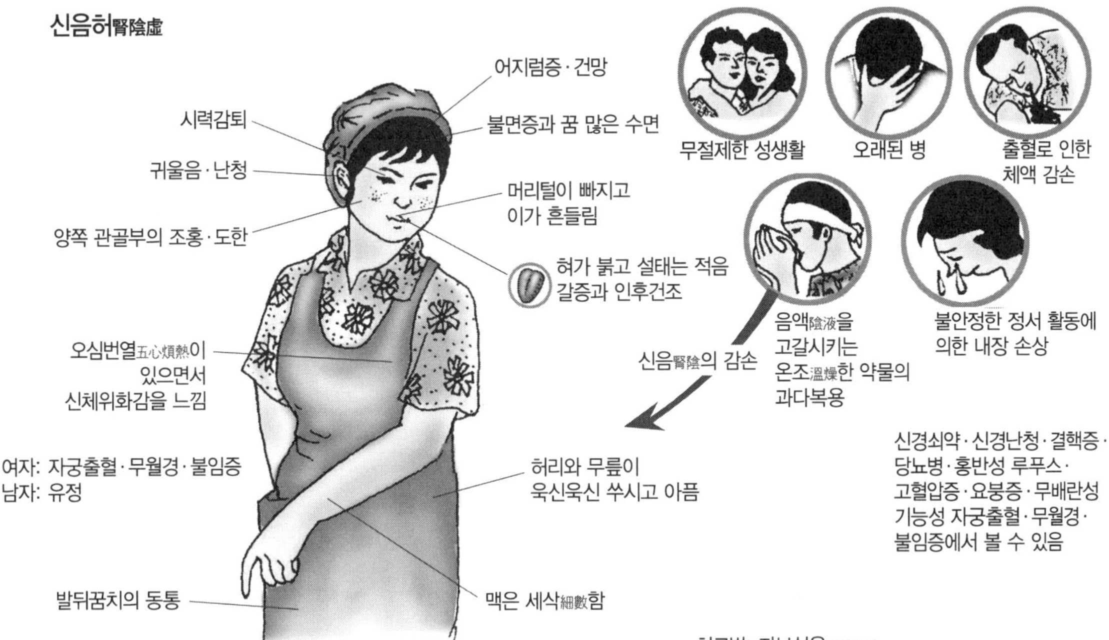

치료법: 자보신음滋補腎陰
육미지황환六味地黃丸
좌귀환左歸丸

신양허腎陽虛

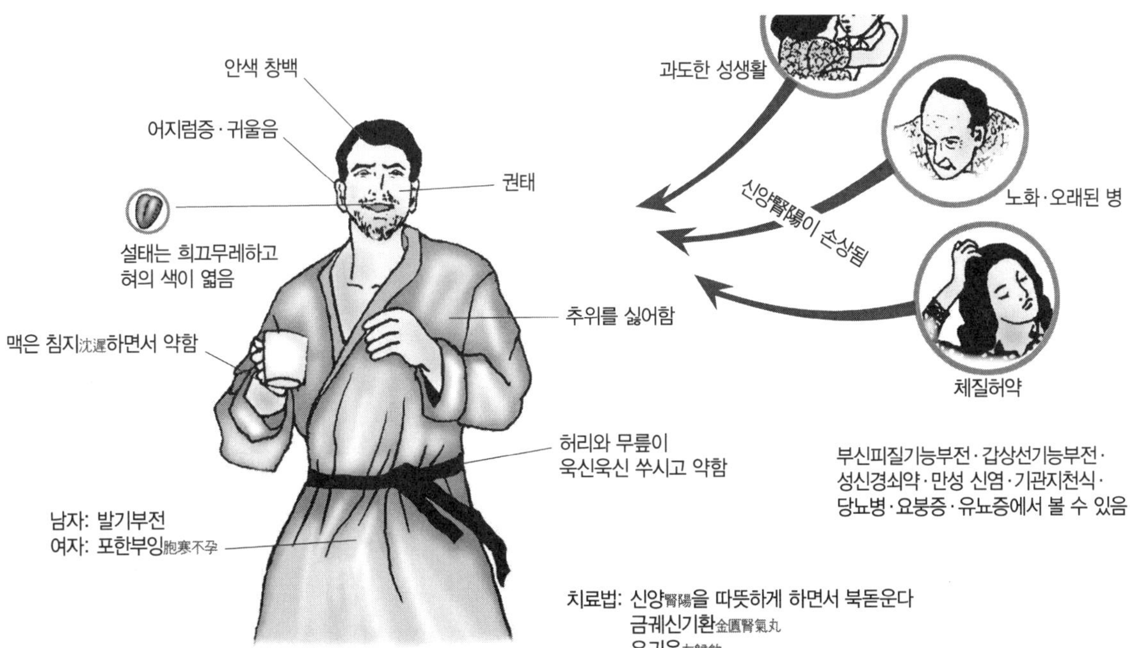

치료법: 신양腎陽을 따뜻하게 하면서 북돋운다
금궤신기환金匱腎氣丸
우귀음右歸飮

이 병증은 대부분 다음과 같은 원인에 의해서 일어난다.

(1) 과도한 성생활로 신정(腎精)이 줄어드는 것,

(2) 오래된 병으로 신장이 손상되는 것,

(3) 출혈로 체액이 소모되는 것,

(4) 음액을 고갈시키는 온조(溫燥)한 약물을 과다 복용하는 것,

(5) 불안정한 정서 활동으로 내장이 손상되어 신음이 은연중에 손상되는 탓이다.

신경증은 보통 각종 정신적인자로 인하여 고급 신경 활동이 과도로 긴장되어 대뇌의 일시적 장애를 일으키는 탓이다.

신경증은 임상상 흔히 볼 수 있는 질환의 하나로서 환자는 청장년이 많은데, 보통 각종 정신적인자로 인하여 고급 신경 활동이 과도로 긴장되어 대뇌의 일시적 장애를 일으키는 탓이다.

임상증상은 다양한데, 온몸의 기관과 계통에까지 미칠 수 있다. 주요한 신경정신증상은 어지럼증·건망증·불면·꿈 많음·정서 불안정·흥분·불안·침울·우울 등이며, 또 자율 신경 기능 장애 증상, 예컨대 빈맥(pyknocardia)·혈압이 매우 높거나 매우 낮음·얼굴이 벌게짐 혹은 양쪽 관골부의 조홍·손바닥과 발바닥에서 열이 나는 느낌 또는 손발이 차가움·숨참 혹은 내쉬기 힘듦·식욕부진·복부팽만·변비 혹은 설사, 그리고 남성에게서는 몽정·조루·발기부전, 여성에게서는 월경불순 등 증상이 나타날 수 있다. 현대 의학은 신경증의 진단을 강조하는데, 반드시 기질성 병변을 완전히 배제한 뒤에야 진단해 낼 수 있다.

왜냐하면 수많은 신체질환, 예컨대 초기 고혈압증·뇌동맥경화증·뇌종류(encephaloma)·초기 정신분열증·뇌외상후유증·초기 폐결핵증·갑상선기능항진증·갱년기증후군·홍반성 루푸스 등에서도 모두 신경쇠약 증후군이 나타날 수 있기 때문이다.

그러므로 신음허(腎陰虛)는 임상상 여러 질환에서 볼 수 있으며, 한의에서는 이런 병례를 맞닥뜨려서도 변증시치(辨證施治)를 한다.

3) 치료 참고

자보신음(滋補腎陰)하며, 방제를 예로 들면 육미지황환가감(六味地黃丸加減)이다. 또는 음정(陰精)을 보충하여 화사(火邪)를 약하게 하는 방법으로 치료하며, 방제를 예로 들면 지백지황환가감(知柏地黃丸加減)이다.

신양허(腎陽虛)

1) 주요 증상

얼굴이 백지장처럼 창백함, 어지럼증, 귀울음, 권태, 건망, 추위를 싫어함, 손발이 차가움, 허리와 무릎이 시큰시큰 쑤시고 약함, 자한, 발기부전, 불임증, 설태는 희끄무레하고 혀의 색이 엷음, 맥박 형상은 침지(沈遲)하면서 약함.

2) 병인·병기

신양허를 또 명문화쇠(命門火衰)라고도 한다. 신양(腎陽)은 온몸 양기(陽氣)의 근본으로 신체를 따뜻하게 하고 체표를 보호하고 질병에 저항·방어하며, 체액을 기화(氣化)하고 발육·생식을 촉진하는 기능을 가지고 있다. 신양허쇠(腎陽虛衰)하면 따뜻하게 하는 작용을 상실하며, 기화무권(氣化無權)하면 추위를 싫어함·얼굴이 백지장처럼 창백함·권태·건망과 성기능감퇴·발기부전·불임증 등 병증이 나타난다.

일련의 증후는 현대 의학 중 내분비계의 기능감퇴증과 신경쇠약증에서 볼 수 있다.

내분비계와 신경계는 긴밀한 관계로서, 협동하여 인체의 물질대사·성장·발육·생식과정과 기타 허다한 생리 기능을 조절하여 유기체로 하여금 복잡하고 끊임없이 변화하는 내부와 외부 환경에 적응하여 생존·성장하도록 한다. 이 병증에서 나타나는 일련의 증후는 현대 의학 중 내분비계의 기능감퇴증과 신경쇠약증에서 볼 수 있다.

예컨대 선하수체기능부전증이 갑상선분비 감소로 말미암으면 신진대사율이 떨어지고 안색이 창백함·감정둔마(apathy)·추위를 싫어함·말소리가 낮고 느림·의기소침·반응지체가 나타난다. 부신피질기능부전증으로 말미암으면 권태·맥박이 세약(細弱)함·혈압이 지나치게 낮음·저항력저하·얼굴·젖꽃판이 창백해지는 증상이 나타난다.

생식선분비 감소로 말미암으면 여자에게서는 장기간의 무월경·외음위축(atrophy of vulva)·자궁위축(uterine atrophy)이, 남자에게서는 성욕감퇴·고환위축(atrophia testiculi)·쇠약·피로 등이 나타난다.

선하수체기능부전증의 임상증상은 선하수체가 조절하는 표적선(target gland), 예컨대 생식선·갑상선·부신피질 등의 속발성 기능부전의 증상이다. 따라서 부신피질기능부전증·갑상선기능부전증과 성신경쇠약의 환자에게서 모두 신양허의 증형(證型)이 나타날 수 있다.

3) 치료 참고

신양(腎陽)을 따뜻하게 하면서 북돋우는 방법으로 치료하며, 방제를 예로 들면 금궤신기환(金匱腎氣丸) 또는 우귀음가감(右歸飮加減)이다.

신기불고(腎氣不固)

1) 주요 증상

피로, 허리와 무릎이 시큰시큰 쑤시고 약함, 오줌이 매우 잦고 맑음, 오줌을 눈 뒤에 방울방울 떨어짐, 또는 요실금, 유뇨증, 야뇨증, 남자에게서는 정액루(spermatorrhoea)·조기사정(premature ejaculation), 여자에게서는 희멀건 백대하·절박유산, 혀의 색이 엷고 설태는 누르스름함, 맥박 형상은 침약(沈弱)함.

2) 병인·병기

신장과 방광은 서로 표리이며, 신장이 오줌을 형성하여 아래로 흘려보내면 방광은 저장한다. 한의학에서는 신장의 '기화(氣化)'가 없으면 방광이 능동적으로 오줌을 배설하지 못한다고 생각하였다.

한의학에서는 신장의 '기화(氣化)'가 없으면 방광이 능동적으로 오줌을 배설하지 못한다고 생각하였다.

신기(腎氣)가 허약하여 방광의 오줌을 저장하는 것과 오줌을 배설하는 기능이 비정상적으로 되면 요실금·오줌을 눈 뒤 방울방울 떨어짐·야뇨증·유뇨증·배뇨빈삭(frequent micturition) 등의 증상이 나타난다.

현대 의학의 연구에 의하여 다음과 같은 사실들을 밝혀냈다. 요실금을 아래의 몇 가지 유형으로 나눌 수 있다.

(1) 충일성 실금은 대부분 전립선비대로 인하여 요로폐색(urinary obstruction)이 조성되어 방광이 충만·팽창된 것에 의한다. 방광내압이 요도괄약근의 저항보다 높을 때 오줌을 질금거리고(dribble urine) 방광을 비게 할 수 없는데, 대부분 나이가 많은 남자에게서 볼 수 있다.

(2) 무저항성 실금은 대부분 요도괄약근의 이완 또는 마비로 인하여 방광이 오줌을 저장하는 기능을 상실한 것에 의한다. 서 있으면 오줌을 질질 흘릴 수 있는데, 경산부(multipara)의 분만 때 요도괄약근 또 는 하복신경(hypogastric nerve) 손상에서 볼 수 있다(또한 당뇨병에 의해 신경병변이 일어날 수 있다. 하복신경은 교감신경으로

신병 진단 2

신기불고
腎氣不固

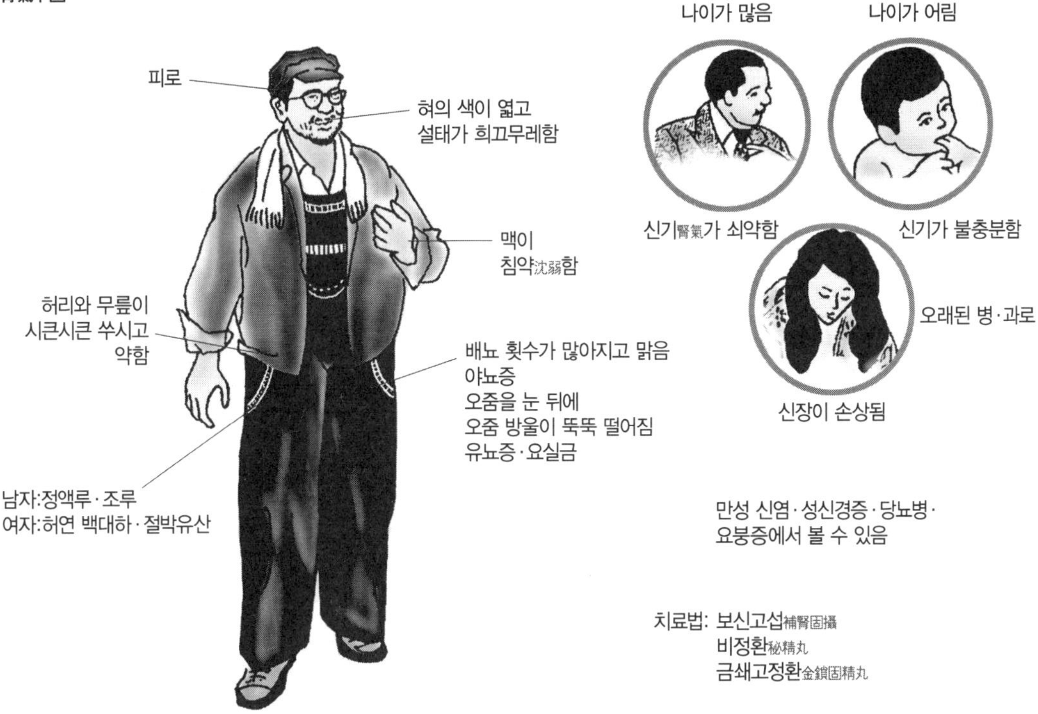

만성 신염·성신경증·당뇨병·
요붕증에서 볼 수 있음

치료법: 보신고섭補腎固攝
비정환秘精丸
금쇄고정환金鎖固精丸

신불납기
腎不納氣

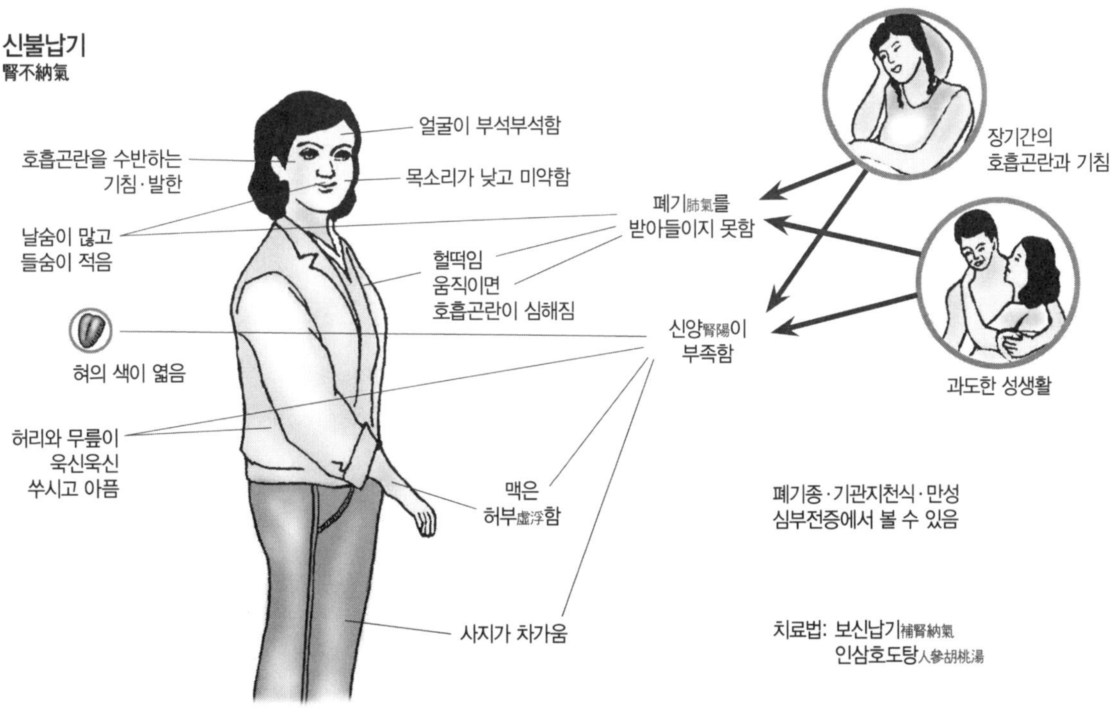

폐기종·기관지천식·만성
심부전증에서 볼 수 있음

치료법: 보신납기補腎納氣
인삼호도탕人參胡桃湯

서, 정상 때 그것의 흥분은 치골방광근을 이완시키고 요도괄약근을 수축시켜서 오줌을 저장한다).

(3) 반사성 실금은 완전성 상신경원병변(예컨대 뇌출혈·뇌외상·양측마비)에 의한다. 배뇨가 일차성 배뇨중추(요천수腰薦髓)의 통제에 의지하면 요저류(uroschesis)가 나타나며, 방광충만(filling of bladder)이 일정한 정도에 이를 때에는 반사성 배뇨·불수의적 배뇨가 나타난다.

(4) 긴박성 실금은 부분적 상신경원병변 혹은 방광염·방광종양·방광결핵 등으로 인하여 방광의 배뇨근 수축기능이 항진된 것에 의한다. 임상상 배뇨빈삭·요의긴박(precipitant urination)·야뇨증·배뇨곤란 등의 증상이 나타난다.

(5) 긴장성 실금(stress incontinence)은 병인이 비교적 복잡한데, 복압(abdominal pressure)이 증가하는 어떠한 상황(예컨대 기침·재채기·언덕 오르기·달리기)하에서도 오줌을 질질 흘리게 된다. 상술한 상황을 한의에서는 신기불고에 의한 '방광의 오줌을 저장하는 것과 오줌을 배설하는 기능 상실'로 개괄하였다.

유뇨증은 대부분 잠잘 때 배뇨를 통제할 수 없는 것을 가리켜서 하는 말로, 3세 이내 유아의 유뇨증은 흔히 생리적이며, 이후로 고급신경이 점차 발육하여 대뇌중추가 통제하기 시작한다. 절대다수 남자의 조루·유정은 신경증의 임상증상에 속한다. 정액루는 음경이 발기되고 성교를 준비할 때 외요도구로부터 무색 투명한 요도 분비물이 유출되거나 성교 행위가 없는 상황하에서 수면 중에 꿈 없이 저절로 배출되는 것을 가리킨다.

절대다수 남자의 조루·유정은 신경증의 임상증상에 속한다.

전자는 대부분 생리적이고, 후자는 전립선 혹은 정낭(seminal vesicle)의 만성 염증에 의해 일어날 수 있다. 허연 백대하가 나오는 원인은 비교적 많은데, 예컨대 만성 자궁경관염·결핵성 자궁내막염·노인성 질염(senile vaginitis) 또는 자궁근종(hysteromyoma) 등에서 모두 장액성 혹은 점액성 백대하가 많아지는 것을 볼 수 있다. 한의학에서는 상술한 생식기계 증상을 '신장의 저장기능(reserving function) 상실'혹은 '정관불고(精關不固)'한 탓이라고 개괄하였다.

3) 치료 참고

보신고섭(補腎固攝)하며, 방제를 예로 들면 비정환(秘精丸)·금쇄고정환(金鎖固精丸)이다.

신불납기(腎不納氣)

1) 주요 증상

날숨이 많고 들숨이 적음, 호흡이 짧고 급하면서 이어지지 않음, 호흡곤란, 움직이면 호흡곤란이 심해짐, 허리와 무릎이 욱신욱신 쑤시고 약함, 목소리가 낮고 미약함, 호흡곤란을 수반하는 기침, 발한, 사지가 차가움, 얼굴이 부어오름, 혀의 색이 엷음, 맥박 형상은 허부(虛浮)함.

2) 병인·병기

한의에 '폐는 날숨을 주관하고, 신장은 들숨을 주관한다'는 견해가 있다. 호흡은 비록 폐가 주관하지만 흡입하는 공기는 반드시 아래로 신장에까지 이르러 신기(腎氣)에 의해 받아들여진다고 생각하였다.

호흡은 비록 폐가 주관하지만 흡입하는 공기는 반드시 아래로 신장에까지 이르러 신기(腎氣)에 의해 받아들여진다고 생각하였다.

만약 오래된 병 혹은 과도한 성생활로 신기가 손상되면 공기를 받아들이지 못하여 호기성 호흡곤란(expiratory dyspnea)을 위주로 하는 임상증상이 나타난다. 호기성 호흡곤란은 날숨이 많고 들숨이 적음과 폐색성 폐기종을 특징으로 하며, 임상상 대부분 기도의 감염·알레르기 반응·물리화학적 인자의 자극에 의하여 세기관지 점막이 충혈되고 수종이 생기고 분비가 많아지며, 기관지평활근의 경련성 수축(spasmodic contraction)에 의해서 세기관지관강에 불완전성 폐쇄가 발생한다. 들숨(inspiration) 때 기관지가 확장되어 공기가 폐포로 진입하는 것이 비교적 쉽다. 날숨(expiration) 때 기관지관강이 축소되어 기체의 배출이 곤란하다.

들이쉼과 내쉼이 균형을 이루지 못하면 기체가 폐포에 정체하여 폐포에 기체가 과도하게 충만되면서 팽창되는데, 흔히 만성 기관지염·기관지천식·기관지확장증·진폐증(pneumoconiosis) 등 만성 호흡기계질환이 일으키는 것에서 볼 수 있으며, 장기간의 기침 또는 반복적인 천식발작으로 폐내압이 높아지고 폐포의 탄성이 떨어지면 만성 폐색성 폐기종이 형성된다. 환자에게서 처음에는 노동 또는 등산·계단 오르기 때에만 호흡곤란이 발생하다가 병세가 발전함에 따라 일반적인 노동·걷기·말할 때에도 발생한다.

찬 기운을 받음·기후 변화·화냄·음주 후에 증상이 악화되며, 이차성 기도감염증 때 숨을 헐떡이고 심할 때 우심부전(right heart failure)이 나타날 수 있으며, 부종·사지가 차가움·반듯이 드러눕지 못하는 등의 증후가 나타난다. 한의에서는 신양(腎陽)의 부족·위기(衛氣)의 체표를 보호하고 질병에 저항하는 기능의 감퇴 또는 양기(陽氣)가 화수행기(化水行氣)하지 못한 탓이라고 생각하였다.

3) 치료 참고

보신납기(補腎納氣)하며, 인삼호도탕(人參胡桃湯) 또는 삼개산가감(參蚧散加減)을 쓸 수 있다.

신허수범(腎虛水泛)

1) 주요 증상

전신부종(anasarca), 하지가 특히 심하고 누르면 손가락이 쏙 들어감, 복부팽만, 핍뇨(oliguria), 허리가 시큰시큰 쑤시고 아픔, 또는 심계항진·숨참·호흡곤란과 기침·수포음(rale), 설태는 희끄무레하고 혀의 색이 엷음, 혓몸이 띵띵 부어오름, 맥박 형상이 침세(沈細)함.

2) 병인·병기

한의의 신장은 양의의 신장과는 다른 개념과 내용을 가지고 있다. 양의의 신장은 요산생계(urinary system)의 중요한 기관으로서, 오줌의 형성·유해한 또는 쓸모없는 최종산물(end product)의 배출과 체내 수분 – 전해질의 평형을 조절하고 유지하는 생리 기능을 가지고 있다.

한의의 신장은 오줌을 형성하고 배설하는 외에 또 광범한 생리 기능을 가지고 있는데, 인체의 성장 발육·생식 번식에까지 관련되고 심지어 호흡·순환·소화기능과도 관련된다.

그리고 한의의 신장은 오줌을 형성하고 배설하는 외에 또 광범한 생리 기능을 가지고 있는데, 인체의 성장 발육·생식 번식에까지 관련되고 심지어 호흡·순환·소화기능과도 관련된다. 한의에서는 인체의 액체는 위의 받아들임·비장의 운반·폐의 산포에 의하며, 삼초(체액의 통로)에 의하여 맑은 것은 오장 육부에까지 운행되고 탁한 것은 땀과 오줌으로 변하여 체외로 배출되는데, 어느 것 하나 신기(腎氣)의 작용이 필요하지 않는 것이 없다고 생각하였다.

신장은 위의 '열쇠'로서, 신장이 위에서 받아들이는 음료수 양의 많고 적음에 근거하여 오줌의 배출량을 조절한다. 일반적으로 말해서 많이 마시면 요량이 많고, 이와 반대로 적게 마시면 배뇨 또한 적다. 현대 의학의 관점에 의하면 마신 물은 위를 통하여 받아들이는데, 위 속에서 흡수하는 물은 아주 미량이고 주로 장관 내에서 흡수하며, 한의에서는 이것을 '비장의 운반기능'이라고 한다.

신병 진단 3

신허수범腎虛水泛

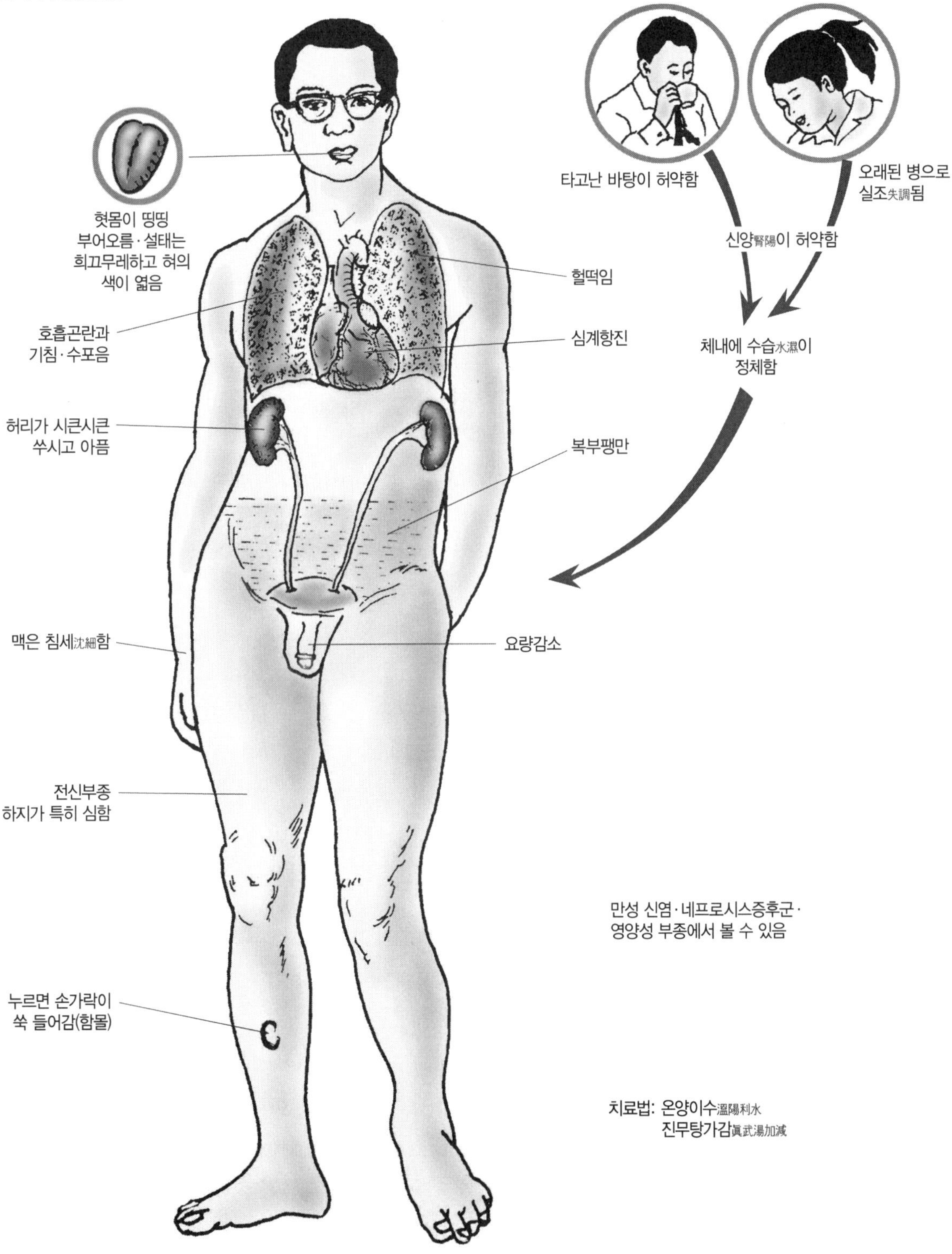

만성 신염 · 네프로시스증후군 ·
영양성 부종에서 볼 수 있음

치료법: 온양이수溫陽利水
진무탕가감眞武湯加減

물이 혈액순환으로 진입하여 폐순환을 통해 온몸으로 순환하는 것을 한의에서는 '폐의 산포'와 '삼초의 체액 조절기능'이라고 한다.

사구체(glomerulus)를 지나갈 때 유효 여과압(effective filtration pressure)의 관계로 인하여 혈액 중의 수분과 수분자 물질은 여과막(filtration membrane)을 투과하여 희박뇨(crude urine)를 형성한다.

사구체가 매분에 생성하는 희박뇨는 120ml이며, 만 하루의 희박뇨 총량은 170~180L가량에 이른다. 그 가운데 99%의 수분은 세뇨관 내에서 재흡수(60%~70%는 근위곡세뇨관에서, 10%는 헨레계제에서, 10%는 원위곡세뇨관에서, 10%~20%는 집합관에서 재흡수됨)되고 오직 1%(1500ml/일)가량만 오줌을 따라 배출된다.

만약 체내 수분이 과다하여 사구체여과(glomerular filtration)가 증가하고 세뇨관의 재흡수(reabsorption of renal tubules)가 감소하면 요량이 많아지고 오줌의 비중이 낮고 색깔이 엷어지는데, 이것이 바로 신장의 희석기능이다. 만일 체내 수분이 고갈되면 원위곡세뇨관과 집합관의 수분에 대한 재흡수가 증가하여 요량이 감소하고 색깔이 진해지는데, 이것은 신장의 농축기능(concentrating function)이다.

이와 같은 신장의 수분과 전해질에 대한 조절은 두 종류의 호르몬 조절을 받는다.

(1) 시상하부 — 하수체후엽(hypothalamus — neurohypophysis)에서 분비되는 항이뇨호르몬(antidiuretic hormone)의 조절을 받는다. 이 호르몬은 원위곡세뇨관과 집합관에 작용하여 수분에 대한 재흡수를 증가시켜 요량을 감소시키고 오줌을 농축한다. 항이뇨호르몬 분비가 감소할 때면 요량이 많아져 묽게 변한다.

(2) 부신피질의 구상대에서 분비되는 알도스테론(aldosterone)의 조절을 받는다. 알도스테론은 원위곡세뇨관의 나트륨 재흡수를 촉진하며, 수분은 피동적으로 흡수됨을 알 수 있다. 여기서 가리키는 '신기(腎氣)'는 상술한 여러 가지 부분과 기능을 포함한다. 그러므로 신허수범의 전신부종은 현대 의학의 신성 부종(nephrogenic edema)을 포함할 뿐만 아니라 또 심장성 부종(cardiac edema)과 영양성 부종(nutritional edema)을 포함하는데, 나누어 서술하면 아래와 같다.

① **신성 부종:** 임상상 급성 신염·만성 신염·만성 신우신염과 네프로시스증후군(nephrotic syndrome)에서 볼 수 있으며, 그 특징은 수종의 발생이 비교적 빠른 것인데 보통 눈꺼풀·얼굴 등으로부터 시작되며, 그러한 후에 온몸으로 번진다. 심한 경우에

는 흉수(hydrothorax)·복수(ascites)가 나타날 수 있다. 부종액(edematous fluid)은 연하고 잘움직여 손가락으로 누르면 손가락이 쏙 들어가는 함몰을 띠며, 보통 허리가 시큰시큰 쑤시고 아픔·요량감소증(oliguria)·혈압상승과 오줌 변화(혈뇨·단백뇨·원주뇨)를 동반한다.

② **심장성 부종:** 임상상 각종 병인의 심장병에서 볼 수 있는데, 우심부전(right heart failure) 또는 전심부전(whole heart failure)이다. 우심부전를 가장 흔히 볼 수 있는 것은 폐성심(cor pulmonale)에서이며, 환자는 대부분 만성적인 호흡곤란과 기침 병력을 가지고 있다. 심부전 때 심계항진과 숨가쁨은 악화되며, 좌심부전(left heart failure)에 속발하는 전심부전 환자에게서는 폐울혈(pulmonary congestion)로 인하여 또 기침·객담 또는 객혈 증상과 심계항진·숨가쁨 증상도 나타난다. 그 특징은 수종이 하수(descensus) 부위로부터 시작된 뒤에 온몸으로 번지는 것이다. 부종액은 잘 움직이지 않고 손가락으로 누르면 함몰되며, 보통 경정맥류(jugular varicosity)·간종대(hepatomegalia)와 심잡음(cardiac murmur) 등 신체적 징후를 동반한다.

③ **영양성 부종:** 대부분 장기간의 영양불량 또는 소모성 질환(예컨대 중증 폐결핵·당뇨병에 의해 일어남)에서 볼 수 있다. 환자는 아침에 일어나면 눈꺼풀·얼굴이 부석부석해지고, 저녁이 되면 그 하수 부위의 부종도 뚜렷해진다. 중증 폐결핵 환자는 본래 만성적인 호흡곤란과 기침 병력을 가지고 있으며, 당뇨병 환자에게서는 저항력 저하로 인하여 기도감염증을 아주 흔히 볼 수 있다. 이러한 환자들을 측정하면 혈장 알부민(plasma albumin)이 뚜렷하게 저하되어 있다.

3) 치료 참고

온양이수(溫陽利水)하며, 방제는 진무탕가감(眞武湯加減)을 쓴다.

방광병(膀胱病)의 진단

방광습열(膀胱濕熱)

1) 주요 증상

요의빈삭(frequent micturition), 요의긴박(precipitant urination), 배뇨통(urodynia), 요도가 화끈거리는 느낌, 배뇨곤란, 배뇨 중단, 혼탁뇨(cloudy urine) 또는 혈뇨, 또는 오줌 속에 결석이 나타남, 아랫배가 팽창됨 또는 허리 부분의 산통(colicky pain), 설태가 누르스름하고 번들번들함, 맥박 형상은 활삭(滑數)함.

2) 병인·병기

방광습열은 임상상 비뇨기감염(urinary infection)·비뇨기결석·비뇨기종양에서 볼 수 있다. 이것을 나누어 서술하면 아래와 같다.

(1) 비뇨기감염

신우·요관·방광·요도·전립선·요도측관(ductus paraurethrales)의 세균 또는 기생충감염으로 인하여 요로점막에 염증성 병변이 발생되는 것이다. 세균감염(bacterial infection): 특이성의 세균감염은 결핵균이다. 비특이성 세균감염 60%~80%는 그람음성 세균(예컨대 대장균·파라대장균·Bacillus gasoformans·심상변형균·녹농균)과 연쇄상구균·포도상구균 등에 의하여 일어나며, 간혹 진균·원충·트리코모나드와 바이러스에 의한 것도 볼 수 있다. 아래에 신우신염(pyelonephritis)·신결핵(renal tuberculosis)·방광요도염(cystourethritis)과 전립선염의 요점만 서술하였다.

① 급성 신우신염: 환자 대부분에게서 추위를 싫어함·발열·요통이 나타나고, 계속하여 요의빈삭·요의긴박·혼탁뇨 또는 농뇨(pyuria)가 나타난다. 급성 신우신염에 혈뇨를 수반하는 경우는 약 8%이고, 만성 신우신염에서는 겨우 2%를 차지한다. 염증·괴사조직(necrotic tissue)에 의해 요관이 폐쇄될 때 신산통(renal colic)이 나타날 수 있다.

방광병 진단

방광습열膀胱濕熱

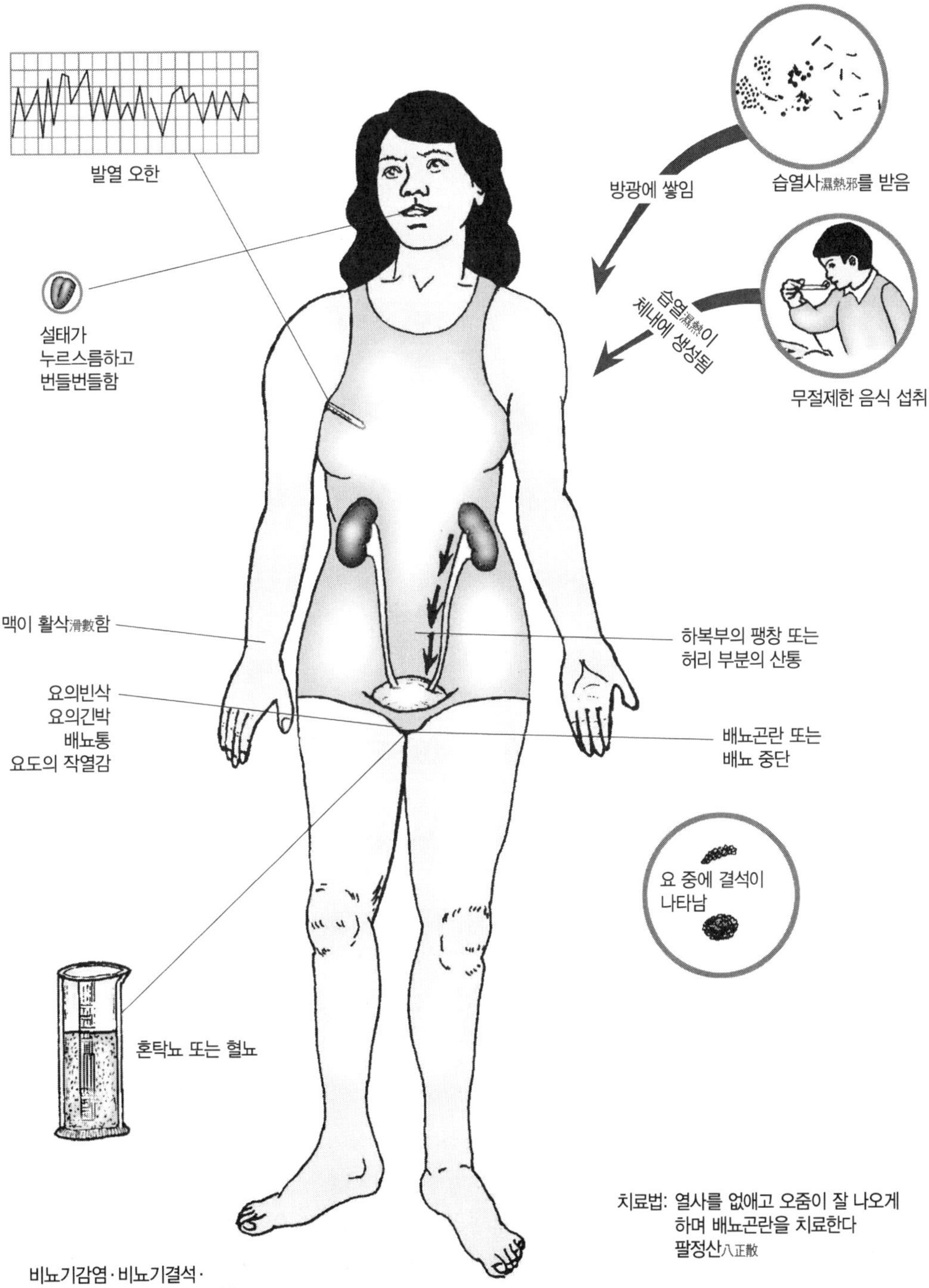

치료법: 열사를 없애고 오줌이 잘 나오게
하며 배뇨곤란을 치료한다
팔정산八正散

비뇨기감염·비뇨기결석·
급성 전립선염에서 볼 수 있음

② 신결핵: 발병 연령은 20~40세가 가장 많다. 남성은 여성의 약 2배이다. 50%~80%의 남성 신결핵 환자에게서 부고환결핵(tuberculosis of epididymis)이 나타난다. 맨 처음 나타나는 증상으로 가장 흔한 것은 요의빈삭(78.9%)·혈뇨(77.6%)와 배뇨통(46.3%)이며, 그 위에 진행성 악화를 띠고 거의 모든 병례에서 저열·도한·쇠약·빈혈 등 전신 결핵 중독증상이 나타난다.

③ 방광요도염: 여성에게서 가장 많이 볼 수 있는데, 여성의 요도는 짧고 곧으며 항문과 가깝고 국부가 축축하여 오염되기 쉽기 때문이다. 여자아이에게 사용하는 기저귀를 제때에 갈아 주지 못하는 것, 신혼 또는 산아기(child - bearing period) 여성의 불결한 성교와도 관계가 있다. 갱년기 여성은 에스트로겐 분비의 저하로 인하여 요도점막이 위축되는 것과 질의 산성도가 떨어지는 것과 관계가 있다. 병원체는 대장균·포도상구균·연쇄상구균 또는 임균감염이 많다. 대다수는 발병이 빠르고 또 만성·급성 발작을 띤다. 주요 증상은 농뇨·요의빈삭·요의긴박·배뇨통·요도의 작열감(caumesthesia)이며, 드물게 요통을 나타낸다.

④ 전립선염: 성인 남자에게 비교적 흔하다. 이 질환은 대부분 만성적으로 경과하지만 급성 발작을 띠기도 한다. 급성 발작의 경우에는 추위를 싫어함·발열·농뇨를 나타낸다. 만약 염증이 방광삼각(trigonum vesicae)에까지 퍼지면 뚜렷한 요의긴박·배뇨통 증상이 나타난다. 직장지진(rectal touch)과 주무르기는 전립선액(succus prostaticus) 검사의 확진에 도움이 된다.

(2) 비뇨기결석

① 신결석(kidney stone)·요관결석(ureterolith)을 임상에서 흔히 볼 수 있다. 어떠한 연령에서도 볼 수 있지만 20~50세에서 많이 볼 수 있다. 남성이 여성보다 많으며, 전형적인 증상은 한쪽 신장 부위의 돌연한 산통(colic)인데 예리하게 찌르는 것과 같으며, 요관을 따라 회음부와 같은 쪽 대퇴 내측으로 방사(radiation)한다. 발작기 혹은 발작 후에 보통 혈뇨를 나타낸다. 보통 방광의 과민상태징후를 수반하는데, 특히 요관 아래 ⅓ 부분의 결석이 뚜렷하다.

② 방광결석(vesical calculus) 또는 요도결석(urethral calculus): 대부분 신결석·요관결석이 하강하여 발생하지만 원발성으로 방광 또는 요도에 생길 수도 있다. 노인과 10세 이하의 아동에게서 많이 볼 수 있다. 환자에게서 뚜렷한 요의긴박·요의빈삭·배뇨통이 나타나며, 치골 위 또는 회음부의 둔통(dull pain)이나 격통(megalgia)을

수반한다. 결석에 의해 점막이 손상되면 종말혈뇨(terminal hematuria)가 나타나며, 간혹 배뇨 중단·배뇨곤란 또는 요도로 결석이 배출되는 증상이 나타난다.

(3) 비뇨기종양: 임상에서 비교적 보기 드물다.

① 신암과 신우암은 40세 이상의 중노인에게서 볼 수 있다. 남성이 여성보다 많으며, 전형적인 증상은 무통혈뇨(painless hematuria)인데 양이 비교적 적고 약 1~2일 지속되며 간헐성을 띤다. 반수 이상에게서 지속적인 허리 부분의 둔통이 나타나며, 혈괴(blood clot)가 요관을 폐쇄해도 산통을 나타낼 수 있으며, 일부 환자의 허리 부분에서 덩어리를 만질 수 있다.

② 방광종양은 비교적 흔한 것으로 절대다수가 상피세포성 종양이며, 40~60세의 중노인 환자에게서 많이 볼 수 있다. 남성이 여성보다 많다. 주요 증상은 간헐성 또는 지속적인 혈뇨이며, 말기에 종양의 증대 또는 이차감염(secondary infection)으로 인하여 방광의 과민상태징후가 야기될 수 있으며, 요도가 폐쇄되어 배뇨곤란이 나타난다.

3) 치료 참고

열사(熱邪)를 없애고 오줌이 잘 나오게 하며 배뇨곤란을 치료한다. 방제는 팔정산가감(八正散加減)을 쓴다.

10

육경변증(六經辨證)

삼양(三陽)의 단계

육경변증은 동한(東漢)(서기 25~220)의 장중경(張仲景)이 지은 《상한잡병론(傷寒雜病論)》 속의 외감열병(外感熱病)에 대한 변증론치(辨證論治)의 강령이다.

그것은 외감병(exopathic disease)의 발생·발전 과정 중에서 보편성을 가지고 있는 증후를 음양(陰陽)을 벼리로 삼아 두 큰 종류의 병증으로 나누고, 임상증상의 병변 특징에 근거하여 다시 여섯 가지 증형(證型)으로 구분하였다.

태양병(太陽病)·양명병(陽明病)·소양병(少陽病)을 한데 아울러서 삼양(三陽)이라 일컫고, 태음병(太陰病)·소음병(少陰病)·궐음병(厥陰病)을 한데 아울러서 삼음(三陰)이라고 일컫는다. 이것으로 병변 부위·성질·정기와 사기의 성쇠·병세의 추세, 그리고 여섯 가지 병증 사이의 전변(傳變·progress of disease) 관계를 설명하였다.

삼양 병증은 육부 병변을 기초로 한다. 삼음 병증은 오장 병변을 기초로 한다. 실제로 육경 병증은 오장육부·12경의 병변을 대체로 개괄하였다. 그러나 그 중점이 한사(寒邪)를 받아서 야기되는 병변과 전변(傳變) 법칙의 분석에 있기 때문에 그 범위는 장부변증(臟腑辨證)보다 좁을 수밖에 없다.

육경변증을 병변 부위로 말하면 태양병은 표(表)를 주관하고 양명병은 리(裏)를 주관하며, 소양병은 반표반리(半表半裏)를 주관한다. 그러나 삼음병(三陰病)은 모두 리(裏)에 속한다. 정기와 사기의 관계로 구분하면 삼양병(三陽病)은 대부분 실증이고 삼음병은 대부분 허증이다. 치료 원칙에 있어서 삼양병은 거사(祛邪)를 중시하고, 삼음병은 부정(扶正)을 중시한다. 그러므로 육경변증은 증후를 구분하는 강령일 뿐만 아니라 또 논치(論治)의 준칙이다.

태양병증(太陽病證)

태양은 온몸의 표(表)를 주관하고 영기(營氣)와 위기(衛氣)를 관할하며, 병사(病邪)의 침입을 방어하는 능력을 가지고 있다.

주요한 맥박상태와 증후는 오한, 발열, 목덜미가 뻣뻣하고 머리가 아픔, 표재성 맥박(superficial pulse)이다. 환자의 체질 강약의 다름으로 인하여 병사의 성질과 사기를 받는 경중이 다르기 때문에 태양병증의 임상증상 또한 똑같지 않다. 임상상 태양중풍(太陽中風)과 태양상한(太陽傷寒) 두 가지 증후로 구분한다.

1) 태양중풍증(太陽中風證)

풍사(風邪)가 표(表)에 침범한 것으로, 또 표허증(表虛證)이라고도 한다.

(1) 주요 증후: 두통, 발열, 발한, 바람을 싫어함, 맥박상태는 부완(浮緩)함.

(2) 치료 참고: 해기구풍(解肌驅風)하고 조화영위(調和營衛)한다. 방제를 예로 들면 계지탕(桂枝湯)이다.

2) 태양상한증(太陽傷寒證)

한사(寒邪)가 표에 침입한 것으로, 또 표실증(表實證)이라고도 한다.

(1) 주요 증상: 오한 발열, 목덜미가 뻣뻣하고 머리가 아픔, 신통(身痛)과 요통, 관절통, 무발한(anhidrosis)과 호흡곤란, 맥박상태는 부긴(浮緊)함.

(2) 치료 참고: 발한해표(發汗解表)하고 선폐평천(宣肺平喘)한다. 방제를 예로 들면 마황탕(麻黃湯)이다.

육경변증 1

태양병증太陽病證

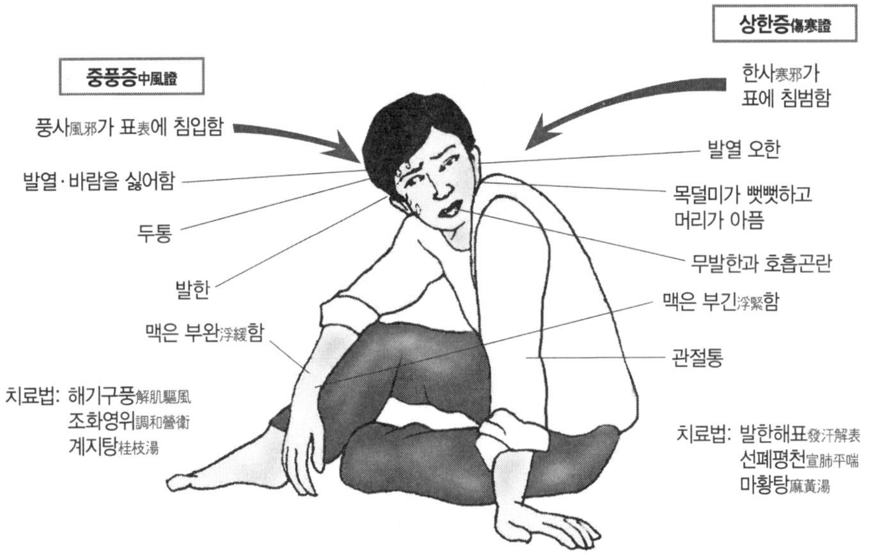

양명병증陽明病證

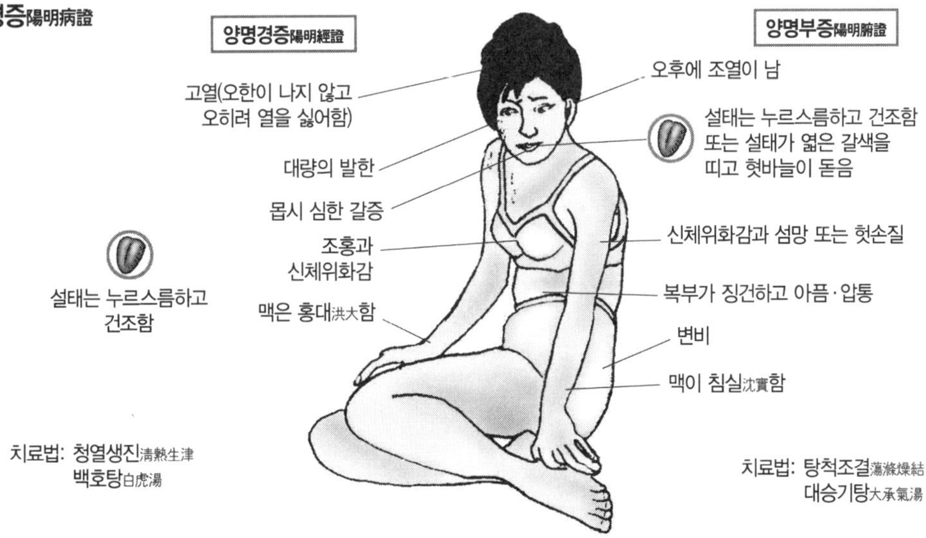

소양병증少陽病證

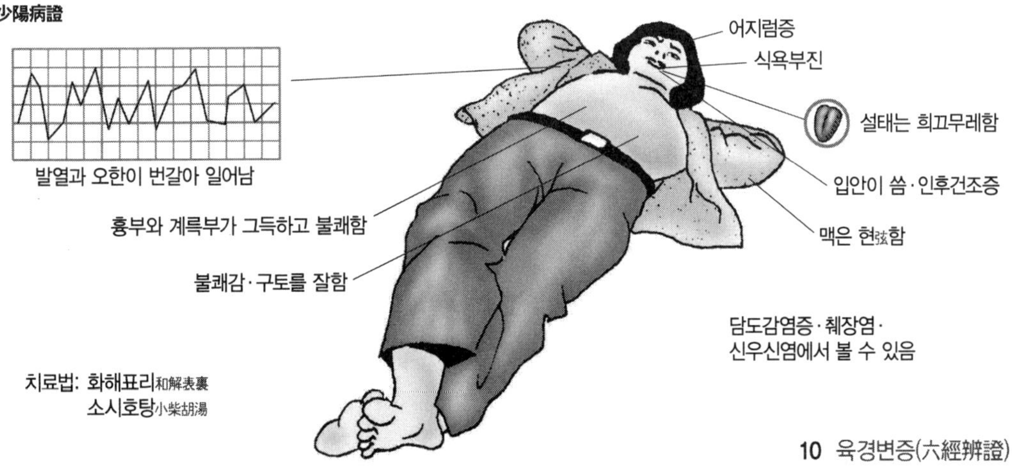

양명병증(陽明病證)

양명병증은 정기와 사기가 투쟁하는 최고 단계이다.

양명경은 위와 대장에 연결되어 있다. 양명은 조사(燥邪)를 주관하기 때문에 외사(外邪)(exopanthogen)가 양명의 위와 대장으로 들어가면 대부분 조사와 사열(邪熱)로 변하여 양기(陽氣)의 활동이 비정상적으로 항진되고 사열이 몹시 왕성한 증후를 나타낸다. 체질의 차이와 사기가 침범한 부위의 다름으로 인하여 양명병에 경증(經證)과 부증(腑證)의 구분이 있다.

1) 양명경증(陽明經證)

태양병이 이미 끝나고, 사기가 속으로 들어가 사열(邪熱)로 변한 것이다.

(1) 주요 증상: 고열, 대량의 발한, 몹시 심한 갈증, 맥박상태는 홍대(洪大)함(이상의 네 가지 증상을 특징으로 함), 오한이 나지 않고 오히려 열을 싫어함, 조홍(flush)과 천식, 신체위화감, 설태는 누르스름하고 건조함.

(2) 치료 참고: 청열생진(淸熱生津)한다. 방제는 백호탕(白虎湯)을 쓴다.

2) 양명부증(陽明腑證)

(1) 주요 증상: 변비, 배가 징건하고 아픔, 압통(tenderness), 발열, 오후에 조열(tidal fever)이 남, 신체위화감과 섬망, 심하면 인사불성, 또는 헛손질(carphology), 설태는 누르스름하고 건조함 혹은 설태가 엷은 갈색을 띰, 혓바늘이 돋음, 맥박상태는 침실(沈實)하면서 힘이 있음.

(2) 치료 참고: 탕척조결(蕩滌燥結)한다. 방제를 예로 들면 대승기탕(大承氣湯)이다.

소양병증(少陽病證)

소양병증은 사기가 아직 없어지지 않았고 정기가 이미 허약해졌으며, 병사가 속으로 침입하여 담부(膽腑)에 쌓여서 정기와 사기가 표(表)와 리(裏)의 사이에서 싸우는 것으로, 또 반표반리증(半表半裏證)이라고도 한다.

(1) 주요 증상: 발열과 오한이 번갈아 발작함, 흉부와 계륵부가 그득하고 불쾌함, 식욕감퇴, 어지럼증, 입안이 씀, 인후건조증(dryness of throat), 설태는 희끄무레함, 맥박상태는 현(弦)함.

(2) 치료 참고: 화해표리(和解表裏)한다. 방제를 예로 들면 소시호탕(小柴胡湯)이다.

삼음(三陰)의 단계

태양병증(太陰病證)

태음은 삼음의 관문(barrier)으로서 병이 삼음으로 들어올 때 태음이 맨 먼저 공격을 받는다.

태음병은 주로 비장의 한습증(寒濕證)이며, 병변이 리(裏)에 있다. 대부분 삼양병(三陽病)의 치료가 적합하지 못하여 일어나며, 또한 외사(外邪)가 직접 침범하여 일어나기도 한다.

태음의 비장과 족양명(足陽明)의 위는 중초(中焦)에 같이 위치하고 또 표리관계를 이루며, 경맥은 연결되어 있고 장부(臟腑)는 서로 통하여 있기 때문에 그 병변은 일정한 조건하에서 서로 전환한다.

그리고 허실(虛實)의 구분이 있다. 배가 징건하고 아픈 것은 태음·양명에 모두 생기는 증상인데, 태음의 복통은 발작했다 멎었다 하고 따뜻한 것을 좋아하며 눌러 주면 동통이 경감되는 허증(虛證)에 속한다. 양명은 배가 징건하고 단단하고 아프며 오래도록 경감되지 않고 눌러 주면 동통이 심해지는 실증(實證)에 속한다. 그러므로 '실증이면 양명이고, 허증이면 태음이다'라는 견해가 있다.

1) 주요 증상

복부팽만(abdominal fullness), 구토, 식욕부진, 설사, 갈감결여(adipsia), 발작성 복통, 따뜻한 것을 좋아하고 눌러 주면 동통이 경감됨, 혀의 색이 엷고 설태가 희끄무레함, 맥박상태는 지(遲) 또는 완(緩)함.

2) 치료 참고

온중산한(溫中散寒)한다. 방제를 예로 들면 이중탕(理中湯)이다.

육경변증 2

태음병증太陰病證

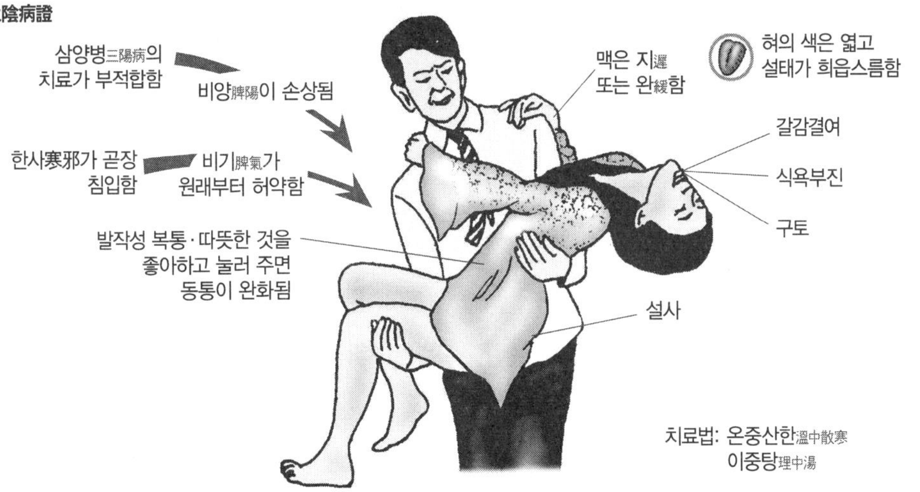

치료법: 온중산한溫中散寒
이중탕理中湯

소음병증少陰病證

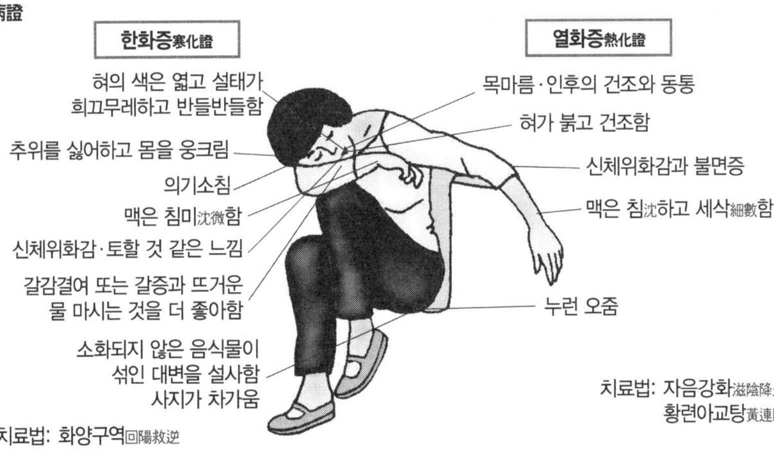

치료법: 화양구역回陽救逆
사역탕四逆湯

치료법: 자음강화滋陰降火
황련아교탕黃連阿膠湯

궐음병증厥陰病證

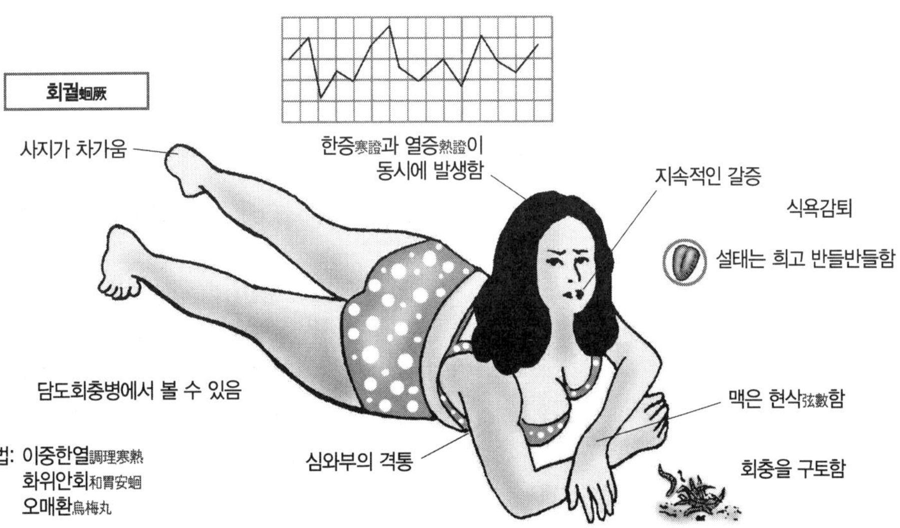

치료법: 이중한열調理寒熱
화위안회和胃安蛔
오매환烏梅丸

소음병증(少陰病證)

소음병은 심장과 신장 두 장기의 기능감퇴성 병변으로, 다른 경(經)으로부터 옮겨올 수도 있고 직접 침범할 수도 있다.

소음경(少陰經)은 안으로 심장과 신장에 연결되어 있으며, 심장은 화열(火熱)의 장기이므로 양(陽)에 속한다. 신장은 한수(寒水)의 장기이므로 음(陰)에 속한다. 그러므로 소음에 사기가 침범하면 음경(陰經)에서는 한사(寒邪)로 변하고, 양경(陽經)에서는 열사(熱邪)로 변한다.

1) 소음한화증(少陰寒化證)

(1) 주요 증상: 추위를 싫어하고 몸을 움츠림, 의기소침(listlessness), 팔다리가 차가움, 소화되지 않은 음식물이 섞인 대변을 설사함, 토할 것 같으면서도 토하지 못함, 갈감결여 또는 갈증과 뜨거운 물 마시는 것을 더 좋아함, 오줌이 물같이 맑음, 혀의 색이 엷고 설태가 희읍스름함, 맥박상태는 침미(沈微)함.

(2) 치료 참고: 회양구역(回陽救逆)한다. 방제를 예로 들면 사역탕(四逆湯)이다.

2) 소음열화증(少陰熱化證)

(1) 주요 증상: 신체위화감과 불면증, 갈증, 인후의 건조와 동통, 노란 오줌, 혀끝이 붉음, 또는 혀가 새빨갛고 설태가 적음, 맥박상태는 세삭(細數)함.

(2) 치료 참고: 자음강화(滋陰降火)한다. 방제를 예로 들면 황련아교탕(黃連阿膠湯)이다.

궐음병증(厥陰病證)

궐음은 음(陰)의 끝머리이자 양(陽)의 첫머리이며, 음 가운데에 양이 있다.

질환이 궐음에 이르면 질환의 맨 마지막 단계이다. 정기(正氣)의 쇠약으로 인하여 음양의 조절에 장애가 야기된다. 그러므로 이 증후는 비교적 복잡한데, 한증(寒證)과 열증(熱證)이 동시에 발생하고 궐열승복(厥熱勝復)한다. 만약 음한(陰寒)이 성한 데서부터 쇠약해지고 양기가 허약한 데서부터 회복되면 병세가 호전되는 것이다.

만일 음한이 몹시 성하고 양기가 끊어지려 하면 병세가 위독한 것이다.

(1) 주요 증상: 지속적인 갈증, 식욕부진, 한증과 열증이 동시에 발생함, 팔다리가 차가움, 심와부의 격통, 회충을 구토함, 설태는 희고 반들반들함, 맥박상태는 현삭(弦數)함.

(2) 치료 참고: 조리한열(調理寒熱)하고 화위안회(和胃安蛔)한다. 방제를 예로 들면 오매환(烏梅丸)이다. 육경(六經)의 전변(傳變·progress of disease) 위에서 구분한 여섯 가지 병증의 발전·변화에 근거하여 표리전변(表裏傳變)과 병합전변(幷合傳變)의 두 유형으로 나눌 수 있다.

1) 표리전변(表裏傳變)

순경전(循經傳)과 월경전(越經傳)을 포함한다.

(1) 순경전: 태양병증이 리(裏)로 발전하면 양명으로 전달되며, 양명병증이 만일 조증(燥證)으로 발전하면 소음으로 전달될 수 있고, 습증(濕證)과 한증(寒證)으로 전환하면 태음 또는 소음으로 전달될 수 있다. 태양병증은 또한 한열착잡증(寒熱錯雜證)으로 발전할 수도 있는데 그러면 소양으로부터 궐음으로 전달될 수 있다. 그러한 까닭으로 소양과 궐음은 단독적인 증후 유형이며, 상술한 각기 다른 전변이 형성되는 것은 주로 체질의 강약·외사의 질량의 많고 적음 및 치료 상황에 의해 결정된다.

(2) 월경전: 이것은 원래의 태양·양명·소양의 순서를 밟지 않고 전변하는 것이다. 태양으로부터 직접 소음으로 전달되거나 또는 삼양을 지나지 않고 곧바로 삼음병증이 나타나는 것을 '직중(直中)'이라고 일컫는다.

2) 병합전변(幷合傳變)

'병병합병(幷病合病)'과 '한열착잡(寒熱錯雜)'을 포함한다.

(1) 병병·합병: 병병(complication)은 1경(經)의 증후가 아직 제거되지 않았는데 다른 경(經)의 증후가 나타나는 것을 가리키며, 예를 들면 태양과 양명의 병병이다. 합병(combination of syndromes)은 2경(經)또는 3경(經)의 증후가 동시에 나타나는 것을 가리키며, 예컨대 삼양합병(三陽合病)이다.

(2) 한열착잡은 주로 소양과 궐음의 단계에서 나타난다. 한열착잡으로 인하여 그 증후는 보통 허증과 실증을 동시에 나타낸다.

11

위기영혈변증(衛氣營血辨證)

위분증(衛分證)·기분증(氣分證)

위기영혈변증은 청대(淸代)의 섭천사(葉天士)(1667~1746)가 제창한 것으로, 외감온병(外感溫病)에 사용되는 일종의 진단 강령이다.

위(衛)·기(氣)·영(營)·혈(血)은 본래 한의 생리학의 명칭인데, 온병학(溫病學)에서 끌어다 쓴 뒤로는 온병(epidemic febrile disease)의 4가지 증후에 대하여 개괄한 것일 뿐만 아니라 또 온병의 발전 과정 중에서 얕은 데로부터 깊은 데로, 가벼운 데로부터 심한 데로 전달되는 4가지 단계를 대표한다.

외감 온병은 대부분 위분(衛分)으로부터 시작한다. 위분증은 표(表)를 주관하고 질환은 폐와 피부에 있으며, 점차 기분(氣分)으로 전달된다. 기분증은 리(裏)를 주관하고 질환은 횡격막·폐·위·장(intestinum)·담낭 등의 장부에 있다. 영분증(營分證)은 사기가 심영(心營)에 전달되고, 질환이 심장과 심포락(心包絡)에 있다. 혈분증(血分證)이 되면 사열(邪熱)이 이미 간과 신장으로 전달되며, 주요 증상은 혈액의 소모·출혈이다.

위분·기분에서의 병세는 비교적 가볍고 얕으며, 영분·혈분에서의 병세는 위독한데, 이것은 병세 발전의 일반적인 법칙이다.

그러나 이러한 질환의 경과 법칙은 결코 고정불변한 것은 아니다. 체질에 강약의 구분이 있고 병사에 경중의 다름이 있음으로 인하여 어떤 경우에는 발병 후 위분에서 곧바로 제거되고, 어떤 경우에는 기분·영분, 심지어는 혈분 증후가 이내 나타난다.

어떤 경우에는 발병하자마자 사열이 널리 퍼져서 기분에 사열이 있을 뿐만 아니라 혈분도 사열의 영향을 받아 기혈양번(氣血兩燔)이 조성된다. 또는 위분병(衛分病)이 기분의 단계를 거치지 않고 직접 영분과 혈분으로 전달되는 데, 곧 이른바 '역전심포(逆傳心包)'이다.

그러므로 임상 때 임상증상을 근거로 하여 신중히 분석해야 만이 병세를 파악하고 진단할 수 있다.

아래에 위·기·영·혈의 주요 증상 및 치료원칙을 간략히 설명하겠다.

위분증(衛分證)

위분증은 온사가 체표에 침범한 것으로 보통 온병의 초기에서 볼 수 있으며, 질환 부위는 피모와 폐에 있고 온사가 체표에 침입하기 시작한 일련의 증상을 반영한다.

1) 주요 증상

발열, 경미한 오한과 바람을 싫어함, 두통, 무발한(anhidrosis) 또는 발한감소(hypohidrosis), 기침, 목구멍이 붓고 아픔, 경미한 목마름, 혀끝과 혀 가장자리가 불그스레함, 설태가 엷고 희읍스름함 또는 누르스름함, 맥박상태는 부삭(浮數)함.

2) 볼 수 있는 질환

유행성 감기, 상기도감염, 급성 결막염, 급성 기관지염, 유행성 이하선염, 유행성 뇌척수막염 초기.

3) 치료 참고

신량해표(辛凉解表)하고 설위투한(泄衛透汗)한다. 방제는 은교산(銀翹散)·상국음(桑菊飮)을 쓴다.

위기영혈변증 1

위분증衛分證

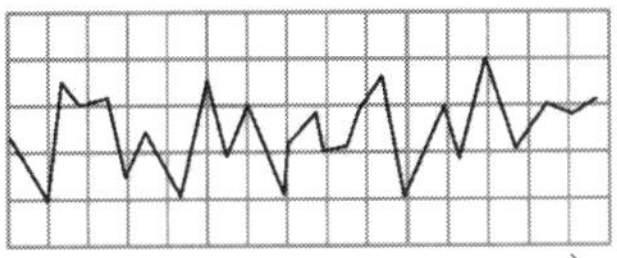

발열 경미한 오한
두통·무발한 또는 발한감소

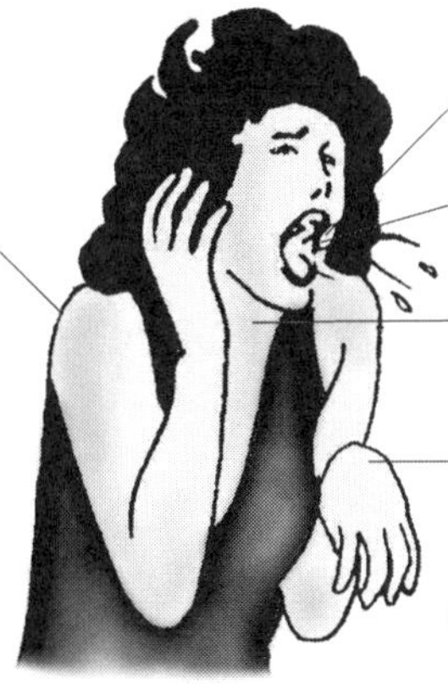

허끝과 혀 가장자리가 불그스레함
설태는 엷고 해읍스름함 또는 누르스름함

기침, 경미한 갈증

목구멍이 붓고 아픔

맥은 부삭浮數함

인플루엔자·상기도감염·급성 결막염·급성 기관지염·유행성 이하선염·유행성 뇌염 등의 초기에서 볼 수 있음

치료법: 신량해표辛凉解表·설위투한泄衛透汗
은교산銀翹散·상국음桑菊飮

기분증氣分證

급성 기관지염·대엽성 폐렴에서 볼 수 있음

치료법: 청폐설열淸肺泄熱
화담평천化痰平喘
마행석감탕麻杏石甘湯

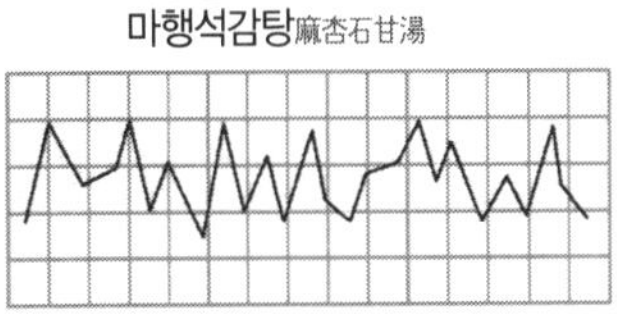

발열이 비교적 심함
오한은 나지 않음

사열이 폐에 쌓여 있음

기침·누렇고 걸쭉한 담을 많이 내뱉음
흉통·호흡곤란
맥은 활삭滑數함

사열이 위에 쌓여 있음

고열·몹시 심한 갈증·발한과다·맥은 홍대洪大함·조홍·설태는 누르스름하고 건조함

또는 섬망·간대경련

유행성 뇌염·B형 뇌염에서 볼 수 있음

치료법: 청열생진淸熱生津
백호탕白虎湯

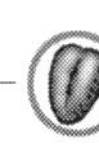

허가 붉고 설태는 누르스름함

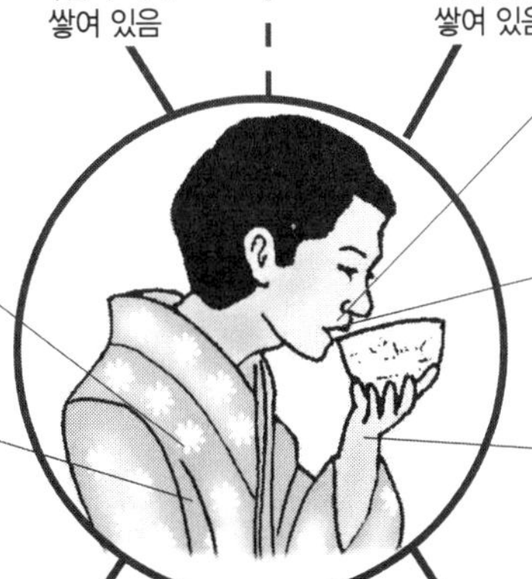

신체위화감

오줌이 진함

갈증

맥은 삭數함

장티푸스·급성 세균이질·바이러스성 간염·렙토스피라증에서 볼 수 있음

치료법: 청기화습淸氣化濕
감로소독단甘露消毒丹

유행성 감기, B형 뇌염 중기·극기에서 볼 수 있음

치료법: 사열통변瀉熱通便
증액승기탕增液承氣湯

사열이 장에 쌓여 있음

오후에 조열이 남
복부팽만·복통과 압통, 변비
누렇고 역겨운 냄새가 나는 묽은 물을 설사함
혀는 붉고 설태는 누르스름하고 건조함 또는 거무스름하고 혓바늘이 돋음
맥은 침삭沈數하고 힘이 있음

기분에 습열사가 쌓여 있음

사지가 무겁고 가슴속이 답답함
목이 마르나 물을 마시려고 하지 않음
무욕증·경미한 청각소실
요량이 적고 잘 나오지 않음·배변곤란
혀가 붉고 설태는 누르스름하고 해읍스름하고 두껍고 반들반들함 맥은 현완弦緩함

기분증(氣分證)

온사가 위분에 쌓여 제거되지 않고 기분으로 전달된 것이다.

기분으로 전달된 전형적인 증상은 발열·오한이 없음·갈증·누런 설태 등이다. 사열이 리(裏)로 들어가 존재하는 오장육부 부위의 다름으로 인하여 반영되는 증상에도 아주 많은 유형이 있다. 흔한 유형은 아래와 같다.

1) 사열이 폐에 쌓여 있는 것

(1) 주요 증상: 발열, 호흡곤란과 기침, 흉통(pectoralgia), 누르스름하고 걸쭉한 담을 뱉음, 갈증, 후두통(laryngalgia), 콧구멍이 벌름거림, 설태는 누르스름하고 맥박상태는 삭(數)함.

(2) 볼 수 있는 질환: 급성 기관지염, 대엽성 폐렴, 급성 폐농양.

(3) 치료 참고: 청폐설열(淸肺泄熱)하고 화담평천(化痰平喘)한다. 방제는 마행석감탕가감(麻杏石甘湯加減)을 쓴다.

2) 사열이 위에 쌓여 있는 것

(1) 주요 증상: 고열, 몹시 심한 갈증과 찬물 마시는 것을 더 좋아함, 발한과다(hyperhidrosis), 얼굴이 붉어지고 숨이 참, 맥박상태는 홍대(洪大)함, 설태는 누르스름하고 건조함, 또는 섬망(delirium)과 간대경련(clonic convulsion).

(2) 볼 수 있는 질환: 유행성 감기, B형 유행성 뇌염, 그리고 일체의 감염성 질환의 고열기(hot stage).

(3) 치료 참고: 청열생진(淸熱生津)한다. 방제는 백호탕가감(白虎湯加減)을 쓴다.

3) 사열이 장에 쌓여 있는 것

(1) 주요 증상: 오후에 조열(tidal fever)이 남, 변비, 또는 누렇고 고약한 냄새가 나는 묽은 물을 설사함, 복부팽만, 복통, 압통, 혀가 붉고 설태는 누르스름하고 건조함, 심하면 까무칙칙하고 혓바늘이 돋음, 맥박상태는 침삭(沈數)하고 힘이 있음.

(2) 볼 수 있는 질환: 유행성 감기, B형 유행성 뇌염의 중기·극기(critical stage).

(3) 치료 참고: 청열윤조통변(淸熱潤燥通便)한다. 방제는 증액승기탕(增液承氣湯)을 쓴다.

4) 기분에 습열사(濕熱邪)가 쌓여 있는 것

(1) 주요 증상: recessive fever 또는 오르내림, 사지가 무겁고 가슴속이 답답함, 목은 마르나 물을 마시려고 하지 않음, 무욕증(abepithymia), 경미한 청각소실, 요량이 적고 색이 짙음, 배변곤란, 혀는 붉고 설태가 누르스름하고 해읍스름하고 두껍고 번들번들함, 맥박 상태는 현완(弦緩)함.

(2) 볼 수 있는 질환: 장티푸스, 급성 세균성 이질, 렙토스피라병(leptospirosis), 바이러스성 간염(virus hepatitis).

(3) 치료 참고: 청기화습(淸氣化濕)한다. 방제는 감로소독단(甘露消毒丹) 또는 삼인탕가감(三仁湯加減)을 쓴다.

영분증(營分證)·혈분증(血分證)

영분증(營分證)

영분증은 온사가 허한 틈을 타서 심영(心營)으로 침입한 것으로, 외감 열병의 발전 과정의 극기(acmes stadium) 단계이다.

영(營)은 혈중의 기(氣)로서 혈의 전신이며 심장에 통해 있다. 병기(stadium) 발전이 영분의 단계에 이를 때 병사가 열(熱)로부터 화(火)로 변화하여 한층 더 인체의 체액이 소모되어 체액이 손상된 현상이 명확히 나타난다. 본래 열병은 병세의 어떠한 단계에서도 처음부터 끝까지 '사열에 의해서 체액이 손상되는' 이러한 병변이 존재한다.

그러나 영분증에 대해서 말하면 더욱 명확하고 심각하게 보이며, 혀가 심홍색으로 됨·설태가 적음·설태가 없는 등의 영음(營陰)이 손상된 증상이 나타난다. 위중한 경우에는 '망음(亡陰)'이 나타나는데 죽음에 이르게 할 수 있다. 그러므로 한의에서는 열병을 치료할 때 항상 '자음(滋陰)'으로 돕는데, 얼마간의 체액(津液)을 남겨 두는 것은 곧 약간의 생명력을 남겨 두는 것이다. 병세가 발전하여 영분에 이르면 '심장신(心藏神)'의 기능에 영향을 주어(곧 현대의학의 중추신경계에 영향을 주는 것이다) 일련의 의식장애(disorder of consciousness)가 나타나는데, 습관상 '열입심포(熱入心包)'라고 부른다. 만약 습열(濕熱)·담탁(痰濁)에 의해서 일어나면 '담미심규(痰迷心竅)'라고 일컫는다.

1) 사열에 의해서 영음(營陰)이 손상되는 것

(1) 주요 증상: 발열이 밤에 더 심함, 목은 마르나 마시려고 하지 않음, 자극과민성(irritability), 혀가 심홍색으로 됨, 또는 섬망(delirium), 피부에 발진이 어렴풋하게 생김, 맥박상태는 세삭(細數)함.

(2) 볼 수 있는 질환: 유행성 수막염(epidemic cerebrospinal meningitis), 일본뇌염(Japanese B encephalitis), 그 밖의 각종 심한 감염증 등.

(3) 치료 참고: 청영투열(淸營透熱)한다. 방제는 청영탕가감(淸營湯加減)을 쓴다.

위기영혈변증 2

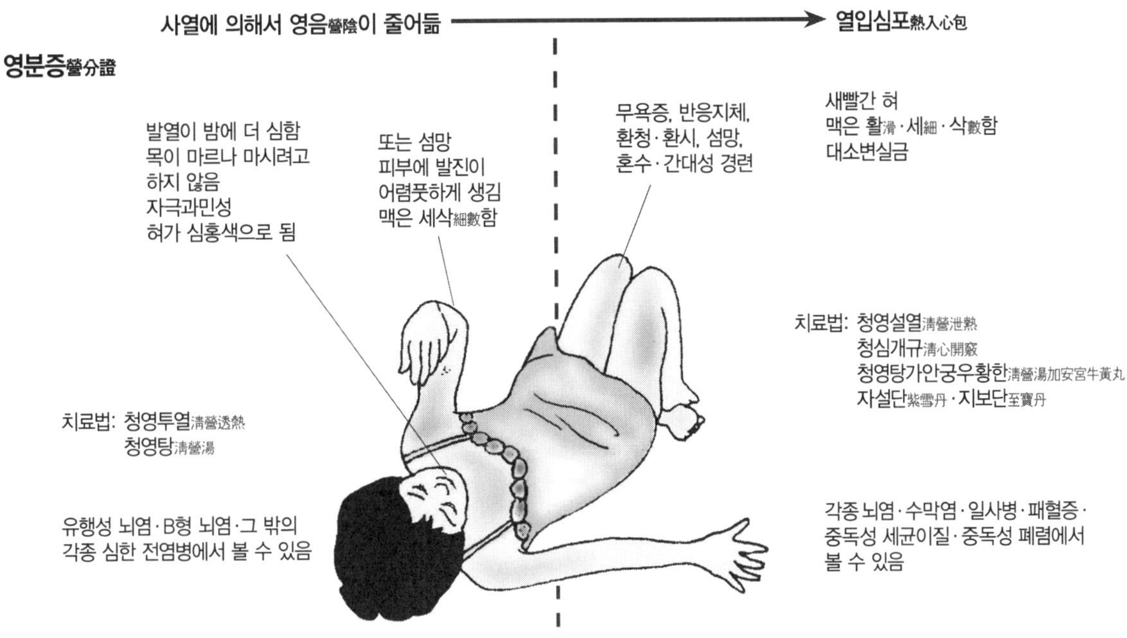
사열에 의해서 영음營陰이 줄어듦 → 열입심포熱入心包
영분증營分證
발열이 밤에 더 심함
목이 마르나 마시려고
하지 않음
자극과민성
혀가 심홍색으로 됨
또는 섬망
피부에 발진이
어렴풋하게 생김
맥은 세삭細數함
무욕증, 반응지체,
환청·환시, 섬망,
혼수·간대성 경련
새빨간 혀
맥은 활滑·세細·삭數함
대소변실금
치료법: 청영투열清營透熱
청영탕清營湯
치료법: 청영설열清營泄熱
청심개규清心開竅
청영탕가안궁우황한清營湯加安宮牛黃丸·
자설단紫雪丹·지보단至寶丹
유행성 뇌염·B형 뇌염·그 밖의
각종 심한 전염병에서 볼 수 있음
각종 뇌염·수막염·일사병·패혈증·
중독성 세균이질·중독성 폐렴에서
볼 수 있음

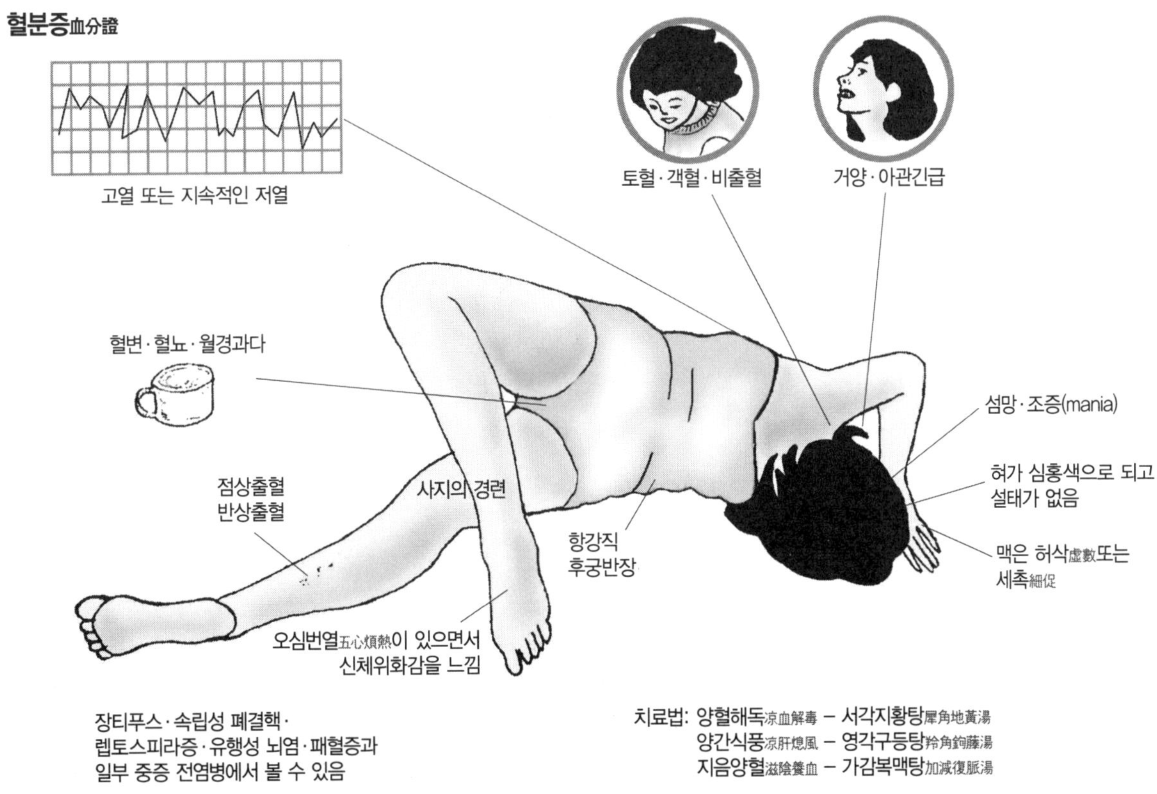
혈분증血分證
고열 또는 지속적인 저열
토혈·객혈·비출혈
거양·아관긴급
혈변·혈뇨·월경과다
섬망·조증(mania)
혀가 심홍색으로 되고
설태가 없음
점상출혈
반상출혈
사지의 경련
항강직
후궁반장
맥은 허삭虛數 또는
세촉細促
오심번열五心煩熱이 있으면서
신체위화감을 느낌
장티푸스·속립성 폐결핵·
렙토스피라증·유행성 뇌염·패혈증과
일부 중증 전염병에서 볼 수 있음
치료법: 양혈해독凉血解毒 – 서각지황탕犀角地黃湯
양간식풍凉肝熄風 – 영각구등탕羚角鉤藤湯
지음양혈滋陰養血 – 가감복맥탕加減復脈湯

2) 열사가 심막(pericardium)에 침범한 것

⑴ 주요 증상: 고열, 자극과민성, 또는 감정둔마(apathy), 반응지체, 섬망, 환청(auditory hallucination)과 환시(visual hallucination), 혼수(coma)와 간대경련, 새빨간 혀, 맥박상태는 활(滑)·세(細)·삭(數)함.

⑵ 볼 수 있는 질환: 각종 뇌염, 뇌막염, 일사병(heat apoplexy), 패혈증, 중독성 세균성 이질, 중독성 폐염 등.

⑶ 치료 참고: 청영설열(淸營泄熱)하고 청심개규(淸心開竅)한다. 방제는 청영탕(淸營湯)에 안궁우황환(安宮牛黃丸)·자설단(紫雪丹)·지보단(至寶丹)을 가하여 쓴다.

혈분증(血分證)

혈분과 영분은 온병의 발전 과정 중에서 서로 관련이 있어, 나누려야 나눌 수 없는 두 단계이다.

영(營)은 혈액을 생성하는 물질적 기초이며 혈액 속의 기(氣)이다. 병사가 영분에 침입한 것을 혈분에 침입한 전조로 여기기도 한다. 그러나 혈분증은 온병이 이미 가장 위중한 단계에까지 발전한 것이다.

심장은 혈액순환을 주관하고 간은 혈액을 저장하고 혈액량을 조절하는 기능을 가지고 있으므로 사열이 혈분에 침입하면 반드시 심장과 간 두 장기가 영향을 받게 된다.

사열이 장기간 제거되지 않으면 영음(營陰)이 더욱 손상되고 신장에까지 미친다. 따라서 혈분증은 심장·간·신장의 병변을 위주로 하며, 임상 증상은 영분 증후를 나타내는 것 외에 또 혈액의 고갈·출혈 증상·진음(眞陰)의 손상·동풍(動風)을 그 특징으로 한다.

1) 주요 증상

영분에서 나타나는 증상 외에 또 고열 또는 지속적인 저열, 헛소리를 함, 발진, 또는 토혈·비출혈(epistaxis)·혈변·혈뇨·월경과다·혀가 심홍색으로 되고 설태가 없음, 또는 혼수·섬망·사지의 경련·후궁반장(opisthotonus)·거양(superduction)·개구불능(trismus) 등, 또는 저녁에는 열이 나고 아침에는 추움·가슴속·손바닥·발바닥에 열이 나는 느낌이 있으면서 신체위화감을 느낌·목마름과 인후건조증·나른함·난청·혀가 건조함, 또는 팔다리가 야윔·입술과 혀가 위축됨·마른니

(dry tooth)·눈이 꺼지고 눈동자가 흐릿함·졸음·양 관골부의 조홍·맥박상태는 허삭(虛數) 또는 세촉(細促)함.

2) 볼 수 있는 질환

장티푸스, 급성 속립성 폐결핵증, 렙토스피라증, 유행성 뇌척수막염, 패혈증 및 몇몇 중증 전염병.

3) 치료 참고

양혈해독(凉血解毒)한다. 방제를 예로 들면 서각지황탕(犀角地黃湯)이다. 또는 양간식풍(凉肝熄風)하며, 방제를 예로 들면 영각구등탕(羚角鉤藤湯)이다. 또는 자음양혈(滋陰養血)하고 평간식풍(平肝熄風)하며, 방제를 예로 들면 가감복맥탕(加減復脈湯)·대정풍주(大定風珠)이다.

12

삼초변증(三焦辨證)

삼초변증은 청대(淸代)의 이름난 의학자 오당(吳瑭)(1758~1836)이 《온병조변(溫病條辨)》에서 제기한 온열병(溫熱病)의 진단 방법이다.

그는 섭천사(葉天士)의 영향과 깨우침을 받았는데, 위기영혈변증의 기초 위에 삼초를 온병의 진단 강령으로 삼았으며 그 속에서 위·기·영·혈로 일관하였다. 삼초에 소속된 오장육부의 온병 과정 중에서의 병변을 중점적으로 밝혔으며, 아울러 이것으로써 증후의 유형을 개괄하였다.

삼초변증의 경과: 질환은 삼초(上焦)에서 시작하여 중초(中焦)로 전달되고 맨 마지막으로 하초(下焦)에 전달된다. 상초는 폐와 심포(心包)(pericardium)의 증후를 포괄하고 중초는 비와 위의 증후를 포괄하며, 하초는 간과 신장의 증후를 포함한다.

온병은 네 철의 다른 온열병독(溫熱病毒)(현대의학의 병인과 병원체로서, 대부분의 급성 전염병의 병원체를 포함한다)을 받아서 일으키는 여러 가지 급성 열병의 총칭이다.

한의에서는 네 철 기후변화에 따라 병원체를 구별하고 이름을 붙였기 때문에 온열병에 아주 많은 유형이 있다.

그것들의 공통적인 임상 특징은 발병이 급속하고 발병하자마자 열성 증후군(heat syndrome)이 지나치게 성하며, 또 화조상음(化燥傷陰)이 쉽게 나타난다. 한의에서는 네 철 기후변화에 따라 병원체를 구별하고 이름을 붙였기 때문에 온열병에 아주 많은 유형이 있다. 예컨대 풍온(風溫)·춘온(春溫)·복서(伏暑)·서온(暑溫)·추조(秋燥)·동온(冬溫)·온독(溫毒)·온역(溫疫)이다. 그러나 병변의 성질로 말하면 온열(溫熱)

과 습열(濕熱) 두 큰 유형으로 구분할 수 있다.

온열에 속하는 것은, 예컨대 풍온·춘온·서온·추조·동온 등이다. 습열에 속하는 것은, 예컨대 습온(濕溫)·복서 등이다.

온열과 습열은 비록 공통점을 가지고 있지만 또 다른 점도 가지고 있다. 습열은 음우(陰雨)가 비교적 많은 계절과 날씨가 축축한 조건하에서 발생하는 일종의 '바이러스'로서, 끈적끈적하고 응체하며 갑자기 변하지 않는 습성(濕性)을 가지고 있기 때문에 발병이 비교적 완만하고 병의 경과가 길다.

비장은 습토(濕土)의 장기이고 위는 수곡지해(水穀之海)(음식물의 저장소)이므로 습온은 대부분 비위의 병변을 중심으로 한다. 설령 질환이 초기일지라도 두통·오한·사지가 무겁고 나른함·recessive fever 등 표습증(表濕證) 외에 가슴과 배가 징건하고 답답한 느낌·오심과 구토·반들반들한 설태·혼탁뇨(turbid urine)·묽은 변 등의 이습(裏濕)을 위주로 한다. 습(濕)은 음사(陰邪)이고 원래 인체의 陽氣를 쉽게 손상시킨다.

그러나 오랫동안 정체되면 습은 熱로 변하기 때문에 습온 후기에 대부분 화조상음(化燥傷陰)을 나타낸다. 습의 성질은 무겁고 탁하고 아래로 흐리기 때문에 보통 상·중·하 삼초 부위로 전달된다. 그러므로 습열병(濕熱病)에는 삼초변증이 가장 적합하다. 아래에 외인성 병인인 습열사(濕熱邪)를 원인으로 하는, 상·중·하 삼초습열(三焦濕熱)을 설명하겠다.

상초습열(上焦濕熱)

상초습열은 습열사가 인체를 손상시키는 초기 단계로, 그 증(證)(symptom complex)은 표(表)에 속하고 질환 부위는 폐와 피모에 있는, 곧 습사(濕邪)가 체표에 정체되어 있는 것이다.

습과 비위의 관계는 밀접하므로 상초습열에 비위습열증(脾胃濕熱證)을 동반한다. 처음에는 열성 증후군이 그리 분명하지 않고 단지 습증(濕證)만 나타나며, 보통 며칠이 지난 뒤에야 비로소 비교적 뚜렷한 열성 증후군이 나타난다.

1) 주요 증상

심한 오한, 경미한 발열 또는 발열이 없음, 또는 오후에 발열이 생김, 머

삼초변증

외인성 병인인 습열사濕熱邪

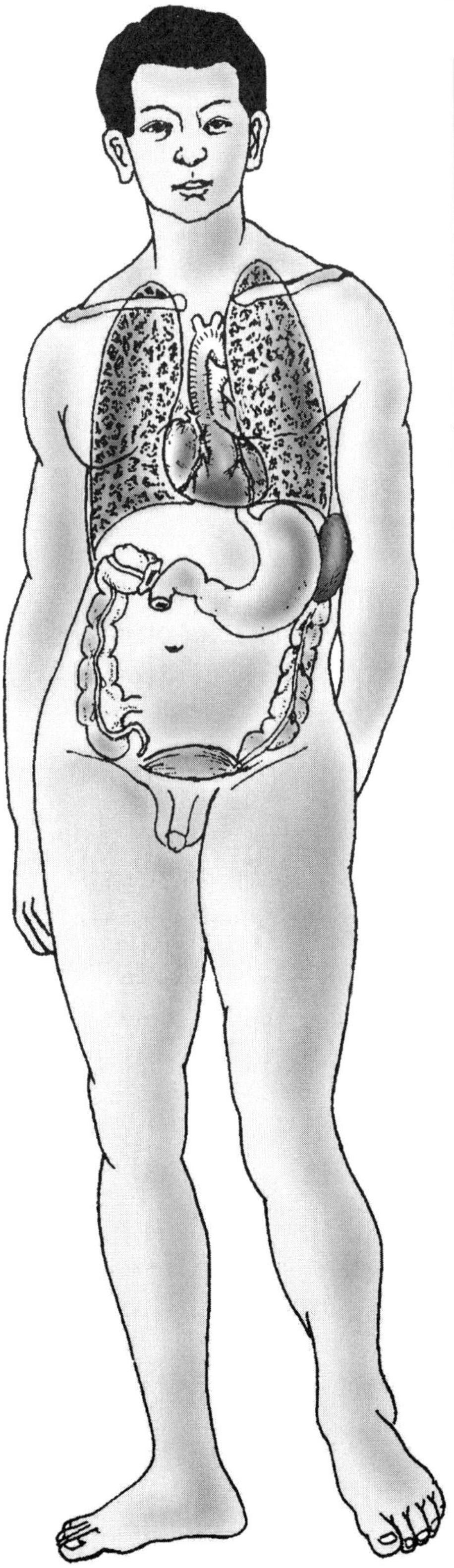

상초습열 上焦濕熱

습사가 체표에 정체해 있음

- 위양衛陽이 장애됨 → 심한 오한·무발한·나른함
- 습열울증濕熱鬱蒸 → 오후에 조열이 생김
- 습사가 위쪽에 영향을 끼침 → 머리가 무거운 느낌
- 습사에 의해서 흉양胸陽이 장애됨 → 가슴 답답함
- 청양淸陽을 차단함 → 의기소침
- 습사가 성하고 체액이 아직 줄어들지 않음 → 입안이 끈적이고 목마름이 없음
- 습사에 의해서 비위의 기능이 장애됨 → 가슴이 답답한 느낌·식욕감퇴·복명·묽은 변

치료법: 온산표습溫散表濕 – 곽향정기산藿香正氣散
선화습열宣化濕熱 – 곽박하령탕藿朴夏苓湯

중초습열 中焦濕熱

습사에 의해 비위가 손상됨

- 습열울증 → 신열이 낮다가 후에 발열이 심함
- 습열사의 영향을 받음 → 발한하면 발열이 경감됨
- 습열사가 정체해 있음 → 가슴과 배가 징건하고 답답한 느낌·오심과 구토·식욕부진
- 습사가 열사보다 과다함 → 갈증은 있으나 많이 마시려고 하지 않음 또는 갈감결여(adipsia)
- 습울열증濕鬱熱蒸 → 얼굴이 누른빛으로 됨
- 습열사가 淸竅를 차단함 → 의기소침·인사불성
- 비위의 기능 활동의 장애 → 요량이 적고 색이 짙음·똥이 묽고 잘 나오지 않음
- 습열울증(피부) → 백색한진

치료법: 청화습열淸化濕熱·선통기기宣通氣機
감로소독단甘露消毒丹 또는 삼인탕三仁湯

하초습열 下焦濕熱

습열사가 대장과 방광에 정체됨

대장 방광

- 대장의 기능 활동이 장애됨 → 변비·아랫배의 근육이 오그라들어 굳어지고 그득해짐
- 방광의 오줌을 저장하는 것과 오줌을 배출하는 기능이 비정상으로 됨 → 배뇨곤란
- 습사가 아래에 쌓여서 체액이 위로 올라가지 못함 → 목마름이 있으나 많이 마시려고 하지 않음
- 위로 증발하여 청규淸竅를 방해함 → 머리가 빼근하고 멍한 느낌

치료법: 담삼분소淡滲分消 – 복령피탕茯苓皮湯
도탁행체導濁行滯 – 선청도탁탕宣淸導濁湯

리가 무거운 느낌, 나른함, 가슴 답답함, 무발한(anhidrosis), 의기소침, 입안이 끈적이고 목이 마르지 않음, 위 속이 더부룩함, 식욕부진, 또는 복명(borborygmus)·묽은 변, 설태는 희고 반들반들함, 맥박상태는 유완(濡緩)함.

2) 치료 참고

온산표습(溫散表濕)하며, 방제를 예로 들면 곽향정기산(藿香正氣散)이다. 열성 증후군이 나타난 경우에는 선화습열(宣化濕熱)하는 방법으로 치료해야 하며, 방제를 예로 들면 곽박하령탕(藿朴夏苓湯)이다.

중초습열(中焦濕熱)

질환이 중초로 전달된 것은 습열병의 중기 단계이며, 한사(濕邪)에 의해서 비위가 손상된 것을 위주로 한다.

근육과 사지는 비장이 주관하므로 중초습열은 소화관의 병변 및 사지근육의 쑤심·무거움을 주요한 임상증상으로 한다. 그러나 여전히 상초의 일부 증상이 나타날 수 있다.

1) 주요 증상

신열부이(身熱不而), 또는 발한하면 발열이 경감됨, 계속하여 발열이 되풀이됨 또는 오후에 발열이 심함, 나른함, 가슴과 배가 징건하고 답답한 느낌, 오심과 구토, 식욕부진, 갈증이 있으나 많이 마시려고 하지 않음, 안색이 창백함 또는 얼굴이 엷은 황색을 띰, 의기소침, 심하면 인사불성, 요량이 적고 색이 짙음, 똥이 묽고 잘 나오지 않음, 또는 백색한진(sudamina crystallina), 설태는 회백색에 누른빛을 띰, 맥박상태는 유삭(濡數)함.

2) 치료 참고

청화습열(淸化濕熱)하고 선통기기(宣通氣機)하며, 방제를 예로 들면 감로소독단(甘露消毒丹) 또는 삼인탕(三仁湯)이다.

하초습열(下焦濕熱), 습열하주(濕熱下注)

하초습열은 중초로부터 아래로 전달된 것이며, 병변은 주로 대장과 방광에 있다. 임상증상은 대소변의 이상 증후를 위주로 한다.

1) 주요 증상

배뇨곤란, 갈증이 있으나 많이 마시려고 하지 않음, 또는 변비, 아랫배의 근육이 오그라들어 굳어지고 그득해짐, 머리가 빼근하고 멍한 느낌, 설태는 회백색이고 누르스름하고 번들번들함, 맥박상태는 유삭(濡數)함.

2) 치료 참고

담삼분소(淡滲分消)하며, 방제를 예로 들면 복령피탕(茯苓皮湯)이다. 또는 도탁행체(導濁行滯)하며, 방제를 예로 들면 선청도탁탕(宣清導濁湯)이다.

13

예방과 치료원칙

질병예방

나서 자라고 늙어 죽는 것은 인간 생명의 자연법칙이다. 건강과 장수는 예로부터 인간의 공통적인 바람과 추구였다.

한의에서는 오장 육부 氣血의 성쇠와 병변을 반영할 수 있다고 생각하였다.

몇 천 년 동안 한의학은 인간의 건강을 확보하고 인간의 수명을 연장할 수 있는 어떠한 것이라도 총괄하고 축적하였으며, 수많은 탐색과 연구를 거듭하여 풍부하고 다양한 문헌 기록을 남겼다.

일찍이 선진(先秦)(기원전 221~기원전 206년) 이전에 중국 최고의 한의 서적인 《황제내경(黃帝內經)》에서 '미연에 질병 예방을 해야 한다'는 예방 위주의 사상을 강조하였다.

《소문(素問)·사기조신대론(四氣調神大論)》에 이르기를 "환자를 치료할 때 예방을 중히 여기고 난리를 평정할 때 난리가 나기 전을 중시한다."·"만약 질병이 이미 발생된 뒤에 치료하고 난리가 터진 뒤에 다스린다면 이것은 마치 목이 마르고서야 비로소 우물을 파고 전쟁이 터지고서야 무기를 만드는 것과 같으니, 그러면 늦는다."라고 하였다.

이와 같은 질병예방은 예방을 치료보다 중시한 사상이며, 오늘날에 이르기까지 현실적인 지도적 의미를 가지고 있다.

질병예방은 양생(養生)의 도리를 총괄·소개한 《황제내경》에 깊이 있게 논술되어 있는데, 사람의 생활방식은 마땅히 대자연의 변화법칙을 법칙으로 삼고 그 변화에 바로바로 적응하며, 자신의 일상생활을 알맞게 하여 정기(精氣)를 기르는 방법에 부합되게 한다.

음식은 정량대로 먹고 일상생활은 규칙적이며 과도한 노동을 하지 않고 차가움과 따뜻함을 적절하게 하며, 성생활을 알맞게 하고 온갖 욕망을 멀리하는 것을 따라야 한다고 생각하였다.

1) 대자연의 변화법칙을 법칙으로 삼고, 자신의 일상생활을 알맞게 하여 정기(精氣)를 기르는 방법에 부합되게 한다. 사람은 하늘땅 사이에서 살아가기 때문에 마땅히 음양 변화의 법칙을 알고 자연환경에 적응해야 하며, 신심의 상태를 고르게 하고 명예·권력·이익을 좇지 않으며, 온화한 마음을 기르고 깨끗하며 담담한 정신 경계를 이루어야 한다. 이것이 바로 대자연의 변화법칙을 법칙으로 삼는 큰 뜻이다. 자신의 일상생활을 알맞게 하여 정기를 기르는 방법에 부합되게 하는 것은 세상에 널리 전해져 내려오는 양생술(養生術)을 가리키는데, 곧 토납(吐納)·도인(導引)·행기(行氣)·내단(內丹)과 내공(內功) 수련·양성(養性)·섭생(攝生)·수명(修命)……등이다. 이러한 공법(功法)은 '기(氣)'의 단련을 통하여 신체를 튼튼히 하고 질병을 물리치며 연년익수하는 것이다. 그것들은 경락을 소통시킬 수 있을 뿐만 아니라 기혈을 조화시키고 음양을 고르게 하며, 또 근골을 튼튼하게 하고 몸매를 아름답게 하며 잠재에너지를 유발시키고 격투기의 기술을 향상시킨다.
2) 음식은 정량대로 먹는다. 음식물은 인체의 성장·발육을 유지하고 인체에 영양물질을 공급하며, 충분한 생명활동에 필요한 기본 조건이다. 합리적인 조제 음식은 건강 증진·연년익수에 아주 중요하다. 빈곤선 아래에서 생활하면 영양불량에 걸리고 저항력이 저하되어 항상 병마에 시달리고 투병생활을 하게 된다. 잘사는 사람은 날마다 맛있는 음식과 좋은 요리에 기름지고 감칠맛 있는 음식물을 편식하여 당뇨병·관심병·암종에 걸리며, 이 질병의 치사율을 뚜렷이 높인다. 서양의 의사와 사람들은 근 반세기만에야 비로소 고탄수화물 식이·고지방 식이가 인체에 위해하다는 것을 알았다. 그런데 고대의 현명한 한의사들은 이미 '잘사는 사람들은 양생의 도리에 어둡고 건강을 지키는 방법을 물어보지 않으며, 가난한 사람들은 몸조리에만 급급하고 보신(保身)의 도리를 알지 못한다'고 지적하였다. 한의에서는 음식은 마땅히 규칙적으로 정량대로 먹어야 하고 굶었다 배불리 먹

질병예방

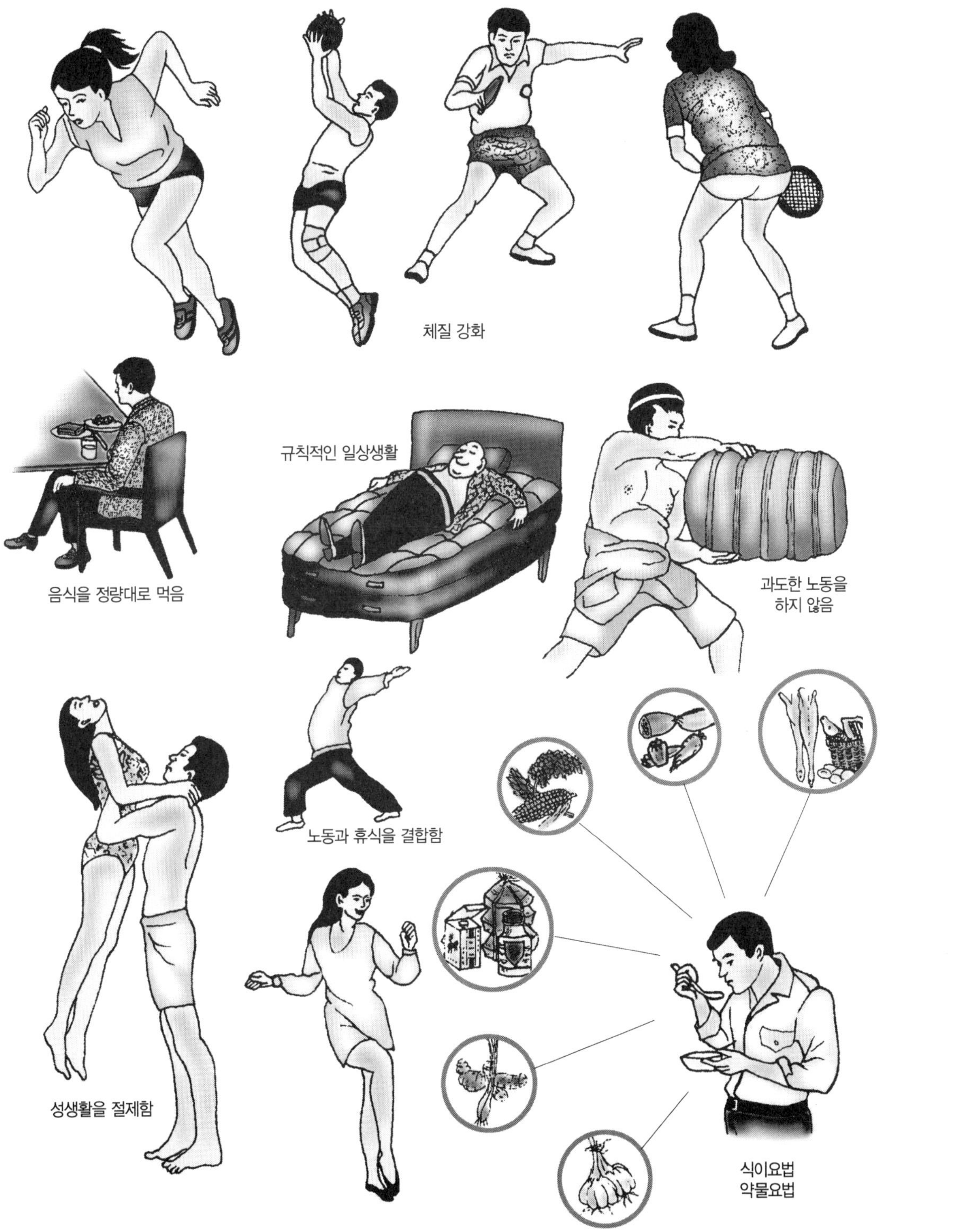
체질 강화
규칙적인 일상생활
음식을 정량대로 먹음
과도한 노동을
하지 않음
노동과 휴식을 결합함
성생활을 절제함
식이요법
약물요법

었다 해서는 안 된다고 강조하였다. 마땅히 배고프기 전에 먹고 배부르기 전에 그만 두어야 하며, 한꺼번에 많이 먹고 마셔서는 안 되며, 지나치게 차거나 뜨거워도 안 되고 음식물의 종류는 어우러져야 하며, 신체에 필요한 것을 섭취하고 배합은 합리적이어야 하며, 음식은 위생적이어야 한다. 한의에서는 이러한 것을 음식 양생이라고 한다. 이러한 법칙을 따르지 않으면, 경미하면 오장육부를 손상시키고 심하면 병을 키워 죽음을 앞당기게 된다.

3) 일상생활은 규칙적이며 과도한 노동을 하지 않는다. 규칙적인 일상생활은 일상의 휴식·노동·공부·작업·수면을 규칙적으로 해야 하는 것을 가리킨다. 오늘날의 사회는 생활 리듬이 빨라지고 일부 작업의 요구에 의해 낮에 일하고 밤에 쉬는 방식대로 하지 못한다. 사람들은 사회적 요구에 적응하기를 바랄 뿐만 아니라 또 합리적으로 살림을 꾸려 나가기를 바라는데, 일상생활을 규칙적으로 하고 노동과 휴식을 결합해야 한다. 노동은 힘에 맞게 해야지 무리하게 해서는 안 된다. 《황제내경》에서 과도한 노동과 과다한 휴식을 해서는 안 된다고 강조하였다. 과도한 노동은 다음과 같은 현상을 야기한다. 오래 누워 있으면 양기(陽氣)가 펴지지 못하고, 오래 보면 심신(心神)이 과로로 손상되어 혈액이 소모되며, 오래 서 있으면 골격의 부담을 과중시켜 쉽게 손상이 되고, 오래 앉아 있고 적게 움직이면 비기(脾氣)가 막히게 되어 영양물질을 사지의 근육으로 운반하여 퍼뜨리지 못하게 되고 따라서 근육이 여위며, 오래 걸으면 근육이 손상된다. 과도한 휴식은 종일 아무 하는 일 없이 빈둥대며 가만히 있는 것인데, 이 또한 기혈을 정체시키고 근육을 위축시키며, 신체를 비만하게 하고 질병을 발생시킨다.

4) 성생활을 알맞게 하고 온갖 욕망을 멀리한다. 성욕은 인간이 대를 잇는 본능이며, 알맞은 때의 결혼과 임신은 젊은 부부가 건강을 유지하고 건강한 아이를 낳아 총명하게 키우는 중요한 조치의 하나이다. 성생활을 절제하며, 과다한 음주·망령된 행동·술에 취한 뒤의 성생활·애면글면함·정력과 진기(眞氣)를 소모시키는 일체의 행위를 삼가야 한다. 방탕한 성욕은 신장의 정기(精氣)를 빨리 고갈시킨다. 이른바 온갖 욕망이란 노는 데 지칠 줄 모르고 즐기는 데 게으르지 않고 술 마시는 데 만족할 줄 모르고 성생활을 다반사로 하고 마음대로 하고 재물 욕심이 많은 것이다. 일시의 쾌락을 바라면 생리에 역행하고 생명에 반드시 해를 끼치게 된다.

5) 식이요법·약물요법. 식이요법은 음식물의 차고 시원하고 뜨겁고 따뜻한 속성을 이용하여 인체의 음양을 고르게 하며, 음식의 조절을

통하여 건강을 회복하는 목적에 도달하는 것이다. 《본초강목(本草綱目)》에 상용하는 약죽(藥粥) 62종이 실려 있다. 음식물은 사기를 물리치고 오장육부를 편안히 하며, 정신을 맑게 하고 기혈을 자양한다. 사람은 질병으로부터 벗어날 수 없는데, 만일 질병이 발생했다면 마땅히 초기에 진단하고 초기에 치료하며, 합리적으로 약을 사용하여 초기에 건강을 회복하도록 해야 한다.

치료원칙

1. 치병구본·인시제의·인지제의·인인제의

한의학의 치료원칙은 장기간의 임상 실천 중에서 총괄하여 낸 치료원칙으로,

❶ 치료원칙은 질병을 치료하는 법칙이다.

한의학의 치료원칙은 장기간의 임상 실천 중에서 총괄하여 낸 치료원칙으로, 임상에서 구체적으로 치료원칙을 정하는 것과 이에 근거하여 방약(方藥)을 선용하고 약을 사용하는 것에 대하여 보편적인 지도 의의를 가지고 있다.

치료원칙의 주요한 특징은 정체관념(concept of wholism)으로부터 출발한 것이며, 네 가지 진단 방법을 통하여 병인을 밝혀낸 뒤 분석·귀납하여 초보적인 진단을 내림으로써 치료원칙과 구체적인 방법을 제정하는 것이다.

치료원칙은 치료방법을 지도하는 총칙으로, 예컨대 부정(扶正)·거사(祛邪)는 바로 치료의 총칙이다. 이 총칙의 지도하에서 조양(助陽)·익기(益氣)·자음(滋陰)·보혈(補血)을 채용하는 데 이것은 부정(扶正)의 구체적인 방법이며, 발한(發汗)·청열(清熱)·사하(瀉下)·용토(涌吐) 등을 채용하는 데 이것은 거사(祛邪)의 구체적인 방법이다. 아래에 한의약학과 관계 있는 치료원칙을 설명하겠다.

치병구본(治病求本): 근본적인 병인을 찾아서 치료하는 것

치병구본은 바로 질병을 치료할 때 맨 먼저 질병의 본질을 연구하고 찾아내는 것이다.

질병의 '근본'을 틀어쥐고 해결하면 그 밖의 각종 병변(pathologic change)은 쉽게 제거될 것이다. 이것은 현대의학의 관점과 똑같지만 한의학의 '본(本)'은 매우 깊은 의미를 가지고 있다. '본(本)'은 '표(標)'에 상대하여 일컫는 말이다. 표와 본은 상대적 개념이며, 아주 많은 의미를 가지고 있다.

치료원칙 1

근본적인 병인을 찾아서 치료한다

만성에서는 근본적인 것을 치료한다

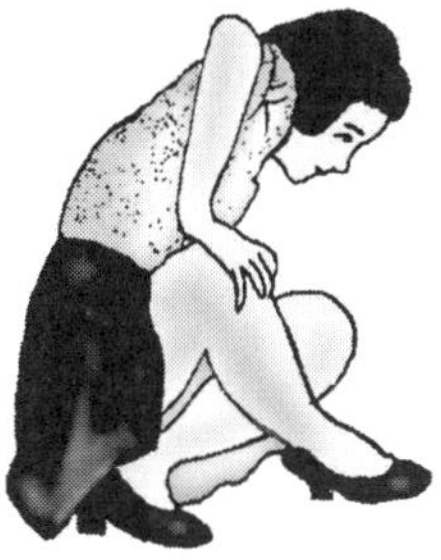

병세가 완만한 만성 질환에 적용함

위급한 경우에는 증상을 치료한다

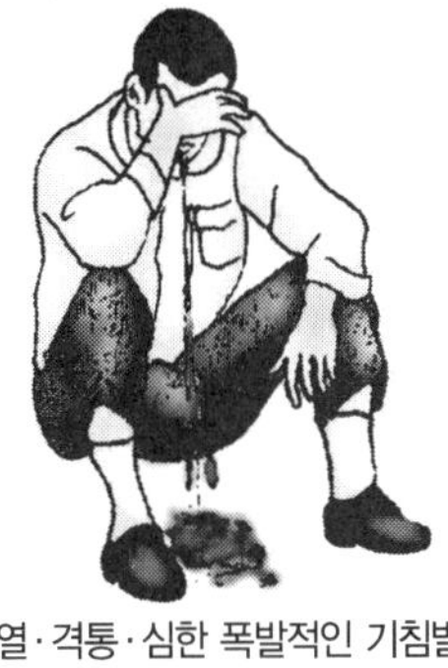

고열·격통·심한 폭발적인 기침발작·대량의 출혈·대량의 흉수와 복수 등의 환자에 적용함

표병標病과 본병本病을 동시에 치료한다

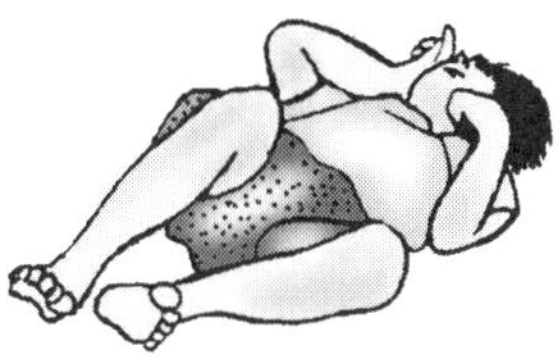

적용 범위가 광범함·정기가 부족한데다 사기가 실한 경우에 씀

부정거사扶正祛邪

부정扶正

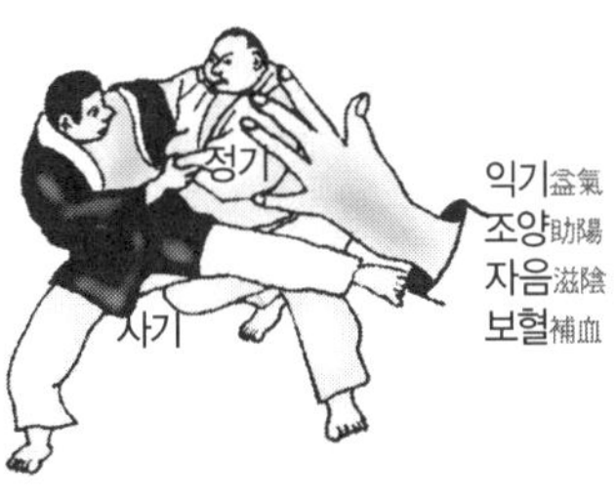

정허正虛를 위주로 하는 질병에 적용함

거사祛邪

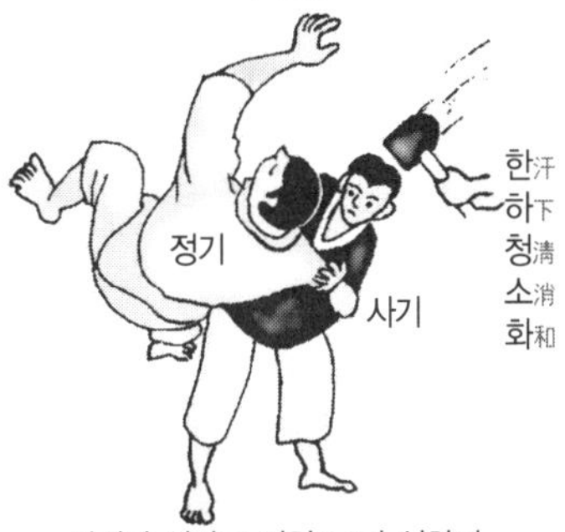

사기가 성하고 정허正虛가 심하지 않은 질병에 적용함

공보겸시攻補兼施

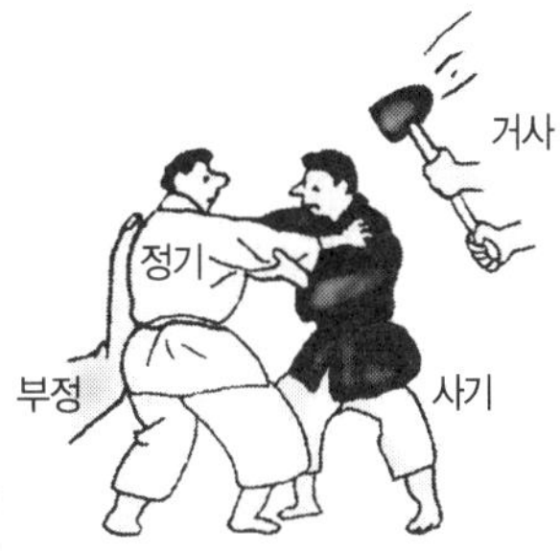

정기가 부족하고 사기가 성한 질병에 적용함

인시제의

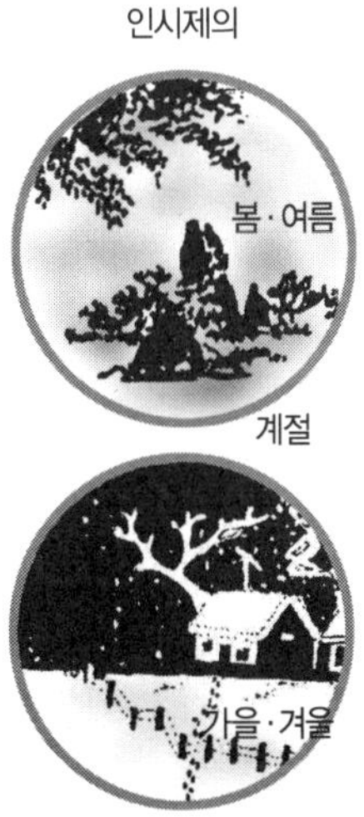

인지제의

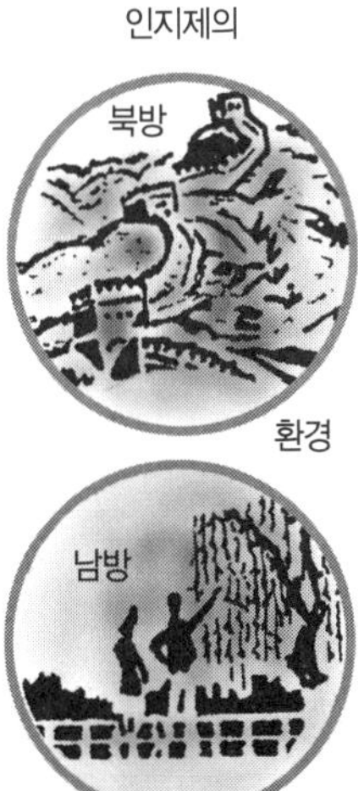

인인제의

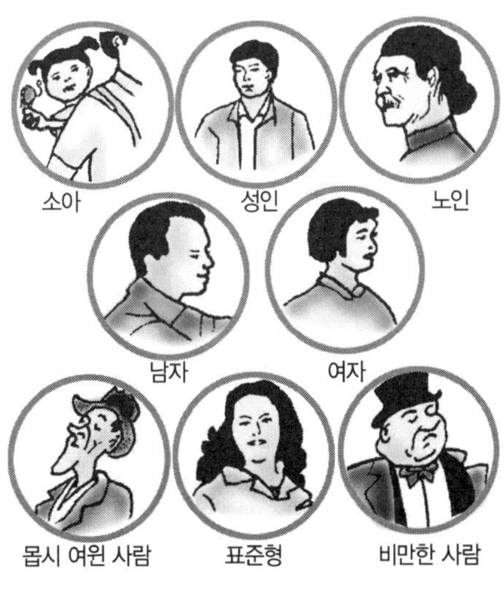

1) 정기(正氣)와 사기(邪氣) 두 방면으로 말하면 정기는 본이고 사기는 표이다.

2) 병인과 증상으로 말하면 병인이 본이고 증상이 표이다.

3) 병변 부위로 말하면 내장은 본이고 체표는 표이다.

4) 질병의 선후로 말하면 이전부터 앓던 질병은 본이고 새로 생긴 질병은 표이며, 원발성 질환(primary disease)은 본이고 이차질환(secondary disease)은 표이다.

5) 국부와 전체(총체)의 관계로 말하면 총체가 본이고 국부가 표이다. 치병구본은 한의의 임상 치료에서 반드시 지키는 원칙이다.

치표(治標)와 치본(治本): 증상을 치료하는 것과 근본적인 것을 치료하는 것

질병의 발전은 매우 복잡한 과정이며, 보통 표본(標本)·본말의 변화를 나타내므로 치료에 있어서 마땅히 선후·완급의 구분이 있어야 한다. 일반적인 상황하에서 먼저 근본적인 것을 치료하고 나중에 증상을 치료한다.

그러나 몇몇 상황하에서 표병(標病)이 매우 긴박하면, 예컨대 폐결핵에서 대량의 객혈을 하고 그치지 않으면 환자의 생명이 위험에 빠지거나 본병(本病)의 치료에 영향을 미친다. 또 예를 들면 만성 간염에서 갑자기 감기에 걸리면 반드시 먼저 감기('표')를 치료한 연후에 간염('본')을 치료하는 것이다. 한의에 '위급한 경우에는 증상을 치료하고 만성에서는 근본적인 것을 치료한다'·'표병과 본병이 모두 긴박하면 표병과 본병을 동시에 치료한다'는 다름이 있다.

> 한의에 '위급한 경우에는 증상을 치료하고 만성에서는 근본적인 것을 치료한다'·'표병과 본병이 모두 긴박하면 표병과 본병을 동시에 치료한다'는 다름이 있다.

1) **완즉치본**(緩則治本: 만성에서는 근본적인 것을 치료한다)은 병세가 완만한 만성 질환에 적용한다.

2) **급즉치표**(急則治標: 위급한 경우에는 증상을 치료한다)는 고열·격통(megalgia)·심한 폭발적인 기침발작·대량의 출혈·대량의 흉수·복수 등의 환자에 적용한다.

3) **표본겸치**(標本兼治: 표병과 본병을 동시에 치료하는 것)는 적용 범위가 광범한데, 인체의 저항력이 약해진데다 또 사기가 성한 경우에 쓴다.

거사(祛邪)와 부정(扶正): 발병인자를 제거하는 것과 몸의 저항력을 강화하는 것

어떠한 질병이라도 모두 '정(正)'과 '사(邪)'가 서로 투쟁하는 과정일 뿐이다.

그러므로 치료에 있어서도 '거사'와 '부정'의 두 방면을 벗어날 수 없다.

1) 부정은 바로 정기를 북돋우는 약물을 사용하고 적당한 영양과 기능단련(dirigation) 등의 보조요법(accessory treatment)을 결합하여 체질을 강화시키고 유기체의 저항력을 높이는 것으로, 신체의 질병에 대한 저항력이 약해진 것을 위주로 하는 질병에 적용된다. 보통 임상에서 익기(益氣)·조양(助陽)·자음(滋陰)·보혈(補血) 등의 보법(補法)을 사용한다.
2) 거사는 사기를 제거하는 약물을 사용하여 병사(病邪)를 물리치는 것으로, 사기가 성하고 정허(正虛)가 심하지 않은 질병에 적용한다. 임상상 발한(發汗)·공하(攻下)·청해(淸解)·소도(消導) 등 사기를 밖으로 몰아내는 방법을 채용할 수 있다.
3) 공보겸시(攻補兼施)(사기를 제거하는 것과 정기를 강화하는 것을 동시에 진행하는 요법)는 정기가 부족하고 사기가 성한 병증에 적용한다. 부정과 거사를 동시에 사용할 때는 당연히 부정으로 사기를 돕지 않고 거사로 정기를 손상시키지 않는 것을 원칙으로 삼아야 한다.

인시제의(因時制宜)·인지제의(因地制宜)·인인제의(因人制宜)

질병을 치료할 때 계절·지역 및 환자의 연령·체질 등의 다름에 근거하여 알맞은 치료방법을 정해야 한다.

1) 인시제의는 계절의 특징에 근거하여 치료와 약 사용의 원칙을 고려하는 것이다. 예컨대 감기에 의한 발열을 예로 들면 몹시 추운 겨울에 풍한사(風寒邪)를 받았으면 신온발한(辛溫發汗)으로 치료해야 하며, 무더운 여름에 풍한사를 받았으면 거서해표(祛暑解表)하는 방법을 사용해야 한다.
2) 인지제의는 지리적 환경을 근거로 하여 치료와 약 사용의 원칙을 고려하는 것이다. 중국 북방의 지세는 높고 추우며 비가 적어 그곳의 질병은 대부분 조한(燥寒)하므로 신윤(辛潤)으로 치료해야 하며, 동

남방의 기후는 축축하고 후덥지근하므로 그곳의 질병은 대부분 습열(濕熱)하기에 청화(淸化)하는 방법으로 치료해야 한다.

3) 인인제의는 환자의 성별·연령·체질·생활습관 등의 특징에 근거하여 치료와 약 사용 원칙을 고려하는 것이다. 노인과 어린아이의 투여량은 일반적으로 너무 많아서는 안 된다. 늙은 사람은 대부분 허하므로 보(補)하고 온(溫)해야 하며, 젊은 사람은 실하므로 사(瀉)하고 청(淸)해야 한다. 소아를 치료할 때 준제(峻劑)를 투여해서는 안 되며, 보제(補劑·tonifying prescription)도 신중하게 사용해야 한다. 사람의 체질은 다른데, 같은 유행성 감기에 걸렸더라도 어떤 체질은 매우 차므로 신온해표(辛溫解表)의 방법을 사용해야 하며, 어떤 체질은 매우 열이 많으므로 신량해표(辛凉解表)해야 한다. 만일 습(濕)이 많으면 조습발한(燥濕發汗)해야 한다. 요컨대 구체적인 상황을 구체적으로 분석해야만 비교적 좋은 치료효과를 얻을 수 있다.

2. 동병이치·이병동치·정치와 반치

동병이치(同病異治)·이병동치(異病同治)】

1) 같은 질병이라도 병인이 다르면 다른 방법으로 치료한다. 같은 질병이라도 다른 단계에서 반응하는 질병의 성질이 다르면 이 또한 다른 방법으로 치료하는 데, 이것이 바로 동병이치이다. 예를 들면 감기에 풍한(風寒)·풍열(風熱)·서습(暑濕)의 다른 병인이 있으므로 치료할 때 신온해표(辛溫解表)·신량해표(辛凉解表)와 청서거습(淸暑祛濕)의 구분이 있다. 설령 같은 풍한감모(風寒感冒)일지라도 그것의 초기 단계와 병세가 발전하여 리(裏)로 들어가 화열(化熱·heattransmission)된 경우의 치료에서 그 치료방법은 해표(解表)와 청리(淸裏)의 구별이 있어야 한다.

2) 다른 질병이라도 병인이 같으면 같은 방법으로 치료한다. 또는 다른 질병이라도 그것의 발전 과정 중에서 동일한 성질이 나타나는 단계이면 이 또한 같은 방법으로 치료하는 데, 이것이 바로 이병동치이다. 예컨대 기허하함(氣虛下陷)에 의한 항문탈출증·만성 이질·자궁출혈과 기허(氣虛)에 의한 발열은 완전히 다른 질병이지만 그것들은 모두 중초의 기가 부족하여 야기된 것이므로 보중익기(補中益氣)의

치료원칙 2

동병이치同病異治
(같은 질병을 다른 방법으로치료하는 것)

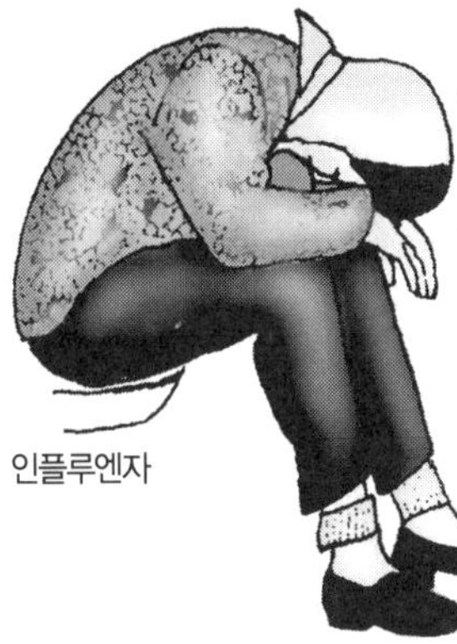
인플루엔자

풍한증風寒證 – 신온해표辛溫解表
형방패독산荊防敗毒散
풍열증風熱證 –
신량해표辛凉解表
은교산銀翹散
서습증暑濕證 –
청서거습淸暑祛濕
곽향정기산藿香正氣散

이병동치異病同治
(다른 질병을 같은치료원칙으로 치료하는 것)

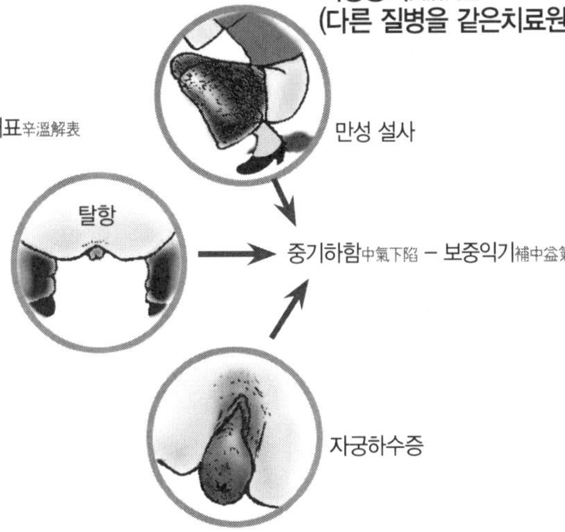

이병동치異病同治(다른 질병을 같은 치료원칙으로 치료하는 것)

정치正治
(질병의 성질과 반대되는 방법과
약물을 채용하여 질병을 치료하는 것)

한병寒病에 한성寒性
증상이 나타남

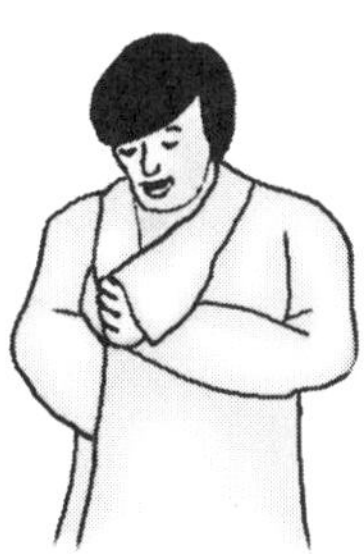

한자열지寒者熱之
(성질이 더운 약물로
한증寒證을 치료하는 것)

열병熱病에 열성熱性
증후가 나타남

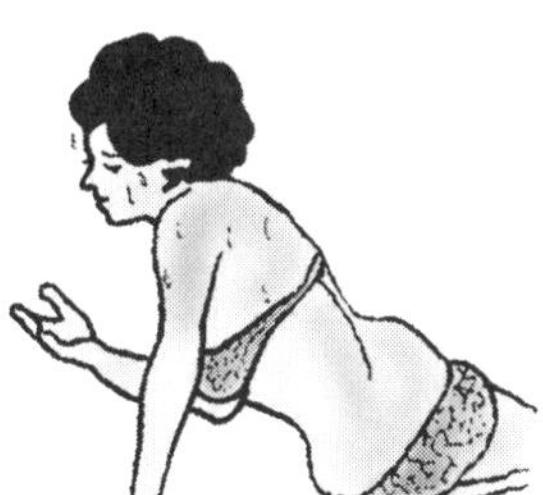

열자한지熱者寒之
(성질이 차거나 시원한 약물을
사용하여 열증熱證을 치료하는 것)

허병虛病에 허성虛性
증상이 나타남

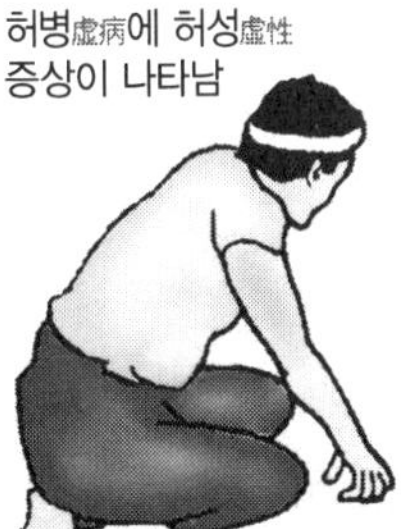

허즉보지虛則補之
(강화시키는 방법을 사용하여
허증虛證을 치료하는 것)

실병實病에 실성實性
증상이 나타남

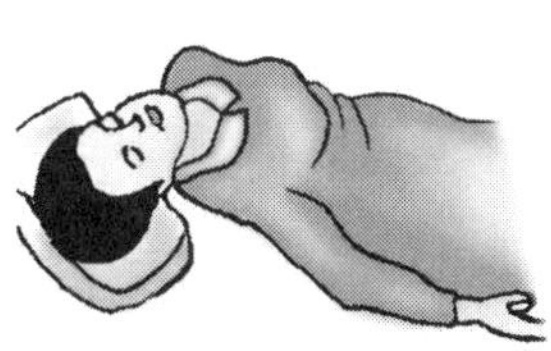

실즉사지實則瀉之
(변이 잘 통하게 하는 또는
약화시키는 방법을 사용하여
실증實證을 치료하는 것)

반치反治
(질병의 가성假性증상에 따라
치료하는 치료방법)

한인한용寒因寒用 –
이한치한以寒治寒

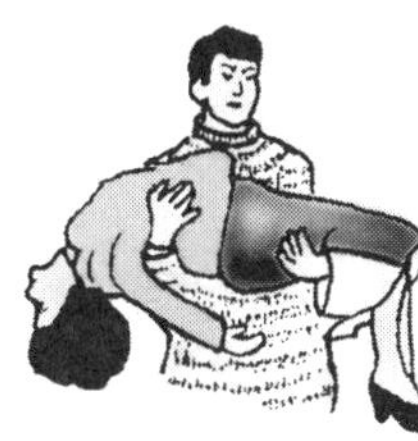

속은 진열眞熱이지만 겉이
가한증假寒證인 경우에 적용함
성질이 찬 약물로 치료함

열인열용熱因熱用 –
이열치열以熱治熱

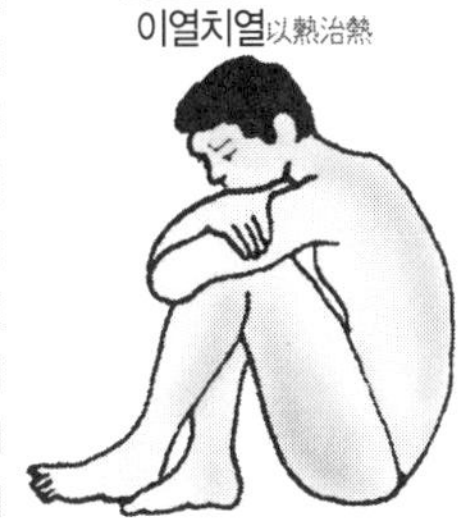

속은 진한眞寒이지만 겉이
가열증假熱證인 경우에 적용함
성질이 더운 약물로 치료함

통인통용通因通用 –
이통치통以通治通

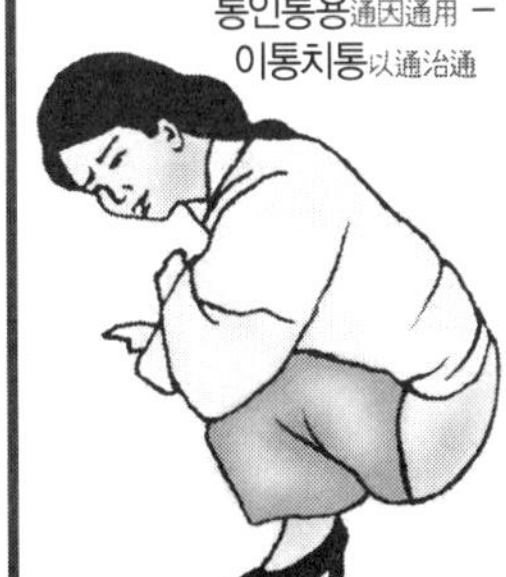

소화불량에 의한 설사
사열거실瀉熱去實
어혈에 의한 자궁출혈
활혈거어活血祛瘀
실열實熱이 쌓여서 일어나는
설사 사열거실

색인색용塞因塞用 –
이보개색以補開塞

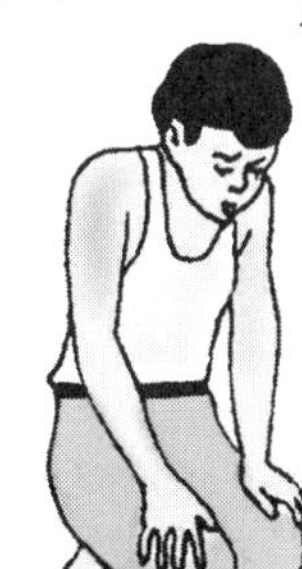

비허불운脾虛不運의 복부팽만
보비익기補脾益氣
기허혈고氣虛血枯의 무월경
보향기혈補養氣血

방법으로 치료할 수 있다. 다른 예를 하나 더 들면 불면·심계항진·여성의 월경불순 등의 병증이 병변 과정 중에서 만일 모두 심비양허(心脾兩虛)의 같은 병변 단계에 처해 있다면 심장과 비장을 강화하는 같은 방법으로 치료할 수 있다. 외감병(外感病·exopathic disease)의 사열(邪熱)이 리(裏)로 전달되어 장에 정체된 탓으로 야기된 변비와 상식(傷食)이 소화불량으로 발전하여 초래된 변비는 모두 반드시 사하법(瀉下法)을 사용하여 치료해야 한다.

정치(正治)와 반치(反治)

1) 정치법(正治法)

인체가 병사를 받은 뒤 사기와 정기가 투쟁하는 상황을 정상적으로 반영하는 것에 적용한다. 간단히 말해서 열증(熱證)에 열성(熱性) 증후가 나타날 때 성질이 차거나 시원한 약물을 사용하여 치료하고 한증(寒證)에 한성(寒性) 증후가 나타날 때 성질이 더운 약물로 치료하며, 실증(實證)에 실성(實性) 증후가 나타날 때 변이 잘 통하게 하는 약물을 사용하여 치료하고 허증(虛證)에 허성(虛性) 증후가 나타날 때 강화시키는 약물로 치료하는 것이다. 이러한 치료방법은 일반적인 상황하에서 가장 흔히 사용하기 때문에 '정규적인'·'통상적인'이라는 뜻을 함유하고 있다. 따라서 정치법이라고 일컫는다.

2) 반치법(反治法)

병세가 위중하고 유기체가 정기와 사기가 투쟁하는 상황을 정상적으로 반영할 수 없을 때 적용한다. 곧 임상에 표현되는 증상과 질병의 본질이 맞지 않고 몇몇 가상(假象·false symptoms)이 나타날 때 그 증상에 따라 치료하는 법칙이다. 반치법에는 아래의 네 가지 상황이 있다.

(1) 한인한용(寒因寒用) : 성질이 찬 약물로 진열가한(眞熱假寒)을 치료하는 것, 성질이 찬 약물을 사용하여 오한 증상을 치료하는 것으로, 속은 진열(眞熱)이지만 겉이 가한증(假寒證)인 경우에 사용한다. 예컨대 열사(熱邪)가 리(裏)에 막히고 양기(陽氣)가 밖으로 통하지 못하여 반대로 팔다리가 차가운 '가한(假寒)'증(證)이 나타나면 질병의 증상에 따라 성질이 찬 약물로 그 이열(裏熱)(고열·갈증 증상이 나타남)의 병변 본질을 치료해야만 이열이 제거되고 양기가

밖으로 통하여 사지가 차가운 증상이 이에 따라 없어지는데, 이것이 바로 한(寒)으로써 한을 다스리는 '한인한용'이다.

(2) 열인열용(熱因熱用) : 성질이 따뜻하거나 더운 약물로 진한가열(眞寒假熱)을 치료하는 것, 성질이 더운 약물을 사용하여 발열 증상을 치료하는 것으로, 속은 진한(眞寒)이지만 겉이 가열증(假熱證)인 경우에 사용한다. 예컨대 음한사(陰寒邪)가 속에 성하고 양기가 밖에 가로막혀 있어서 반대로 피부가 화끈거리고 얼굴이 붉어지는 등 속은 진한이지만 겉이 가열인 증후가 나타나면 성질이 더운 약물로 그 이한(裏寒)의 병변 본질을 치료해야만이 한(裏寒)이 제거되고 양기가 회복되어 외부의 열성 증후가 이에 따라 없어지는데, 이것이 바로 열(熱)로써 열을 다스리는 '열인열용'이다.

(3) 통인통용(通因通用) : 하제(下劑)를 사용하여 설사를 치료하는 것, 변을 잘 통하게 하는 약물을 사용하여 설사 증상을 치료하는 것이다. 예컨대 소화불량에 의한 설사를 소화제·설사약을 사용하여 사열거실(瀉熱去實)하는 것, 어혈에 의해서 일어나는 자궁출혈을 혈액순환을 촉진하여 어혈을 없애는 약물을 사용하여 치료하는 것, 실열(實熱)이 쌓여서 발생하는 설사를 사열 거실하는 약물을 사용하여 치료하는 것은 모두 통(通)으로써 통을 다스리는 '통인통용'에 속한다.

(4) 색인색용(塞因塞用) : 강화하는 약물을 사용하여 막혀 있는 병증을 치료하는 것, 예컨대 중기부족(中氣不足)·비허불운(脾虛不運)에 의한 복부팽만을 보비익기(補脾益氣)하는 방법으로 치료하는 것, 기허혈고(氣虛血枯)에 의한 무월경을 혈액을 풍부하게 하고 원기를 북돋우는 약물로 치료하는 것 등인데, 이것들은 모두 보(補)로써 막힘을 통하게 하는 '색인색용'이다.

이상의 분석으로 반치법이 비록 질병의 증상을 좇아 치료하는 방법이지만 그것은 여전히 질병의 본질에 맞춰 치료하기 때문에 반치법과 정치법을 본질적으로 말하면 모두 '치병구본(治病求本)'임을 알 수 있다.

상용 치료법

임상에서 상용하는 치료방법을 일반적으로 한(汗)·토(吐)·하(下)·화(和)·온(溫)·청(淸)·보(補)·소(消) 여덟 가지로 개괄하는데, 이것을 '팔번(八法)'이라고 일컫는다.

토법(吐法)을 현재는 거의 쓰지 않으므로 일부 상용 방법을 '팔법'이라고 개괄하여서는 안 된다.

이것을 다시 새로 정리하고 보충하여 모두 해표법(解表法)·청열법(淸熱法)·사하법(瀉下法)·소산법(消散法)·화해법(和解法)·온리법(溫裏法)·보익법(補益法)·고삽법(固法)·조기법(調氣法)·이뇨법(利尿法)·개규법(開竅法)과 중진섭납법(重鎭攝納法) 등 열두 가지로 구분하였다. 각각 아래와 같이 설명하였다.

1. 해표법(解表法)

해표법은 주로 해표(解表)·발한(發汗)작용을 가지고 있는 약물을 이용하여 표(表)에 있는 사기를 몰아내는 목적을 이룰 수 있기 때문에 해표법을 또 한법(汗法)이라고도 한다.

임상응용

1) 외인성 발병인자(exopathogen)에 의해서 일어나는 열병의 발병 초기의 증후에 적용하는데, 그 증상은 두 방면의 특징을 가지고 있다.

  (1) 얼굴·사지·피부·경락에 나타나는 증상으로, 예를 들면 바람을 싫어함(오한)·발열·두통·신통(身痛)이다. 바람을 싫어함(오한)과 발열이 함께 나타나는 것은 열병(위분(衛分)) 표증(表證) 진단의 요점이다.

  (2) 폐는 피부를 주관하므로 표증은 항상 상기도감염의 증상, 예를 들면 코 막힘·콧물 흘리기·재채기·기침을 주요 증상으로 한다.

상용 치료법 1 – 해표법(解表法)

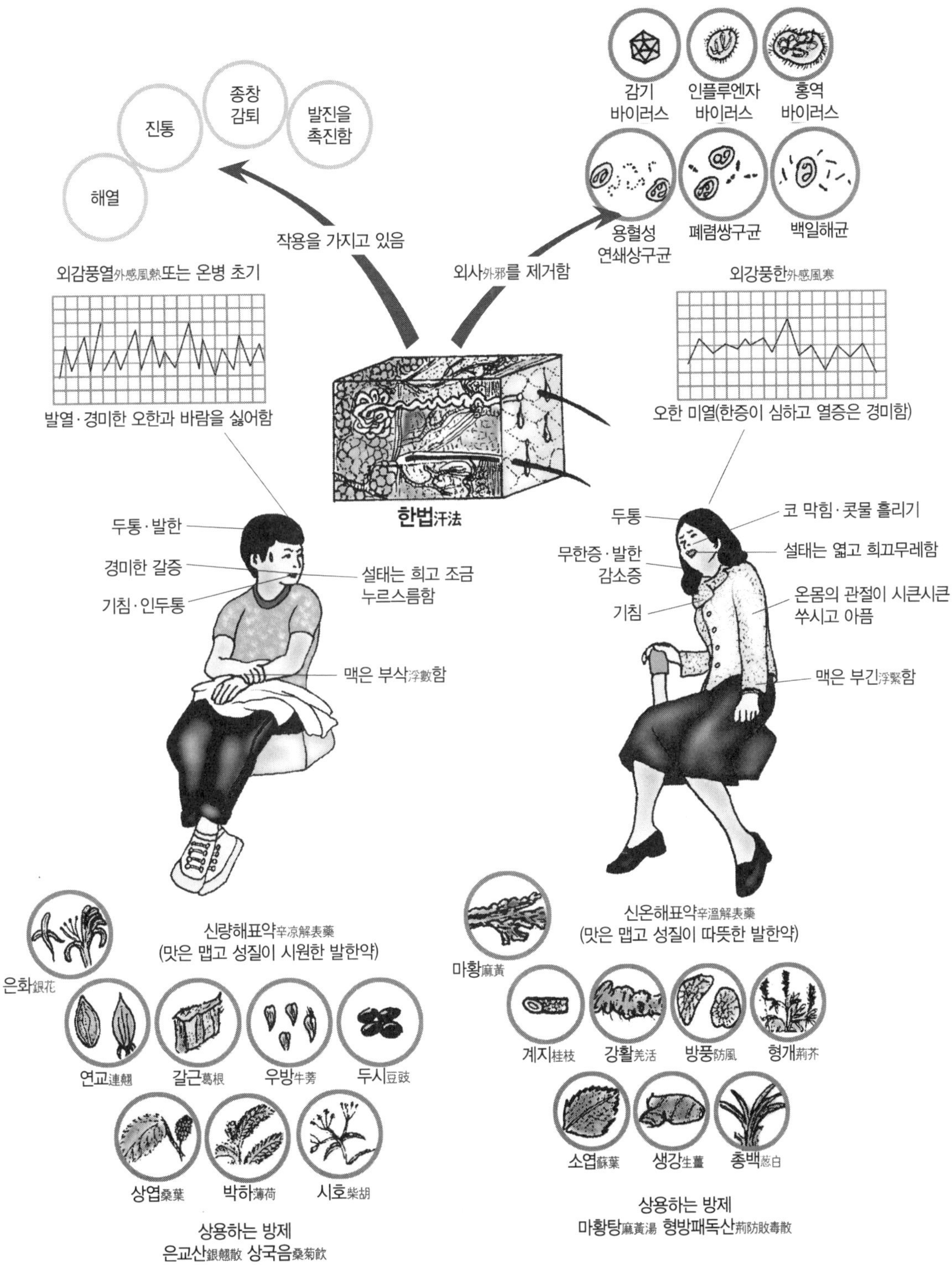

한법의 주의사항: 1. 표증의 발열에만 적용하고, 이증裏證 또는 내장 기능 부전에 의한 발열에는 사용해서는 안 됨
2. 신체가 극도로 쇠약함과 격렬한 구토·설사에 의한 탈진에는 사용해서는 안 됨

표증은 다른 오장육부에 영향을 미치지 않으므로 다른 장부의 증상은 나타나지 않는다.

상술한 임상증상의 특징에 근거하여 현대의학의 아래에 열거한 질병을 표증에 따라 진단·치료할 수 있다.

① 상기도감염, 예를 들면 감기·인두편도염(adenoiditis)·인두결막열(pharyngoconjunctival fever)·포진성 인두염(pharyngitis herpetica) 등.

② 호흡기계의 기타 감염성 질환, 예를 들면 급성 기관지염·폐렴·유행성 감기·유행성 뇌염·홍역·백일해 등 질환의 발병 초기, 상기도감염 증상이 비교적 뚜렷할 때는 일반적으로 먼저 표증에 따라 치료 대책을 세운다.

③ 기타 계통의 급성 감염성 질환의 초기에 비록 상기도의 증상이 뚜렷하지 않더라도 바람을 싫어함(오한)·발열·두통·신통 등의 증상이 나타나기만 하면 당연히 표증으로 여기고 처방하며 약을 써야 한다.

2) 급성 신염의 초기 단계에 적용한다. 증상은 상반신의 수종이 뚜렷하고 바람을 싫어함·발열을 동반하는데, 신온해표(辛溫解表)로 부종을 없앤다. 또 풍습사(風濕邪)가 表에 머물러 있어서 일어나는 신통·골관절의 동통, 예컨대 류머티스성 관절염·류머티스성 섬유조직염 등의 질환에도 적용할 수 있다.

3) 발진성 질환(eruptive disease), 예컨대 풍진(rubella)·두드러기(urticaria) 및 홍역 초기에 발진이 충분히 돋아나지 않는 경우에 적용하여 발진이 잘 돋게 한다.

약물·방제

표증을 제거하는 약물을 해표약(解表藥)이라고 하는 데 대부분 매운 맛을 가지고 있으며, 매운맛은 분산시킬 수 있다. 해표약은 해열·진통·종창감퇴(detumescence)·발진을 촉진하는 작용을 가지고 있다. 해표약을 신온(辛溫)과 신량(辛凉) 두 종류로 나눈다.

1) 신온해표약(辛溫解表藥)

약의 맛은 맵고 따뜻하며, 발한작용(diaphoresis)이 세다. 한증(寒證)이 심하고 열증(熱證)이 가벼우며 신통·무발한(anhidrosis)의 풍한표증(風寒表證)에 적용한다.

상용하는 약물에는 마황(麻黃)·계지(桂枝)·자소(紫蘇)·형개(荊芥)·방풍(防風)·총백(葱白)·생강(生薑) 등이 있다. 상용하는 방제에는 마황탕(麻黃湯)·형방패독산(荊防敗毒散) 등이 있다.

2) 신량해표약(辛凉解表藥)

약의 맛은 맵고 시원하며, 발한작용이 약하다. 발한이 있는 풍열표증(風熱表證)에 적용한다. 상용하는 약물에는 박하(薄荷)·우방자(牛蒡子)·상엽(桑葉)·국화(菊花)·갈근(葛根)·시호(柴胡)·담두시(淡豆豉)·승마(升痲)·선태(蟬蛻) 등이 있다. 상용하는 방제에는 은교산(銀翹散)·상국음(桑菊飮) 등이 있다.

주의사항

1) 해표약을 사용할 때에는 체질에 주의해야 하는 데, 신체가 허약한 경우에는 부정달사(扶正達邪)해야 한다. 계절에도 주의해야 하는 데, 더운 철에는 용량을 적게 하고 추운 철에는 용량을 조금 많게 해야 한다. 적당한 때에 멈춰야 하는 데, 땀을 내어 표(表)에 있는 사기를 없애는 것을 기준으로 한다. 과도하게 땀을 내서는 안 되는데, 체액이 과도하게 소모되는 것을 방지해야 한다. 표증이 제거되었거나 이증(裏證)으로 전환되었으면 사용을 중지해야 한다.
2) 발한제(diaphoretic)를 사용할 때 복용 후 바람과 찬 기운을 피하고, 기름지고 감칠맛 있는 음식을 먹지 말도록 환자에게 알려주어야 한다.
3) 신체가 극도로 쇠약할 때 또는 격렬한 구토·설사에 의한 탈진이나 혼탁뇨를 수반하는 유통성 배뇨곤란을 앓고 있을 때·화농성 질환을 장기간 앓고 있거나 출혈 증상이 있는 경우에는 원칙적으로 모두 발한을 해서는 안 된다. 만약 꼭 한법(汗法)을 사용하고자 할 때에는 자음양혈(滋陰養血)·청열해독(淸熱解毒) 등의 기타 방법을 배합하여 치료해야 한다.

2. 청열법(淸熱法)

청열(淸熱)·사화(瀉火)·양혈(凉血)·해독(解毒)·조습(燥濕) 또는 해서(解暑)의 약물로 혈열(血熱)·열독(熱毒)·습열(濕熱)·서열(暑熱) 및 장부내열(臟腑內熱)(실열(實熱)과 허열(虛熱)을 포함) 등의 이열증(裏熱證)을 치료하는 방법을 청열법이라고 한다.

열증(熱證)의 기분(氣分)·영분(營分)·혈분(血分)의 다름으로 인하여 청열법도 청열사화(淸熱瀉火)·청열해독(淸熱解毒)·청열양혈(淸熱凉血)·청열조습(淸熱燥濕) 등 네 가지로 구분할 수 있다.

임상응용

1) 청열사화(淸熱瀉火)

청열사화약(淸熱瀉火藥)을 사용하여 열사(熱邪)를 제거하는 치료법으로, 온병의 열사가 기분으로 전달되어 고열·신체위화감(dysphoria)·섬망·목마름·다한증(hyperhidrosis)·맥박상태는 매우 큼·혀가 붉고 설태는 누르스름한 등의 사열에 의해 체액이 손상된 증후군이 나타나는 경우에 적용한다. 임상상 폐렴·홍역·유행성 뇌염 등 상술한 증후를 가지고 있는 열병에 응용한다.

2) 청열해독(淸熱解毒)

여기서 가리키는 독은 화열사(火熱邪)가 엉기어 생긴 것으로 또 열독(熱毒)이라고도 한다. 또는 화독(火毒)에 의해서 일어나는 각종 감염성 질환, 예를 들면 세균성 이질·유행성 이하선염·급성 폐농양·부스럼과 큰 종기·화농성 편도염·편도주위농양(peritonsillar abscess)·비뇨기 감염(urinary infection)·소화관감염 및 단독(erysipelas) 등이다. 일체의 열병을 포함하며, 표(表)·리(裏)·기분(氣分) 또는 혈분(血分)을 막론하고 모두 응용할 수 있다.

3) 청열양혈(淸熱凉血)

온병의 사열이 영분·혈분으로 전달된 경우에 적용한다. 임상에서 고열이 보통 밤에 더 심함·신체위화감·섬망·주의산일(absentmindedness) 또는 혼수·갈증·혀가 심홍색으로 됨·설태는 적거나 없음·맥

상용 치료법 2 – 청열법

청열사화

온병의 사열이 기분으로 전달된 경우에 사용함

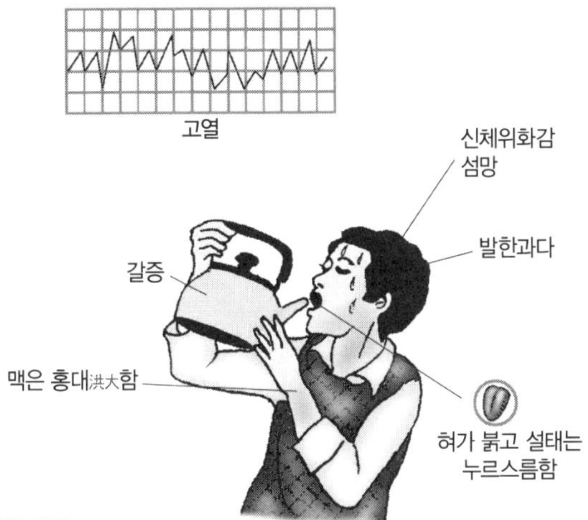

상용 약물:

석고 石膏 · 지모 知母 · 치자 梔子 · 연자심 蓮子心 · 용담초 龍膽草 · 하고초 夏枯草

방제: 백호탕白虎湯

청열해독

열독에 의해서 일어나는 각종 감염성 질환에 사용함

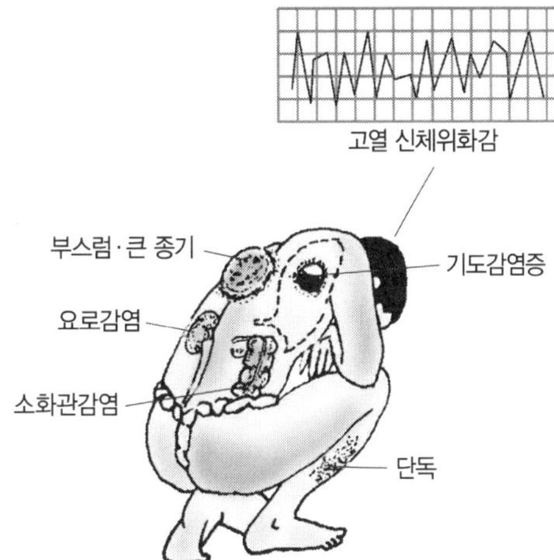

상용 약물:

은화 銀花 · 연교 連翹 · 포공영 蒲公英 · 대청엽 大靑葉 · 판람근 板藍根 · 패장초 敗醬草 · 어성초 魚腥草 · 백두옹 白頭翁

방제: 황련해독탕·보제소독음

청열양혈

온열병溫熱病의 사열이 영분·혈분으로 전달된 경우에 사용함

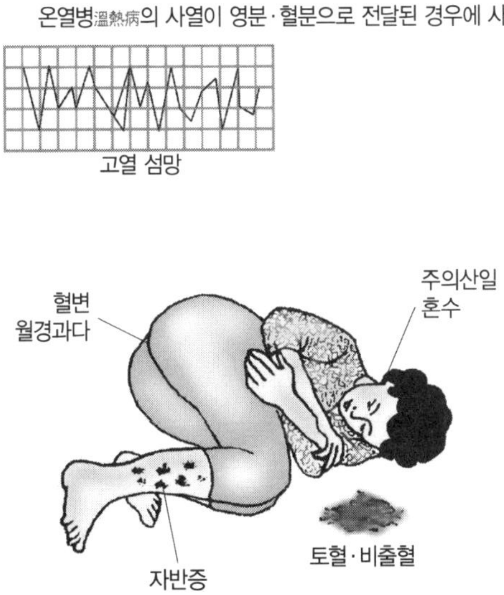

상용 약물:

서각 犀角 · 생지황 生地黃 · 모란피 牡丹皮 · 현삼 玄參 · 적작 赤芍 · 자초 紫草 · 지골피 地骨皮

방제: 청영탕·화반탕

청열조습

습사가 열사로 전환 또는 습사와 열사가 서로 결합된 경우에 사용함

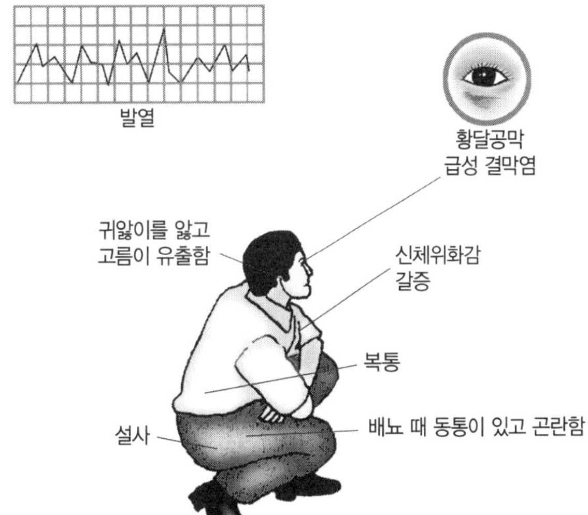

상용 약물:

황련 黃連 · 황금 黃芩 · 황백 黃柏 · 고삼 苦參 · 청호 靑蒿 · 치자 梔子 · 용담초 龍膽草

방제: 감로소독단·인진호탕

주의: 1. 청열법을 한증에 사용해서는 안 된다.
2. 신체가 허약하거나 산후에는 신중하게 사용해야 한다

박상태가 세삭(細數)함을 나타내며, 그리고 혈열망행(血熱妄行)에 의하여 피부에 출혈반(hemorrhagic spot)·반상출혈(ecchymosis) 또는 토혈·혈변·비출혈·월경과다·간대성 경련(clonic convulsion)·후궁반장 등의 증상이 나타난다. 임상상 패혈증·유행성 뇌염·B형 뇌염·중독성 세균이질·중독성 폐렴·중독성 소화불량 등에 응용할 수 있다.

4) 청열조습(淸熱燥濕)

습사(濕邪)가 열사(熱邪)로 전환하거나 또는 습사와 열사가 서로 결합된 경우에 적용한다. 임상에서 발열·불쾌감·목마름·황달공막(icteric sclera)·급성 결막염·귀앓이를 앓고 고름이 유출함·복통·설사·배뇨 때 동통이 있고 곤란한 등의 여러 증상을 나타내는데, 급성 바이러스성 간염·세균성 이질 또는 아메바성 이질·화농성 중이염·임균성 요도염·트리코모나스성 질염·성홍열(scarlatina) 등에서 볼 수 있다.

약물·방제

청열약(淸熱藥)(이열裏熱을 제거하기 위한 약물)은 성질이 몹시 차고 시원하며, 맛은 대부분 쓰고 달며, 청열강화(淸熱降火)하는 작용을 가지고 있다. 열(熱)과 화(火)의 개념은 단지 경중의 정도가 다른 것이다. 가벼운 것은 열이고 심한 것은 화이며, 열은 화로 차츰차츰 발전하고 화는 열이 최고도에 다다른 것이다.

무릇 발열하고 피부에 작열감(caumesthesia)이 나며 열이 비교적 확산되는 것을 한의에서는 열증(熱證)이라 하며, 고열이 나고 입안이 짓무름·목구멍이 붓고 아픔·결막충혈과 눈부심·화(火)가 비교적 집중하면서 위로 치밀고 오르는 것을 한의에서는 화증(火證)이라고 한다.

청열약 가운데 성질이 시원한 것은 주로 '열사(熱邪)'를 제거하고 성질이 찬 것은 주로 '화사(火邪)'를 제거하지만 이 둘을 결코 뚜렷이 구분할 수는 없다. 무릇 열사를 제거하는 약물은 또 화사도 제거할 수 있다.

1) 청열사화약(淸熱瀉火藥)은 대부분 기분(氣分)에 작용하며, 기분의 실열(實熱) 또는 직접 화사를 제거한다. 상용하는 청열사화약은 석고(石膏)·지모(知母)·노근(蘆根)·죽엽(竹葉)·치자(梔子)·연자심

(蓮子心)·용담초(龍膽草)·하고초(夏枯草) 등이다. 상용하는 방제를 예로 들면 백호탕(白虎湯)이다.

2) 청열해독약(淸熱解毒藥)의 응용은 대단히 광범위한데, 국부감염(local infection) 뿐만 아니라 전신감염(general infection)에도 쓸 수 있다. 상용하는 청열해독약은 금은화(金銀花)·연교(連翹)·포공영(蒲公英)·대청엽(大靑葉)·판람근(板藍根)·패장초(敗醬草)·어성초(魚腥草)·백두옹(白頭翁) 등이다. 상용하는 방제를 예로 들면 황련해독탕(黃連解毒湯)·보제소독음(普濟消毒飮)이다.

3) 청열양혈약(淸熱涼血藥)은 혈분증(血分證)(영분증 營分證)에 응용하며, 더욱이 음정(陰精)을 자양하는 작용도 가지고 있다. 상용하는 청열양혈약에는 생지황(生地黃)·현삼(玄參)·적작(赤芍)·단피(丹皮)·자초(紫草)·지골피(地骨皮)·서각(犀角)·우황(牛黃)이 있으며, 방제를 예로 들면 청영탕(淸營湯)·화반탕(化斑湯)이다.

4) 청열조습약(淸熱燥濕藥)은 대부분 성질은 차고 맛이 쓴 약물이다. 쓴맛은 습사(濕邪)를 제거하고 찬 성질은 열을 내릴 수 있으므로 습증(濕證)과 열증(熱證)이 함께 나타나는 경우에 적용한다. 상용하는 청열조습약은 황련(黃連)·황금(黃芩)·황백(黃柏)·고삼(苦參)·청호(靑蒿)·치자(梔子)·용담초(龍膽草) 등이다. 방제를 예로 들면 감로소독단(甘露消毒丹)·인진호탕(茵陳蒿湯)이다.

주의사항

1) 청열약을 한증(寒證)에 사용해서는 안 된다.

2) 체질이 허약하거나 산후에는 신중하게 사용해야 한다. 맛이 쓰고 성질이 찬 약물은 비위(脾胃)를 쉽게 손상시키기 때문에 알맞게 사용하고 남용해서는 안 된다.

3. 사하법(瀉下法)

사하법을 원래는 하법(下法)이라고 일컬었으며, 변이 잘 통하게 하는 방법이다.

배변의 촉진을 통하여 사화(瀉火)·축수(逐水)·공담(攻痰)·축어(逐瘀)·도체(導滯)·구충(驅蟲)·윤장(潤腸)·온하(溫下)작용을 이룰 수 있다. 일반적으로 급하(急下)와 완하(緩下) 두 큰 종류로 구분한다. 급하는 사화·축수·공담·축어를 포함한다. 완하는 도체·구충·윤장과 온하를 포괄한다. 사하의 약물은 일반적으로 대황(大黃)·망초(芒硝)를 위주로 하고, 여기에 기타 약물을 배합한다. 사하의 목적은 반드시 배변 촉진을 하는 것은 아니며, 주로 병사를 제거한다.

임상응용

1) 사화(瀉火)

화사를 제거하는 것, 이실열증(裏實熱證)으로 실열(實熱)이 축적되어 배변곤란·복부창만과 복통·고열·섬망이 나타나는 것, 또는 습열사(濕熱邪)에 의해서 설사가 야기되고 뒤무직한 것, 또는 풍화(風火)의 사기에 의해서 일어나는 안질 등 대장에 사열(邪熱)이 축적되어 있는 병증에 적용한다. 예컨대

(1) 급성 감염성 질환의 중기·극기.

(2) 약물중독 또는 식중독.

(3) 결막염·뇌충혈·폐출혈·비출혈 등.

2) 축수(逐水·hydragogue method)

체액의 운반 장애로 흉부와 복부에 수음(水飮·excessive fluid)이 정체되어 가슴과 배가 징건하고 답답한 느낌·변비·누르스름한 설태와 팽팽한 맥·전신부종 등이 나타나는 실증(實證)에 적용한다.

3) 공담(攻痰)

담을 제거하는 것, 완고한 담(stubborn phlegm)이 응결되어 있고 경맥이 폐쇄된 병증에 적용한다.

상용 치료법 3 – 사하법(瀉下法)

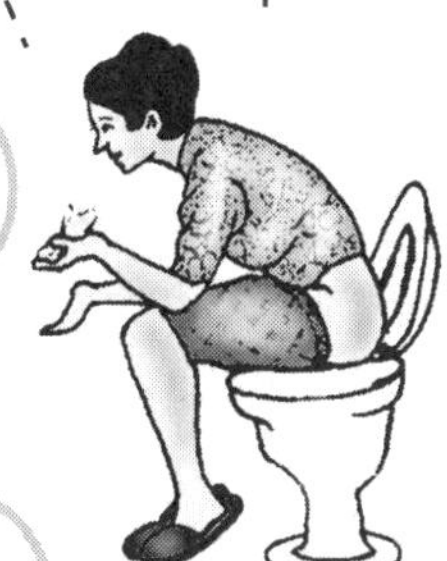

사하 瀉火

축수 逐水

주요약물 : 감수 원화 대극 견우자
방제 : 공연단 십조탕 주거환

흉부와 복부에 수음이 정체된 경우에 적용함

1. 중증 수종
2. 흉수 또는 복수 환자

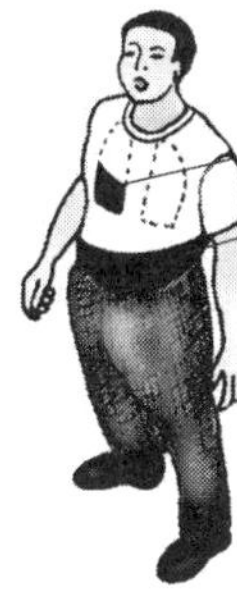

병증에 맞게 처리하고
오래 사용해서는 안 됨

공담 攻痰

주요약물 : 남성 반하 몽석 파두상 대황
방제 : 길경백산·몽석곤담환

완고한 담을 제거하고 변을 잘 통하게 하며
의식을 회복시키는 경우에 적용함

1. 담이 누르스름하고 걸쭉하며 객출하기
   곤란한 호흡기계질환
2. 간질·전신경련 등 신경계질환

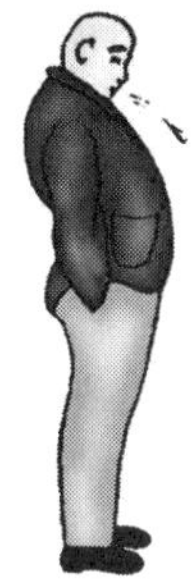

축어 逐瘀

주요약물 : 도인 홍화 삼릉 아출 단삼 우슬
대황 등
방제 : 도인승기탕·과기음

어혈이 체내에 응결되어 있는
병변·복부종괴에 적용함

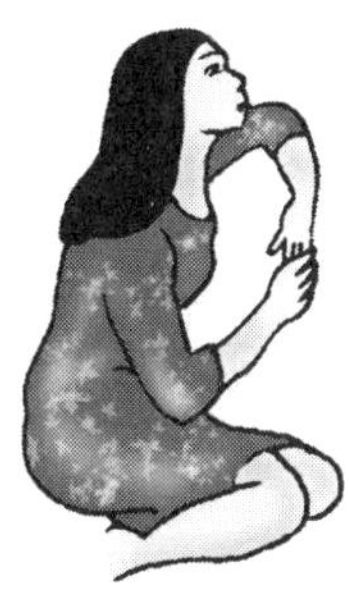

사하 瀉火

주요약물 : 대황 망초 등
방제 : 대승기탕 조미승기탕 양격산

1. 감염성 질환의 중기·극기
2. 약물중독 또는 식중독
3. 결막염·뇌충혈·폐출혈·비출혈 등

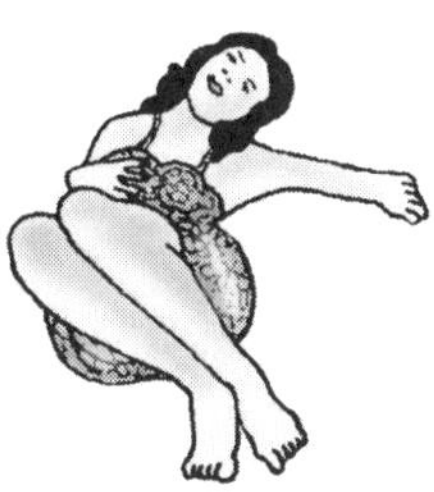

온하 溫下

주요약물 : 부자 건강 대황 등
방제 : 대황부자탕 온비탕

비신양허脾腎陽虛, 한사寒邪가
위장에 축적되어 있는 증후에
적용함

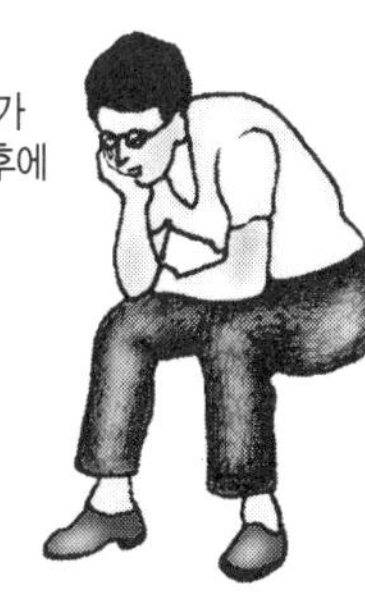

윤장 潤腸

주요약물 : 마인 행인 총용
소자 등
방제 : 비약마인환 윤장환

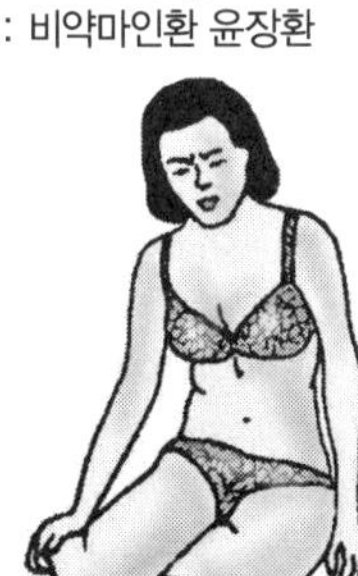

장조변비腸燥便秘에 적용함

1. 병이 나은 뒤·산후·노인의 신체가
   쇠약하여 야기되는 변비
2. 습관성 변비
3. 치질 환자의 변비

구충 驅蟲

주요약물 : 고련피 사군자
비자 학슬 등
방제 : 화충환 만응환

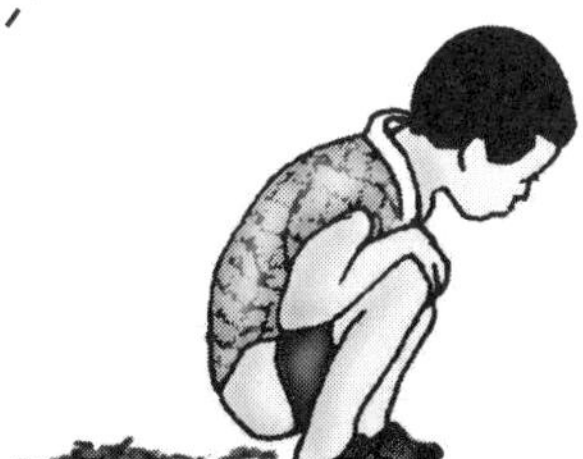

장내 기생충에 의해서
일어나는 복부팽만·복통에
적용함

도체 導滯

주요약물 : 목향 빈랑 지실 대황 등
방제 : 목향빈랑환 지실도체환

위 속에 소화되지 않은 음식물이 정체되어
일어나는 위 속 거북함, 설사와 복통, 뒤무직
등의 증후에 적용함

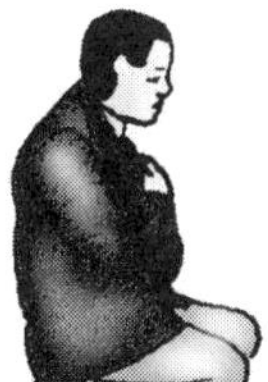

(1) 담이 누르스름하고 걸쭉하며 객출이 곤란한 호흡기계질환(respiratory disease).

(2) 간질·전신경련(convulsion) 등의 신경계질환.

4) 축어(逐瘀)

혈액순환을 촉진하여 어혈을 제거하는 것, 어혈이 체내에 정체되어 있는 병변·열병(febrile disease)과 아랫배의 근육이 오그라들어 굳어지고 그득해짐·흑색변(melena)·섬망과 몹시 심한 갈증·밤이 되면 발열이 남·조증(mania) 등을 나타내는 하초축혈증(下焦蓄血證) 또는 복부종괴(abdominal mass) 등에 적용한다.

5) 도체(導滯)

위 속에 소화되지 않은 음식물이 정체되어 일어나는 위 속 거북함, 설사와 복통, 뒤무직 등 습열(濕熱)을 수반한 소화불량에 적용한다.

6) 구충(驅蟲)

장내 기생충을 구제하는 것, 장내 기생충에 의해서 야기되는 복부팽만·복통에 적용한다. 반드시 기생충의 성질·종류와 체질의 강약을 근거로 하여 이에 맞는 약물을 선용하며, 설사제를 배합하여 배출 능력을 강화해야한다.

7) 윤장(潤腸)

장조변비증(腸燥便秘症)에 적용한다.

(1) 병이 나은 뒤·산후·노인의 신체가 쇠약하여 야기되는 변비

(2) 습관성 변비

(3) 치질·항문열상 환자의 변비

8) 온하(溫下)

신양(腎陽)이 부족하고 찬 기운이 체내에 정체되어 있거나 비장의 기능이 감퇴되고 한사(寒邪)가 축적되어 있어서 배꼽 아래가 단단하고 변비가 있으며 맥박상태가 침지(沈遲)한 경우에 적용한다.

1) 사화약(瀉火藥)

맛이 쓰고 성질이 찬 또는 맛이 짜고 성질이 찬 약물을 선용하는데, 예컨대 대황(大黃)·망초(芒硝) 등이다. 방제를 예로 들면 대승기탕(大承氣湯)·조미승기탕(調味承氣湯)·양격산(凉膈散) 등이다.

2) 축수약(逐水藥)

장에서 물 같은 액체를 배출하게 하고 변이 잘 통하게 하는 약물을 선용하는데, 감수(甘遂)·원화(芫花)·대극(大戟)·견우자(牽牛子) 등의 약물이며, 경우에 따라서는 대황(大黃)을 배합할 수 있다. 방제를 예로 들면 공연단(控涎丹)·십조탕(十棗湯)·주거환(舟車丸) 등이다. 이런 방법은 임시방편의 조치이므로 과다 사용해서는 안 된다.

3) 공담약(攻痰藥)

담을 제거하는 약물을 선용하는데, 예컨대 남성(南星)·반하(半夏)·몽석(礞石)이며, 대황(大黃)·파두상(巴豆霜) 같은 설사제를 배합한다. 방제를 예로 들면 길경백산(桔梗白散)·몽석곤담환(礞石滾痰丸)인데, 그것들의 담을 제거하고 변을 잘 통하게 하며 경련을 경감시키고 의식을 회복시키는 작용을 이용하는 것이다. 이런 방법은 신중하게 사용해야 하며, 과다 사용하지 말아야 정기(正氣)가 손상되는 것을 피할 수 있다.

4) 축어약(逐瘀藥)

일반적으로 파혈약(破血藥)을 선용하는데, 예컨대 도인(桃仁)·홍화(紅花)·토별충(土鱉蟲)이며, 삼릉(三稜)·아출(莪朮) 같은 파기약(破氣藥), 천산갑(穿山甲)·조각자(皂角刺) 같은 소종약(消腫藥), 대황 같은 설사약 등을 배합하여 사용해야 혈액순환을 촉진하여 어혈을 제거하고 축적되어 있는 사기(邪氣)를 분산시키며 출혈을 멈추게 할 수 있다. 방제를 예로 들면 도인승기탕(桃仁承氣湯)·과기음(過期飮)이다.

5) 도체약(導滯藥)

행기도체약(行氣導滯藥)을 선용하는데, 예컨대 목향(木香)·빈랑(檳榔)·지실(枳實) 등이며, 열사(熱邪)를 제거하고 배변을 촉진하는 대황

(大黃) 등을 배합한다. 방제를 예로 들면 목향빈랑환(木香檳榔丸)·지실도체환(枳實導滯丸)이다.

6) 구충약(驅蟲藥·anthelminthic)

구충제의 종류는 비교적 많으며, 구충제마다 다른 기생충에 선택적으로 작용하기 때문에 기생충에 따라 약을 선택해야 한다. 구충약에는 고련피(苦楝皮)·사군자(使君子)·비자(榧子)·학슬(鶴蝨) 등이 있으며, 대황(大黃)·망초(芒硝)를 배합한다. 방제를 예로 들면 화충환(化蟲丸)·만응환(萬應丸)이다.

7) 윤장약(潤腸藥)

윤장(潤腸)하는 약물을 선용하는데, 예컨대 마인(麻仁)·행인(杏仁)·종용(蓯蓉)·소자(蘇子) 등이다. 방제를 예로 들면 비약마인환(脾約麻仁丸)·윤장환(潤腸丸)이다.

8) 온하약(溫下藥)

맛이 맵고 성질이 몹시 더운 약물을 선용하는데, 예컨대 부자(附子)·건강(乾薑)이며, 기타 후박(厚朴)·지실(枳實) 같은 기 흐름을 조절하고 도체(導滯)하는 약물, 대황(大黃) 같은 설사제를 배합해야 중초(中焦)를 따뜻하게 하고 양기를 촉진하며 한사(寒邪)를 몰아내고 축적되어 있는 사기를 분산시킬 수 있다. 방제를 예로 들면 대황부자탕(大黃附子湯)·온비탕(溫脾湯)이다. 사하법, 특히 급하(急下·timely purgation)의 방법은 여성의 월경기·임신기와 쇠약한 환자에 대해서는 신중하게 사용해야 한다.

4. 소산법(消散法)

소산법을 원래는 소법(消法)이라고 일컬었으며, 제거한다는 뜻이 있다.

응용 범위는 비교적 넓으며, 소도(消導)와 소적(消積) 두 가지로 구분할 수 있다. 소도(消導)는 곧 건위(健胃·stomachics)의 방법으로 소화되지 않은 음식물을 제거한다는 뜻이며, 소화불량에 맞춰 정한 치료법

상용 치료법 4 – 소산법(消散法)

소식消食

약물: 신국, 맥아, 산사, 지실, 계내금

방제: 보화환
지실소도환
오시차

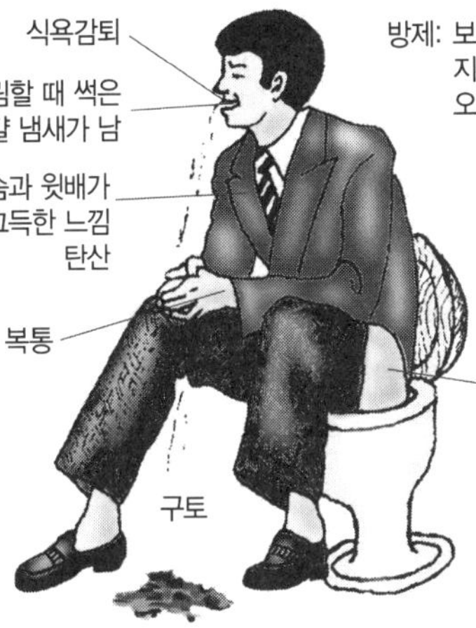

상식傷食·식적증食積症에 적용함. 예컨대 소화불량·급성 위염·유문폐쇄(기능성)·급성 위확장·급성 위장염

소어消瘀

약물: 홍화, 단삼, 적작, 택란, 유향, 몰약, 익모초, 도인, 삼릉, 아출, 토별충, 천산갑

방제: 계지복령환
별갑전환
대황모란탕

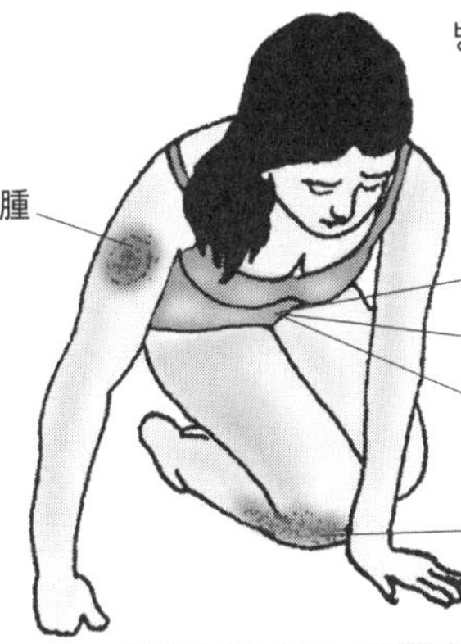

외상에 의한 어혈·기체혈어氣滯血瘀·한사寒邪가 침입하여 발생한 어혈에 의한 종창·동통·복부종괴(자궁외임신·난소낭포·충수농양)에 적용함

화담化痰

약물: 소자, 행인, 반하, 진피, 전호, 건강, 길경, 마황, 과루, 우방자, 동과인, 지골피, 지모, 패모, 상백피

방제: 이진탕
청금화담탕
소청룡탕
사백산

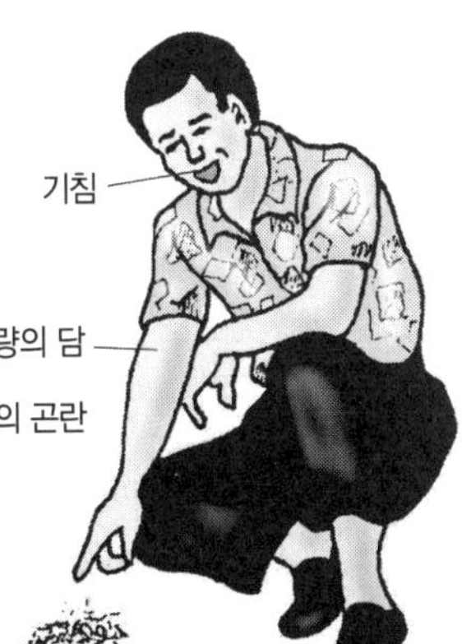

다른 원인에 의한 여러 가지 담증痰證에 적용함

화습化濕

약물: 곽향, 패란, 석창포, 인진, 반하, 진피, 창출, 후박, 복령, 저령, 택사, 미인, 활석

방제: 감로소독단
위령탕
평위산
인진호탕

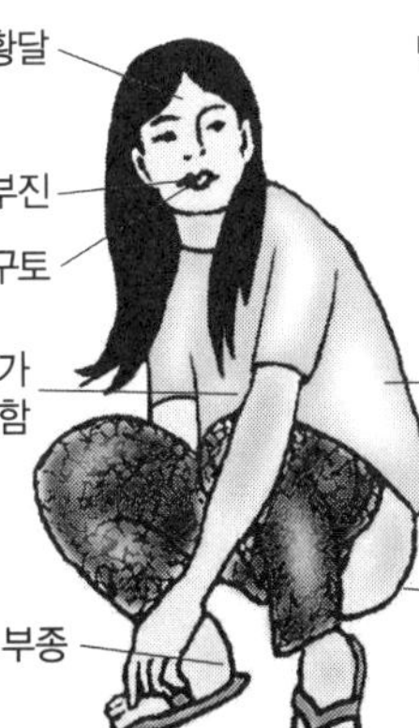

설사·황달·부종·습진 치료에 적용함

의 하나이다. 소적(消積)은 곧 소견마적(消堅磨積)한다는 뜻이며, 주로 유형의 덩어리(복부종괴) 및 옹종(癰腫) 등에 사용한다.

이러한 병증은 대부분 기체(氣滯)·혈어(血瘀)·담(痰)이 점차 응결되어 형성되며, 임상상 행기(行氣)·파기(破氣)·활혈축어(活血逐瘀) 및 소담연견(消痰軟堅)하는 약물을 사용하여 제거하는 치료방법이다.

소산법은 소화를 촉진하고 어혈을 제거하며 담을 없어지게 하고 습사(濕邪)를 제거하는 작용을 가지고 있다.

임상응용

1) 소식(消食·promoting digestion)

비위의 운화(運化)기능이 장애되어 일어나는 소화불량 또는 상식(傷食)·식적(食積)에 의해서 일어나는 소화불량에 적용하는데, 예컨대 급성 위염·급성 위확장·급성 위장염과 기능성 유문폐쇄증이다. 임상에서 식욕감퇴·탄산(acid regurgitation)·구토·트림할 때 썩은 달걀 냄새가 남·복부창만·복통·설사 등의 증상을 나타낸다.

2) 소어(消瘀·removing blood stasis)

혈액의 운행이 순조롭지 못하고 어느 부위에 정체되어 아래에 열거하는 임상증상이 나타나는 것을 한의에서는 혈어(血瘀) 또는 혈체(血滯)라고 일컫는다.

(1) 동통. 칼로 에는 듯하거나 송곳으로 찌르는 것과 같으며, 부위는 고정되어 움직이지 않는다. 대부분 새로 생기거나 예전에 생긴 외상에 의한 동통·난치성 류머티스통·신통(身痛)·두통·좌골신경통·흉통과 복통과 계륵부동통·협심증·월경곤란 등에서 볼 수 있다.

(2) 암자색을 띤다. 예컨대 연조직외상(soft tissue injury) 때 청자색을 나타내는 것, 홍역에 발진이 돋을 때 발진 색깔이 암자색을 띠는 것, 월경 색깔이 암자색을 띠는 것, 혀에 포도색 반점 또는 점상출혈이 나타나는 것 등이다. 상소화관출혈도 한의에서는 혈어라고 생각하였다.

(3) 복부종괴. 만질 수 있거나 볼 수 있는 유형의 덩어리를 포함한다. 예컨대 종양(tumor)·간비종대(hepatosplenomegaly)·외상에 의한 혈종(hematoncus)·옹종(癰腫) 등이다. 어떠한 질환이라도 상술

한 어느 한 증상을 가지고 있을 때 혈어로 진단할 수 있다. 혈어증(血瘀證)에 포함되는 질병의 범위가 매우 넓음을 알 수 있다.

3) 화담(化痰 · resolving phlegm)

한의의 '담(痰)'의 개념은 기침을 통해 폐로부터 객출되는 유형의 담 외에 또 몇몇 오장육부의 일부 병증도 포함한다.

한의의 '담(痰)'의 개념은 기침을 통해 폐로부터 객출되는 유형의 담 외에 또 몇몇 오장육부의 일부 병증도 포함한다. 예컨대 림프절결핵·갑상선종(goiter)·현기증·간대성 경련(clonic convulsion)·전광(癲狂)·중풍(apoplexy)을 한의에서는 모두 '담'의 병증이라고 생각하였다.

여기서 화담은 주로 호흡기계질환의 담을 가리키는데, 한담(寒痰)(만성 기관지염·기관지천식에서 볼 수 있음)·열담(熱痰)(급성 기관지염·폐렴·폐농양에서 볼 수 있음)·조담(燥痰)(가을철 감기 및 폐렴·홍역·백일해 등 질환의 후기와 회복기) 등 다른 원인에 의한 여러 가지 담을 포괄한다.

4) 화습(化濕 · resolving dampness)

외부의 습사(濕邪)가 표(表)를 통해 리(裏)로 침입하거나 또는 비장의 기능감퇴로 음식물을 운반·변형시키지 못하여 일어나는 습증(濕證)에 적용한다. 발열 또는 발열이 없음, 안색이 누리끼리하고 머리가 무거움, 사지가 무거움, 입안이 끈적끈적하고 아무런 맛을 못 느낌, 가슴과 배가 징건하고 답답한 느낌, 심한 식욕부진, 묽은 똥, 설태는 희읍스름하고 두껍고 번들번들함, 맥박상태는 유(濡)함, 또는 설사·황달·부종·혼탁뇨를 수반하는 유통성 배뇨곤란·백대하 등의 증상을 나타낸다.

약물·방제

1) 소식

무릇 소화를 돕고 식욕을 촉진하며 소화불량을 제거하는 약물을 소도약(消導藥)이라고 한다. 상용하는 약물에는 신국(神麴)·맥아(麥芽)·곡아(穀芽)·산사(山楂)·계내금(鷄內金)·내복자(萊菔子)이다. 위 속에 소화되지 않은 음식물이 정체되어 있어서 기체(氣滯)·복부팽만이 일어나는 경우에는 이기약(理氣藥)을 배합하고, 소화불량이 오래되어 열증(熱證)이 나타나는 경우에는 맛이 쓰고 성질이 찬 경하약(輕下藥)을 배합하며, 비위의 기능이 감퇴된 경우에는 건위제(stomachics)

를 배합한다. 상용하는 방제는 보화환(保和丸)·지실소도환(枳實消導丸)·오시차(午時茶)이다.

2) 소어

활혈약(活血藥)을 사용하여 혈관을 소통시키고 어혈을 제거하고 혈액순환을 촉진하며, 行氣藥을 배합하여 피하혈종(ecchymoma)을 제거하고 동통을 경감시킨다. 상용하는 활혈약(혈류를 촉진하는 약)에는 홍화(紅花)·단삼(丹參)·적작(赤芍)·몰약(沒藥)·익모초(益母草)·도인(桃仁)·삼릉(三稜)·아출(莪朮)·천궁(川芎) 등이 있으며, 상용하는 방제는 계지복령환(桂枝茯苓丸)·별갑전환(鼈甲煎丸)·대황모란탕(大黃牡丹湯) 등이다. 일부 활혈약은 자궁수축을 증강시키므로 임부에게 사용해서는 안 된다.

3) 화담

담을 없어지게 하거나 담을 묽게 하여 배출하기 쉽도록 하는 약물을 화담약(化痰藥)이라고 한다. 사용할 때 알맞게 배합하여야 한다. 한담(寒痰)은 온화(溫化)해야 하며, 반드시 거한약(祛寒藥:한사寒邪를 제거하는 약)을 배합한다. 열담(熱痰)은 청화(淸化)해야 하며, 반드시 청열약(淸熱藥:이열裏熱을 제거하기 위한 약물)을 배합한다.

다른 것도 이처럼 유추한다. 상용하는 지해거담약(止咳祛痰藥)은 행인(杏仁)·길경(桔梗)·반하(半夏)·전호(前胡)·건강(乾薑)·패모(貝母)·소자(蘇子)·상백피(桑白皮) 등이다. 상용하는 방제는 이진탕(二陳湯)·청금화담탕(淸金化痰湯)·소청룡탕(小靑龍湯)·사백산(瀉白散) 등이다.

4) 화습

방향성의 약물 또는 맛이 쓰고 성질이 건조한 약물·무자극성의 이뇨제를 이용하여 체내의 습사(濕邪)를 제거한다. 상용하는 약물은 곽향(藿香)·패란(佩蘭)·석창포(石菖蒲)·인진(茵陳)·반하(半夏)·진피(陳皮)·창출(蒼朮)·후박(厚朴)·저령(猪苓)·복령(茯苓)·택사(澤瀉)·미인(米仁)·활석(滑石) 등이다. 방제는 감로소독단(甘露消毒丹)·위령탕(胃苓湯)·평위산(平胃散)·인진호탕(茵陳蒿湯)이다.

5. 화해법(和解法)

화해법을 또 줄여서 화법(和法)이라고도 한다. 화법은 곧 조절하다·조정하다라는 뜻이다. 이것은 사기(邪氣)를 몰아내고 정기(正氣)를 도와주며, 오장육부의 기능활동의 항진과 감퇴를 조정하는 작용을 가지고 있다. 병세가 한(汗)·하(下)·온(溫)·청(淸)·보(補)·소법(消法) 등을 사용하여 치료하기 곤란할 때 화해법을 응용하여 치료할 수 있다.

화해법은 이기(理氣)(기체氣滯인 경우에는 소통시키고 기역氣逆인 경우에는 억제한다)와 관계가 밀접하므로 보통 서로 배합하여 쓴다. 임상에서 화해법을 보통 화해표리(和解表裏)·조화간비(調和肝脾) 및 조화영위(調和營衛)에 사용한다.

임상응용

1) 화해표리(和解表裏)

표表와 리裏 사이의 기능을 조정하여 소양병少陽病을 치료하는 것, 표리(表裏)는 주로 병변 부위의 깊이를 가리킨다. 병이 피부·근육·경락에 있으면 표(表)에 속하고, 병이 오장 육부에 있으면 리(裏)에 속한다.

표증(表證)과 리증(裏證)을 구분할 때 단순히 해부 부위로 구분해서는 안 되며, 병사(病邪)의 침입에 대하여 인체가 나타내는 반응 – 예컨대 오한과 발열 등의 증상, 맥박 형상·설태 등의 표현을 관찰하여 구분하는 것이 중요하다. 외부의 병사가 인체에 침범할 때 대부분 맨 먼저 인체의 체표에 침범한 연후에 표(表)에서 리(裏)로 전달된다. 표리는 병변의 깊이를 설명하는 것 외에 또 병세의 경중도 반영할 수 있다. 표증은 비교적 가볍고 이증은 비교적 심하다.

화해법은 표증 또는 이증을 치료하는 방법이 아니고 열병의 사기가 반표반리(半表半裏)에 있는 병증에 사용하는 것이다. 이른바 반표반리란 정기와 병사가 투쟁할 때 '일진일퇴의 싸움' 양상을 띠는 것으로, 곧 때로는 표(表)에 쏠리고 때로는 리(裏)에 쏠리는 종합 증상이다. 외감병(exopathic disease)이 표(表)로부터 리(裏)로 전달될 때 결코 일정하게 모두 반표반리의 단계를 거치는 것은 아니다.

반표반리를 외감병의 한 유형이라고 말할 수 있는데, 예컨대 학질이다. 혹은 표증과 이증이 동시에 나타나는 것인데, 곧 오한·발열·두통 등의 표증 증상이 나타날 뿐만 아니라 또 흉부와 계륵부가 그득하고 불쾌함·복통과 구토 등 이증이 나타나는 것이다.

임상상 상기도감염·급성 간염·학질·담석(gallstones)·담도회충증과 급성 복막염에서 볼 수 있는데, 발열과 오한이 번갈아 발작함·흉부와 계륵부가 그득하고 불쾌함·신체위화감과 토할 것 같은 느낌·입안이 씀·인후건조증 등의 증후를 나타낸다.

2) 조화간비(調和肝脾)

간장과 비장의 기능을 조정하는 것. 한의에서는 간장은 인간의 정서와 관계가 있다고 생각하였다. 정상적인 상황하에서 간은 기혈의 운행을 소통하고 조절하며 거침없이 쑥쑥 뻗어나가기를 좋아하므로 마음이 쾌적하다.

만약 간이 기혈의 운행을 소통하고 조절하지 못한다면 환자에게서 정신적 고민(mental distress)·정서우울(emotional depression)·자극과민성·흥분성과 가슴 답답함·계륵부동통 등의 증상이 나타나는데, 한의에서는 '간기울결(肝氣鬱結)'이라고 하며 항상 비위의 소화·흡수기능에 영향을 주어 심와부가 그득한 느낌·오심과 구토·식욕감퇴·복명·복통·설사가 나타나며, 그리고 월경불순과 월경곤란, 유방이 띵띵 붓고 아픈 등의 부인과 심신질환이 나타난다. 임상상 위장신경증(gastrointestinal neurosis)·만성 간염·만성 장염·늑간신경통·월경곤란증·월경불순과 월경전긴장 등에서 볼 수 있다.

한의에서는 '간기울결(肝氣鬱結)'이라고 하며 항상 비위의 소화·흡수기능에 영향을 주어 심와부가 그득한 느낌·오심과 구토·식욕감퇴·복명·복통·설사가 나타나며, 그리고 월경불순과 월경곤란, 유방이 띵띵 붓고 아픈 등의 부인과 심신질환이 나타난다. 임상상 위장신경증(gastrointestinal neurosis)·만성 간염·만성 장염·늑간신경통·월경곤란증·월경불순과 월경전긴장 등에서 볼 수 있다.

3) 조화영위(調和營衛)

영기(營氣)와 위기(衛氣)를 조정하는 것. 외부의 풍사(風邪)를 받아 영기(營氣)와 위기(衛氣)가 부조화되어 때로는 추위를 싫어함·코 막힘·콧물 흘리기가 나타나고 때로는 오한이 났다 발열이 났다 함·지속적인 미열·자한 등의 증후가 나타나는 것. 병이 나은 뒤·산후에 신체가 쇠약해져 영기와 위기가 부조화된 경우에 적용한다.

이러한 상황하에서 영기가 약하고 위기가 강하여 단순히 땀을 내어 사기를 제거할 수 없을 때 체표에서 사기를 제거하여 영기와 위기를 조정하는 치료법을 쓴다.

상용 치료법 5 – 화해법(和解法)

화해표리
和解表裏

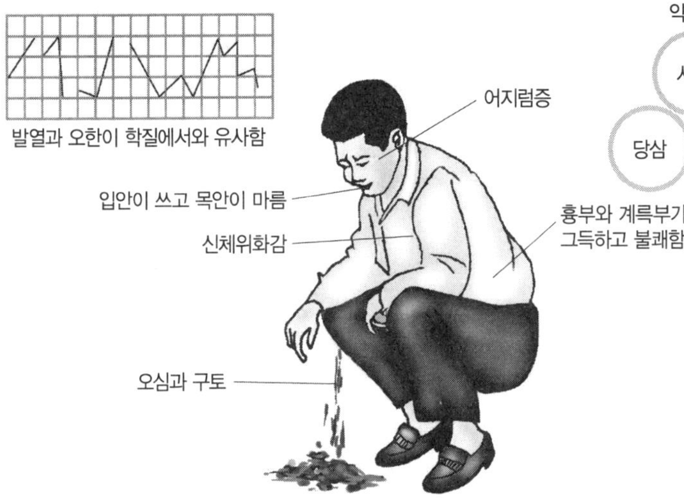

약물:

시호 · 황금 · 황련 · 반하 · 당삼 · 건강 · 빈랑 · 후박 · 초과

방제: 소시호탕·대시호탕

감염성 질환, 병변 부위가 반표반리에 있는 경우에 적용함

상기도감염·급성 간염·학질·급성 담낭염·급성 췌장염·담석·담도회충증·급성 복막염

조화간비
調和肝脾

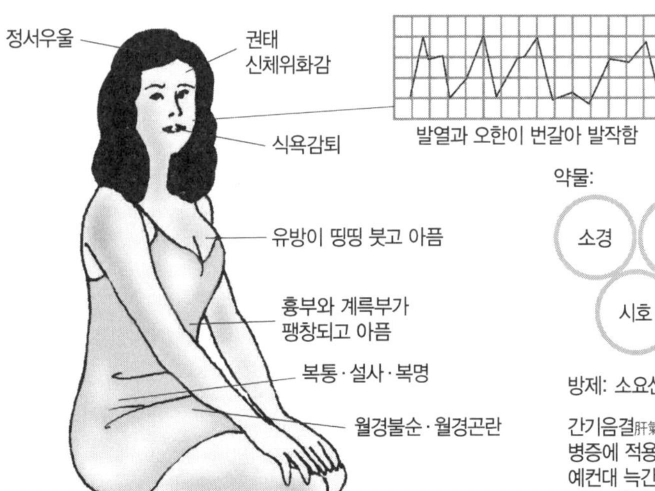

약물:

소경 · 향부 · 백작 · 금령자 · 시호 · 울금

방제: 소요산

간기읍결肝氣鬱結·간비불화肝脾不和의 병증에 적용함
예컨대 늑간신경통·위장신경증·만성 간염·월경불순·만성 장염

조화영위
調和營衛

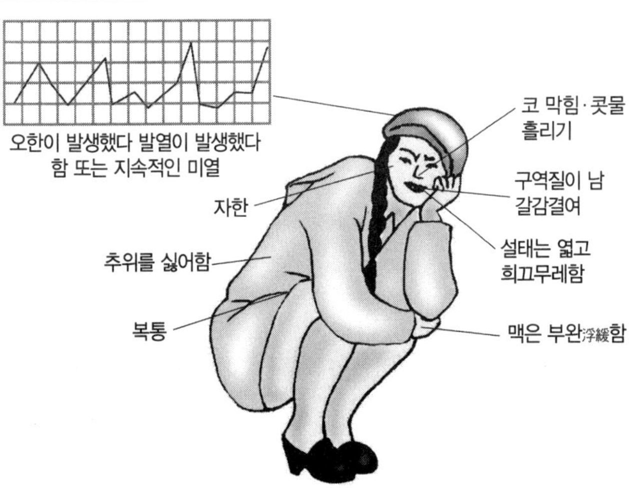

약물:

계지 · 작약 · 생강 · 대조

방제: 계지탕

외부의 풍사가 침입한 표허증表虛證과 병이 나은 후·산후에 몸이 쇠약해져 영위불화營衛不和된 경우에 적용함

약물·방제

화해법은 단지 치료법의 하나이며, 내장의 기능을 조정하는 방제는 많지만 조정하는 데만 오로지 사용하는 약물은 없다. 조절작용을 하는 방제를 구성하는 약물은 기타 각 방제 속에서 볼 수 있다.

1) 화해표리

약물에는 시호(柴胡)·황금(黃芩)·황련(黃連)·반하(半夏)·건강(乾薑)·빈랑(檳榔)·후박(厚朴)·초과(草果) 등이 있다. 방제를 예로 들면 소시호탕(小柴胡湯)·대시호탕(大柴胡湯)·달원음(達原飮) 등이다.

2) 조화간비

선용하는 약물에는 소경(蘇梗)·향부(香附)·백작(白芍)·금령자(金鈴子)·울금(鬱金)·시호(柴胡) 등이 있다. 방제를 예로 들면 시호소간탕(柴胡疏肝湯)·소요산(逍遙散)·반하사심탕(半夏瀉心湯) 등이다.

3) 조화영위

선용하는 약물에는 계지(桂枝)·작약(芍藥)·생강(生薑)·대조(大棗) 등이 있다. 방제를 예로 들면 계지탕(桂枝湯)·소건중탕(小建中湯) 등이다.

6. 온리법(溫裏法)

온리법을 또 줄여서 온법(溫法)이라고도 하는 데, 한사(寒邪)를 제거하고 양기(陽氣)를 북돋우는 치료법의 하나이다.

한증(寒證)을 회한(外寒)과 내한(內寒) 두 가지 증후군으로 구분할 수 있다. 외한은 곧 열병의 표한증(表寒證)이며, 그 증후군·치료법·방제·약물은 열병의 표증을 참고하라. 내한은 곧 이한증(裏寒證) 또는 장부한증(臟腑寒證)이며, 온리법의 치료대상이다.

맛이 맵고 성질이 따뜻한 약물을 사용하여 내장의 기능 활동을 촉진하고 강화함으로써 체내의 한습사(寒濕邪)를 제거하는 치료방법이며, 회

상용 치료법 6 – 온리법(溫裏法)

회양구역回陽救逆

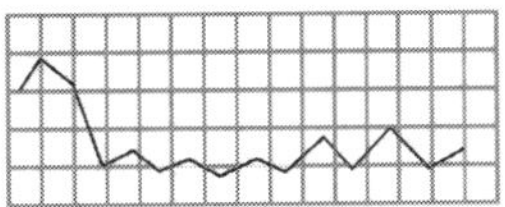

선용하는 약물:

부자 · 건강 · 인삼 · 황기 · 육계

방제: 사역탕
삼부탕

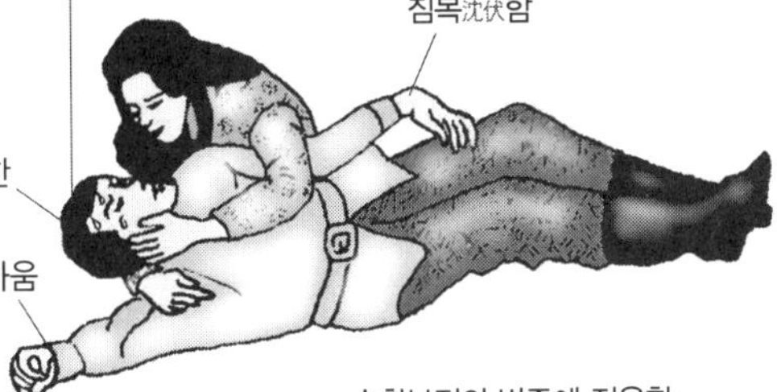

순환부전의 병증에 적용함
각종 원인에 의한 쇼크·허탈

온중산한溫中散寒

선용하는 약물:

건강 · 오수유 · 당삼 · 백출 · 감초 · 부자 · 촉초 · 육계 · 초두구

방제: 이중탕

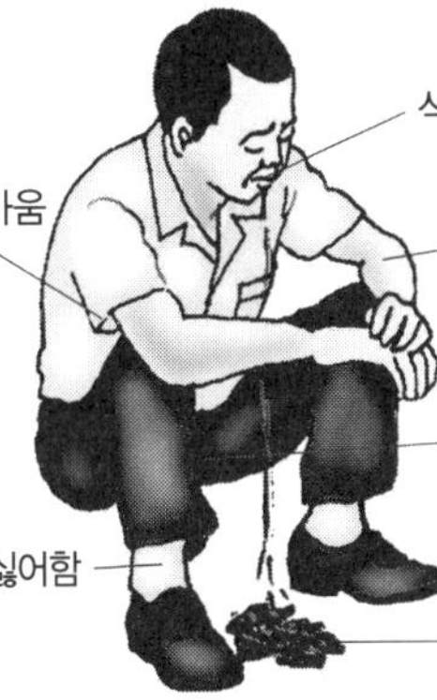

식욕부진
사지가 차가움
나른함
복통·설사
추위를 싫어함
구토

비위양허脾胃陽虛에 의해서 야기되는 내한內寒증후에 적용함
만성 위염·소화성 궤양·위장기능부전·만성 대장염·장경련

통양이수通陽利水

선용하는 약물:

부자 · 생강 · 복령 · 백출 · 백작 · 황기 · 당삼 · 택사 · 육계

방제: 진무탕

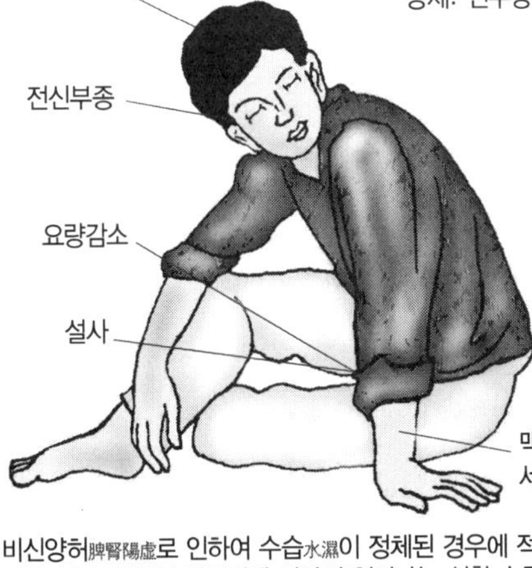

비신양허脾腎陽虛로 인하여 수습水濕이 정체된 경우에 적용함
만성 신염·울혈성 심부전에 의하여 일어나는 심한 수종

온경활혈溫經活血

선용하는 약물:

계지 · 세신 · 부자 · 오수유 · 천오 · 당귀 · 홍화 · 천궁 · 백작 · 황기 · 자감초

방제: 당귀사역탕·황기계지오물탕

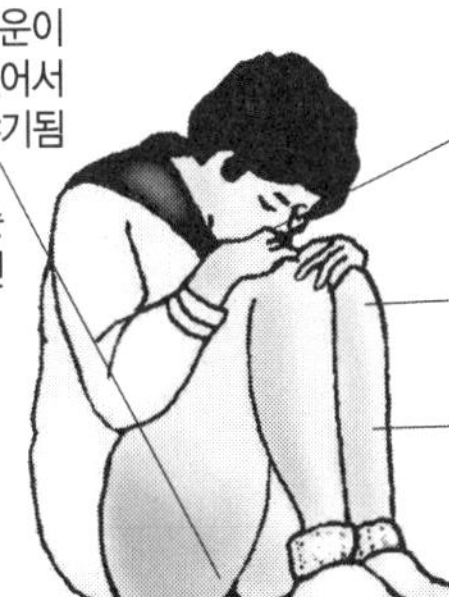

자궁에 찬 기운이
정체되어 있어서
불임이 야기됨
월경불순
발기부전
혈액순환 장애
실처럼 가는 맥
관절 활동의 장애
사지의 동통과 차가움

한사가 응체하여 경락이 통하지 못하는 경우에 적용함
위축성 관절염·류머티스성 관절염의 비활동기·비후성
관절염·레이노병

양구역(回陽救逆)·온중산한(溫中散寒)·통양이수(通陽利水)·온경활혈(溫經活血) 네 가지 유형으로 나눌 수 있다.

임상응용

1) 회양구역(回陽救逆)

한사가 직접 오장 육부에 침입하여 장부의 기능이 갑자기 억제를 받아 대상(compensation)이 불충분해지고 기능이 급격히 저하되는 것을 한의학에서는 보통 '한사직중(寒邪直中)'·'양기욕탈(陽氣欲脫)'의 망양(亡陽) 증후라고 일컫는데, 이를테면 발병이 급속하고 체온이 급격히 떨어지거나 체온이 오르지 않으며, 안색이 창백하거나 회백색을 띠고 팔다리가 차가운데 보통 슬관절과 주관절(elbow joint)의 위까지 차가우며(역냉逆冷), 대량의 발한을 하고 맥박 형상이 세미(細微)하여 쉽게 만져지지 않으며, 혈압은 정상치 아래로 내려가거나 측정하기가 어렵다.

임상상 순환부전(circulatory failure)의 증후에서 볼 수 있는데, 예컨대 각종 원인에 의한 쇼크·허탈(collapse)이다. 많은 양의 온열약(溫熱藥)을 급히 사용하여 양기를 회복시키고 익기약(益氣藥)을 배합하여 치료해야 한다.

2) 온중산한(溫中散寒)

한사가 직접 오장 육부에 침입하거나 양기 부족에 의해서 내한(內寒)이 발생된 경우에 적용한다.

곧 비양(脾陽)과 신양(腎陽)이 부족한 기초 위에 발생된 한증(寒證)을 양허생한(陽虛生寒)이라고 하며, 한의에서는 줄여서 간단하게 양허증(陽虛證) 또는 허한증(虛寒證)이라고 일컫는데, 이를테면 발병이 대부분 비교적 완만하고 추위에 약한데 하반신이 더욱 심함·안색이 창백함·나른함·식욕감퇴·배가 은은하게 아픈데 따뜻하게 해주면 경감됨·묽은 변·물 같은 오줌 등의 증상이 나타난다.

모든 만성 수척병(chronic wasting disease) 또는 소모성 질환(consumptive disease), 예컨대 소화성 궤양·만성 위염·위장기능부전(gastrointestinal dysfunction)·만성 비특이성 대장염 등에 모두 응용할 수 있다.

3) 통양이수(通陽利水)

비신양허(脾腎陽虛)에 적용한다. 체내 수분과 영양물질의 흡수와 운반은 주로 비장에 의해서 진행된다. 당연히 비양(脾陽)이 부족하여 비장의 '운화(運化)' 기능에 이상이 생기면 체액이 제대로 운반되지 못하여 수습(水濕)이 체내에 정체되고 부종이 발생하며, 음식물이 운반·변형되지 못하면 복부팽만·설사 등 소화불량 증상이 나타난다. 신장은 체액을 조절하는 기능을 가지고 있다. 체내의 남아도는 수분은 신장을 통해 오줌으로 형성되어 방광에 저장되고, 신기(腎氣)의 작용에 의하여 체외로 배출된다. 당연히 신양(腎陽)이 부족할 때 신장의 기화(氣化)기능이 감퇴되어 전신부종이 일어나고 요량이 감소하며, 심지어 요저류(uroschesis)가 발생한다. 현대 의학의 만성 신염·네프로시스증후군(nephrotic syndrome)·심장병·울혈성 심부전(congestive heart-failure) 또는 만성 수축성 심막염(chronic constrictive pericarditis) 등에 의하여 일어나는 심한 수종에서 볼 수 있다.

4) 온경활혈(溫經活血)

한사가 응체되어 경락이 통하지 못하거나 한사가 혈관에 정체하여 기혈의 운행이 장애가 되어 나타나는 증후에 적용한다.

이를테면 위축성 관절염(atrophic arthritis)·비후성 관절염(hypertrophic arthritis)·류머티스성 관절염(rheumatic arthritis)의 비활동기(inactive stage)·레이노병(Raynaud's disease) 등에서 나타나는 관절 활동의 장애, 사지의 동통과 차가움 및 월경불순, 발기부전 등의 증후이다.

약물·방제

1) 회양구역

부자(附子)·건강(乾薑)·인삼(人參)·황기(黃芪)·육계(肉桂) 등을 선용한다. 방제는 사역탕(四逆湯)·삼부탕(參附湯)·육미회양음(六味回陽飮) 등이다.

2) 온중산한

선용하는 약물에는 건강·오수유(吳茱萸)·당삼(黨參)·백출(白朮)·감초(甘草)·부자·육계·초두구(草豆蔻)·촉초(蜀椒)가 있다. 방제는 이중탕(理中湯)·오수유탕(吳茱萸湯) 등이다.

3) 통양이수

선용하는 약물에는 부자·생강(生薑)·복령(茯苓)·백출·백작(白芍)·황기·당삼·택사(澤瀉)·육계 등이 있다. 방제는 진무탕(眞武湯)·출부탕(朮附湯)·계부팔미환(桂附八味丸) 등이다.

4) 온경활혈

계지·세신(細辛)·부자·오수유·천오(川烏)·당귀(當歸)·홍화(紅花)·천궁(川芎)·백작·황기·자감초(炙甘草) 등을 선용한다.

방제는 당귀사역탕(當歸四逆湯)·황기계지오물탕(黃芪桂枝五物湯)·대온경탕(大溫經湯) 등이다. 온법을 사용할 때에는 반드시 맛이 맵고 성질이 몹시 더운 약물에 주의해야 하는 데, 그렇지 않으면 진음(眞陰)이 쉽게 줄어든다.

무릇 음허(陰虛)에 의해서 초래되는 질환과 '열궐(熱厥)'의 병증에는 사용하지 말아야 한다.

7. 보익법(補益法)

보익법을 줄여서 간단하게 보법(補法)이라고도 하며, 인체의 음양(陰陽)·기혈(氣血)이 부족한 것을 보충하는 데 사용하거나 쇠약해진 오장 육부를 강화하는 데 사용하는 치료법의 하나이다.

이것은 강화하는 약물을 이용하여 인체의 정기(正氣)를 돕고 각종 허약(虛弱) 증상을 제거하는 것으로, 곧 한의의 강화하는 방법을 사용하여 허증(虛證)을 치료하는 것이다.

인체의 기능 활동 및 병과 싸우는 능력을 증강하고 개선하며, 음양의 부족을 도와주어 음양의 평형을 회복시킨다. 허증(虛證)(기氣·혈血·음陰·양陽)의 네 가지 유형에 따라 보익법도 아래의 네 가지로 나누어진다.

상용 치료법 7 – 보익법(補益法)

보기補氣

약물: 황기 · 당삼 · 백출 · 대조 · 회산약 · 지각 · 승마 · 시호 · 자감초

방제: 사군자탕·보중익기탕

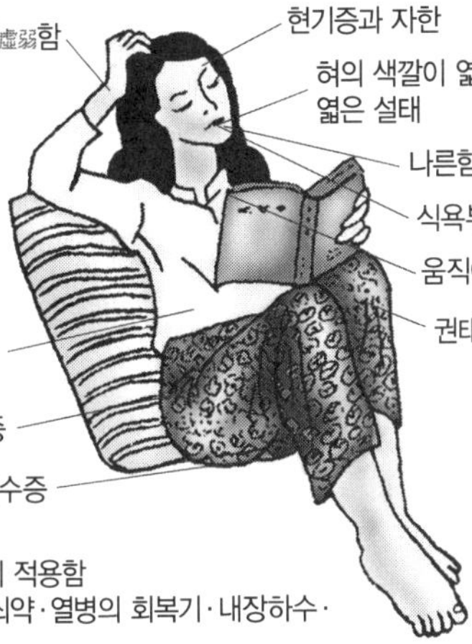

맥은 허약虛弱함
현기증과 자한
혀의 색깔이 옅음
옅은 설태
나른함·호흡곤란
식욕부진
움직이면 숨이 참
권태
내장하수증
자궁하수증
항문하수증

기허증氣虛證에 적용함
폐기종·신경쇠약·열병의 회복기·내장하수·궤양병·탈항

보혈補血

약물: 숙지 · 당귀 · 작약 · 하수오 · 구기자 · 상심 · 아교 · 용안육 · 황기 · 황정 · 당삼

방제: 사물탕·당귀보혈탕

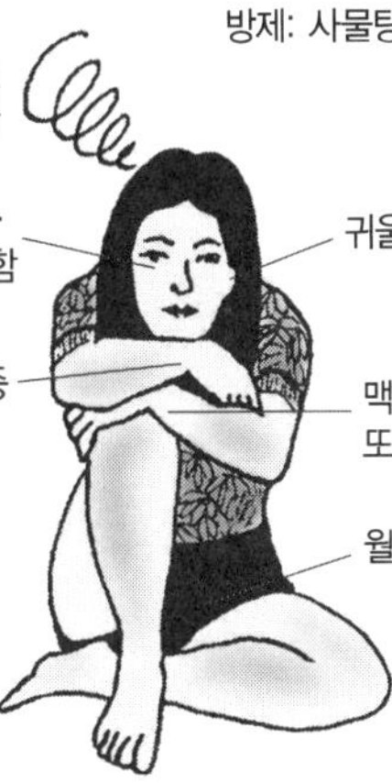

각종 원인에 의한 혈허증血虛證에 적용함
각종 빈혈·궤양질환에 의한 출혈·월경과다·치핵에 의한 출혈·만성 신염에 의한 빈혈

보양補陽

약물: 녹용 · 육종용 · 선령비 · 호로파 · 양기석 · 보골지 · 복분자 · 토사자 · 파극천

방제: 우귀환·금궤신기환

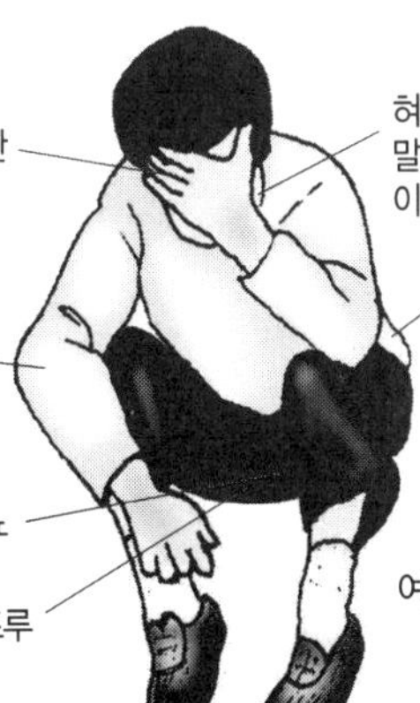

자한
혀의 색깔이 옅고
말랑말랑하며
이빨자국이 있음
허리가 욱신욱신
쑤심·다리에 힘이
없음
팔다리가 차가움
빈번한 배뇨
발기부전·조루
여자 – 불임증·월경불순

양허증陽虛證에 적용함
발기부전·유정·오경설五更泄·일반적인 무력증과 오래된 병이 나은 뒤

보음補陰

약물: 천문동 · 사삼 · 맥문동 · 석곡 · 여정자 · 백작 · 지모 · 귀판 · 별갑

방제: 대보음환·좌귀음·육미지황환

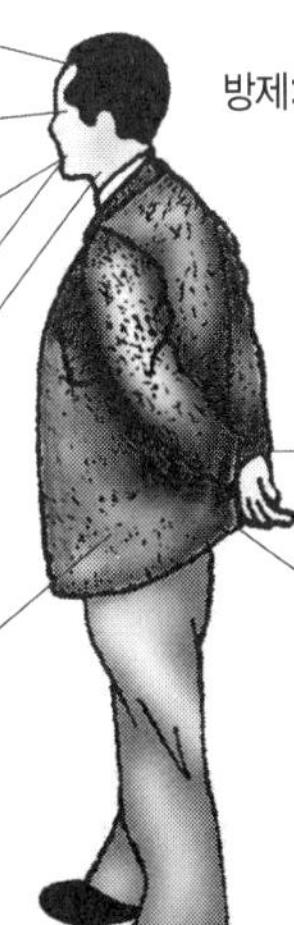

음허증陰虛證에 적용함
각종 원인에 의한 탈수·소모성 질환(결핵증·당뇨병)·요붕증

임상응용

1) 보기법(補氣法 · 익기益氣)

기(氣)의 형성은 비장의 운화(運化)와 폐주기(肺主氣)의 정상 기능과 밀접한 관계가 있다. 비장과 폐가 허약하면, 특히 비장의 기능이 감퇴되면 기허(氣虛)가 형성된다. 기분(氣分)이 부족하면 피로·께느른함·호흡곤란·움직이면 숨이 가쁨·목소리가 낮음·현기증·자한·식욕부진·혀의 색이 엷고 설태가 얇음·맥박 형상이 허약(虛弱)함·내장하수(splanchnoptosis) 등의 기허(氣虛) 증상이 나타난다.

치료에 있어서의 보기(補氣)는 바로 비장과 폐를 강화하는 것인데, 주로 보비(補脾) 또는 건비(健脾)이다. 임상에서 기허증(氣虛證)을 만성 폐색성 폐기종·노인성 폐기종·신경쇠약·열병의 회복기·내장하수증·궤양병·항문탈출증·자궁하수증 등에서 볼 수 있다.

2) 보혈법(補血法 · 양혈養血)

혈액은 비장이 음식물을 소화시켜서 산생된 영양물질에서 기원하며, 심장에 의해 생성된다. 따라서 보혈(補血)하려면 반드시 비기(脾氣)를 강화해야 한다. 또 심장은 혈액순환을 주관하고 간은 혈액을 저장하고 조절하는 작용을 하기 때문에 보혈하려면 마땅히 심혈(心血)과 간혈(肝血)의 부족을 보충해야 한다.

혈분(血分)이 부족하면 임상에서 얼굴·입술·손톱이 창백함, 피로, 머리가 아찔하고 눈이 침침함, 심계항진과 불면증, 월경이 감소하면서 색깔이 엷어지거나 무월경 등의 혈허(血虛) 증상이 나타난다. 보혈법은 각종 병인에 의한 빈혈(예컨대 철결핍성 빈혈·거대적아구성 빈혈·악성 빈혈·재생불량성 빈혈·골수장애성 빈혈)·궤양병에 의한 출혈·월경과다·치질에 의한 출혈·만성 신염에 의한 빈혈 등에 적용한다.

3) 자음법(滋陰法 · 보음補陰 · 양음養陰 · 육음育陰)

음허(陰虛)는 곧 정(精)과 진액(津液)이 부족한 것으로 항상 조열(tidal fever), 관골부의 조홍, 오심번열(五心煩熱)이 있으면서 신체위화감을 느낌, 도한(night sweat)과 불면증, 병적 여윔, 목마름, 귀울음, 어지럼증, 요량이 적고 색이 짙음, 유정, 허리와 무릎이 욱신욱신 쑤시고 약함, 맥박 형상은 세삭(細數)한 등의 허열(虛熱) 증후를 나타낸다.

임상상 각종 원인에 의한 탈수·소모성 질환(예컨대 중증 결핵·당뇨병)·요붕증(diabetes insipidus)에 이용한다. 자음(滋陰)을 보통 두 가지 방면으로 나눌 수 있다.

(1) 보신(補腎): 신음(腎陰)이 부족한 증후에 사용한다.

(2) 진액의 보충: 사열(邪熱)이 과도하여 체액이 소모된 경우에 사용한다.

4) 보양법(補陽法·조양助陽·온양溫陽)

양기(陽氣) 부족은 항상 추위를 싫어함·사지가 차가움·자한·허증형(虛證型) 천식·부종·설사·빈뇨증·허리와 무릎이 욱신욱신 쑤시고 약함·발기부전과 조루·월경불순·여자의 불임증 등 양허내한(陽虛內寒) 증후를 나타낸다. 발기부전·조루·일반적인 무력증(asthenia)과 오래된 병이 나은 뒤에 상술한 증후가 나타나는 경우에 쓴다. 만성 설사 환자, 예컨대 만성 비특이성 궤양성 대장염·만성 아메바성 이질 때에 보통 밤에 연동(enterokinesia)이 증강되어 환자로 하여금 동트기 전에 일어나 배변하게 하는 데, 이것을 '오경설(五更泄)'이라고 한다.

약물·방제

1) 보기(補氣)

원기를 북돋우는 약물을 선용할 수 있는데, 예컨대 황기(黃芪)·당삼(黨參)·백출(白朮)·홍조(紅棗)·자감초(炙甘草)·회산약(淮山藥) 등이며, 지각(枳殼)·승마(升麻)·시호(柴胡) 같은 조기승제(調氣升提)하는 약물을 배합한다. 방제는 사군자탕(四君子湯)(비기허脾氣虛를 치료함)·생맥산(生脈散)(폐기허肺氣虛를 치료함)·보중익기탕(補中益氣湯)(중기부족中氣不足에 의해서 일어나는 내장하수증을 치료함)이다.

2) 보혈(補血)

혈액을 풍부하게 하는 약물을 선용하는데, 예컨대 당귀(當歸)·숙지(熟地)·하수오(何首烏)·조반(皂礬)이며, 황기·당삼·녹각·자하거(紫河車) 같은 원기와 양기를 북돋우는 약물을 배합하여 쓴다. 방제는 사물탕(四物湯)·당귀보혈탕(當歸補血湯) 등이다.

3) 보음(補陰)

북사삼(北沙參)·맥동(麥冬)·생지(生地)·원삼(元參)·석곡(石斛)·기자(杞子)·여정자(女貞子)·귀판(龜版)·별갑(鼈甲) 등을 선용한다. 방제는 대보음환(大補陰丸)·좌귀음(左歸飮)이다.

4) 보양(補陽)

선모(仙茅)·선령비(仙靈脾)·녹용(鹿茸)·육종용(肉蓯蓉)·호로파(胡蘆巴)·양기석(陽起石)·보골지(補骨脂)·복분자(覆盆子)·토사자(菟絲子)·파극천(巴戟天)을 선용한다. 반제는 우귀환(右歸丸)·금궤신기환(金匱腎氣丸)이다. 보법을 이용할 때 맨 먼저 비위를 고려해야 하는데, 이것이 보법 사용의 관건이다. 실증(實證) 또는 사기가 과도한데다 또 허증(虛證)이 나타날 때는 보법이나 순전한 보법을 쓰지 말아야 한다. 그래야 잘못하여 질병을 키운다든지 사기를 도와준다든지 하는 것을 막을 수 있다.

8. 고삽법(固澀法)

허증(虛證)에는 보통 자한·도한·만성 해수·만성 설사·탈항·자궁하수·유뇨증·유정·자궁출혈·백대하 등의 증상이 나타난다.

한의에서는 땀을 심장의 액체로 여겼으며, 심양(心陽)이 부족하면 자한이 생기고 심음(心陰)이 부족하면 도한이 생긴다.

한의에서는 땀을 심장의 액체로 여겼으며, 심양(心陽)이 부족하면 자한이 생기고 심음(心陰)이 부족하면 도한이 생긴다. 폐허(肺虛)하면 만성 해수가 생기고, 대장이 허약하면 만성 설사가 생긴다.

신장은 정(精)을 저장하고 신장과 방광은 서로 표리(表裏)관계를 이루고 있기 때문에 신허(腎虛)하고 신장 기능이 장애되면 유정·정액루(spermatorrhoea)·백대하·혼탁뇨(cloudy urine)가 생긴다. 방광괄약근의 긴장이 감퇴되면 유뇨(enuresis)·실금(incontinence)이 발생한다. 간은 혈액을 저장하고 혈량을 조절하는 기능을 가지고 있는데, 간허(肝虛)하여 혈액을 저장하지 못하면 자궁출혈이 생긴다. 이러한 증상을 통틀어서 활탈증(滑脫症)이라고 한다.

치료에 있어서 상황을 참작하여 보허(補虛)하는 외에, 마땅히 수렴작용을 일으키는 약물을 사용하여 분비를 억제시켜야 하는 데, 이런 방법을 고삽법이라고 한다.

상용 치료법 8 – 고삽법(固澀法)

렴한斂汗

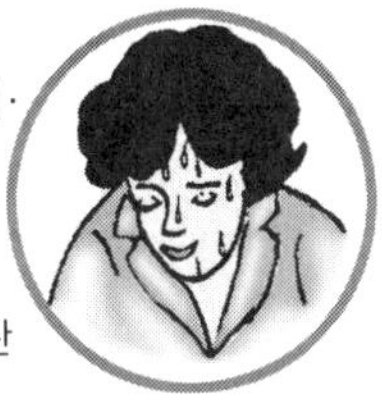

어른의 자한: 발한을 억제하는 약에 원기를 북돋우는 약을 가함

약물: 황기 백출 당삼 자감초

방제: 옥병풍산

소아의 자한:
발한을 억제하는 약물에 생지·백작·맥동·오미자를 가함

방제: 생맥산·도적산

음허자한陰虛自汗: 발한을 억제하는 약에 부자·계지·백작·용골을 가함

방제: 계지가용골모려탕

음허도한陰虛盜汗:
발한을 억제하는 약에 숙지·백작·귀판·별갑을 가함

방제: 당귀육황탕

렴폐지해斂肺止咳

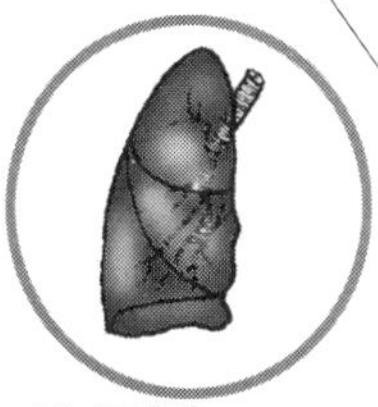

폐허肺虛에 의하여 일어나는 만성 해수·마른기침·객출 곤란에 적용함

약물: 가자·오미자·해합분·천패·백합·마두령

방제: 영해환·보폐아교탕

삽장지사澀腸止瀉

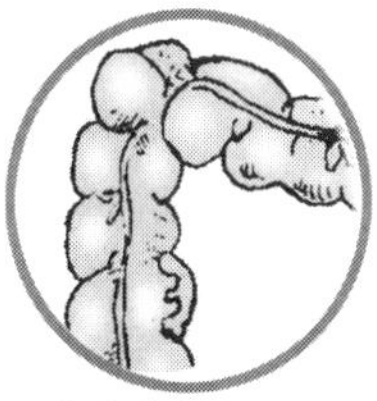

만성 설사·오래 끄는 백대하 과잉·항문탈출증에 적용함

약물: 적석지·우여량·가자·오미자·석류피·육과

방제: 사신환·도화탕

고정固精

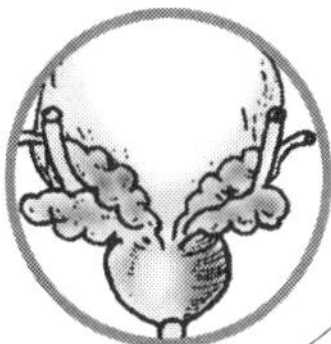

정액루·유정에 적용함

음허陰虛한 경우에는 황백·생지·맥동·당삼·지모를 선용함

방제: 삼재봉수단

양허陽虛한 경우에는 육계·부자·당삼·황기를 선용함

방제: 계지가용골모려탕·고정환固精丸

축뇨縮尿

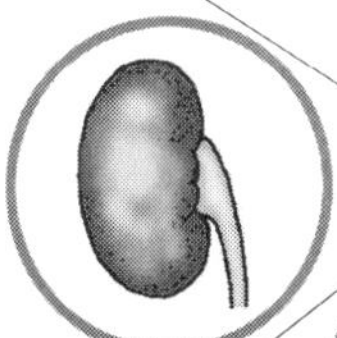

물 같은 소변·빈번한 배뇨·유뇨증·야뇨증·요실금에 적용함

선용하는 약물:
상표소 복분자
보골지 토사자
검실 금앵자 익지인 오약 잠견

방제: 상표소산·축천환

고경固經

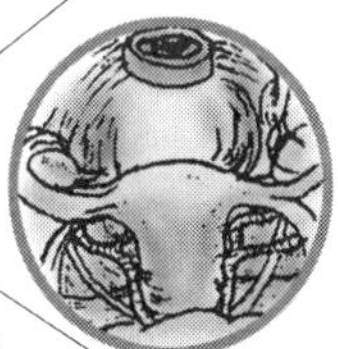

월경이 과다하고 월경기간이 보통보다 길며 색이 엷고 줄줄 흘러나오는 경우에 적용함

원기를 북돋우어 출혈을 멈추게 하는 약물을 선용함 오적골 모려 춘근피 석연육

방제: 고경환·승양거경탕

지대止帶

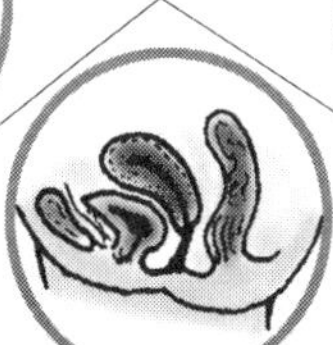

백대하과잉에 적용함

비위를 강화하는 약 녹각상 석연육 계관화 모려 오적골 검실 토사자 연수

방제: 삼령백출환·사오즉골 – 여여환

임상응용

1) 염한고표(斂汗固表)

상용하는 염한약(斂汗藥)에는 부소맥(浮小麥)·오미자(五味子)·단모려(煅牡蠣)·마황근(麻黃根) 등이 있으며, 자한·도한 등의 증상에 적용한다.

⑴ 성인의 자한은 기허(氣虛)가 대부분이므로 원기를 북돋우고 체표의 저항을 강화하는 방법을 위주로 한다. 약물을 예로 들면 황기(黃芪)·백출(白朮)·당삼(黨參)·자감초(炙甘草) 등이다. 방제를 예로 들면 옥병풍산(玉屛風散) 등이다.

⑵ 소아의 자한은 실증(實證)이 대부분이므로 자음강화(滋陰降火)를 위주로 하여 치료하며, 약물을 예로 들면 생지(生地)·백작(白芍)·맥동(麥冬)·오미자(五味子) 등이다. 방제를 예로 들면 생맥산(生脈散)·도적산(導赤散) 등이다.

⑶ 음허(陰虛)에 의하여 유발되는 도한에는 음정(陰精)을 보충하는 방법을 위주로 한다. 약물을 예로 들면 숙지(熟地)·백작·별갑(鼈甲)·귀판(龜版)·아교(阿膠) 등이며, 부소맥·마황근·나도근(糯稻根)·여두의(稆豆衣)·별도건(癟桃乾)·단모려(煅牡蠣)를 배합하여 같이 쓴다. 방제를 예로 들면 당귀육황탕(當歸六黃湯)이다.

⑷ 음허에 의하여 일어나는 자한에는 양기를 북돋우는 치료방법을 위주로 하며, 부자(附子)·계지(桂枝)를 선용하고 백작·용골(龍骨)·모려(牡蠣)를 배합한다. 방제를 예로 들면 계지가용골모려탕(桂枝加龍骨牡蠣湯)·이가용골탕(二加龍骨湯) 등이다.

2) 염폐지해(斂肺止咳)

폐허(肺虛)에 의한 만성 해수·마른기침·객출이 곤란한 경우에 적용한다. 약물을 예로 들면 가자(訶子)·오미자·해합분(海蛤粉)·천패(川貝)·백합(百合)·마두령(馬兜鈴) 등이며, 보폐윤조(補肺潤燥)하는 약물을 배합 사용해야 폐기(肺氣)를 수렴하여 기침을 멈추게 할 수 있다. 방제를 예로 들면 영해환(寧咳丸)·보폐아교탕(補肺阿膠湯) 등이다.

3) 삽장지사(澀腸止瀉)

만성 설사·오래 끄는 백대하과잉(protracted leukorrhagia)·항문하수증 등에 적용한다. 선용하는 약물을 예로 들면 적석지(赤石脂)·우여량(禹餘糧)·가자·오미자·육과(肉果)·석류피(石榴皮)이며, 비위를 강화하는 약물을 배합하여 같이 쓴다. 방제를 예로 들면 사신환(四神丸)·도화탕(桃花湯) 등이다.

4) 고정(固精)

정액루와 유정에 적용한다. 정액루·유정에 음허(陰虛)와 양허(陽虛)의 구분이 있다.

(1) 음허에 의하여 일어나는 경우에는 황백(黃柏)·생지(生地)·천문동(天門冬)·맥문동(麥門冬)·당삼(黨參)·지모(知母) 같은 약물을 선용한다. 방제를 예로 들면 삼재봉수단(三才封髓丹)인데, 그것은 음정(陰精)을 보충하고 유정을 억제하는 작용을 가지고 있다.

(2) 양허에 의하여 일어나는 경우에는 육계(肉桂)·부자·당삼·황기를 선용한다. 방제를 예로 들면 계지가용골모려탕(桂枝加龍骨牡蠣湯)인데, 양기를 북돋우고 유정을 억제하는 작용을 가지고 있다.

5) 축뇨(縮尿)

신장과 방광의 기능 활동이 감퇴되어 물 같은 오줌·빈번한 배뇨·유뇨증·야뇨증·요실금 등이 나타나는 경우에 적용한다. 선용하는 약물을 예로 들면 상표초(桑螵蛸)·복분자(覆盆子)·보골지(補骨脂)·토사자(菟絲子)·검실(實)·금앵자(金櫻子)이며, 익지인(益智仁)·오약(烏藥)·잠견(蠶繭) 등 신장을 따뜻하게 하고 배뇨를 줄이는 약물을 배합하여 같이 쓴다. 방제를 예로 들면 상표초산(桑螵蛸散)·축천환(縮泉丸) 등이다.

6) 고경(固經)

월경이 과다하고 월경기간이 보통보다 길며 색깔이 엷고 줄줄 흘러나오는 경우에 적용한다. 당연히 원기를 북돋우어 출혈을 멈추게 하는 약물을 선용하고, 오적골(烏賊骨)·모려(牡蠣)·춘근피(椿根皮)·석연육(石蓮肉) 등의 고삽약(固澀藥·수렴약)을 배합한다. 방제를 예로 들면 고경환(固經丸)·승양지경탕(升陽擧經湯) 등이며, 이것을 사용하여 원기를 북돋우고 혈액을 풍부하게 하며 자궁출혈을 치료한다.

7) 지대(止帶)

비신양허(脾腎陽虛)·백대하과잉 등에 적용한다. 일반적으로 비장과 신장을 강화하는 약물을 선용하는 외에 또 반드시 백대하를 억제하는 약물을 배합해야 하는 데, 예컨대 녹각상(鹿角霜)·석연육(石蓮肉)·계관화(鷄冠花)·모려(牡蠣)·오적골(烏賊骨)·연수(蓮鬚)·검실(實)·토사자(菟絲子) 등이다. 방제를 예로 들면 삼령백출환(參苓白朮丸)·사오적골(四烏賊骨) — 여여환(藘茹丸) 등이다.

주의사항

1) **고삽법:** 주로 증상에 맞춰 치료해야 하며, 발한의 억제·기침을 멎게 함·설사를 멎게 하는 등에 쓰인다. 그러므로 치료할 때 반드시 본병(本病)을 치료하는 약물을 배합 사용해야 표병(標病)과 본병(本病)을 동시에 치료하는 목적에 도달할 수 있다.

2) 표증(表證) 또는 체내에 습사(濕邪)가 정체되어 있거나 열사(熱邪)가 체내에 축적되어 있거나 또는 습열사(濕熱邪)가 남아 있는 경우에는 모두 쓰지 말아야 한다. 그래야만 사기를 돕는 결과를 초래하지 않게 된다.

9. 이기법(理氣法)

기의 순환을 촉진하고 기를 조절하여 정신적 우울(mental depression)을 풀며, 병적으로 치밀고 올라오는 기를 아래쪽으로 내려보내는 약물로 기분(氣分)을 조정하고 기의 기능 활동을 조절하여 기체(氣滯)·기역(氣逆) 등의 병증을 치료하는 방법을 이기법이라고 한다.

기체는 기의 운행에 정체가 발생된 것이며, 그 원인을 구명하면 부적당한 음식물·비정상적인 기후에 의하여 야기된다. 담음(痰飮)·수습(水濕)·어혈(瘀血)도 기의 흐름에 정체를 초래한다. 우울은 간울기체(肝鬱氣滯)를 일으킬 수 있다.

기체의 증상을 정도에 따라 구분하면 가벼운 경우에는 속이 거북하고 조금 심한 경우에는 팽창되며, 조금 더 심한 경우에는 동통이 발생하고 아주 심한 경우에는 복부종괴가 형성된다.

기체가 가벼운 경우에는 조절하는 방법으로 치료하는 것이 좋으며, 흐

상용 치료법 9 – 이기법(理氣法)

행기行氣

약물: 사인 砂仁, 향부 香附, 소경 蘇梗, 진피 陳皮, 지각 枳殼, 청피 靑皮, 후박 厚朴, 울금 鬱金, 오약 烏藥

행기해울行氣解鬱 개흉지통開胸止痛
월국환 越鞠丸
→ 비기脾氣와 위기胃氣의 정체: 트림, 오심, 가슴이 그득함

행기지통 行氣止痛
가미오약탕 加味烏藥湯
→ 간위기체 肝胃氣滯: 정신적 우울, 가슴 답답함·욕지기, 유방이 띵띵 붓고 아픔, 월경기 복통

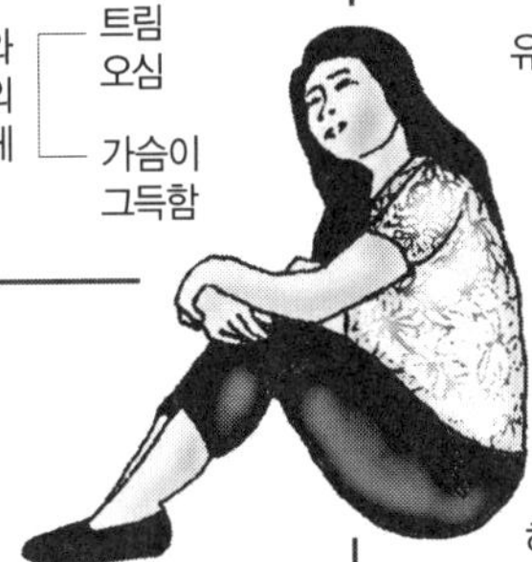

행기개울行氣開鬱 강역화담降逆化痰
반하후박탕半夏厚朴湯
맥문동탕麥門冬湯
→ 칠정울결七情鬱結 담연痰涎의 응결 — 인두폐색증, 연하불능증

행기관장行氣寬腸 통변도체通便導滯
소승기탕 小承氣湯
→ 대장기조 大腸氣阻: 하복부창만, 변비

강기降氣

약물: 반하 半夏, 소자 蘇子, 선복화 旋覆花, 대자석 代赭石, 강향 降香, 침향 沈香, 진피 陳皮, 죽여 竹茹, 오약 烏藥, 빈랑 檳榔

선복대자탕旋覆代赭湯
보기강역 補氣降逆
→ 담습痰濕이 정체됨 위기胃氣가 치밀고 올라옴: 트림·딸꾹질, 구토

소자강기탕 蘇子降氣湯
평천강역 平喘降逆
→ 담습痰濕이 폐肺에 침범함 폐실숙강肺失肅降: 호흡곤란과 기침, 가슴이 그득함

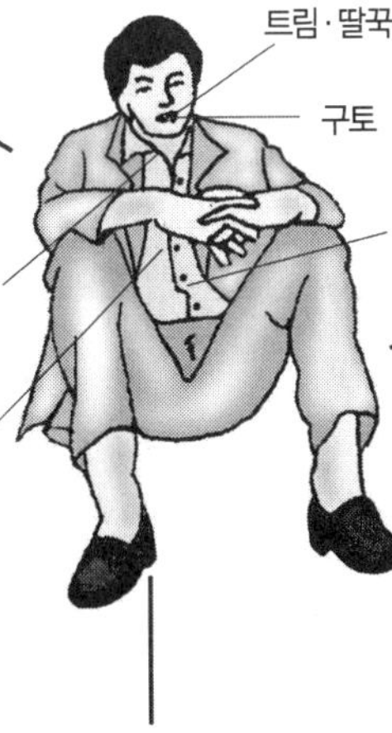

웟배가 그득함

보기강역 補氣降逆
사마음 四磨飮
→ 중초中焦의 기능 장애 위기胃氣가 치밀고 올라옴: 가슴이 더부룩함, 가슴의 팽창과 동통

름이 순조롭지 못한 경우에는 반드시 '행기(行氣)'하고 간기울결(肝氣鬱結)인 경우에는 반드시 '소간(疏肝)'해야 하는 데, 이런 것들이 모두 조기(調氣)이다.

기역은 오장 육부의 기가 치밀고 올라오는 것을 가리키며, 보통 위기상역(胃氣上逆)과 폐기상역(肺氣上逆)에서 볼 수 있다. 위기와 폐기는 하행하는 것을 원칙으로 한다. 기역이 나타나면 반드시 '강기(降氣)'를 위주로 하고, 기가 엉기어 복부종괴가 형성되면 '파기(破氣)'를 위주로 해야 한다. 이상을 통틀어서 이기(理氣)라고 한다.

임상응용

1) 행기(行氣)

기체(氣滯)에 맞춘 치료법의 하나이다. 비기(脾氣)와 위기(胃氣)가 막혀서 일어나는 윗배 또는 배꼽노리의 창만, 동통과 간울기체(肝鬱氣滯)하여 '비기(脾氣)'가 쉽게 발동하고 가슴과 옆구리가 빼근하게 아프고 유방이 띵띵 붓고 아픔, 하복부통 또는 그 통증이 회음부까지 미침, 월경불순 등에 적용한다. 선용하는 약물에는 사인(砂仁), 향부(香附), 소경(蘇梗), 진피(陳皮), 지각(枳殼), 청피(靑皮), 후박(厚朴), 울금(鬱金), 오약(烏藥)이 있다. 예컨대 비기와 위기가 막혀서 가슴이 답답하고 트림과 오심이 있는 경우에는 월국환(越鞠丸)을 쓸 수 있으며, 행기해울(行氣解鬱)하고 개흉지통(開胸止痛)하는 작용을 취한다.

만일 간위기체(肝胃氣滯)하여 월경기 복통, 유방이 붓고 아픔, 정신적 우울(mental depression), 가슴 답답함과 욕지기, 설태는 얇고 흼, 맥이 삽체(澁滯)한 경우에는 가미오약탕(加味烏藥湯)을 쓸 수 있으며, 행기지통(行氣止痛)하는 작용을 취한다.

만일 칠정울결(七情鬱結)과 담연응취(痰涎凝聚)에 의해 인두폐색증과 연하불능증이 생기면—그것의 특징은 삼키지도 못하고 토하지도 못하며 '매핵기(梅核氣)(globus hystericus)'라고 부른다—반하후박탕(半夏厚朴湯) 또는 맥문동탕(麥門冬湯)을 쓸 수 있으며, 행기개울(行氣開鬱)하고 강역화담(降逆化痰)하는 작용을 취한다.

만일 대장기조(大腸氣阻)하여 아랫배가 창만하고 변비가 있으면 소승기탕(小承氣湯)을 쓸 수 있으며, 행기관장(行氣寬腸)하고 통변도체(通便導滯)하는 작용을 취한다.

2) 강기(降氣)

위기상역(胃氣上逆)에 의하여 일어나는 오심·구토·딸꾹질·트림, 또는 폐실숙강(肺失肅降)에 의하여 일어나는 기침·가쁜 호흡 증후에 적용한다. 일반적으로 선용하는 약물을 예로 들면 반하(半夏)·소자(蘇子)·선복화(旋覆花)·대자석(代赭石)·강향(降香)·침향(沈香)·진피(陳皮)·죽여(竹茹)·오약(烏藥)·빈랑(檳榔) 등이다. 만약 담습(痰濕)이 정체되어 위기(胃氣)가 치밀고 올라와 트림·딸꾹질·구토·상복부가 그득하고 불쾌한 증상이 나타나면 선복대자탕(旋覆代赭湯)을 사용할 수 있는데, 위를 강화하고 치밀고 올라오는 기를 아래쪽으로 내려보내는 작용을 가지고 있다.

만일 중초(中焦)의 기능에 이상이 발생하여 위기가 치밀고 올라와 가슴과 배가 징건하고 답답하며 심하면 팽창해지면서 아픈 경우에는 사마음(四磨飮)을 쓸 수 있는데, 원기를 북돋우고 치밀고 올라오는 기를 아래쪽으로 내려보내는 작용을 가지고 있다.

만일 담습이 폐를 침범하여 폐가 기를 맑게 하고 아래로 내려가게 하는 기능을 상실하여 호흡곤란과 기침·가슴과 배가 징건하고 답답한 증상이 나타나면 소자강기탕(蘇子降氣湯)을 사용할 수 있다.

약물 및 주의사항

이기약(理氣藥)의 성질과 맛은 대부분 따뜻하고 쓰고 맵고 향기롭다.

따뜻함은 한사(寒邪)를 제거할 수 있다. 쓴맛은 습사(濕邪)를 제거하고 또 치밀고 올라오는 기를 아래쪽으로 내려보낼 수 있다. 매운맛은 정체된 기를 소통시키고 막힘없이 통하게 한다. 방향(芳香)은 나쁜 냄새를 없애고 경락 속의 장애물을 제거한다.

이기약은 대부분 기의 기능 활동을 조절하고 기를 조정하여 정신적 우울을 풀며, 기의 순환을 촉진하여 동통을 완화하고 치밀고 올라오는 기를 아래쪽으로 내려보내 구토를 멈추게 하며, 천식을 완화하고 기의 흐름을 조절하여 어혈을 제거하는 작용을 가지고 있으며, 동시에 식욕과 소화를 촉진하고 비장을 강화하는 작용도 가지고 있다.

한의의 '기가 흐르면 혈액도 흐르고 기가 정체하면 혈액도 정체한다'는 원리에 근거하여 일반적으로 외상에 의한 동통·월경곤란 등의 혈분증(血分證)에 대하여 이기약에 항상 활혈약(活血藥)을 배합하여 쓴다.

1) 이기약은 대부분 맵고 향기롭고 매우 활발하여 음맥(陰液)을 쉽게 감손시킬 수 있으므로 과다한 양 또는 지속적으로 사용해서는 안 된다.

2) 이기약은 너무 오래 달여서는 안 된다. 그렇지 않으면 약물의 성질과 맛이 모두 달아나 약효에 영향을 주게 된다.

3) 이기약에 혈액순환을 촉진하여 어혈을 제거하는 약물을 배합하면 혈병(blood clot)을 흡수하는 작용을 강화할 수 있다.

4) 이기약과 보양약(補養藥)을 함께 쓰면 강화함으로 인해 정체될 수 있는 우려를 예방할 수 있다.

5) 상음(傷陰) 또는 기허(氣虛)인 경우에는 신중하게 사용한다.

6) 강기(降氣)·파기(破氣)하는 약물은 신체쇠약과 임부에게 신중하게 사용한다.

10. 이뇨법(利尿法)

이뇨법을 또 이습법(利濕法)이라고도 하는 데, 곧 요 배설을 증가시키는 약물을 이용하여 습사(濕邪)를 소변으로부터 배출시키는 치료법으로 양의의 이뇨제에 상당한다.

그러나 이러한 한약은 이뇨를 촉진하여 부종을 완화시키는 작용을 가지고 있는 것 외에 또 하초(下焦)의 한습(寒濕) 또는 습열증(濕熱證)에도 적용한다. 예컨대 황달·설사·백대하와 혼탁뇨를 수반하는 유통성 배뇨곤란 등 여러 가지 증후에 쓰인다.

옛사람들은 "습증(濕證)을 치료할 때 배뇨를 순조롭게 하지 못하면 치료할 수 없다"는 견해를 가지고 있었는데, 이습법의 중요성을 말해 준다. 약물의 성질에 근거하여 이습법을 감담삼습(甘淡滲濕·담삼이습淡滲利濕)과 사열통림(瀉熱通淋·청열이습淸熱利濕) 두 가지로 나눌 수 있다.

상용 치료법 10 – 이뇨법(利尿法)

감담삼습甘淡滲濕

감담삼습약甘淡滲濕藥을 선용함

복령피 상백피 대복피 동과피
통초 저령 옥미수

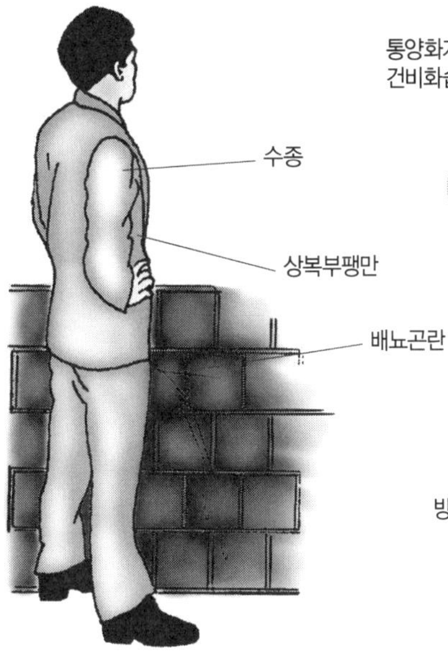

통양화기약通陽化氣藥과
건비화습약健脾化濕藥을 배합한다

계지 백출
진피 생강피

체내에 수습水濕이 정체되어 있는
병변·요량이 감소하면서 일어나는
수종 병증에 적용함

방제: 오피음
오령산

심장성 수종·신성 수종·영양성
수종·간경변에 의한 복수

사열통림瀉熱通淋

청열이습약淸熱利濕藥을 선용함

해금사 목통 차전자 차전초 석위
구맥 비해 활석 금전초

청열약淸熱藥을 배합한다

일견희 포공영
금은화 황백

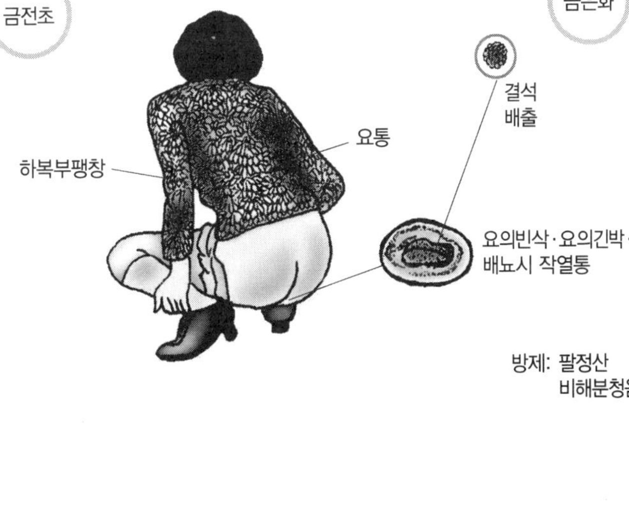

열림熱淋·사림砂淋·석림石淋 등의
질환에 적용한다

급성 신염·급성 신우신염·방광염·
비뇨기결석·비뇨기결핵

방제: 팔정산
비해분청음

임상응용

1) 감담삼습(甘淡滲濕)

성질과 맛이 달고 담담하며, 습사(濕邪)를 소변으로 배출시키는 작용을 가지고 있는 약물을 선용한다. 그 성질은 지나치게 차지도 않고 지나치게 덥지도 않으며, 일반적으로 체내에 수습(水濕)이 정체되어 있는 병변·요량이 감소하면서 일어나는 수종 병증에 적용한다.

얼굴·팔다리 심지어 온몸이 부어오르는데 다리가 특히 심하고 손가락으로 누르면 쏙 들어가며, 요량이 감소하고 복부팽만(복수 또는 위장어혈胃腸瘀血)·허리가 시큰시큰 쑤시고 아픔(신 부위의 압통·타진통) 또는 심계항진·숨가쁨·호흡곤란을 수반하는 기침과 수포음(심폐증상)이 수반될 수 있다. 그것은 현대 의학의 아래의 수종을 포함한다.

(1) 심장성 수종: 임상상 각종 심장병(류머티스성 심장병·폐성심·선천성 심장병)에 병발하는 우심부전과 만성 수축성 심막염(chronic constrictive pericarditis)에서 볼 수 있다. 심부전과 수축 정도의 다름에 의하여 부종이 가벼운 발목부종으로부터 전신부종에까지 이르며, 흉강·복강·심막강수종을 합병할 수 있다. 진단할 때 환자의 심장병 병력과 경정맥류(jugular filling)·심잡음(cardiac murmur)·간종대(hepatauxe) 등의 신체적 징후에 근거하여 확정할 수 있다.

(2) 신성 수종: 임상상 급성 신염·만성 신염·만성 신우신염·신증후군(nephrotic syndrome) 등에서 볼 수 있다. 수종은 초기에 눈꺼풀·얼굴에서 볼 수 있고 이후에 온몸으로 퍼지며, 혈압상승·소변 변화(혼탁뇨·혈뇨·단백뇨·원주뇨) 등의 증상을 수반한다.

(3) 간성 수종: 임상상 각종 원인에 의한 간경변(예컨대 문맥성 간경변·주혈흡충성 간경변·괴사후성 간경변 등)의 대상장애期에서 볼 수 있다. 부종은 복수를 위주로 하고 하지에는 대부분 가벼운 부종이 발생하며, 보통 복벽정맥류(abdominal varix)·비종대(splenomegalia)와 간기능부전 증상을 동반한다.

(4) 영양성 수종: 임상상 중증 당뇨병·중증 결핵증과 장기간의 만성 설사에 의하여 일어나는 흡수기능 장애에서 볼 수 있다. 환자는 보통 먼저 극도의 병적 여윔을 나타낸 뒤에 부종이 나타나며, 혈장단백을 측정하여 진단을 명확히 할 수 있다. 이상의 여러 가지 다른 원인에 의한 수종에 모두 참작하여 사용할 수 있다.

2) 사열통림(瀉熱通淋)

"림(淋)이란 오줌을 누려고 하나 눌 수 없고 요도가 켕기며 몹시 아픈 것이다. 淋이란 오줌을 마음대로 눌 수 없고 방울져 뚝뚝 떨어지는 것이다." 이것은 요의긴박·요량감소·빈번한 배뇨·배뇨 때 동통이 있고 곤란한 병증을 가리킨다.

한의에서는 이것을 '습열사(濕熱邪)가 정체하여 방광으로 흘러든 병변' 또는 '신허(腎虛)와 기화(氣化)의 장애'가 원인이라고 생각하였다. 임상상 비뇨기감염·비뇨기결석·비뇨기결핵·전립선염 등 여러 가지 질환에서 볼 수 있으며, 청열이습(淸熱利濕)하는 작용을 가지고 있는 약물을 선용하여 열사(熱邪)를 제거하고 수습(水濕)을 몰아내므로 또 청열이습법(淸熱利濕法)이라고도 일컫는다.

한의에서는 이것을 '습열사(濕熱邪)가 정체하여 방광으로 흘러든 병변' 또는 '신허(腎虛)와 기화(氣化)의 장애'가 원인이라고 생각하였다.

약물·방제

1) 감담삼습(甘淡滲濕)

복령피(茯苓皮)·상백피(桑白皮)·대복피(大腹皮)·동과피(冬瓜皮)·통초(通草)·저령(猪苓)·옥미수(玉米鬚) 등을 선용하며, 통양화기(通陽化氣)와 건비화습(健脾化濕)하는 약물, 예컨대 계지(桂枝)·백출(白朮)·진피(陳皮)·생강피(生薑皮) 등을 배합하여 같이 쓴다. 방제를 예로 들면 오피음(五皮飮)·오령산(五苓散)이다.

2) 사열통림(瀉熱通淋)

일반적으로 선용하는 약물을 예로 들면 해금사(海金沙)·목통(木通)·차전자(車前子)·차전초(車前草)·석위(石葦)·구맥(瞿麥)·비해(萆薢)·활석(滑石)·금전초(金錢草) 등이며, 이열(裏熱)을 제거하는 약물, 예컨대 일견희(一見喜)·포공영(蒲公英)·금은화(金銀花)·황백(黃柏) 등을 배합하여 같이 쓴다.

방제를 예로 들면 팔정산(八正散)·비해분청음(萆薢分淸飮) 등인데 사열통림(瀉熱通淋)하는 작용을 취한 것이다.

이뇨법을 이용할 때는 반드시 요량감소(oliguria) 또는 배뇨곤란의 원인을 분석해야 한다. 만일 신양(腎陽)허약·기(氣)의 기능활동 감퇴에 속하면 당연히 신양(腎陽)을 따뜻하게 하고 기의 기능활동을 촉진하는 방법을 위주로 해야 한다.

주의사항

1) 이습(利濕) 약물과 양약의 이뇨제는 서로 비슷하며 체액과 진음(眞陰)을 손상시키므로 무릇 진음과 체액이 부족한 환자 및 노인·유아·신체가 쇠약한 사람은 신중히 사용해야 한다.

2) 이습(利濕) 약물은 대부분 통리강설(通利降泄)하는 작용을 가지고 있으므로 임부와 유정(遺精) 환자는 반드시 신중히 사용해야 한다.

11. 개규법(開竅法)

개규법을 또 선규법(宣竅法)이라고도 한다.

맵고 향기롭고 이동하는 약물을 이용하여 선통개규(宣通開竅)하는 것으로 사기가 심규(心竅)를 폐쇄하여 인사불성된 것을 치료하는 방법이다. 한의학에서는 인사불성에 대하여 탈증(脫證)과 폐증(閉證) 두 가지로 구분한다.

한의학에서는 인사불성에 대하여 탈증(脫證)과 폐증(閉證) 두 가지로 구분한다.

무릇 졸중에 의하여 실신한 뒤 구슬땀을 흘리고 입을 벌리고 눈을 감고 팔다리가 차고 팔을 늘어뜨리고 오줌을 지리는 것을 특징으로 하는 경우에는 탈증이며, 음양(陰陽)이 서로 분리되려 하고 생명이 위급한 증후이므로 개규법을 쓸 수 없다. 대개 졸중에 의하여 실신한 뒤 아관긴급(trismus)하고 두 주먹을 꽉 쥐는 경우에는 폐증이다.

개규법은 바로 이러한 병증에 대하여 통규개폐(通竅開閉)하고 정신이 들게 하는 일종의 방법으로, 양의의 카페인·니케타마이드(nikethamide) 따위 약물의 작용에 상당하며, 환자로 하여금 혼수로부터 의식을 회복하게 할 수 있다. 혼수는 뇌기능의 심각한 장애로, 주로 대뇌피질과 피질하의 망상구조에 고도로 억제된 일종의 상태가 발생한 것이다.

폐증으로부터 증상을 분석하면 아마도 가벼운 혼수 범위에 속할 것이다. 이른바 '중풍'은 주로 내풍(內風)을 가리키는데, 현기증·떨림·팔다리 저림·간대성 경련(clonic convulsion)·후궁반장(opisthotonus)·졸중에 의한 실어증·안면신경마비 등의 증상을 가지고 있는 병증이며, 자연계의 바람 현상과 유사하므로 '풍(風)'으로 명명하였다.

상용 치료법 11 – 개규법(開竅法)

청열개규清熱開竅

표증標症치료에 선용하는 전매약: 안궁우황환 자설단 지보단

반드시 본증本症을 치료하는 약을 배합한다

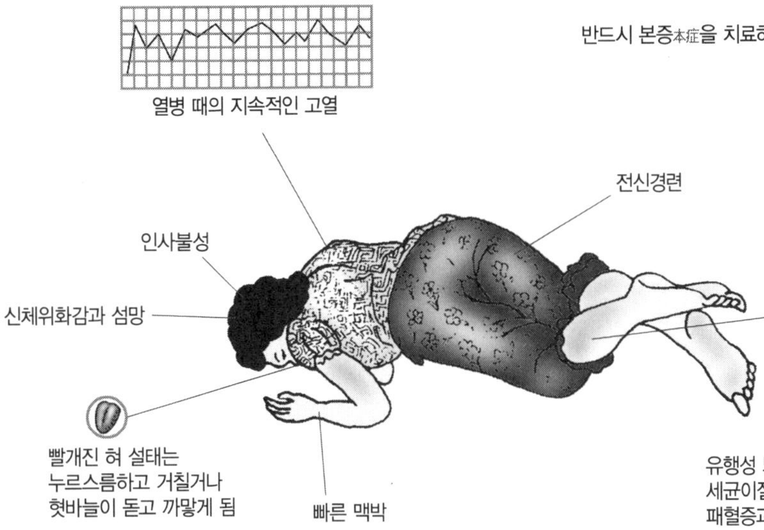

유행성 뇌염·B형 뇌염·결핵성 수막염·중독성 세균이질·뇌성 말라리아·황색포도상구균폐렴·패혈증과 기타 열병에 의한 혼수에서 볼 수 있음

방향개규芳香開竅

표증 치료에 선용하는 전매약:
소합향환 안궁우황환 지보단

죽력·석창포·울금 등 화담개규化痰開竅하는 약물을 배합한다

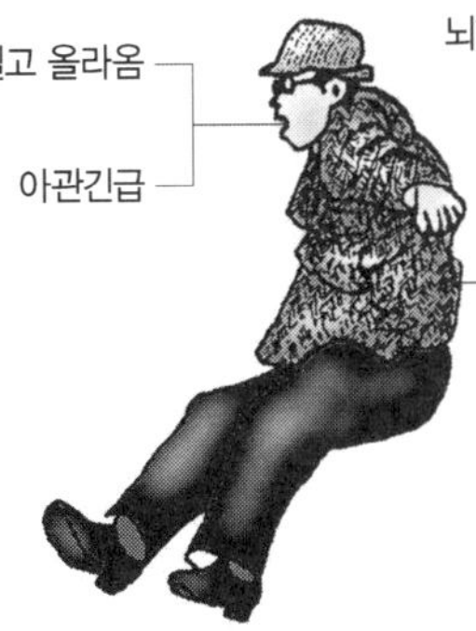

중서中暑(서사暑邪가 심막에 침범함)

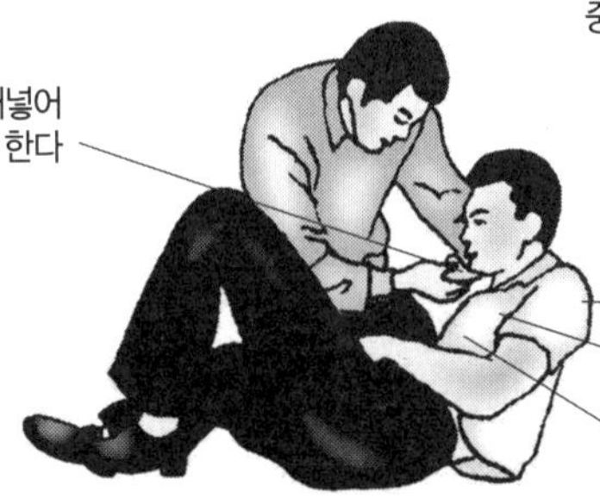

중풍의 폐증에 또 열폐(熱閉)와 한폐(寒閉)의 구분이 있는데, 소용되는 선규(宣竅) 방제와 약물의 성질은 완전히 반대이다. 예컨대 열폐에는 신량개규약(辛凉開竅藥)을 이용하는 데 우황(牛黄)·빙편(冰片)·울금향(鬱金香) 따위이며, 한폐에는 신온개규약(辛溫開竅藥)을 이용하는 데 사향(麝香)·소합향(蘇合香)·석창포(石菖蒲) 등이다.

임상응용

1) 열폐(熱閉)

이른바 열폐는 열사(熱邪)가 심막(pericardium)에 침범하여 심규(心竅)를 폐쇄하거나 이와 동시에 간풍내동(肝風內動)·풍열내폐(風熱內閉)가 있는 것을 가리키는데, 곧 발열 전 혼수 후에 이용한다. 동시에 신체위화감·섬망·전신경련·사지경련·빠른 맥박(rapid pulse)·혀가 심홍색으로 됨·설태가 누르스름하고 거칠거나 혓바늘이 돋고 까맣게 되는 증상을 수반한다. 이런 환자에게서는 대부분 급격한 고열이 발생하는 데 체온이 39℃ 이상이거나 고열이 내려가지 않는다.

겨울과 봄에 발병하는 것은 흔히 유행성 뇌척수막염·발진티푸스·회귀열(relapsing fever)·대엽성 폐렴 등에서 볼 수 있으며, 여름과 가을철에 발병하는 것은 흔히 B형 뇌염·뇌간型 회백수염·뇌성 말라리아·중독성 세균성 이질·장티푸스 등에서 볼 수 있다. 고온 또는 뙤약볕 아래에서 작업을 하거나 먼 길을 걸어서 돌연히 의식을 상실한 경우에는 열사병과 일사병(일사병은 혼수 또는 전신경련을 나타내지만 체온은 정상 또는 조금 올라갈 뿐이므로 한의의 진단에 의하면 당연히 한폐에 속한다) 및 중독성 뇌증(2~10세 아동에게서 볼 수 있음) 감염을 고려해야 하며, 급성 감염의 초기 또는 극기(acmes stadium)에서 볼 수 있다.

유기체의 독소 감염에 의하여 알레르기반응이 발생된 소치이며, 고열·신체위화감·섬망·전신경련·혼수 및 병적 반사(pathologic reflex) 등을 나타낸다. 뇌 부위 증상은 대부분 1~2일 내에 없어진다.

2) 한폐(寒閉)

한사(寒邪) 또는 습담(濕痰)에 의하여 심규가 폐쇄되어 돌연한 실신·아관긴급·허연 설태와 느린 맥박(slow pulse)이 나타나는 것을 한폐라고 한다. 혼수 전에 항상 두통이 나타나거나 구토를 수반하는 경우에는 반드시 뇌 부위 병변을 고려해야 한다. 원래부터 고혈압·동맥경화를 가지고 있는 노인의 돌연한 혼수·담연(痰涎)이 치밀고 올라옴·아관긴급한 경우에는 대부분 뇌혈관발작이다.

본래부터 신장병·간장병·당뇨병·간질 병력을 가지고 있으며, 뒤이어 신체위화감·섬망·날갯짓과 비슷한 떨림·혼수가 나타나는 경우에는 요독증성 혼수(uremic coma)·간성 혼수(hepatic coma)·당뇨병성 혼수(diabetic coma) 및 대발작(grand mal epilepsy) 등이다.

약물과 방제

1) 열폐

양개법(凉開法)을 이용한다. 신량선규(辛凉宣竅)의 약을 쓰는데, 예컨대 자설단(紫雪丹)·지보단(至寶丹)·안궁우황환(安宮牛黃丸)에 각각 청열약(淸熱藥)·해독약(解毒藥)·양혈약(凉血藥)·화담약(化痰藥) 등을 배합하여 함께 사용한다.

2) 한폐

온개법(溫開法)을 이용한다. 신온개규(辛溫開竅)의 약을 쓰는데, 예컨대 소합향환(蘇合香丸)·안궁우황환·지보단 등으로 의식을 회복시키며, 뇌혈관발작에는 죽력(竹瀝)·석창포(石菖蒲)·울금(鬱金) 등 담을 제거하고 정신이 들게 하는 약물을 배합할 수 있다.

일사병에는 통관산(通關散)을 콧구멍에 불어넣어 재채기를 하게 하며, 행군산(行軍散)을 내복시키거나 옥추단(玉樞丹)·소합향환 등으로 표병(標病)을 치료한다.

주의사항

1) 개규법은 오로지 의식을 상실한 폐증에만 이용하고 탈증(脫症) 환자에게 이용해서는 안 된다. 개규약(開竅藥)은 방향성이 있고 화조(化燥) 현상이 있어 음액(陰液)을 쉽게 손상시키므로 열병 후기에 음액이 고갈되어 간풍내동(肝風內動)에 이르러 혼수와 경련이 나타나는 경우에는 자음식풍법(滋陰熄風法)으로 치료해야 한다.

2) 개규약은 이동성이 강하여 유산·조산을 쉽게 일으키므로 임부에게는 신중하게 이용해야 한다.

12. 중진섭납법(重鎭攝納法)

중진섭납(重鎭攝納)은 일부 광물 또는 갑각류의 약물을 선용하여 그것들의 진정(sedation)·진경(spasmolysis)·강역(降逆) 작용을 이용하는 치료방법의 하나이다.

이와 같은 치료방법은 현대의학의 진정최면약(sedativehypnotic)과 항정신병약(antipsychotic)에 상당한다. 진정최면약은 중추신경계에 대하여 억제작용을 일으키는 약물로서, 그 억제 정도는 약물의 투여량에 따라 다르다.

적은 투여량은 진정작용을 일으켜 환자로 하여금 – 긴장·불안·흥분·불면 등 정신적 과도한 흥분 증상이 억제되어 안정하게 하고 아울러 수면상태를 개선한다. 중간 정도의 투여량은 최면상태를 일으킨다. 많은 투여량은 경련을 경감하는 작용을 가지고 있다.

항정신병약은 정신활동을 선택적으로 억제하는 데, 정신병 환자의 정신착란을 제거할 수 있고 환자의 과도한 흥분·망상과 환각을 효과적으로 없앰으로써 진정시키는 효과를 가지고 있다.

한의의 중진안신약(重鎭安神藥), 예컨대 주사(朱砂)·자석(磁石)·진주(珍珠)·호박(琥珀)·용골(龍骨)·모려(牡蠣)·생철락(生鐵落) 등의 약물은 상술한 양의의 진정·진경작용을 가지고 있는 것 외에 또 각각 여러 가지 약물효과를 가지고 있다.

예컨대 해독·발한 억제·설사 저지·동통 완화·이뇨·흡식기능(inspi-

상용 치료법 12 – 중진섭납법(重鎭攝納法)

진정안신 鎭靜安神

심기허心氣虛

심신불교 心腎不交

정신상태의 불안정

간질·정신분열증·신경증에서 볼 수 있음

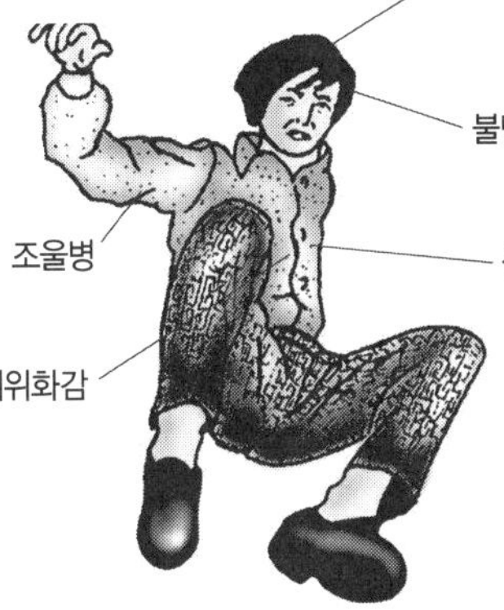

꿈 많음

불면

조울병

심계항진

신체위화감

중진안신약重鎭安神藥

주사 / 자석 / 용골 / 모려 / 진주 / 생철락

보혈양심약補血養心藥과 청열화담약淸熱化痰藥을 배합한다

방제: 자주환
주사안신환
시호가용골모려탕

평간잠양 平肝潛陽

간신음허肝腎陰虛

간양상항肝陽上亢

고혈압증·메니에르병·중풍 후유증에서 볼 수 있음

방제: 건령탕
천마구등탕

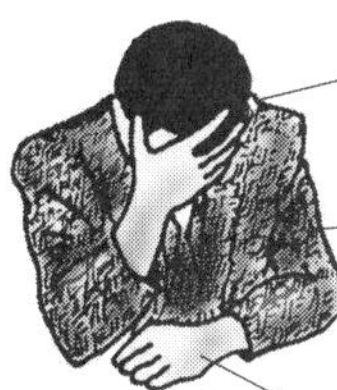

두통·어지럼증

번열煩熱

손발 떨림

열병의 고열기

열극생풍熱極生風

고열·혼수

방제: 영양구등탕
지경산
촬풍산

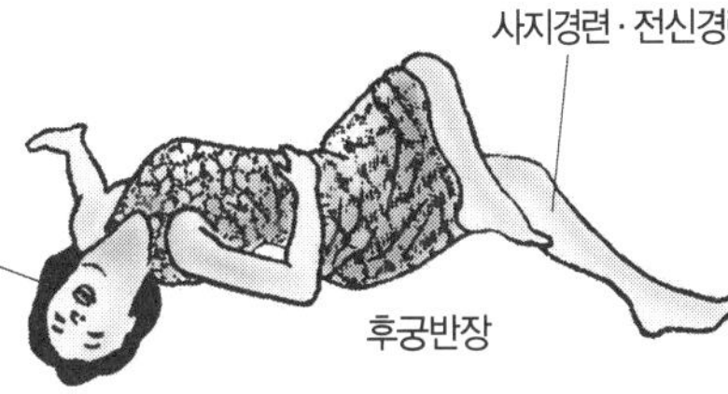

사지경련·전신경련

후궁반장

B형 뇌염·유행성 뇌염·파상풍·중독성 뇌증에서 볼 수 있음

고신납기 固腎納氣

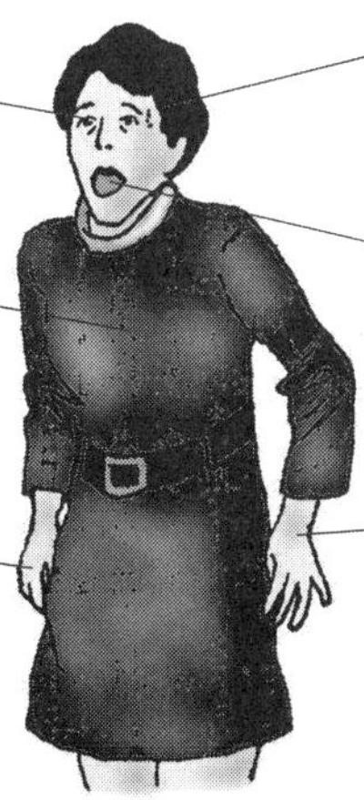

안색 창백 또는 청색증

자한

호흡촉박 (움직이면 더 심해짐)

혀의 색깔이 엷으면서 통통하고 말랑말랑함

사지가 차가움

맥은 침세沈細함

신양腎陽을 강화하는 약물을 위주로 선용함

흑연·자석·자석영을 더 넣음

방제: 흑석단

만성 폐색성 폐기종·노인성 기종·대상성 폐기종·간질성 폐기종에서 볼 수 있음

ration function) 개선·간양(肝陽)을 진정시키는 작용이다.

간양을 진정시키는 약물, 예컨대 석결명(石決明)·대자석(代赭石)·천마(天麻)·구등(鉤藤)은 두통·현기증·손발 떨림·경련을 경감시킬 수 있을 뿐만 아니라 또한 말초혈관 확장·혈압을 낮추는 등 여러 가지 약물작용을 가지고 있으므로 전광(癲狂)·신체위화감(dysphoria)·간양상항(肝陽上亢)·신불납기(腎不納氣)·간풍내동(肝風內動) 및 소아경련 등의 병증에 적용한다. 구체적인 이용에 진정안신(鎭靜安神)·평간잠양(平肝潛陽)·고신납기(固腎納氣) 등 세 가지가 있다.

임상응용

1) 진정안신(鎭靜安神)

심기허(心氣虛) 또는 심신불교(心腎不交)에 의하여 일어나는 정신상태의 불안정에 적용한다. 다른 정도의 대뇌기능장애가 나타나며, 지각·사고 등에 장애를 일으키고 정서불안정·행위와 동작의 불안정·환각과 망상·의식착란 등 일련의 아멘티아(amentia)를 나타낸다.

또는 대뇌의 일시적 장애에 의하여 꿈 많음·불면·불쾌감·심계항진 등 증상이 나타난다. 간질의 정신운동발작(psychomotor seizure)·정신분열증·조울병(manicdepressive psychosis)·퇴행기 정신병(involutional psychosis)·반응성 정신병(reactive psychosis) 및 신경증에서 볼 수 있다.

2) 평간잠양(平肝潛陽)

간신음허(肝腎陰虛)로 인하여 야기되는, 현기증·두통·몸이 찌뿌드드하면서 숨막힐 듯이 답답함·손발 떨림을 나타내는 간양상항(肝陽上亢)에 적용한다.

고혈압증·메니에르병(Meniere's disease)·중풍 후유증 등에 적용하며, 또한 혼수·전신경련·사지경련 등의 증후를 나타내는 열병의 고열기(hot stage)·열극생풍(熱極生風)에 적용한다. 예컨대 B형 뇌염·유행성 뇌염·파상풍·중독성 뇌증(encephalopathia toxica)에서 상술한 증후가 나타나는 경우이다.

3) 고신납기(固腎納氣)

신불납기(腎不納氣)에 적용한다. 예컨대 만성 폐색성 폐기종·노인성 기종(senile emphysema) 환자이다. 호흡촉박이 움직이면 더하고 자한·안색 창백 또는 청색증(cyanosis)·사지가 차가움 또는 진양(眞陽)이 위로 치밀고 올라옴·얼굴이 벌게짐·혀의 색깔이 엷으면서 통통하고 말랑말랑함·맥박상태는 침세(沈細)한 등의 증상을 수반한다.

약물과 방제

1) 진정안신

일반적으로 선용하는 중진안신(重鎭安神)의 약물을 예로 들면 자석(磁石)·연단(鉛丹)·주사(朱砂)·용골(龍骨)·용치(龍齒)·자패치(紫貝齒)·모려(牡蠣)·진주모(珍珠母) 등이며, 보혈양심(補血養心) 또는 청열화담약(淸熱化痰藥)을 배합하여 같이 쓴다.

방제를 예로 들면 자주환(磁硃丸)·주사안신환(朱砂安神丸)·시호가용골모려탕(柴胡加龍骨牡蠣湯) 등인데 청열강화(淸熱降火)·진경안신(鎭驚安神)하는 작용을 취한 것이다.

2) 평간잠양

진주모(珍珠母)·모려(牡蠣)·자석(磁石)·용골(龍骨)·귀판(龜版)·별갑(鱉甲)·자패치(紫貝齒) 등인데, 활동항진상태의 간양(肝陽)을 억제하기 위한 약물인 백작(白芍)·구등(鉤藤)·국화(菊花)·상심자(桑椹子)와 음정(陰精)을 자양하고 화사(火邪)를 제거하기 위한 약물인 생지(生地)·원삼(元參)·맥동(麥冬)·여정자(女貞子)·하고초(夏枯草)·단피(丹皮)·산치(山梔) 등 및 경련을 억제하기 위한 약물인 오공(蜈蚣)·지룡(地龍)·전갈(全蝎)·강잠(殭蠶) 등을 배합하여 같이 쓴다.

방제를 예로 들면 건령탕(建瓴湯)·천마구등탕(天麻鉤藤湯)이며, 열극생풍(熱極生風)에는 영양구등탕(羚羊鉤藤湯)·지경탕(止痙湯)·촬풍산(撮風散)을 선용할 수 있다.

3) 고신납기

일반적으로 신양(腎陽)을 강화하는 약물을 위주로 쓰며, 흑연(黑鉛)·자석(磁石)·자석영(紫石英) 등을 배합한다. 방제를 예로 들면 흑석단

(黑錫丹)인데 중진강역(重鎭降逆)·고신납기(固腎納氣)하는 작용을 취한 것이다.

주의사항

중진섭납법을 이용할 때 선천적인 양기(陽氣)부족·습사(濕邪)가 비(脾)에 장기간 축적되어 있음·식욕부진과 임부 등에게는 모두 신중하게 이용해야 하는 데, 진잠(鎭潛) 약물에는 침강(沈降) 작용이 있기 때문이다. 무릇 표증(表證)에 이용해서는 안 된다.

도해임상한의학개론

발　　행　2013년 1월 15일(1쇄)
　　　　　2023년 3월 10일(4쇄)

편　　저　김명동 · 이정훈 · 안경모 · 권오창 · 이건호

발 행 인　김정찬

발 행 처　도서출판 정담

주　　소　서울특별시 송파구 가락동 13-10, 2F

전　　화　02-443-2791

팩　　스　02-430-7370

홈페이지　www.jdb.co.kr

등　　록　제 22-135호

정　　가　70,000원

I S B N　978-89-8085-860-6　93510

편저자 약력

김명동

상지대학교 한의과대학 교수

권오창

American Liberty University 한의학 박사

통합의료진흥원 주임연구원

안경모

대전대학교 한의학과 대학원

소문학회 정회원

서울 소잠한의원 원장 (2008年~2011年)

이정훈

경희대학교 한의학 박사

경희대학교 외래 교수

느릅나무한의원 원장

이건호

서울대학교 의학박사

미국 코넬대학교 의과대학 Post doctor